临床骨科疾病诊断与治疗

主　编　康连耕　李　国　雍继文　刘贤奎
　　　　刘长城　翟洪亮　杜晨光　杨　猛

中国海洋大学出版社
·青岛·

图书在版编目(CIP)数据

临床骨科疾病诊断与治疗 / 康连耕等主编. —青岛：
中国海洋大学出版社,2019.10
ISBN 978-7-5670-2431-1

Ⅰ.①临… Ⅱ.①康… Ⅲ.①骨疾病-诊疗 Ⅳ.
①R68

中国版本图书馆 CIP 数据核字(2019)第 225394 号

出版发行	中国海洋大学出版社
社 址	青岛市香港东路 23 号　　　　**邮政编码** 266071
出 版 人	杨立敏
网 址	http://pub.ouc.edu.cn
电子信箱	369839221@qq.com
订购电话	0532-82032573(传真)
策划编辑	韩玉堂
责任编辑	赵 冲 矫 燕　　　　**电 话** 0532-85902349
印 制	北京虎彩文化传播有限公司
版 次	2019 年 11 月第 1 版
印 次	2019 年 11 月第 1 次印刷
成品尺寸	185 mm×260 mm
印 张	19.5
字 数	490 千
印 数	1～1000
定 价	128.00 元

发现印装质量问题,请致电 18600843040,由印刷厂负责调换。

《临床骨科疾病诊断与治疗》编委会

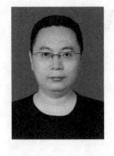

康连耕 男,1979 年出生,2003 年毕业于山东省中医药大学,主治医师,现就职于泰安市中医医院骨科。主要从事关节、脊柱各类疾病与创伤的微创治疗,成功开展了肩、肘、腕、髋、膝、踝六大关节的关节镜手术;椎间孔镜下治疗腰椎间盘突出症、腰椎管狭窄症,均取得了良好的效果。擅长微创小切口行髋、膝关节置换术。参加市级科研项目 2 项,参与编写著作 2 部,在国家级期刊发表论文 3 篇。

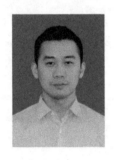

李 国 男,1980 年出生,2004 年 7 月毕业于吉林大学白求恩医学部。2005 年 2 月到贵州省毕节市第一人民医院工作,任毕节市第一人民医院骨二科副主任,副主任医师。2008 年 10 月到 2009 年 9 月在北京大学第一附属医院进修学习。现任贵州省康复医学会创伤与修复委员会委员,贵州省3D 数字医学会委员,国际内固定研究学会中国委员会(AOCC)贵州省委员会委员,贵州省医学会毕节市骨科分会常委。擅长创伤骨科、骨关节外科、骨与软组织肿瘤的诊治,尤其是在复杂骨盆骨折的微创治疗、复杂关节内骨折的手术治疗、人工关节置换及膝关节镜治疗方面有较丰富的经验。2013~2019 年,开展院内新技术 7 项,其中 5 项为市内新技术。

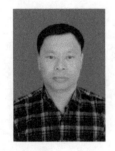

雍继文 男,1968 年出生,2000 年毕业于宁夏医科大学,本科学历。现就职于宁夏回族自治区中宁县人民医院骨科,副主任医师。任宁夏回族自治区医学会康复分会委员,宁夏回族自治区医学分会、运动分会委员。在长期的工作中积累了丰富的专业经验。擅长关节镜手术。近年来在医学类期刊发表本专业学术论文数篇。

前　言

　　近年来,骨科学的发展日新月异,基础理论研究日益深入,临床治疗新方法层出不穷,新材料、新器械也屡见不鲜。骨科临床治疗十分复杂,涉及骨骼、关节、肌肉等多种组织。正是在这样的背景下,本书组织多位活跃在临床第一线的中青年医师及专家学者根据自身深厚理论基础和丰富临床经验,通力合作,分工执笔,编写了本书,系统地介绍了创伤、骨病等常见疾病的诊治。

　　本书内容新颖,突出临床实用性,注重培养临床思维和判断能力,可作为各级医务人员,医学院校的本科生、研究生及相关科研工作者的参考书。在编写过程中,虽力求做到写作方式和文笔风格的一致,但由于作者较多,加之我们的知识水平有限,因此书中难免有疏漏和不当之处,期望专家和读者见谅,并予以批评指正,也欢迎各位医生在使用本书的过程中不断提出意见和建议,以供我们今后修订时参考。

编者

2019 年 10 月

目　录

第一章 关节镜概述

随着计算机技术的发展,关节镜器械设备的不断研发和等离子刀的应用,大大促进了关节镜事业的发展,在过去的 10 年里,关节镜事业取得了骄人的佳绩。

在没有关节镜技术之前,半月板损伤多采用开放手术切除。过去认为半月板是可有可无的组织,随着对半月板解剖学和生物力学研究逐步深化,发现半月板切除后 10 年,有 56％～88％膝关节 X 线显示有退变表现。半月板属于缺少血供的纤维软骨组织,解剖学研究发现,半月板的血供主要来自于关节囊的边缘和半月板的前后角附着区,越靠周边血供越好,越靠近中心则无血供。

根据半月板的血供情况,分成"红区"和"白区",最外区称红—红区,缝合后愈合率高。中间区称红—白区,缝合后愈合率较低;内区称白—白区,缝合后不能愈合。因此,并非所有的半月板撕裂都可以缝合。

为了防止半月板损伤切除后受累的膝关节发生骨性关节炎,研究发现异体半月板移植是预防退行性骨关节炎的有效手段。半月板移植后边缘与受体愈合,可缓解疼痛,改善功能。新鲜异体半月板移植的成功率较高,但是由于选择新鲜异体半月板供体比较困难,而且有可能传播疾病,所以新鲜异体半月板移植已被库存的异体半月板所替代。异体半月板的保存方法有深冻、冻干和低温保存。异体半月板移植的患者必须发育成熟,是机械性的半月板损伤而不是退行性改变或由滑膜病变造成的半月板病变;且膝关节疼痛,经保守治疗无效且不适合膝关节置换的年轻患者。半月板移植成功后,是否防止了骨性关节炎的进展,还需经过临床随访的长期考验。

前交叉韧带(ACL)损伤是当今膝关节外科研究的热点之一。ACL 损伤后引起膝关节不稳,早期重建有助于避免继发膝关节骨性关节炎和半月板损伤。关节镜下交叉韧带修复重建的方法较多,采用何种方法和材料进行重建是目前探讨的重要课题。以自体骨—髌腱—骨(B-PT-B)界面螺钉固定为代表的方法,曾被称为交叉韧带重建的"金标准"。

然而,B-PT-B 移植的手术并发症引起了广大学者的关注。越来越多的学者推崇采用半腱肌、股薄肌腱和股四头肌腱移植重建 ACL。生物力学实验研究表明:中 1/3 髌腱骨(B-PT-B)最大载荷强度为 ACL 的 114％,双股半腱肌腱强度为 ACL 的 130％,四股半腱肌腱最大载荷强度为 ACL 的 229％。

有人认为四股腘绳肌腱可能是重建前交叉韧带最好的移植物。股骨端采用 Endobutton 固定,由于移植物固定点远离 ACL 正常解剖点,移植物在骨性隧道内发生钟摆效应,使骨性隧道扩大,影响肌腱与骨隧道的愈合。鉴于以上情况,设计和开发新的固定方法已摆在了医师们的面前。

近几年采用腘绳肌腱结、骨栓腘绳肌腱结和带髌骨块的股四头肌腱进行嵌压固定法重建前后交叉韧带损伤,克服了上述方法的不足。带髌骨块的股四头肌腱,移植物呈"T"形结构,嵌入瓶颈样股骨隧道内,达到坚强的初始化固定。带髌骨块的股四头肌腱的止点为直接止点,植入后抗拉强度大。骨栓与骨性隧道嵌压严密,有效地防止骨道渗出和关节液浸入骨性隧道。

移植物嵌压固定后,生物相容性好,摩擦阻力大,隧道血运丰富,有利于移植物与隧道愈合。由于无金属材料和异物植入,免除界面螺钉对肌腱骨块切割,免用高值耗材和再次手术取出内固定物的痛苦,大大节约了经费。重建的 ACL 上止点接近解剖止点,避免"钟摆现象",防止隧道扩大。不做髁间窝成形术,保留其坚硬的皮质骨,有利于增加隧道内口的强度。其创伤小,固定可靠,操作简便。

通过动物实验、生物力学实验和临床应用,证实方法可行,具有良好的生物学性能,取得了理想效果,显示了良好的应用前景。

近几年相关学者对双束双隧道重建交叉韧带进行了基础和临床的相关研究,认为尽管单束单隧道重建前交叉韧带,术后膝关节前后稳定性得以恢复,但旋转不稳的问题和膝关节正常的动力学没有很好地解决。解剖学表明,前交叉韧带(ACL)分为前内侧束(AMB)和后外侧束(PLB),后交叉韧带(PCL)分为前外侧束(ALB)和后内侧束(PMB)。早在 1987 年,Mott 提出了用腘绳肌双束重建前交叉韧带的概念,Rosenburg 介绍了关节镜下双股骨隧道、单胫骨隧道重建 ACL 的方法。

1994 年,Muneta 尝试了双股骨、双胫骨隧道的方法重建 ACL 的方法,重现了 ACL 双束的功能和形态结构。发现解剖重建 ACL 的前向胫骨负荷明显少于单束重建。AMB 的负荷随着屈曲角度的增加而轻度增加,PLB 负荷在屈曲 15°时较高,随着屈曲角度的增加而减少。在克服联合旋转负荷方面,ACL 解剖重建后,前向胫骨移位在屈曲 15°时明显小于单束重建,负荷值接近正常 ACL。

生物力学研究显示 ACL 解剖重建比传统的单束重建更具有明显的优势。不但能够很好地对抗胫骨的前向不稳,而且可以克服旋转负荷。

近几年双束双隧道重建 ACL 的实验研究和临床应用,显示出良好的优越性,因此采用双束双隧道解剖重建 ACL 的相关报道越来越多。Adachi 对单束和双束腘绳肌重建 ACL 的病例进行了临床随机比较,本体觉和 KT-2000 检测,发现尽管双束重建在理论上占有优势,但临床上前向松弛度两者并没有明显区别,没有显示出比传统方法有更明显的改善。有人认为目前临床研究还缺少循证医学方面的证据,建议手术例数还不多的医师,不要追求时髦,放弃单束重建 ACL 的技术。对远期疗效还需进行长期的临床随访和更加深入的研究。

单纯的 ACL 前、后束的某一束损伤后,在临床查体和影像学改变方面均不如 ACL 完全损伤后那样明显,有时诊断比较困难,多数在关节镜检查时才发现 ACL 的单束损伤。临床上后外侧束损伤比前内侧束损伤更常见。对 ACL 单束损伤是否有必要进行重建和治疗,有的不做任何处理,有人主张进行 ACL 重建。

因为 ACL 前内侧束和后外侧束各自有其特定的功能,并非可有可无,损伤后应当进行解剖重建。保留未损伤的 ACL 单束有利于保留 ACL 的血供和部分神经功能。笔者采用自体腘绳肌腱结嵌压固定法,解剖重建后外侧束或前内侧束,使膝关节前后向不稳和胫骨的旋转不稳得以纠正,进一步完善了 ACL 的功能。

肩关节的疾患也比较常见,过去对肩关节疾病认识不足,有时肩关节疾患被笼统地诊断为"肩周炎"。

20 世纪 80 年代中期,随着 MRI 诊断技术的发展,大大提高了诊断准确率。MRI 具有非侵入性,良好的对比度和组织分辨率,可进行多维扫描,其敏感性为 100%,特异性 95%,诊断准确率高达 100%。MRI 能显示肩袖损伤的程度、大小和残余肩袖组织的情况。清楚地观察冈上肌腱滑囊面和关节腔面以及肩袖浅层磨损和全层损伤情况,直观肩袖断裂的范围、大小和形态,清楚地显示肩关节内滑膜炎、冈上肌腱退变、SLAP 损伤、盂肱关节软骨面损伤和肱二头肌腱部分断裂及半脱位等病理改变。肩袖和肩关节盂唇损伤可以通过 MRI 检查做出明确的诊断。

关节镜的应用不仅大大地提高了肩关节疾患的诊断准确率,同时还可以进行镜下手术。原则上肩袖损伤范围为 10～30 mm 时可在关节镜下手术,巨大的肩袖撕裂,由于冈上肌腱回缩、粘连、滑囊瘢痕化,需开放手术修复。金属和可吸收材料锚钉(Anchor)用于关节镜下手术,创伤小,暴露少,操作快,减少肱骨大结节骨折的危险性,修复肩袖和 Bankart 损伤具有良好效果。下肩袖损伤和肩峰撞击症在关节镜下进行肩峰成形和减压术可有效地保留三角肌在肩峰上附着点,有利于术后早期功能练习和康复。

肩关节 Bankart 损伤是复发性肩关节前脱位的常见原因,病损可发生于关节囊在肩盂的附着处、关节囊组织本身、关节囊在肱骨颈附着处等不同部位,其中肩盂损伤占 74%,关节囊本身病损占 17%,肱骨头病损占 9%。随着关节镜技术的进展,关节镜下锚钉(Anchor)固定修复 Bankart 病损和 SLAP 病变(Ⅴ型)等肩关节不稳,使手术更加简便、快捷、有效、安全,避免了开放手术对肩关节周围解剖结构的破坏,有利于术后肩关节功能康复,取得了良好的效果。

髋关节镜:由于髋关节位置深在,周围有丰厚的肌群和软组织包绕,有时髋关节内病变难以诊断和治疗。近几年随着髋关节镜器械和技术的发展,一些疾病可以通过关节镜技术完成诊断和治疗。髋关节感染保守治疗无效者,可行关节镜清理,进一步明确细菌学诊断并行关节内灌注负压吸引术。髋臼盂唇损伤、髋臼发育不良合并骨性关节炎和髋关节滑膜软骨瘤病,通过关节镜进行清理和游离体取出,可有效地解除绞锁症状。股骨头坏死 Ficat 分期Ⅰ～Ⅱ期的病例适合于在关节镜下滑膜切削清理和钻孔减压,对Ⅲ～Ⅳ期股骨头塌陷伴骨性关节炎者原则上不适合。早期强直性脊柱炎,关节镜下清除增生肥厚的滑膜组织可有效地延缓病情。髋臼内肿瘤性质不明确者,可在关节镜下进行活检,进一步明确诊断,为后续治疗提供可靠的依据。

随着关节镜技术的进步,腕、肘、掌指关节和跖趾等小关节的关节镜技术已经有了长足的发展。腕关节三角软骨损伤,可以在关节镜下进行缝合修复。腕舟状骨骨折内固定术、关节内粘连松解术、小关节骨性关节炎、滑膜炎的清理术,均可以在关节镜下或关节镜辅助下完成。踝关节、距舟关节病变在关节镜下进行关节融合,大大减少了手术创伤,融合效果确切。

关节镜监视下撬拨复位固定治疗关节内骨折也取得了可喜的进展,如胫骨髁间嵴撕脱性骨折、膝关节胫骨平台骨折、胫骨远端关节内骨折(Pilon 骨折)、桡骨头骨折、肱骨大结节骨折、股骨远端骨折等,使本来需要开放手术才能解决的问题,现在在关节镜监视下进行复位和内固定治疗,免除了开放手术的痛苦。关节镜下手术不破坏骨折周围的解剖结构,不干扰骨折端的血运,有利于骨折愈合和关节功能的恢复。

以往认为关节外没有腔隙无法进行关节镜下手术,随着微创外科理念的深入和临床研究的发展,关节镜技术突破了只应用于关节内的概念,已经将关节镜技术引伸到关节外领域。在关节外制作一个人工的腔隙,解决了关节镜向关节外发展的问题。

近几年我们设计并完成了关节镜下射频汽化松解治疗臀肌挛缩、胸锁乳突肌松解或切断治疗先天性斜颈、长管状骨骨折钢板螺钉内固定物取出、关节镜下植骨治疗骨折不愈合、腘窝囊肿摘除、关节镜监视下射频汽化治疗肌腱末端病（网球肘、跟腱炎、跟周炎等），关节镜监视下良性骨肿瘤刮除植骨术等，大大减少了手术创伤，取得了良好效果。关节镜技术在关节外的临床应用为微创外科开拓了更加广阔的市场和应用前景。随着关节镜技术的进一步发展，必将更多地造福于患者。

第二章　关节镜设备与器械

关节镜设备分为成像系统、光源系统、动力系统、等离子刀、资料采集处理系统。成像系统目前多为数字化，根据摄像系统的晶片不同，分为单晶片、复合晶片和三晶片，其成像的清晰度也有所不同。

关节镜头为基本的成像器械之一，在关节镜金属筒的两端为物镜及目镜，在物镜及目镜之间是一系列柱状透镜系统，将影像由物镜传到目镜，在透镜的周围为光学纤维，将光源的光线投照到物镜端。

第一节　关节镜专用基本设备

一、关节镜

关节镜的直径从 1.9～7 mm 不等，目前 4 mm 关节镜最常用，1.9 mm 和 2.7 mm 的关节镜通常应用在肘、腕、踝等小关节。倾斜角是指关节镜的轴与垂直于透镜表面的直线间所形成的角度，目前临床上最常用的是 30°倾斜角的关节镜，其视野大，便于全面观察，缺点是难于定位。视野是指透镜所包括的视角，随关节镜的类型而变化，视野与镜筒大小成正比。

物镜的倾斜角度是指关节镜筒纵轴与视野中心线所形成的角度。物镜的倾斜角度不同，所观察到的范围也不同，关节镜的倾斜角度有 0°、25°、30°、70°。常规采用的关节镜视野角度为 30°左右。0°的关节镜主要观察物镜前方的组织。旋转 30°倾斜角关节镜，可增加视野角度，60°、70°倾斜角关节镜可观察到物镜侧面的物体，旋转镜筒观察的视野较广，可经髁间切迹观察膝关节后内或后侧关节腔，但是视野中心有盲区，不适用于手术操作，一般最常用于手术的关节镜为直径 4.0 mm 的 30°关节镜。

在进行关节镜观察时可将目镜连接在摄像头接驳器上，经电视摄像成像系统传输到监视器屏幕上进行观察。

关节镜头是关节镜系统的核心部分，它直接关系到关节镜手术图像质量的好坏。在关节镜中有三类基本光学系统：传统的薄透镜系统，光线和影像经一组透镜系统传达到目镜，再将图像传送到术者的视野，目前该系统已很少使用。

目前的关节镜分度指数（GRIN）在透镜系统中，是由一个细长的玻璃管组成，小口径的针状关节镜多采用该系统。

关节镜包括透镜系统、光导纤维、光缆接口、金属鞘和目镜或摄像头组成。关节镜的光学性能是由其直径、倾斜角度和视野等决定的。

二、光导纤维的光源系统

早期的关节镜光源是在关节镜前装有 150 W 的白炽灯泡，通过目镜观察关节内情况。现代关节镜都是在监视器监视下进行操作，很少有人再通过目镜观察法进行手术，同时监视器的成像质量对于光源的要求更高。冷光源和光导纤维的出现很好地解决了这个问题，钨灯、卤素灯和氙光源代替了白炽灯,光导纤维一端连在光源上,另一端连在关节镜上,光缆的长度对光的传导有很大影响,有文献报道,光缆每增加 0.304 8 m(1 英尺)就减少光传导 8%。

三、成像监视和摄录像系统

关节镜的监视和摄录像系统是关节镜外科的一大进步,可以使术者避免强迫体位,具有更好的视野和更自由的操作,避免术者面部对术野的污染。经典而完整的摄录系统包括摄像头、摄像主机、监视器和可以选配的录像机、照相机、彩色打印机、多媒体电脑等。有些公司已经将摄像机、照相机和打印机整合为一体的多功能数字记录仪。

目前成像系统更趋于人性化、数字化和小型化。通过数字化成像系统,将术中的图像资料进行拍摄和录像,将手术过程记录下来,便于以后随访、科研、教学和可能的医疗纠纷提供详实而客观的证据。

四、电动刨削动力系统

各种电动刨削系统在设计上基本是类似的。电动刨削器的中心刨削刀由套管开口处露出,另一端连接刨削手柄和吸引器。旋转动力缆与动力箱及足踏开关相连。刨刀由外层中空外鞘和相应窗口的可旋转的中空内套管组成。内鞘的窗如同在外部中空管中旋转的一个双刃的圆筒状的刀片,窗口中的负压吸将组织吸引进来,当刀片旋转时切断并吸出,收集在吸引瓶中。为适应不同部位和功能的需要,现已设计出各种各样的刨削头。刨削头的直径通常为 3~5.5 mm,顶端可有不同的尺寸用于不同的关节。

刨削器主要用于刨削和清理半月板及滑膜组织,清除剥脱的软骨碎片或软骨成形等。使用电动刨刀时,必须注意防止"过度抽吸"。当冲洗液流出大于流入时会发生过度抽吸,抽吸的湍流在关节内产生气泡,影响视野观察。为防止这种情况的发生,应减少抽吸的强度,增加水量充分充盈扩张关节腔。为了维持关节腔内恒定的压力,还可以在进水管上安装压力水泵系统。重新开始切削时,使削掉的组织填满窗口,以减少过度抽吸。当使用电动刨削时,关节镜出水口应关闭,这不仅减少了过吸的可能,而且也防止无意中把已污染的冲洗液逆流吸入关节内。

在旋转刨刀启动前,要确定切削窗的位置,切刀的窗口应始终保持在视野内。关节腔充盈生理盐水,开动足踏开关,边吸引边切削,即可将软骨表面绒毛状碎片或滑膜组织切削掉。使用球形磨削器可磨削骨及软骨面,去除骨赘。

五、电刀和激光器械

早期的电刀需要在非电解质液中使用,要求排空膝关节的生理盐水和乳酸盐林格液等电解质液体之后向关节内注入蒸馏水、二氧化碳气体或氨基乙酸进行关节腔扩张。较新型的电刀可在生理盐水和乳酸盐林格液中使用。

激光系统在关节镜外科的应用使关节镜外科迈上了一个新台阶,从早期的 CO_2 激光到 Nd-YAG 激光,直到今天的钬激光系统,从理论到临床实践都有很大的发展。与传统手术操作相比,激光可以通过能量释放和频率的控制,达到术者对切割、凝血或汽化的需求。由于专业化设计的各种光导纤维探头较常规的手术器械更容易进入关节的各个部位,从而使激光外科操作比传统的手术更简单和更准确。

新一代的钬激光系统对组织热损伤较小,但费用高,没有广泛地推广,有逐渐被射频取代的趋势。

六、射频等离子刀

射频汽化技术自 Arthrocare 公司于 20 世纪末发明以来,逐渐在临床上得到广泛应用,被国际上称为关节镜手术器械的又一次革命。射频汽化技术又称等离子低温消融术(coblation)或冷凝刀,是一种全新的等离子体组织消融技术,各种射频主机和不同型号的刀头,在关节镜手术中占有越来越重要的地位。

它通过 100 Hz 的强射频磁场,使电解液变成低温等离子态,在电极前形成厚度为 100 μm 的等离子体薄层,电场还使等离子体薄层中的自由带电粒子获得足够的能量,打断分子键,使靶组织细胞以分子为单位解体,在低温下形成切割和消融效果。

射频特点:射频是一种低温分解技术(工作温度 40 ℃～70 ℃)而非机械切割及热切割,其能量不直接作用于组织上,即能实现靶组织的有效消融,而周围组织仅有微小损伤。射频技术使组织被分解为简单的分子或原子。对人体关节内组织切割所产生的损伤很小,与钬激光产生的损伤没有统计学差异;价格便宜,可以广泛应用于临床。

射频最早用于半月板损伤的手术,特别是退变的半月板后角的修整,现广泛应用于半月板、软骨、滑膜等组织的清理、修整、切除,还可做交叉韧带和肩关节囊紧缩术以及肌腱炎的治疗。

Uribe 等对 130 例软骨损伤的患者用射频进行治疗,效果满意,无一例出现感染。术后反应疼痛和肿胀较轻。对前后交叉韧带重建术时残端清理、髌外支持带松解显示出独特的优势。还应用于创伤性滑膜炎、绒毛结节性滑膜炎、类风湿性滑膜炎、滑膜软骨瘤病等滑膜的切除。

肩、肘、腕、踝和髋关节的关节镜手术也应用广泛,并取得了满意疗效。

第二节　关节镜器械

关节镜器械分为基本器械和手动器械。

一、基本器械

套管可作为进水和排水系统,有不同倾斜角度,套筒也能起到关节镜观察视野的定位作用。探针是关节镜最常用的重要诊断器械,多年来,探针被称为"关节镜医师手指的延伸"。探针前端呈 90°,可以拨开阻挡视野的软组织,暴露关节内结构,探查韧带或半月板的张力,粗略估计损伤的范围或长度以及病变组织的质地和特征。帮助显露半月板的撕裂处,探触关节软骨的硬度、软骨剥脱的范围以及前交叉韧带的紧张度。

二、手动器械

半月板剪刀:关节镜下剪刀分为直剪和左右弯剪等不同类型,多用于处理半月板破裂边缘或粘连处的剪除。

篮钳和咬钳用于咬除半月板和取组织标本。垂体咬钳半月板或游离体取出,篮钳为

3～5 mm大小,按角度分有 30°、45°、90°等不同角度,也称直的、侧向开口或弧形,用于修剪半月板的边缘。大多数抓持钳有某种类型的咬合齿,以便抓牢组织。目前多用髓核咬钳替代这一器械。

钩刀:目前使用的关节镜钩刀有各种各样钩形的或叉形推刀。用于半月板的切除或腕管切开手术。环形刮匙可刮除关节面损伤的软骨。

半月板缝合套管可分为单套管和双套管及带线的缝合针。

第三节　关节镜器械的消毒和保养

由于关节镜及其专用器械的构造精密,镜头、光缆易碎或折断,各种手动器械和电动刨削器材消毒和保养不慎将造成器械的毁坏。多数关节镜专用器械,如各种工作套管和管芯、手术剪、篮钳刨削器手柄等金属器械,可以使用高压蒸汽消毒。

现在生产的有些关节镜头也可耐受高温高压。尽管高压消毒快捷、彻底,但消毒过程中器械之间的碰撞和反复的高温高压条件对镜头以及锐利刀具都有一定的不良影响,也直接关系到器械的使用寿命。因而关节镜及专用手术器械在消毒过程中应妥善包装,最好使用专用的器械盒,以避免碰撞。

对镜头、光缆、刨削器及刨削头重复使用时,最安全有效的方法是通过环氧乙烷气体消毒或低湿、低压专用消毒锅消毒。对于连续接台手术需要重复使用的手术器械,应用强化戊二醛液体浸泡消毒。以液体浸泡作为关节镜消毒方法,应根据器械的污染情况,确定足够的浸泡时间。

尽管关节镜摄像头及连接电缆具有密封与防水设计,可以通过气体熏蒸或液体浸泡消毒,但实际使用中,接台手术也可采用一次性消毒薄膜护套,以避免对摄像头的损害。

关节镜及专用手术器械的保养是否完善,直接关系到其使用寿命。对光缆、摄像缆应避免小半径折弯,以防光导纤维及电缆折断。对关节镜及摄像头的光学镜片要小心保护,以防止碰撞与摩擦。

在手术中准备消毒的柔软拭镜纸以擦拭镜头,切忌以粗糙纤维纺织物直接擦拭镜头导致镜片磨损而直接影响清晰度。

手术后将所有器械以清水冲洗后拭干,并以液状石蜡擦拭以防止锈蚀,由于关节镜手术中灌注液多为林格液或生理盐水,未经清洗的刨削器手柄,可因盐晶析出而导致锈蚀。确定专人对关节镜及专用手术器械的保养,对维持关节镜的最佳工作状态,延长使用寿命是非常重要的。

第四节　关节镜数字化图像资料管理

医院影像资料信息系统,即图像存储与通讯系统(picture archiving and communication system,PACS),是医院用于管理医疗设备如 CT,MRI 等医学图像储存与传输的信息系统,许多医院将此系统用于医院内各科室之间甚至医院之间的医疗信息网络即影像系统。随着电子计算机技术的应用,在医院信息化的进程中,传统的图像模式逐渐被数字化信息技术替代。数字化影像资料,已经成为医院信息的一个重要组成部分,现代信息化、数字化医疗体系的构架,对医疗、科研、教学和法律取证等医疗活动提供翔实的原始资料。

医院关节镜中心根据内镜手术的特殊性,建立了医学影像工作站。这一系统集关节镜以及各种影像资料的采集、储存、处理、报告和量化评分及打印功能为一体。整个影像系统,采用服务器主机与各工作分机,通过网络链接和传输的方式,将影像资料信息系统设置为工作站、服务器和打印机。

一、系统工作流程

首先将患者的一般临床资料输入文本信息,并加以保存。术中依照医师的需要可以采集静态照片和动态录像,术后选择所需要的图像进行编辑和文字注解。依靠网络传输将病例文本资料和图像上传到服务器,依照病例分类,有利于查询,进行备份储存。将图文资料打印后,递交患者或在病案内进行储存。

二、系统主要功能

(一)病历资料的录入与保存

依照病例分类,在工作站内新建立文件,激活界面的文字录入框,根据需要录入有价值的文本信息。包括患者的一般信息与内镜手术信息。一般信息有患者的姓名、性别、年龄、民族、职业、住院号、门诊号及详细的联系地址、电话、费用类别、现病史。

该系统包含内镜的型号科室、经治医师、手术医师、麻醉医师、麻醉方式、门诊诊断、内镜诊断、术前诊断、术后诊断和手术记录。能记载术中所见情况和处理方法可随时新建、修改和删除病例。

(二)术中监视及静态图片、动态影像和其他图像资料的导入

术中可通过视频连接采集静态图像和动态录像。另外系统还有导入图片功能,可以将患者的 X 线片,CT 等有价值的图片导入到当前病例的采集图像中。

(三)对采集的图像进行选择、编辑

手术结束后,医师可根据需要进行图片编辑,每帧图片可配有文字说明。图片选取后,将选取的图片保存到当前病例中。最后生成的病历可通过打印系统进行打印。静态照相和动态录像可同时进行,也可在录像中捕捉静态图片。动态录像可以进行动态回放、单帧浏览、多帧浏览等功能。

(四)提供病例资料查询、备份、统计以及量化评分功能

其中评分系统可根据需求,依据不同关节部位,选择评分标准,对患者术前,术后的功能评估,进行术前和术后对比。本系统还具有随访病例的随访时间提醒功能。

(五)影像系统

具有多种信号制式自由选择,可根据需要选择视频格式和影像尺寸;可接入多个视频信号,并可实时转换视频源,实现了"一机多用"。

操作人员可自由绘制示意图,并可添加到报告中。采用先进的,多种的压缩技术,将录制的视频文件另存、复制或刻录,制作 DVD,供演示及教学用。丰富的查询功能,可以查询、统计图像资料。

第三章 关节镜的临床应用与治疗

第一节 臀肌挛缩症及其松解术

一、概述

(一)发病特点

自从国内学者马承宣 1978 年首次报道开放手术治疗儿童注射性臀肌挛缩症以来,国内相关报道陆续增多。20 年前在四川省区域内流行病学调查发现儿童患病率为 1%～2.49%。2011 年我们对内地 1 100 例适龄应征入伍青年进行健康查体,发现臀肌挛缩症占 0.7%。

文献报道臀肌挛缩症(gluteal muscle contracture,GMC)与反复的肌内注射有关。我们对近期采用关节镜技术进行臀肌挛缩松解微创治疗的 612 例患者进行了分析,其中男性占 45%,女性占 55%,多数为 1980 年后出生的患者,均与采用苯甲醇溶媒与青霉素混合制剂反复肌内注射有关。还发现部分成年人反复肌内注射其他药物也会发生臀肌挛缩。为了明确注射性臀肌挛缩是否与年龄有关,我们进行了动物实验,发现给幼年和成年新西兰大白兔注射苯甲醇溶媒与青霉素混合制剂均可造成臀肌挛缩。采用生理盐水肌内注射作对照,也发生了臀肌出血、瘢痕增生和挛缩改变。对照组和实验组两者的病理表现一致,但是实验组的瘢痕增生更加显著。以上研究表明无论是儿童还是成年人,反复肌内注射均可造成臀肌挛缩,物理因素和化学因素都是造成臀肌纤维瘢痕增生和挛缩的病理基础。

(二)治疗要点

本病的治疗国内外均以开放手术为主要手段,开放手术松解对改善功能、形体和步态均收到了较好的效果。但是,开放手术的创伤大,切口长,电刀切割术后组织反应重,影响伤口愈合或并发感染屡有报道,有的以切口为中心形成新的索条状瘢痕束带。开放手术的切口很不规范,有的长达 30 cm。由于切口长,创伤大,术后疼痛,影响术后功能练习,不少患者术后症状改善不明显,有的术后复发,髋关节内收活动受限。

自 2000 年以来,我们设计了关节镜下等离子刀臀肌挛缩松解治疗 700 余例,临床效果良好,越来越得到广大医患的认可。手术切口仅 5 mm,术后可以早期进行功能练习,降低了术后复发率,减轻术后痛苦,进一步提高了术后疗效。

(三)临床表现

注射性臀肌挛缩症,临床上表现为臀部注射部位的皮肤与皮下筋膜粘连,呈"酒窝样"或条索状纤维束带,这些瘢痕束带限制臀肌的发育,表现为臀肌萎缩呈锥型或"猴臀"。臀肌纤维挛缩束带影响下蹲功能。坐位时髋关节不能达到 90°,臀部与脊柱不能与椅子背靠近,不能双膝并拢,髋关节呈外展、外旋位。下蹲时双膝必须分开才能蹲下,呈蛙式体位,髋关节屈曲活动时可触及弹跳感,侧卧位时两膝关节不能接近。坐位不能翘二郎腿,两膝关节难以搭在一起,行走时下肢外展外旋呈外"八"字步态,查体时患侧 Ober 征阳性。多发性注射肌肉挛缩症,可累及三角肌挛缩,表现为上肢外展、内收活动受限。股四头肌挛缩影响屈曲膝关节。我们将臀肌挛缩症总结为站姿不正、坐姿不端、蹲姿不雅、卧姿不适、形体不美和功能不全。

(四)临床分型

根据临床和术中所见,我们将臀肌挛缩症分为扇形、条索型、三明治型和髂胫束挛缩型。

1.扇型

臀肌的外上和内上象限瘢痕化挛缩,肌肉和皮下组织广泛粘连,臀部外形变尖,皮肤呈"酒窝"样凹陷。严重者臀肌瘢痕纤维化硬如板状,坐位腰与髋关节不能贴近椅子靠背。手术探查发现挛缩带不仅累及臀肌还影响阔筋膜张肌,在臀肌的外上和内上象限呈扇形分布。

2.条索型

挛缩束带在髂嵴与股骨大粗隆之间形成一条深沟状凹陷,髋关节屈曲活动时挛缩带在股骨大粗隆上来回滑动伴弹响。手术发现挛缩带累及臀大肌的外上 1/4 象限注射区的肌肉全层,有的深度达髂骨,条索沿髂嵴一直延伸至大粗隆。

3.混合型

混合型又称三明治型,挛缩带分布于臀大肌、臀中肌和阔筋膜张肌的不同深度的层面,挛缩带与肌肉组织分层夹杂在其中,似三明治样。

4.髂胫束挛缩型

挛缩束带主要分布在阔筋膜张肌和髂胫束,髋关节活动时挛缩带在股骨大粗隆处滑动,查体 Ober 征阳性,髋关节内收活动受限。手术时发现挛缩带紧张、增厚。

二、关节镜下臀肌挛缩松解术

(一)术前准备

(1)直径 4.0 mm 30°广角关节镜便可完成此手术。冷光源、摄像成像系统、监视器;计算机视频成像和捕捉采集系统,美国杰西 Arthroscare 2 000 射频汽化仪和等离子刀头。

(2)采用生理盐水 100 mL 内加入 0.1% 肾上腺素 0.2 mL,混合后注射于患侧皮下组织与挛缩带之间。

(二)麻醉与体位

硬膜外或全身麻醉。术前将股骨大转子、臀肌挛缩带的前后缘标出,采用侧卧位,在股骨大粗隆的后方和坐骨结节之间的中线标出坐骨神经的走行及关节镜手术的入口。

(三)手术步骤

(1)两侧分别消毒、铺巾和手术。

(2)术中采用生理盐水 3 000 mL 加入 0.1% 肾上腺素 1 mL 持续灌注,以便术中减少出血,保持手术视野清晰。

(3)在股骨大粗隆的近端与臀肌挛缩带的前后缘标识清楚,切口选择在股骨大粗隆两侧,皮肤切口 5 mm。

(4)人工腔隙制作,剥离器沿皮下深筋膜与臀肌挛缩带之间作钝性分离,然后采用刨削器清理挛缩带表面的脂肪组织。关节镜下可清楚地显示人工制做出的工作腔隙和臀肌挛缩束带。为了便于手术操作,关节镜与射频汽化电极的工作角度为 45°~60°,采用等离子刀切割和松解限制髋关节活动的挛缩束带。不要损伤肌肉组织。松解完毕被动屈曲、内收、内旋、后伸髋关节,检查其活动功能,大粗隆处是否还有弹响和活动度有无受限等情况。

有的弹响髋是由于髂胫束挛缩造成的,要注意鉴别诊断。臀肌挛缩松解后,如果股骨大粗隆处仍有弹响或弹跳感,应该进行股骨大粗隆后下方髂胫束挛缩带切断术。如果 Ober 征阳性的患者,可以首先切断和松解髂胫束挛缩带,一般可以解决弹响问题。严重的屈曲、外展、外旋、后伸活动受影响者,注意缝匠肌或股四头肌继发性挛缩,可在髂前上棘附近进行松解,要特别注意勿损伤股外侧皮神经。

(四)注意事项及术后功能练习

(1)术前一定要熟悉臀部的解剖,将坐骨神经、臀上神经和臀下神经标出,术中操作时刻警惕并远离臀部血管、神经,以免误伤。

(2)刨削皮下脂肪组织不要太多,否则术后局部造成皮下积液,不容易愈合。

(3)尽量避免损伤肌肉组织,肌纤维损伤后容易引起局部出血、术后血肿形成。

(4)手术操作应由浅入深逐层切断挛缩束带,不要切除,边汽化切割边止血。术毕行髋关节被动活动,检查双下肢交腿活动是否受限、有无弹响和活动性出血。

(5)术后采用仰卧或侧卧体位,有利于局部压迫止血和引流。术后侧卧或冰袋压迫手术部位有利于止血,24～48 h 内可能有残留液体渗出,应经常更换外敷料,保持伤口干燥。术后6～12 h 后便可下地进行功能练习,以防粘连。

(6)由于关节镜入路切口只有 4～5 mm 长,一般不需要缝合,也不放置引流,但是,对挛缩带位置深、范围广、创伤大者可置负压吸引 1～2 d。

(7)术后早期下地练习走直线模特步,坚持双膝并拢练习屈髋抱膝下蹲活动,练习翘"二郎腿"。仰卧位时保持双下肢内收交腿位练习;侧卧位可以练习髋关节外展运动,练习臀中肌和阔筋膜张肌的力量,术后的疗效是满意的。

第二节　腘窝囊肿及其摘除术

一、概述

(一)发病特点

早在 1829 年 Dupuytren 提出了腘窝囊肿(baker cyst)这一疾病名称。有人认为,腘窝囊肿可能起源于腘肌腱周围的滑膜和腓肠肌、半膜肌腱的滑囊,1840 年,Adams 论述了腘窝囊肿与半膜肌腱滑囊及膝关节腔是相通的。Rupp 对腘窝囊肿与关节内疾病的相关性进行了研究,发现 70% 腘窝囊肿与内侧半月板损伤有关,85% 的囊肿与关节软骨退变或损伤有关。Handy 进行了流行病学调查,发现 35～70 岁的膝关节疾病患者合并腘窝囊肿占 5%～32%。Stone 等人研究了 1 760 例膝关节 MRI,发现 238 例腘窝囊肿,其中 47% 有半月板损伤,37% 为半月板退变,大多发生在半月板内侧后角。Johnson 报道 37% 的腘窝囊肿与后关节腔交通。

腘窝囊肿分为先天性和后天性两种,前者多发生于儿童,后者发生于中、老年骨关节炎、半月板后角损伤或滑膜炎的患者。另外,在诊断中应注意与内侧半月板囊肿和腱鞘囊肿鉴别诊断,以免误诊。

（二）临床表现

临床上发现患者站立活动后囊肿逐渐增大,膝关节积液肿胀时囊肿会变大,关节内积液减少后,囊肿也随之消失。有人将腘窝囊肿分为4级:0级,无任何症状及体征;Ⅰ级,剧烈运动后有不同程度的肿胀及不适;Ⅱ级,一般运动后肿胀,腘窝部疼痛,但无功能障碍;Ⅲ级,腘窝有持续性肿胀及疼痛,膝关节活动受限。

当膝骨关节炎、滑膜炎或半月板损伤时,关节内滑膜渗出增多,关节腔积液超出了吸收能力,由于膝关节前方为髌腱,膝关节的内、外侧为致密而坚韧的肌腱和韧带结构,膝关节后方为疏松的结缔组织,相对比较薄弱。当患者仰卧位时,腘窝又处在较低的位置,由于重力的关系,液体向后方沉积。关节腔内积液可通过交通孔道流入腘窝区,当患者俯卧位时,局部按压囊肿会缩小。当膝关节内液体增多,压力增高,通过腔隙引流到腘窝成为腘窝"疝"。胫后的血管神经在腘窝区由于囊肿张力过高,影响静脉回流,引起静脉曲张或小腿水肿,腘窝处酸胀不适。文献有关于腘窝囊肿压迫胫后神经,引起足底麻木、胀痛或神经麻痹的报道。

由于腘窝囊肿机械性压迫,可影响膝关节伸、屈功能,当膝关节伸直时,囊肿张力增高而变硬,屈膝位张力降低而变软缩小。对腘窝囊肿进行造影可以显示囊肿的大小,MRI显示囊肿与关节腔的交通关系。MRI可显示关节软骨损伤和半月板损伤,具有重要的诊断意义。超声诊断、CT扫描等影像学检查,也可以从不同角度观察腘窝囊肿与周围组织结构的解剖关系,对确定手术治疗方案和评估术后疗效具有重要意义。

（三）治疗要点

如果囊肿位于腘窝周围的腱鞘组织,与关节腔不相通,囊肿又不大,没有明显的临床症状,就没有必要进行手术治疗。但是,对非手术治疗无效、反复发作、经久不愈的囊肿,局部有血管神经压迫症状者和临床症状严重者可手术治疗。

传统的腘窝囊肿多采用硬膜外麻醉下开放手术治疗,但往往容易复发。由于腘窝区血管神经比较丰富,位置深,手术显露较广泛,创伤较大,术后瘢痕影响外观,也影响膝关节功能。

为什么传统的开放手术容易复发?其原因主要是因为膝关节半月板、软骨损伤和滑膜组织增生,滑膜渗出增多。虽然腘窝囊肿已经摘除,但是,引起囊肿的病因还没有解除,半月板、软骨和滑膜病变没有清理,因此单纯处理腘窝囊肿只是治标不治本。术前应对膝关节进行全面的检查,必要时应进行膝关节内病变的清理,才能解决腘窝囊肿的复发问题。

二、腘窝囊肿摘除术

自2000年以来我们自行设计并开展了局部麻醉(局醉)下膝关节镜检查清理术和腘窝囊肿镜下切除术治疗腘窝囊肿,收到了良好的疗效。手术中首先在局麻下摘除腘窝囊肿,同时对膝关节内病变进行检查和清理。

局麻关节镜监视下腘窝囊肿摘除术使手术更具有针对性,更加符合有限化、微创化的理念,不但节约经费,而且安全可靠,特别是老年患者,避免了全身麻醉(全醉)或硬膜外麻醉的并发症。

（一）术前准备

术前不需要禁食、导尿,对全身和局部创伤轻、干扰少,恢复快,更加符合微创的理念。如果患者患有严重的膝骨关节炎、滑膜炎和半月板损伤等关节内疾病者,术前应明确向患者讲明术后疗效和复发的可能性。

(二)体位与麻醉

患者采用俯卧位,胸部、骨盆和膝关节处用垫子垫高,常规消毒铺单后,采用2％利多卡因20 mL＋生理盐水40 mL＋0.1％肾上腺素0.2 mL混合后,进行腘窝囊肿局部皮肤浸润麻醉和腘窝囊腔内壁局部麻醉。

(三)手术步骤

1.标记手术范围与入口

腘窝囊肿的体表范围、胫后血管神经的走行和手术入路用记号笔标出。在腘窝囊肿的远端选择两个手术入路,分别作为关节镜和手术器械入口。

2.囊外腘窝囊肿剥离

关节镜下腘窝囊肿摘除术,分为囊内和囊外两种剥离手术方式。

(1)囊外剥离术:将圆头钝性穿刺锥插入腘窝囊肿处的皮下组织,在关节镜的监视下,沿皮下组织与囊壁之间钝性剥离。将囊肿刺破后有黄色黏稠的胶冻状囊液流出,腘窝囊肿与周围的组织完全分离开来,放空囊液后只剩下囊壁组织,采用刨削器,在关节镜监视下吸引刨削囊壁组织。对创面进行检查并采用等离子刀进行创面止血和切割囊壁组织。

(2)囊内剥离摘除术:在囊肿旁切开皮肤切口5 mm,作为关节镜和手术器械的通道。关节镜插入腘窝囊肿内,吸出淡黄色黏稠的胶冻状液体。用生理盐水灌洗囊肿后,在关节镜下进一步观察囊肿内的病理改变,镜下检查发现囊壁呈蜂窝和漩窝状皱襞,有的游离体可进入囊肿腔内。还可以观察到囊肿与关节腔的通道,在关节镜监视下将含有肾上腺素的利多卡因混合液环绕囊壁注入囊壁与周围组织之间,使囊壁组织水肿后以便与周围组织剥离。将钝性剥离器插入囊壁与周围组织之间,在镜视下进行囊肿剥离,使囊壁与周围组织完全分离开便于取出。

囊壁组织可采用刨削清理吸出,也可采用关节镜下髓核钳取出。创面采用射频汽化进行止血,切口无须缝合,一般不放引流。术中注意血管神经的解剖位置,以免损伤,关节腔与囊肿的通道不需要闭合。

三、膝关节检查清理术

腘窝囊肿多继发于半月板损伤、骨关节炎和滑膜炎,摘除囊肿后应同时进行膝关节镜检查清理术。患者仰卧位,双膝关节自然下垂,局麻下进行膝关节镜检查清理。

关节镜下除了发现关节腔内有混浊漂浮的颗粒、滑膜组织增生肥厚、痛风性关节炎的滑膜充血水肿外,上面还有许多结晶体。关节镜下发现软骨龟裂、剥脱和软骨下骨裸露,半月板与软骨磨损、半月板层裂,有的半月板后角撕裂。可在关节镜下将半月板和软骨采用刨削打磨清理和射频气化消融。

局麻下关节镜清理术的目的是清除关节内磨损的碎屑和微结晶、软骨降解微粒、大分子成分、炎性致痛因子和疼痛物质,修整破裂的半月板,磨削影响关节活动的骨性阻挡物,解除关节绞锁因素,阻断炎症过程的恶性循环,改善关节功能。文献报道骨关节炎关节镜清理术的疗效与患者年龄有关,40岁以下者86％可获得改善,40岁以上者则仅53％有改善,关节镜清理术效果的优良率为50％～76％。

关节镜监视下腘窝囊肿摘除术不需要像开放手术那样去显露血管神经,不破坏周围的正常组织结构,具有创伤小,切口小,与开放手术形成了明显对比。

第三节　先天性肌性斜颈及其关节镜下胸锁乳突肌松解术

一、主要特点

先天性肌性斜颈多见于青少年患者,有人认为可能是围生期胸锁乳突肌筋膜间室综合征的后遗症,可能与宫内胎位异常,分娩时产钳夹挤颈部使胸锁乳突肌损伤后局部出血、粘连、肌纤维变性、挛缩有关;有人认为与其关系不大,有的患者并不是难产儿,也没有用产钳的经历,所以不支持上述理论。总之,肌性斜颈的病因至今并非十分清楚,还有待进一步研究。

由于胸锁乳突肌单侧挛缩,头颈长期偏向一侧,两侧口角与眼裂之间的距离不对称,表现为健侧距离变长,颜面与头颈发生继发性变形,健侧的颧骨增高。患侧的锁骨抬高,与健侧的锁骨不在同一平面上,有的胸锁乳突肌在锁骨头附着处增粗或变尖。随着患者年龄增长,颜面部不对称性越加明显,患者的心理障碍也越加严重。

二、斜颈的传统手术治疗

传统的治疗方法采用开放手术,创伤大且颈部遗留皮肤瘢痕,影响美观。有人认为 12 岁之前手术治疗不影响术后疗效,患者年龄越小疗效越好。Wirth 等建议对 3～5 岁非手术治疗无效的患儿尽早行双极松解术,在学龄前行胸锁乳突肌单极或两极切断,也可在胸锁乳突肌腱处行"Z"字延长术。

年龄越大畸形越重,两侧口眼距离越大者,术后发生复视的可能性越大。对于成年人先天性肌性斜颈的治疗效果仍有争议,Stassen 等采用胸锁乳突肌在乳突附着处行骨膜下止点剥离下移术,对胸锁乳突肌在锁骨和胸骨肌腱附着点处进行切断。也有人对胸锁乳突肌瘢痕挛缩行整段切除术。术后有的采用头颈胸石膏固定,防止术后挛缩复发。总之,无论采用何种手术方法,均在颈部留下难以消除的皮肤瘢痕。如果患者为瘢痕体质,则增生的瘢痕不但会影响美观,而且新的纤维挛缩束带影响术后疗效。

三、关节镜下胸锁乳突肌松解术

(一)适应证与禁忌证

术前应严格筛选手术适应证。本方法适用于先天性肌性斜颈,术前需排除中枢神经系统引起的痉挛性斜颈、颈椎畸形造成的结构性斜颈;对严重的肌性斜颈已经合并颈椎骨性结构发育异常者,手术后可能改善畸形不明显,术前应向患者及其家属介绍明确。

(二)术前准备

关节镜成像系统、冷光源、监视器,视频成像捕捉采集系统,直径 2.7 mm 或 4.0 mm 30°广角关节镜,射频汽化仪,刀头的前端带有 45°弧形弯度。术中采用生理盐水 3 000 mL 加入肾上腺素 1 mg,混合后术中持续冲洗灌注,可以达到保持术野清晰、防止局部出血的目的。

(三)体位与麻醉

采用仰卧位,肩颈部垫高,头及颜面部转向健侧并后仰。用记号笔标记患侧胸锁乳突肌、锁骨和颈部血管神经的走行。令患者头转向健侧,间断做抬头动作,训练胸锁乳突肌收缩,常规消毒铺单。采用 2% 利多卡因 20 mL＋生理盐水 40 mL＋0.1% 肾上腺素 0.2 mL 混合后沿着锁骨表面即胸锁乳突肌的止点,进行局部浸润麻醉,然后在切口进行皮下组织局部浸润麻醉。为了美观,关节镜和射频电极的工作通道入口应选择在远离颈项裸露的部位,即在胸锁关节下方 10 cm,在腋窝的腋前线向内 2～3 cm,此处相对比较安全隐蔽。

(四)手术步骤

众所周知,颈部没有可供关节镜手术的工作腔隙,为了便于关节镜下胸锁乳突肌松解,避免在颈部裸露处形成皮肤瘢痕影响美观,我们设计了在腋前线与腋皱纹交点向前旁开 2 cm 处切开 5 mm,插入钝性穿刺锥,瞄准胸锁乳突肌在胸锁关节和锁骨的附着处进行潜行剥离。在关节镜的监视下,采用刨削技术清理影响视野的皮下脂肪和纤维组织,沿锁骨中 1/3 至胸锁关节的皮下钝性分离出 3 cm×5 cm 的工作腔隙,插入关节镜进行镜下观察,镜下可见胸锁乳突肌的腱性组织在胸锁关节和锁骨的附着,置入双极射频刀紧贴锁骨和胸锁乳突肌的表面,逐层切断并松解挛缩的纤维束带,切割时令患者抬头使胸锁乳突肌绷紧,更加有利于辨认,随着挛缩带的切断,肌肉向远心端即头侧回缩,将胸锁乳突肌腱的锁骨头和胸骨头切断后,探查有无残留的纤维挛缩束带和活动性出血,予以冷凝止血。

术者必须熟悉颈部的局部解剖结构,在胸锁乳突肌的表面有颈外静脉斜行越过,在其深面鞘内有颈总动脉及其分支、颈内静脉及其属支和迷走神经。胸锁乳突肌的上半部深面有颈丛分支、副神经交感干,下半部有膈神经,左侧有胸导管。在胸锁乳突肌深面为颈部危险区域。后缘下 1/3 有锁骨上神经,颈外静脉与之伴行,深面邻近肩胛背神经、颈横动脉、前斜角肌。斜方肌间隙的深处有臂丛神经根穿行,深面为颈动脉鞘,二者以疏松结缔组织相连。采用等离子刀胸锁乳突肌松解时,应紧贴锁骨和胸骨的表面,将胸锁乳突肌锁骨头和胸骨头切割,不要超越和进入锁骨上窝深处,以免损伤颈部的血管神经。

胸锁乳突肌上端附着在乳突的枕外隆凸,如果胸锁乳突肌上止点仍然紧张,可在乳突处皮肤切一小口,用止血钳挑起并切断挛缩带,再次进行头颈后伸和左右侧向旋转活动,检查是否还有限制头颈活动的纤维束带和瘢痕。在胸锁乳突肌的深面有副神经和耳大神经,63％耳大神经走行在胸锁乳突肌前缘的上 1/4 与下 3/4 交点和后缘上中 1/3 交点连线,即乳突尖在该肌前缘 4 cm 和后缘 5 cm 的连线。其深面有副神经,其走行与此连线基本一致的占 80％,术中应注意解剖结构,避免损伤。

(五)注意事项

术前应注意将挛缩的胸锁乳突肌、锁骨和颈部的血管神经等体表解剖标志画出,以免手术时液体灌注后解剖结构标志不清,影响手术操作。本方法只适用于先天性肌性斜颈,不适用于颈椎畸形和神经系统病变引起的痉挛性斜颈。术前认真查体和进行相关的影像学检查,排除神经系统疾患和颈椎畸形造成的斜颈。对于口角至外侧眼裂的距离严重不对称且大龄患者,术后有发生复视的可能,选择手术适应证应注意。由于颈部为疏松结缔组织,局部灌注后液体容易渗向周围组织间隙,致颈部组织水肿。建议术中不要用泵灌注,以免压力过大。我们采用 3 000 mL/袋的生理盐水进行灌注,每袋液体内加入 0.1％肾上腺素液 1 支,混合后行持续灌注冲洗,可达到手术视野的清晰度要求。通过液体吊袋的高低调节灌注的压力,保持进水与排水流量平衡。

(六)疗效

关节镜下胸锁乳突肌切断松解术是行之有效的方法,手术切口选在比较隐蔽的腋前区,远离颈部裸露部位,创伤小,手术切口较小仅 5 mm,无须缝合,术后无明显的瘢痕。切断胸锁乳突肌挛缩带,解除了限制颈部活动的纤维束带,头颈部旋转活动自如,术后自觉纠正不良习惯与姿势,有利于康复。关节镜下手术避免了开放手术对周围组织的严重创伤干扰,术后恢复快,术后颜面部畸形会随之纠正,疗效良好。术后不需要用头颈胸石膏或佩戴支具进行固定。无复视、斜视和血管神经损伤的发生。患者术后自卑感解除,自信心增强,可明显提高生活质量。

第四节　网球肘及其关节镜下等离子刀微创术

一、概述

(一)发病特点

网球肘又称肱骨外上髁炎,因网球运动员好发本病而得名。其他职业或运动项目者,如高尔夫球选手、水管工、油漆工、园丁、家庭主妇、砖瓦工、土木工等肘部长期反复用力活动者,都易患网球肘。

肘关节由上臂的肱骨下端内、外侧髁和前臂尺、桡骨连接构成。肱骨内上髁是前臂屈肌群的主要起点,外上髁是前臂伸肌群的主要起点。这些肌肉在收缩时互相配合,共同完成肘关节的屈伸动作。如果前臂伸肌群被动牵拉(如握拳、屈腕)和主动收缩(伸腕)过多、强度过大,超过耐受的限度,肱骨外上髁肌肉起点处可发生不同程度的撕裂,引起出血、水肿、粘连等变化,并引起疼痛,这种病医学上称为肱骨外上髁炎。肱骨内上髁炎称高尔夫球肘,主要累及附于肱骨内上髁的屈肌和旋前圆肌腱起点,影响提物和抓握动作。

网球肘的发病机制目前尚无确切的定论,正在进一步探讨之中。多年来一直认为是肌腱无菌性炎症,故称为肌腱炎,其实并非是炎性病变,而是肌腱慢性劳损。由于长期的劳损,特别是腕关节用力背伸或抓举动作,使桡侧腕短伸肌受力过大,前臂伸肌群长期反复强烈的收缩、牵拉,使这些肌腱附着处发生不同程度的急性或慢性积累性损伤,肌纤维撕裂、出血、机化和粘连。由于慢性、重复性、积累性劳损,肢体牵拉负荷过大,肱骨外上髁伸肌腱附着处肌腱组织发生微小的撕裂,肌腱的生物力学性能降低,超出了生理修复能力。如果没有得到休息和及时有效的治疗,成为慢性损伤。Alfredson 和 Lorebtzon 研究发现,肌腱劳损后的局部病理并非出现炎性细胞,而是胶原纤维的超微结构排列紊乱、纤维连续性中断、血管和纤维母细胞增生。

胶原是肌腱组织的重要结构,具有传导负荷、保持机械稳定的作用。正常肌腱的纤维母细胞胶原纤维排列有序,当损伤后结构排列紊乱,肌腱的胶原亚型比例紊乱。因此,有人认为胶原的降解和细胞的过度增生可能是导致肌腱机械特性降低的原因。理论上讲,肌腱退变、胶原崩解可以成为网球肘疼痛的原因。

Ahmed 认为局部的血供不良是发生本病的另一个因素,缺血会使肌腱细胞营养不良,修复和重建肌腱的细胞外基质困难。最近研究发现:慢性肌腱劳损疼痛的病例中,神经递质浓度和乳酸浓度明显高于正常肌腱,说明肌腱劳损缺血后,疼痛物质和硫酸软骨素可引起网球肘疼痛。

（二）临床表现

网球肘发病缓慢，延续多年不愈。初期只是感到肘关节外上髁酸痛和轻微疼痛，活动时疼痛明显，有时向上或向下放射，可牵涉至前臂，感觉酸胀不适，严重者影响工作和生活。不仅仅是打网球疼痛，甚至操作电脑、洗衣、做饭、提水瓶、拧毛巾、系裤带和拿筷子等日常的生活动作，特别是握拳、屈腕等抗阻力动作可诱发或加重症状，有时持物时突然失落。患肢在屈肘、前臂旋后位时伸肌群处于休息状态，可缓解疼痛，少数患者在阴雨天会自觉疼痛加重。

查体：局部无红肿，肘关节伸屈活动不受影响，但前臂旋转活动时疼痛。严重者伸指、伸腕可引起疼痛。前臂肌肉萎缩，肘关节肱骨外上髁处压痛，可放射至前臂伸肌腱区。肱骨外上髁炎除局部压痛外，尚有 Mill's 征阳性。患者前臂旋前位作对抗外力的旋后运动，肱骨外上髁处疼痛者为 Mill's 征（＋）。伸肘位握拳、屈腕，然后主动将前臂旋前，可引起肱骨外髁疼痛。术前后可用握力器测试手的握力，患侧的握力明显降低，握力测试可作为术后随访疗效的评价。

（三）非手术治疗

网球肘的治疗应根据具体情况制订个性化的治疗方案，其目的是减轻或消除症状、避免复发。手臂适当休息，避免过度活动和劳累。尤其是早期或初发的患者，通过非手术治疗可以消除症状，避免复发。休息是主要的治疗手段，尤其是避免打网球。早期还可以使用护具保护，限制前臂肌肉收缩诱发疼痛。严重者可口服非甾体类抗炎镇痛药，也可以采用体外冲击波等物理疗法。封闭是最常用的治疗方法，将少量奴夫卡因或利多卡因＋曲安奈德或得宝松混合后注射在疼痛部位，一般每周 1 次，总次数不超过 3 次。多数网球肘患者可以通过非手术治疗取得满意疗效，顽固性网球肘多次复发，经正规非手术治疗无效，仍然严重影响生活和工作者，可以采取手术治疗。肱骨外上髁伸肌总腱附着点开放术式松解剥离术也是常用的开放手术方法之一，其疗效如何尚不肯定。

二、等离子刀微创术

（一）手术原理

等离子刀包括主机定时器（TIMER）和 TOPAZ 电极。其产能电极产生的电场形成薄薄的汽化层，气体分解形成等离子区，包含自由电子、离子、中性化学基团和其他中性物质的导电气体层。等离子区的粒子带有很强的能量，可以使大部分连接软组织分子的化学键断裂。它还是一种反应性很强的介质，水分子在其中可以分解为激活的 H 基团。等离子刀消融术是双极射频能量的新型应用，在电极的尖端产生小范围的高能等离子区，从而分解组织的分子键。一些研究表明，对肌腱实施联合消融术后，新生血管形成和血管生成标志物有增加，表现出快速有效的愈合反应，从而解释了为什么联合消融术比传统的开放方法治疗网球肘更具有明显的疗效。组织学研究表明，尽管手术创伤非常小，却足以启动"愈合"反应过程，表现为血管内皮生长因子（VEGF）和 α-V-整合素水平明显增加。可能原因是刺激了细胞活性，启动了细胞增生系统，刺激血管生长并协助调节众多的生长因子恢复肌腱血运，改善肌腱的营养，加速愈合反应，为愈合创造了良好的内部环境。血供改善是愈合的重要因素，局部微血管的产生以及局部灌流的增加，有利于带走酸性产物和致痛物质，促进愈合修复过程。对非手术治疗无效的网球肘患者，采用关节镜监视下射频消融术可收到良好的疗效。但是，双极射频（RF）打孔微创治疗网球肘的作用机制尚不太清楚，目前仍在探讨之中。

（二）手术步骤

双极射频技术用于网球肘的治疗，早期采用开放手术，直视下将等离子刀头直接刺入肱骨外上髁伸肌总腱上进行治疗。

我们在开放手术等离子刀消融的基础上，设计并开展了局麻在关节镜监视下微创治疗网球肘的微创术式。术前标记好肱骨外上髁压痛点和手术入路，用 0.5％利多卡因 20 mL 进行局部麻醉。于肱骨外上髁压痛点向近端约 3 cm 处切开 3 mm，沿皮下组织与伸肌群之间进行分离，制作人工工作腔隙，将关节镜和等离子刀置入肘部工作腔隙。在关节镜监视下，将等离子刀垂直刺入肱骨外上髁疼痛点桡侧伸腕深层及骨膜下，每 3 mm 为一个治疗点。手术后皮肤切口仅 3 mm，无须缝合。后来，我们采用无关节镜监视下等离子刀消融术治疗网球肘也取得了良好效果。术前首先将疼痛点用记号笔标出，局麻时针头直接刺入痛点，切开一个 2 mm 的切口，皮下剥离后将等离子刀刺入疼痛区域，进行消融治疗，术后减少肘关节运动，制动 3 周有利于术后康复。

（三）术后处理

术后可以练习握拳活动，防止长期制动后上肢肌肉萎缩，定期复查和测定双手的握力，可以判断恢复情况。

总之，关节镜下进行微创治疗网球肘创伤小、避免开放手术对肌腱周围组织的干扰和破坏，防止腱周组织损伤后瘢痕形成和粘连。射频治疗术后，患者疼痛症状均能短期内缓解，术后握力明显提高。

第五节　跟腱末端病及其关节镜下微创术

一、临床特点

跟腱末端病又称跟腱炎或 Haglund 病，表现为跟骨结节增生凸起，跟腱止点周围肿胀、疼痛、跛行和足背伸活动受限。慢性跟腱炎发生于田径、篮球、足球运动员和舞蹈演员，青少年网球运动员发生率为 7.14％～30％。常规采用非手术治疗或开放手术治疗，我们对于非手术治疗无效者采用关节镜下等离子刀技术治疗，取得了良好的效果。

跟腱末端病的确切病因目前尚不清楚，文献报道可能与运动过度、训练方法不当，反复的足背伸、跖屈等运动，导致跟骨后上结节与跟腱反复撞击有关。多见于膝关节半蹲位、跳跃等动作，运动负荷过大，跟腱发生进行性、重复性、积累性慢性损伤，跟腱纤维发生微小撕裂，超出了肌腱的修复能力。跟腱是人体中最强大的肌腱，由腓肠肌和比目鱼肌的肌腱延续部分构成，附着在跟骨结节上方。跟腱的血供主要来自于胫后动脉和腓动脉，其走行方向与跟腱纤维一致。解剖研究显示跟腱在跟骨结节上 2～6 cm 范围内血供较少，是跟腱损伤的好发部位。

正常的跟腱纤维母细胞和血管结构之间的胶原纤维呈网状排列，致密而有序。研究发现肌腱劳损后胶原纤维超微结构改变，显微镜下观察发现肌腱的胶原纤维连续性中断，排列紊乱，血管和纤维母细胞增生。有人对慢性跟腱疲劳损伤的患者检出神经递质浓度和乳酸浓度明显高于正常肌腱。跟腱炎的疼痛可能与肌腱劳损退变、缺血、疼痛物质堆积和硫酸软骨素聚集有关。

二、诊断要点

通过详细询问病史、查体和必要的影像学检查不难做出明确诊断。仔细询问病史十分重要，包括患者的运动方式、运动量、运动类型、疼痛性质、有无系统性疾病，有无采用激素类药物局部封闭治疗的历史。疼痛通常发生在清晨开始活动时或剧烈运动后休息期间，有的突然发病，不能行走活动，患者拒绝触压跟腱病变部位。影像学检查具有重要价值，X线片可以显示跟骨结节骨质增生或跟腱钙化阴影，CT显示跟骨骨质虫蚀样改变，MRI检查可以观察到跟腱内部退行性变及范围，B超可以观察跟腱滑囊积液、跟腱组织的连续性和腱周组织的情况。

三、微创治疗

跟腱炎多采用非甾体类抗炎镇痛药、佩戴支具、理疗、体外冲击波或皮质激素封闭治疗，文献报道，24.0%～45.5%的跟腱炎对非手术治疗无效。多数不主张反复采用可的松局部封闭，因激素封闭容易造成跟腱纤维变性断裂或感染。Mika等提出对非手术治疗半年以上无好转或失败者，患者长期不能进行运动和跟腱周围持续肿胀久治无效者，可采用手术治疗。手术治疗包括病变清理术、骨突切除清理术和跟骨截骨术。多次采用激素封闭治疗的患者，易发生跟腱自发性断裂、跟腱断裂和影响术后切口愈合，选择手术要慎重。

等离子刀治疗跟腱末端病在国外于2003年已经有人报道，采用开放手术下进行。笔者对跟腱末端病的治疗采用了关节镜监视下射频消融术，避免了开放手术对腱周组织的损伤，有利于早期功能恢复和跟腱组织的愈合，收到了良好疗效。手术期间可以清楚地观察到跟腱病变处的病理改变，避免了开放手术对腱周组织和血运的破坏，避免了瘢痕组织粘连和激素局部注射治疗引起的各种并发症。

术前准备30°广角关节镜，直径2.7 mm的关节镜、冷光源、摄像成像系统、监视器、等离子刀主机和计时器，一次性TOPAZ汽化射频电极刀头，设置为2档(175V/RMS)。

术前标记跟腱痛点及手术入口，用0.5%的利多卡因在痛点周围做局部浸润麻醉，在跟腱痛点上方20 mm旁开10 mm建立工作通道，插入关节镜，在其监视下采用等离子刀进行治疗。

尽管慢性跟腱炎患者临床表现基本相同，但影像学和关节镜下的表现却大不相同。我们根据临床特点、影像学检查和关节镜下所见，将其分为钙化结节型、纤维撕裂型和增生肥大型。

（一）钙化结节型

患者表现为跟腱突然剧烈疼痛，有时发作在夜间，活动受限，局部不能触碰。X线片显示跟腱组织与跟骨结节附着处有密度增高的钙化阴影，MRI显示跟键组织内为长条状高信号钙化区。关节镜探查发现腱膜的表面为玫瑰红色充血水肿，深面为白色钙化结节。打开腱膜可见钙化物质位于跟腱实质内，探钩探查发现钙化结节内为白色石灰渣样物质，类似肩关节钙化性冈上肌腱炎内的钙化物质。采用关节镜下刨削清理创面组织，钙化物质可溶于水，大量生理盐水冲洗，将钙化物质排出体外。然后采用等离子刀清理跟腱钙化病灶边缘的组织，进行射频消融术，病灶累及的肌腱纤维断裂，局部有浅的凹陷形缺损。手术后用石膏托或支具制动2周，以便局部破坏的跟腱纤维愈合，同时有助于功能康复。钙化结节清理完成后疼痛症状可明显减轻,甚至当天疼痛症状消失。

(二)纤维撕裂型

患者多为田径运动损伤,病变多发生在小腿三头肌与跟腱的延续部分,踝关节背伸活动、跑步或弹跳时疼痛十分剧烈。跟腱的中上 1/3 处即病变部位压痛明显,X 线片和 CT 扫描多无明显的阳性发现,但是,MRI 检查可发现跟腱损伤区的结构紊乱、周围组织水肿。关节镜检查发现跟腱组织致密的组织结构和光泽完全消失,损伤的跟腱纤维卷曲,结构杂乱无序,部分跟腱纤维组织断裂有缺损区,深层的结构连续性相对好。此种病理改变可能是慢性反复的牵拉性损伤,局部腱性组织退变,跟腱组织发生疲劳性断裂由于局部血供差,未能得到修复。采用关节镜监视下刨削清理断裂卷曲的跟腱纤维组织和增生肥厚的瘢痕组织,然后采用射频消融治疗,术后采用石膏或支具制动 3～4 周。

(三)增生肥大型

病变主要发生于跟骨结节跟腱附着处。临床表现为足跟皮肤粗糙,足跟周围软组织肿胀,跟骨结节周围增生肥大。X 线片、CT 扫描显示跟骨结节处骨质增生、虫蚀样改变。MRI 显示跟骨结节信号异常,跟骨内有低信号区为虫蚀样缺损。

关节镜检查发现跟腱表面高低不平,跟腱正常的光泽消失,组织结构松散紊乱,部分跟腱组织增生肥厚、部分跟腱纤维断裂缺损。这些表现可能是由于跟腱承受着反复的、超负荷的积累性应力,跟腱的胶原和胶原亚型降解,胶原崩解后跟键发生退变或局部血液循环不良,瘢痕组织过度增生,跟腱的生物力学性能和强度下降,跟腱纤维断裂后大量瘢痕组织增生。

采用关节镜下清除增生肥厚的瘢痕组织,营造一个有血运的环境,有助于跟腱的修复。术中采用关节镜下刨削和射频清除跟腱表面损伤的纤维瘢痕组织,至局部有出血,然后在跟腱附着处采用 TOPAZ 电极垂直刺入跟腱损伤处,在跟骨附着处进行射频治疗,深度 3～5 mm,达跟骨的皮质,每隔 3 mm 作为一个治疗点,每点治疗时间为 0.5 s,压力 5～8 g,治疗后的病灶区外观呈网眼状。切口仅 3 mm 大小,无须缝合,外敷料包扎后,佩戴踝关节支具 3 周,避免剧烈运动,不影响行走。术后 3～6 周局部肿胀逐渐消退,逐渐恢复运动功能。

四、治疗机制

手术治疗采用射频在肌腱腱膜上做多个纵行切开以探查肌腱内部病变,剥离和去除腱周异常组织,切除变性结节,或在肌腱上打孔,刺激尚存的细胞活性,启动细胞增生,刺激愈合反应,恢复肌腱血运,有利于康复。对非手术治疗无效的患者,采用关节镜监视下射频消融术治疗,这一技术与传统的治疗方法有根本的不同。至于为什么有效,目前尚不完全明确。研究表明,在等离子刀消融电极的尖端产生小范围的高能等离子区,局部形成较薄的汽化层,产能电极产生的电场使气体分解并形成一个等离子区,包含自由电子、离子、中性化学基团和其他中性物质的导电气体层。等离子还是一种反应性很强的介质,水分子在其中可分解为激活的 H^+ 和 OH^- 基团。等离子区的粒子带有很强的能量,可以使连接软组织分子的化学键断裂。关节镜下等离子刀清创消融术报道甚少。另外,有研究显示,在跟腱上采用等离子刀打孔可刺激细胞活性,新生血管形成和血管生成标志物有所增加,启动肌腱新生血管长入,改善肌腱营养,为愈合创造了一个良好的内环境,启动细胞增生和愈合反应,表现为快速有效的愈合反应。新生血管是愈合反应的一个重要部分,等离子刀能够刺激血管生长,并协助调节血管内皮生长因子(VEGF)和 α-V-整合素等众多的生长因子。VEGF 水平明显增高,局部微血管灌流增加,血供改善,为愈合提供了重要保障。组织学研究显示,尽管手术只形成了非常小的病灶,却足以启动"愈合"反应过程,表现为 VEGF 水平明显增加、局部微血管的产生以及局部灌流的增加。

第六节　腕管综合征及其腕横韧带松解术

腕管综合征(carpal tunnel syndrome)是指腕管内容物增多或腕管容积减少,造成腕管内压力增加,使正中神经在腕管内受压,主要症状为手指麻木、疼痛、拇指外展、对掌无力等。常规采用非手术或开放手术进行腕横韧带切开松解术治疗,一般效果良好。

一、概述

(一)发病特点

腕管是由腕横韧带与腕骨共同构成的纤维性隧道,正中神经、屈指深、浅肌腱和拇长屈肌腱在腕管内通行。腕部外伤、骨折、脱位、出血、劳损和内分泌功能失调等原因均可造成腕横韧带增厚,腕管内的肌腱充血水肿,组织变性或腕骨退变增生,使腕管内的空间变小,诱发腕管综合征,正中神经受压,引起手指麻木、疼痛无力和大鱼际肌萎缩。

腕管综合征多见于中、老年女性和 Colles 骨折患者,临床上发现糖尿病和更年期女性患者腕管综合征者较多,文献报道甲状腺功能低下者也可以发病。另外,临床发现本病好发于从事职业性搬运工作、托举工作、使用风镐电钻作业的施工人员。近几年使用电脑的人患"鼠标手"的越来越多,这种病症已迅速成为一种普遍的现代文明病。美国劳工部宣称,"鼠标手"是美国 20 世纪 90 年代主要的职业病,造成了大量的雇员残疾。操作电脑时由于肘部经常低于手腕,而手腕高高地抬起,键盘和鼠标有一定的高度,手腕必须背屈到一定的角度,经常地反复不停地点击鼠标并在键盘上打字,腕部正中神经长时间处于紧张和压迫状态,血液供应受阻,诱发正中神经受压症状。

初期肌肉肌腱水肿、韧带处于疲劳状态,腕管内正中神经受压,表现为正中神经充血水肿、缺血缺氧,神经组织对缺血缺氧十分敏感,神经轴突发生脱髓鞘改变,由于肌肉长期失去神经支配,出现肌肉萎缩,严重者神经传导功能障碍,可发展成为不可逆的病理改变。

(二)临床表现

腕管综合征患者,表现为手掌尺侧及大拇指、食指和中指麻木、灼痛、刺痛,有的患者手掌、手指、腕关节和前臂僵硬、酸痛不适。手内肌萎缩者手的精细和协同动作能力降低,拇指对掌功能障碍。腕关节肿胀、感觉障碍,手动作不灵活、无力、不能握拳和抓小的物体,随着以上症状的加重,可能会发展到不能拿筷子用餐和料理家务。

疼痛有时放射到肘关节、肩部和颈部。晚上或清晨症状会加剧,夜间睡眠状态下,常因手指麻木而惊醒,影响睡眠。为缓解症状,患者常采取手下垂位或甩动腕关节,症状可自行消失,临床经验不足者常误诊为颈椎病。

拇、食、中指的指腹麻木刺痛,肢端感觉异常,特别是腕关节背伸、屈曲位手指麻木。严重者可能会出现永久性手内肌萎缩,发生不可逆的损伤,有的可能会出现反射性交感神经营养失调。查体:正中神经支配区痛觉减退,拇指对掌力弱,Tinel's 征和 Phalen's 征阳性,有助于临床诊断。

(三)治疗方法

传统的治疗方法是非手术治疗,无效者常采用开放手术,腕横韧带切开、正中神经松解减压术治疗,切口长约 10 cm。开放手术常并发掌皮支神经损伤、掌浅弓血管损伤、血肿形成。

Chow 报道了采用镜下腕管切开减压治疗 84 个病例,共 116 个关节,术后 5 年的随访结果,手术成功率为 93.3%,复发率为 0.96%。Shinya 报道了 88 个病例、共 107 个腕关节镜手术疗效情况,经随访 3~18 个月(平均为 7 个月),优 73 例,良 25 例,可 3 例,差 6 例。Boeckstyns 总结了 84 篇有关文献,对关节镜下腕管切开术与开放手术的并发症进行了比较,关节镜下手术共 9 516 例,开放手术 1 203 例,神经损伤发生率分别为 0.3% 和 0.2%。总之,采用关节镜腕横韧带切开减压治疗腕管综合征,创伤轻、切口小、术后疗效患者满意。

二、腕管切开松解术

(一)麻醉与体位

仰卧位,患肢外展,局部麻醉,免用止血带,常规消毒铺单。

(二)切口设计

拇指外展 90°,沿拇指的尺侧画一条平行线,于无名指的桡侧掌面向腕横纹处划一条垂直线,在两线相交点的夹角处平分 90°,向尺侧延长 1 cm 即为腕管的出口。近端入口:于豆骨向近端 15 mm,再向桡侧 15 mm 即近侧腕横纹掌长肌腱的尺侧缘为腕管的入口。

(三)手术步骤

尖刀在腕部近端入口处切开皮肤 5 mm,插入剥离器分离皮下组织及腕管内粘连组织,保持腕关节背伸位状态,将钝性穿刺锥于腕横纹处穿入(腕管近端口),手掌心(腕管出口)穿出,将带槽的套管槽沟朝向掌侧,将关节镜从套管的远端置入。

关节镜下显示腕横韧带为乳白色纤维组织,从另一端插入钩刀将腕横韧带切开或用推刀将其推开。整个手术操作均在关节镜的监视下进行。随着腕横韧带的切开,脂肪组织随之突入套管内表示腕横韧带已经切开。慎重起见,可用探钩探查腕横韧带是否已完全切开,是否还有遗漏的部分没有切开,经检查后证实腕管完全切开,减压彻底,拔出带槽套管,术毕切口可以不缝合。

(四)注意事项

(1)术前选择合适的手术适应证十分重要。如果正中神经的返支受压后大鱼际肌萎缩严重,肌力 0~1 级、肌电图显示失神经支配电位,则很难恢复,手术前必须向患者解释清楚。

(2)关节镜下腕横韧带松解术不能纠正,因为 Colles 骨折成角畸形愈合引起的腕管综合征,建议行开放手术纠正成角畸形。

(3)正中神经在腕管内位于第 3 指蹼与掌长肌腱连线的桡侧缘,掌握腕掌部局部解剖、术前准确定位、术中助手帮助,必须保持腕关节和手指背伸在背伸位,以便腕管内结构贴向腕管背侧,有助于防止神经损伤并发症发生。

(4)掌心切口不要太深和太远,以免损伤掌浅弓。

(5)钩刀不要脱离套管,角度不要太偏向尺侧,以免损伤血管神经。

（五）优点

（1）切口仅 5 mm，创伤小，开放手术切口瘢痕较长。

（2）关节镜下手术操作时间 10 min 左右即可完成，不需要止血带，可在局麻下进行，安全可靠，组织反应轻。

（3）通过带槽的工作套管进行腕横韧带潜行切开，不需要切开腕掌部皮肤和皮下组织，免除了因腕掌部手术切口和瘢痕组织增生引起的触发性疼痛。

（4）早期腕横韧带切开松解术，有利于改善神经血管的微循环，有利于神经脱髓鞘后髓鞘的再生，并促进神经传导功能的恢复，术后手指麻木刺痛症状可明显缓解，早期手术可明显改善拇指对掌功能，术后疗效令人满意。

第七节　关节镜下钢板螺钉取出术

一、概述

骨折愈合后钢板螺钉内固定常规应将其取出。传统的内固定物取出方法是按照原钢板螺钉固定的位置及长度在原手术切口逐层再切开、分离和显露出钢板螺钉，分别将螺钉和钢板取出。手术切口长，组织剥离广泛，手术创伤大，暴露时间长，增加了患者的痛苦和心理负担，且术后康复慢。

人们一直不断地探索，如何采用微创手段将钢板螺钉取出？有人对钢板螺钉内固定的患者采用体表触摸法进行体表定位，然后小切口取出螺钉和钢板。该方法可用于肌肤薄的部位，不足之处是如果定位不准确或体表位置不明确者不能进行此手术，特别是肌肉组织丰厚的部位，难以采用体表触摸定位法进行钢板螺钉取出，需要扩大切口，这样就失去了微创的意义。

有人对四肢骨折内固定术患者采用 B 超定位下内固定取出，术前行 B 超检查，根据冠状位、矢状位上的螺钉彗星尾状的强回声来识别其位置，并用龙胆紫在皮肤上相应的部位做出记号，术中根据标记进行皮肤小切口下内固定物取出。但是该手术的主要问题仍然是定位问题，检查者一定要熟悉局部解剖特点、各层组织的正常回声。另外，术前的超声定位有可能与手术中实际螺钉位置有一定的差距，部分螺钉的定位不准确可能导致小切口下难以完成手术。

还有人对股骨干内固定者采用原型钢板在体位与内固定的钢板相重叠，C 型臂 X 线透视下，用龙胆紫标记内固定的钢板螺钉，在标记处切开皮肤及皮下组织，用改锥取出螺丝钉。该方法的缺点是钢板置入时进行了预弯，可能导致内固定物取出困难；需要反复 X 线透视下寻找，对医护人员和患者放射性损害较大。

随着关节镜技术和微创外科理念的发展，我们在不断探索采用新的微创手术方法，以最小的手术切口、最小的创伤在钢板螺钉内固定物取出术方面进行了探索。在 2001 年我们设计并开展了关节镜辅助下的微创手术——四肢长管状骨钢板螺钉取出术，进一步减少了手术创伤，减少出血，缩短了住院时间，有利于早期康复，取得了良好的临床效果。该方法具有组织创伤小、反应轻、出血少、不影响早期功能练习、住院时间短等优点。

二、关节镜下钢板螺钉取出术

(一)适应证

患者均为四肢长管状骨折切开复位加压钢板螺钉内固定术后,决定行钢板螺钉取出术前,患者可完全负重行走,肢体功能良好。X线检查示骨折愈合良好,骨折线完全消失,钢板及螺钉无骨痂包绕,患者愿意接受关节镜下螺钉和钢板内固定物取出。"工欲善其事,必先利其器",作者认为进行内固定物取出前应做好充分的思想和器械准备,术前必须与患者充分沟通,做好必要时可能切开手术的思想准备。

(二)禁忌证

钢板螺钉固定的邻近部位有皮肤疖肿和感染灶者;重要的血管神经上次手术时已经移位,记录不清楚者要慎重,如肱骨中段内固定钢板,因其在建立工作通道时容易损伤桡神经;X线片显示钢板螺钉被骨痂包绕者,术中难以在关节镜下显露钢板螺钉且手术操作比较困难者;固定时螺帽已经滑脱,改锥难以把持住和断钉者,骨折畸形愈合,需要截骨矫形者,以上患者均不适于该方法。

(三)麻醉与体位

上肢采用臂丛麻醉,下肢采用硬膜外麻醉,备用止血带,根据骨折部位选择是否应用。采用0.1%肾上腺素0.2 mL+生理盐水50 mL,沿钢板的全长,在软组织中进行注射以便止血。生理盐水3 000 mL+0.1%肾上腺素1 mL进行术中灌注,有利于术中止血。

(四)手术操作

在原切口的近心端切开皮肤4 mm,插入骨膜剥离子,沿钢板表面推开软组织,建立工作腔隙。关节镜插入工作腔隙后,生理盐水将其充盈,在钢板的中段选择一切口作为工具的工作通道,在关节镜监视下经工作通道采用刨刀和等离子刀清除钢板表面的瘢痕及纤维组织,直到关节镜下清楚地暴露出钢板及螺钉,能够在关节镜监视下垂直插入改锥,使改锥与螺钉良好衔接。

将改锥对准螺钉帽的凹槽,先松动螺钉,改锥千万不要划扣,再将螺钉逐个拧出,当螺钉已经拧出钢板表面一段距离,关节镜已经无法监视,可以将软组织压低,使螺钉帽露出更便于拧出。关节镜入口和工作通道可以相互交替使用,每个孔道都可以作为取螺丝钉的通道和关节镜通道,螺钉取完后如果有出血,可用等离子刀烧灼处理。螺钉全部取出后,将骨膜剥离子插入钢板的另一端,撬拨使之松动后便于抽出。

伤口可放置引流管,切口可做皮内缝合1～2针并加压包扎。下肢手术后第2 d在支具或拐杖的保护下开始功能锻炼,术后第2～3 d出院。手术过程螺钉显露清楚,钢板和螺钉取出顺利,无螺丝钉帽滑丝、螺丝钉断裂现象。术后患者恢复良好,无切口感染及神经、血管损伤等并发症,所有切口均一期愈合。关节镜下手术切口小,开放手术钢板取出的创伤大、切口长,两者形成鲜明的对比。

关节镜技术作为一种微创治疗手段,近年来得到迅速发展。

过去关节镜只能用于关节内手术,作者通过多年的努力探索,突破了关节外没有腔隙不能实施关节镜手术这一瓶颈,开拓了关节镜技术在关节外的临床应用,大大减少了手术创伤,避免了功能障碍,真正实现了微创化、有限化治疗,充分展示了关节镜微创外科的优越性。

采用关节镜监视下取出四肢管状骨钢板螺钉,不需要全层和全长切开皮肤、皮下组织和肌肉,关节镜下暴露钢板螺钉后,在可视情况下将螺钉钢板取出,具有软组织剥离少、创伤小、几乎无显性出血、术后组织反应轻、不影响术后早期功能练习、住院时间短等优点。关节镜下钢板螺钉内固定取出术不仅丰富了微创外科的内涵,拓宽了关节镜的应用领域,同时也体现了现代微创外科的新理念。

第八节　掌腱膜挛缩及其松解术

一、概述

掌腱膜挛缩症是由于掌腱膜纤维结缔组织增生,引起掌指关节屈曲的挛缩性疾病。Plater于1610年描述了本病,1823年Cooper首先确认此症,1832年Dupuytren报道了本病的病理改变,分析了病因,提出了手术治疗的方法,此后称之为Dupuytren挛缩。

该病病因不明确,可能与种族和遗传因素有关,一家中常有数人发病或几代人中有数人发病。本病在欧洲、美洲发病率较高,欧洲的高加索白种人患此病的较多,亚洲人相对较少,黑种人罕见,我国也有部分病例报道。本病可能与某些疾病如痛风、风湿症、癫痫、糖尿病、肝病以及大量饮酒有关。半数以上的患者为双侧,个别病例同时有跖腱膜挛缩或阴茎海绵体筋膜挛缩。我们收治的患者中,从事冶炼工作者和陶瓷工人较多,由此可以推测,该病是否与常年手持金属探钩、热传导引起掌腱膜纤维结缔组织挛缩有关? Dupuytren认为本病由外伤引起,但上述情况用外伤难以解释。男性多于女性,发病率约4∶1,也有报道称男性是女性的8~10倍,以60岁以上的男性发病率最高。无名指受累最多,小指其次,但是在中、食、拇指的发病率依次减少,约40%的病例为双手发病。

(一)掌腱膜的解剖学

掌腱膜是由掌部深筋膜增厚而成。掌腱膜位于手掌的中部,皮下脂肪垫与肌腱、神经、血管束的浅层。掌腱膜为纤维结缔组织,呈三角形筋膜组织,底边在掌指关节水平,相当于远侧掌横纹处;尖端指向近侧,与腕掌侧浅韧带相连,部分纤维继续向近侧延伸,与掌长肌腱相接。两侧与大、小鱼际肌的筋膜相连,从掌指关节开始分成四股纵行纤维束,分别向远端延伸至食、中、无名、小指处。到达手指部时,与浅层筋膜相连,至每个手指的两侧。深筋膜分为内、中、外三份。内、外两部分覆盖着小鱼际和鱼际肌肉,薄而柔弱。中间部分厚而坚韧,称为掌腱膜。在掌腱膜的浅层,有许多垂直纤维索条,与手掌部皮肤的真皮层相连,纤维之间充满脂肪组织。掌腱膜的深层有垂直的纤维与手掌部深层的骨间肌筋膜相连,构成8个纤维管道,每个通道将神经、血管与蚓状肌腱和屈指肌腱分别明确隔开。掌腱膜的纤维结构呈腱膜状纵行排列,近侧与掌长肌腱连续,大部分附丽于腕横韧带远侧缘。掌腱膜远侧在手掌远侧横纹处,分别止在2~5指,每一分叉又分为两条,附丽于掌骨、掌深横韧带、近节指骨及中节指骨近段的侧面,并与指屈肌腱鞘连接,4条分叉附丽形成7条通道。4条小分叉之间有屈肌腱通过。4条大分叉之间,相当于指蹼部位,有蚓状肌与至手指的血管神经通过。在掌骨头处4条分叉的纵行纤维深面含有横行纤维,在指蹼处4条分叉的浅面形成掌浅横韧带。

（二）临床表现与病理改变

发病早期往往从无名指相对的远侧掌横纹处开始,常在无名指掌指关节平面的掌侧皮肤出现皮肤增厚和小的结节,皮下逐渐形成挛缩带,远侧掌横纹附近产生皮肤皱褶与凹陷。早期轻度挛缩被动牵拉手指可以伸直,晚期则屈伸活动困难,远侧指间关节很少受累。病变进一步发展,出现掌指关节和近侧指间关节屈曲挛缩。掌腱膜由于瘢痕组织增生和增厚挛缩,致使掌指关节、近侧指间关节发生屈曲挛缩,手掌皮肤出现硬结和皱褶。

由于掌腱膜至皮肤的短纤维增生、挛缩,皮肤与掌腱膜之间形成坚硬有韧性的团块或索条,明显地突出隆起。

显微镜下观察,病变处皮肤角化层显著增厚,棘状细胞层变薄,真皮乳突消失。研究表明,挛缩的掌腱膜中含Ⅲ型胶原增多。早期结缔组织中有圆形细胞、成纤维细胞增生;晚期只有致密的瘢痕组织,脂肪及皮肤的深层组织被挤压消失。

二、掌腱膜挛缩松解术

早期病变轻微,仅远侧掌横纹处有小的皮下结节,患指有轻度屈曲挛缩,无明显功能障碍,症状不明显者不需特殊治疗。挛缩明显,功能障碍者,应及早手术治疗。根据病变的范围、程度,传统的方法是采用开放手术掌腱膜切除术,适用于掌腱膜索条状挛缩。掌腱膜部分切除术适用于病变范围较小,掌腱膜索条状挛缩已累及手指、近侧指间关节挛缩者或老年患者。掌腱膜全切除适用于病变范围大、功能障碍明显的年轻患者。

近几年,我们采用关节镜下掌腱膜松解术治疗掌腱膜挛缩症,取得了良好效果。手术采用2.7 mm 直径的关节镜、刨削刀及射频刀头。

（一）麻醉与体位

患者采用仰卧位,臂丛神经麻醉、尺神经与正中神经阻滞麻醉或局麻都可以,前臂扎气囊止血带。

（二）手术操作

术前将挛缩的掌腱膜和关节镜手术入口用记号笔画出,以便术中辨认。在掌腱膜挛缩带明显处的旁边分别选择两个关节镜手术入路,局部注射含有肾上腺素的局麻药,注射于皮下筋膜组织内,有助于术中止血。皮肤切口3 mm,用剥离器沿着挛缩带将皮下组织轻轻推开,制作工作腔隙,插入穿刺锥,工作通道建立完毕。在关节镜监视下用刨削器刨削皮下瘢痕组织,刨削刀口朝向掌心皮肤侧,注意保护血管、神经和手内肌不要损伤,在关节镜监视下显露并切断掌腱膜挛缩束带,注意保护掌浅弓和屈指肌腱免受损伤。当松解接近腕管出口处,特别注意正中神经鱼际支和尺神经,防止损伤,镜下用射频彻底止血。

（三）注意事项

手术应在气囊止血带控制下进行,视野比较清楚,可防止神经血管损伤,术毕放松止血带后彻底止血,术后伤口内可放置引流条,24 h 后拔出引流。术后掌心区放置纱布球加压包扎,可消灭无效腔,减少伤口积血,防止血肿形成,有利于愈合。术前必须询问是否服用阿司匹林和波立维等抗凝血药,如果服用抗凝血药,必须停止用药7~10 d 后才能手术,否则容易发生局部血肿。为了功能练习,可使用手指伸直位弹簧支架固定,术后早期功能锻炼,夜间继续使用支架,根据屈曲挛缩的严重程度决定支架使用的期限。术后坚持功能练习,防止肌腱粘连。关节镜下掌腱膜挛缩松解手术切口小,损伤轻,有利于早期功能锻炼,术后恢复快。

第九节　拇外翻及其微创治疗术

一、概述

拇外翻是常见的一种多发病,总的发病率约12％,女性拇外翻达20％。我国北部和中部地区多见,沿海和南方赤足的人发病率略低。

造成拇指外翻的原因可分为先天因素与后天因素。拇外翻先天发病因素,主要与遗传有关,研究表明拇外翻有家族性,特别是青少年发病者。父母有拇外翻,子女患拇外翻的概率明显增大。此外,女性足部韧带较男性弱,在同等条件下更易发生拇外翻。解剖学结构异常在拇外翻致病中起重要作用,旋前扁平足、胫后肌止点异常、第一跖骨与内侧楔骨关节倾斜增加、第一跖骨过长、第一跖趾关节的关节面不匹配以及第一跖骨头关节面和近节趾骨关节面过度外翻倾斜均可造成畸形。后天因素与穿着不合脚鞋子有关,特别是穿尖窄的高跟鞋,造成足趾的挤压和摩擦,行走时全身重量落在前足,足趾因身体重心前移和压迫逐渐变形,造成拇外翻。传统的治疗方法采用开放手术拇外翻矫形术。随着微创外科的发展,我科开发了关节镜微创治疗拇外翻拇囊炎的手术,取得了良好的疗效。

(一)临床表现

拇外翻表现为拇趾外翻,第一跖骨向内成角畸形伴角度增大,第一跖骨内翻伴第一、第二跖骨角增大(正常<8°～9°)。第一跖趾内侧关节囊松弛,外侧关节囊挛缩。拇内收肌腱与长屈肌腱外侧头挛缩,第一趾骨头抬高,第二、第三跖骨头下沉,前足横弓减低或塌陷,前足增宽。第一跖趾关节的负重减少,而第二～五跖骨头负重增加,因此足底出现痛性胼胝。拇外翻还表现为跖骨头骨赘形成和拇囊炎,穿鞋时经常摩擦后局部红肿疼痛,严重的拇外翻第二趾骑跨在拇指背侧,严重者因疼痛影响行走。严重的拇外翻常伴第一、第二跖骨间角增加、籽骨外侧脱位、第一跖趾关节半脱位及拇趾旋前,第一、第二跖骨夹角大于10°以上。

(二)分期

拇外翻初期:拇趾外翻<10°,影响美观,疼痛较轻,足掌有轻微的老茧,不影响行走,穿高跟鞋时疼痛。拇外翻挛缩期:拇趾外翻10°～20°,伴拇囊炎,拇趾挤压第二趾,使第二趾出现仰趾,足掌变宽,足掌出现老茧,行走易引起拇趾关节及足掌疼痛。拇外翻中期:拇趾外翻20°～40°,出现扁平足和横弓塌陷,鸡眼、足垫和足后跟疼痛,足受力不平衡,严重影响行走功能。拇外翻晚期,拇趾外翻>40°,第二趾重叠骑跨在拇趾背侧,足弓塌陷,行走疼痛困难,足底有老茧,各关节动作不协调,负重力线改变。

(三)治疗

初期患者穿宽头的鞋子或拖鞋,经常温水浴足,穿设计有弧形足弓垫或足心有支撑的鞋垫,即可缓解站立与行走时足部的应力。配合应用拇外翻矫型支具可缓解疼痛,坚持长期应用矫正器可以改善功能。如果症状很明显,疼痛难忍,影响日常生活与工作,则需要考虑采用手术治疗。拇外翻手术有130多种,主要是开放手术,行软组织松解、截骨和关节成形术与关节融合术。

软组织手术通常适用于临床症状较轻的30～50岁妇女,拇外翻角在15°～25°,跖骨间角小于13°,趾间关节外翻角小于15°;跖趾关节无退行性变,经非手术治疗无效者。McBride手术是拇外翻软组织手术中的代表性手术,目前应用广泛,其原理是将患足拇收肌腱转移至第一跖骨头外侧,同时切除外侧籽骨和内侧跖骨头的骨赘,矫正第一跖骨内收畸形。McBride 手术的优点是通过足部软组织平衡改善足部症状,不影响第一跖骨头负重功能,跖趾关节功能良好,可矫正第一、第二跖骨角,使前足变窄,外观满意。

跖骨远端截骨术是目前临床上矫正拇外翻时应用的一类手术。手术主要通过截骨和清理术,有效地减少跖骨头及关节囊内的体积,使跨越第一跖趾关节挛缩的软组织松弛,缓解跖趾关节跖外侧软组织挛缩。这类手术主要有 Weil 手术、Austin 手术、Welson 手术、Mitcheu 手术及 Reverdin 手术等。

截骨术存在着一个共同的问题,即第一跖骨短缩,第一跖骨短缩会减少第一跖骨负重,使前足底负荷外移、外侧跖骨头负重过大,导致外侧跖骨头转移性跖痛发生。转移性跖痛的发生与第一跖骨术后短缩的程度呈正相关。近年来,随着足部解剖及生物力学研究的深入,拇外翻畸形足弓塌陷等问题逐渐被越来越多的医生认识,在拇外翻的治疗中更加注重重建足弓,恢复足底的正常生物力学,改善足底的应力分布。

然而,常用的第一跖骨远端截骨术若应用不当可能使第一跖骨短缩抬高。术后部分患者出现第二跖骨头应力增加,出现新的转移性跖痛或原有症状加重,需要再次手术。因此在行第一跖骨截骨时应注意尽量保留第一跖骨的长度,避免第一跖骨抬高。

第一跖骨近端截骨术对于严重的拇外翻畸形、外翻角大于 $35°$、跖骨角大于 $15°$ 的患者是一种较佳的选择。通过截骨可以矫正第一跖骨内收畸形,从而矫正拇外翻。第一跖骨近端截骨术有以下优点:截骨面为松质骨,接触面积大,可有利于骨与骨的愈合;跖骨基本不缩短,可矫正较大的跖骨间角。第一跖骨远端轻度跖屈,恢复跖骨头平面足横弓,减轻第二跖骨头的负重。前足变窄外观美,有利于鞋的选择。

但是,内固定有一定的难度,如固定不牢,截骨远端向背侧或内侧移位,跖骨头平面横弓丢失,致使第二趾过度负重,而第一跖骨短缩及抬高后容易导致拇内翻。

目前临床上常采用改良 Keller 术式,即第一跖趾关节成形术将拇内收肌切断及内侧关节囊紧缩,松解拇趾外侧关节囊,将联合肌腱缝合于第一跖骨头外侧,调整拇内侧肌力失衡,解除对第一跖骨头向内推挤。

二、拇外翻微创治疗术

香港学者 Lui 在 2005 年报道了内镜技术下手术用于拇外翻、跖趾关节滑膜炎、拇囊炎、籽骨炎和 Lapidus 关节固定,效果良好。

我们于 2007 年采用关节镜技术进行跖趾关节骨赘磨削、拇囊炎清理和拇内收肌松解,术后随访效果良好,为开展关节镜技术在足趾疾病方面积累了宝贵的经验。

(一)适应证及禁忌证

关节镜微创手术有其巨大优势,但也存在手术范围的局限性。

1.适应证

早期拇外翻畸形的患者,拇外翻角<25°,不需要截骨矫形者;跖趾关节软骨正常,无骨关节炎者,拇指关节活动度好,屈伸肌肌力正常者,拇囊炎为主要症状的患者。

2.禁忌证

拇外翻畸形严重,拇外翻角>25°或同时存在一个或多个足趾的锤状趾,跖趾关节脱位伴软骨破坏和骨关节炎者,跖趾关节僵直,活动受限者;第一跖趾关节有手术史,局部皮肤瘢痕及软组织粘连,关节镜难以进入者;有局部皮肤破溃感染或足部真菌感染者;糖尿病足、下肢血管性疾病致足局部血运不良,影响伤口愈合者。

(二)麻醉与体位

手术采用直径1.9～2.7 mm,30°广角关节镜系统。患者仰卧位,患肢术野常规碘酒、乙醇消毒,铺无菌单。

采用1%利多卡因10～15 mL,以第一跖趾关节为中心进行皮肤至骨膜逐层浸润麻醉,手术区麻醉范围呈菱形,然后将麻药注入关节腔内,以便止痛和扩张关节腔的空间。

(三)手术操作

麻醉生效后于第一跖骨头附近3～4 cm处分别做两个手术入路的切口,将穿刺锥插入关节腔,在关节镜监视下建立工作通道。

由于第一跖趾关节的间隙狭小,排水比较困难,可插入一枚粗注射针头增加液体灌注和交换。关节镜下检查发现拇囊炎呈蜂窝状,第一跖趾关节骨赘增生。采用等离子刀清理增生的滑膜组织,磨钻磨削第一跖趾关节增生的骨赘,探查磨削的骨面是否平整。手术注意跖趾关节背侧的血管神经。

术毕在第一、第二趾缝间背侧切一小口,将拇内收肌切断松解,包扎伤口无须缝合。第一、第二趾缝间夹纱布卷固定在拇指内翻位。术后于正常位置"8"字绷带固定在拇内翻位或戴矫形带,穿宽型的鞋或运动鞋。

术后患者拇外翻畸形消失,功能恢复正常,患者未出现神经损伤或下肢血液循环障碍,关节功能无障碍。

关节镜技术在拇外翻手术中的应用具有切口小、组织损伤少、术后恢复快、矫形满意等优点,很受患者青睐。

第十节　跟腱断裂及其缝合术

一、概述

跟腱是人体最粗大而强壮的肌腱,由小腿三头肌(比目鱼肌,腓肠肌内、外头)的肌腱融合形成,长约15 cm。跟腱的主要功能是小腿屈曲和踝关节跖屈,维持人体直立、行走、跑、跳等功能。跟腱断裂将严重影响行走功能。跟腱断裂多在运动弹跳时突然自发性断裂,也可以是外伤性损伤,如切割伤或刀砍伤。

自发性断裂最常发生于青年运动人群,特别是从事足球、篮球、跳高、跳远等运动项目者和武生演员、杂技演员,也可以发生在跟腱末端病多次类固醇激素封闭治疗的患者。

有报道认为先天性胶原异常、风湿免疫类疾病、内分泌疾病、神经功能异常、激素水平异常、老龄跟腱血供不足、过度运动导致的跟腱退变等均可能导致跟腱发生自发性断裂。断裂主要发生在男性,男女发病率比例在(2～18):1。

（一）临床表现

临床上常见的跟腱自发性断裂一般发生在单侧肢体。断裂可发生在跟腱—跟骨连接部，也可以发生在跟腱—肌腹连接处。70％以上的自发性断裂发生在运动时，患者多在进行羽毛球、篮球、足球、网球等球类运动或跑步等田径运动时，感到跟部似乎是被人踢了一脚，甚至可以听到突然断裂的响声，患者立即感到疼痛并出现跛行和不能行走，足跟上方肿胀或血肿逐渐出现。由于伤后局部肿胀，跟腱断裂处的凹陷不明显。跖肌腱和拇长屈肌腱的存在使踝关节跖屈肌力下降，但还可以行走。据统计，有25％的跟腱断裂在初诊时发生漏诊，一般通过病史和临床体检可以明确诊断。正常的跟腱有连续性和弹性，体检时患者的跟腱无张力，断裂部位触及凹陷区。患者俯卧位屈膝90°，医生挤压患者的小腿三头肌，观察踝关节不能跖屈活动，还可以让患者单足踮立，如果患者不能完成此动作，则表示跟腱已断裂。对于不能确定的患者，可以进行超声或MRI等影像学检查，以协助诊断。X线检查没有明显的异常改变，超声是目前诊断跟腱断裂最常用的诊断方法。超声不仅能判断跟腱是否断裂，还可以判断跟腱断裂的位置，有助于治疗方案的确定。MRI可以明确地发现跟腱断端距离、跟腱短缩和移位情况。

（二）跟腱断裂的传统治疗

急性跟腱断裂可以非手术治疗和手术治疗。非手术治疗主要是使膝关节屈曲及踝关节极度跖屈位，进行石膏固定4～6周，使跟腱和小腿三头肌完全处在松弛和无张力的状态，断端接触良好，达到自行愈合。为了确保愈合，在此期间患肢不能负重使小腿肌肉收缩，否则跟腱断端分离，影响愈合。跟腱断裂后，患者带伤行走加重了跟腱断端回缩的程度，使跟腱断端之间的距离逐渐加大，跟腱断端缺乏正常血供，使跟腱断端两侧的腱组织和肌肉退变，伤后血肿形成的瘢痕导致了局部粘连，使手术难度增大。陈旧性跟腱断裂手术后伤口出现问题是急性断裂手术的2倍，而术后小腿肌肉萎缩，功能恢复远远不如新鲜的损伤早期手术的效果。

手术治疗一般将跟腱断端缝合，使跟腱断端达到充分的接触，然后石膏固定在踝关节极度跖屈位4～6周，使跟腱断端达到愈合。非手术治疗跟腱不愈合和再断裂的概率高达12.6％，而手术治疗的跟腱再断裂概率有2％左右。一旦跟腱不愈合或再次撕裂，就将作为陈旧性撕裂来处理，治疗效果远不及急性撕裂，手术并发症也将会明显增加。手术治疗的优点在于跟腱断端能够得到有效的接触，可以早期功能练习，术后疗效比较确切。

陈旧性跟腱断裂，跟腱挛缩，断端难以接触，手术缝合有时也难以奏效。因此，对陈旧性跟腱断裂可以进行腓骨短肌腱移位到跟骨结节处固定，来替代或加强跟腱的力量，减轻跟腱断端的张力，可以有效地修复陈旧性跟腱断裂。

但是，由于跟腱局部血供较差，开放手术破坏了周围结构和血液供应，另外开放手术伤口不愈合或延迟愈合，特别是局部可的松类药物封闭治疗过的患者，开放手术局部感染率可高达7.5％，甚至有的患者可以导致跟腱感染坏死。

二、关节镜下跟腱断裂缝合术

尽管手术治疗跟腱断裂有产生并发症的可能，但非手术治疗固定时间长、跟腱不愈合和再断裂的概率较高，目前的主流观点还是尽早进行手术跟腱缝合。

为了降低开放手术并发症的发生率，采用微创技术治疗跟腱断裂的方法是目前发展的方向。2003年作者设计并开展了关节镜下微创技术跟腱缝合术，取得了良好效果。关节镜下跟腱缝合的优越性已经十分明显地凸现出来了。该方法学习曲线较长，掌握此技术有一定的难度,技术要求较高,应由具有较高资质的、能较好地操作关节镜的医生来完成。

(一)适应证

急性跟腱断裂最好在伤后 1 周内处理。最佳治疗时间是 6 h 内手术,但这种情况在临床上很少。随着时间的延长,跟腱断裂部分会回缩变性,挛缩会越来越明显,最终导致断端缝合张力太大或不能直接缝合。一般伤后 2~3 周以上的患者,可以采用关节镜下试探性缝合,同时作好开放手术的准备。因为跟腱断裂后,跟腱组织变性和回缩而不能直接缝合,需要进行肌腱转移、间接缝合或其他手术方式来处理。因此,跟腱断裂需要尽早手术缝合治疗。陈旧性损伤、局部有感染的情况下应避免该手术方法。急性跟腱断裂的预后一般良好,大多数患者,特别是急性期接受手术者,经过正规的康复训练后,运动功能都能恢复到良好。

(二)体位与麻醉

患者采用俯卧位,胸部和骨盆及踝关节垫高,腹部空出,足放置在手术床的尾端,以便操作。术前将跟腱外形、断裂部位及入路标出,以利于手术时观察。采用 0.5% 利多卡因将手术切口和跟腱断端以及缝合处进行局部麻醉。

(三)手术操作

在跟腱断裂的近端约 5 cm 处,切开皮肤 3 mm 作为关节镜和手术器械的工作通道,插入关节镜穿刺锥,进行皮下与跟腱之间钝性剥离,制作工作腔隙,然后插入关节镜达跟腱断端之间进行检查。关节镜下发现跟腱两端收缩,且有较大的空间。

将关节镜进入跟腱的鞘管内检查,发现断裂的跟腱参差不齐,内有较多的血凝块。在关节镜下清理断端的血肿和断裂的跟腱残端组织,然后将膝关节屈曲和踝关节跖屈,使两端尽量靠拢后,于跟腱断端上 20 mm,垂直跟腱的纵轴经皮刺入长缝合针,采用强生 2 号编织缝合线,用改良 Kessler 缝合法进行跟腱缝合,在体外将缝合线拉紧打结。关节镜监视下检查跟腱缝合断端情况,术后采用跖屈位石膏固定 4~5 周,逐渐将足放置功能位并进行功能练习。手术 8 周后可以逐渐进行跖屈与踮足动作。跟腱断裂关节镜下缝合术使开放手术变为微创手术,不破坏跟腱周围的正常结构和血液循环,有利于跟腱的愈合。关节镜手术与开放手术相比皮肤伤口小,避免了开放手术造成的局部瘢痕组织增生。

(四)注意事项

关节镜下跟腱断裂缝合术应注意断端在踝关节跖屈位能否接触,如果张力过大则不选择此方法。手术中特别注意远离内侧的血管神经,避免损伤。采用改良 Kessler 缝合法缝合后,可以根据断端接触情况,必要时在断端进行加强缝合。特别注意的是跟腱缝合后仅仅使断端靠拢,术后必须采用外固定保护,防止缝合断端分离。

第十一节　关节镜下植骨术治疗骨不愈合

一、概述

骨折骨不连延迟愈合和骨折不愈合是临床中比较常见的并发症之一。根据美国食品药品管理局(FDA)的标准,骨折至少 9 个月,且近 3 个月内无愈合迹象,可确定为骨不连。

文献报道骨折不愈合发病率占 5%～10%。骨不连的患者以青壮年四肢长管状骨所占比例较高。Muller 报道 114 例骨不连中胫骨占 57 例;刘沂报道 520 例骨折不愈合和延迟愈合的病例中,胫骨骨不连为 129 例,延迟愈合 24 例。李冀等回顾 185 例肱骨、股骨、胫骨骨不连分别为 24%、31%、45%,其中骨折端肥大型 62 例,萎缩型 72 例。临床上对于感染性骨不连的治疗主要是彻底清除感染灶和重建骨的连续性。对长管状骨骨不连的治疗主要采用开放手术交锁髓内钉固定、动力加压钢板、外固定架和植骨术。

影响骨折愈合的全身因素有年老体弱、营养不良、恶病质、酗酒、吸烟、代谢性疾病、药物应用(包括抗凝、抗感染药物、NSAIDs、糖皮质激素药物)、放射线等。影响骨折愈合的局部因素有:骨折断端不稳定、骨折后感染、骨折端血供不良。高能量损伤致软组织严重挫伤或者术中操作致软组织及骨膜剥离过多,致使滋养血管损伤等都会影响骨折端的局部血供。骨不连的因素诸多,但是医源性因素占有很大比例。骨不愈合患者多无明显的临床症状,诊断主要依靠影像学检查。

二、关节镜下植骨治疗骨折不愈合

对于骨折不愈合的治疗,主要是加强骨折端的固定,维持其稳定性,通过植骨恢复两端的连续性,改善血液供应。根据骨折不愈合的治疗原则,自体松质骨移植是解决骨缺损、治疗骨不连的有效方法。自体骨移植,可从骨发生、骨诱导和骨传导等环节促进新骨形成,并在骨折端起到桥梁作用,是良好的骨缺损重建材料。但传统的开放手术植骨创伤大,伤口长,骨折端骨膜剥离广,影响骨折端的血运,不利于骨折愈合。关节镜直视下进行手术操作,具有损伤小、组织剥离少、骨移植精确、并发症少,可以明显缩短住院时间,避免了开放手术的弊端,收到了良好的疗效。

(一)手术适应证与禁忌证

选择病例时需要注意骨折已有稳定的固定和骨不连。如不稳定,需术中先行骨折内固定;粉碎性骨折已有交锁髓内钉或外固定架固定;骨折端萎缩性骨不连、感染性骨不连;局部皮肤条件差,有感染灶或皮肤病者为禁忌证。

(二)术前准备

植骨术前必须拍摄近期的 X 线正侧位片,确认骨折端无愈合迹象,骨折固定坚强,骨折端稳定无异常活动。如存在不稳定情况,需术中先进行骨折内固定术,再进行植骨。术前检查局部皮肤正常,确认无感染。常规血液生化、凝血、血沉、血糖等项检查。

(三)手术步骤

1.麻醉与体位

下肢骨折常规硬膜外麻醉,患者仰卧位或侧卧位。

2.建立手术入路

备 C 型臂 X 线透视机,作为骨折部位确定定位。关节镜入路与手术操作入路,均选择在位于骨折线的平行线两端以利于操作。两个手术入路间隔 5 cm。用克氏针或钝性穿刺锥对准骨折端直接刺入骨折处,钝性剥离软组织,人工制作工作腔隙。

3.断端清理

置入关节镜后进行观察并用动力刨刀在内镜直视下清理骨折断端增生的瘢痕组织,用带弯刮勺、小骨刀或磨钻去除骨折硬化骨端,显露骨折端。

4.植骨

取自体髂骨修剪成松质骨条,经套管植入两骨折断端。也可在骨折两端及周围开小槽再植骨,植骨条跨过骨断端。然后周围以杆状植骨条填充。

5.术后处理

入路视切口大小可缝合1~2针。术后复查 X 线片,显示骨折断端植骨分布合理。术后复查显示骨折端已愈合。镜下植骨术后常规予以体外冲击波或低强度脉冲超声波等物理方法综合治疗。

关节镜技术的应用为骨不连的治疗开辟了新的途径。目前尚无治疗骨不连的最佳疗法,对每位患者应联合应用各种合适的疗法来达到骨折愈合的目的。手术作为治疗骨不连的主要手段,其方法与术式多样。始终应围绕闭合断端间隙、稳固复位与固定、保护和促进断端血运重建的原则来进行。如何以更小的创伤达到治疗目的,关节镜技术值得骨科医师在临床中不断探索创新。

第十二节　关节镜下复位固定治疗肱骨大结节骨折

一、概述

多数学者认为肱骨大结节骨折与肩关节急性脱位有关,其发生率达 15％～30％。肩关节脱位发生时,由于肩袖肌肉强力外旋收缩,大结节承受强大的牵拉暴力,而发生撕脱骨折,故将这种骨折描述为撕脱性骨折。肱骨大结节骨折占肱骨近端骨折的 17％～21％。

肱骨大结节骨折的患者均有明确的外伤史,临床主要表现为肩关节疼痛、肿胀,肩关节活动障碍,尤以肩关节外展及外旋为甚。无移位的骨折除了局部疼痛外,临床症状并不太明显,常被误诊或漏诊。体格检查可发现肩峰下方压痛,骨折移位可扪及异常活动和骨擦音。

常规正侧位及轴位 X 线片检查便可明确诊断,X 线片可以观察肩关节脱位和骨折移位情况。肩关节前脱位者,MRI 检查具有重要的诊断价值,有的大结节骨折 X 线表现并不明显,但是 MRI 显示骨折移位十分明显,需要特别注意是否合并肩关节 Bankart 损伤和肩袖损伤。

根据肱骨大结节骨折移位情况,骨折分为无移位骨折和有移位骨折两种类型。过去对于单纯无移位或移位<3 mm 的大结节骨折患者,采用吊带悬吊制动患肢等非手术治疗。Neer 建议对于移位>1 cm 的肱骨大结节骨折,采用切开复位手术内固定治疗。

近年来,有学者认为即使移位小的肱骨大结节骨折对肩关节也有肩峰撞击的潜在问题。肱骨大结节移位骨折,非手术治疗后可能出现疼痛、肩关节僵硬和长时间的功能受限。

Kim 等通过关节镜检查发现,轻度移位的肱骨大结节骨折后期可造成肩关节慢性疼痛和继发的肩袖损伤。现在认为移位>5 mm 的肱骨大结节骨折应行一期手术内固定治疗,对肱骨大结节骨折移位者,有效的复位和固定,方能维持生物力学的平衡。有学者回顾性研究发现,对于有移位的肱骨大结节骨折,行切开或闭合复位内固定治疗,不论是后期肩关节功能恢复的程度,还是影像学表现上都明显优于非手术治疗组。移位>3 mm患者的肩关节功能评分低于移位 3 mm 者,但未见显著性差异。因此,骨折移位程度的大小,是否是大结节骨折手术内固定的主要决定因素还有待于研究。Park 和 Green 认为即使小的移位也会影响肩关节的功能,建议对于过顶位运动或重体力劳动者,即使移位<3 mm 也需要进行复位固定治疗。

二、大结节骨折关节镜下复位固定

传统的治疗肱骨大结节撕脱骨折多数采用开放手术,直视下进行骨折复位,常规采用钢板螺钉固定,有的采用钢丝捆扎和带线缝合锚钉缝合捆扎固定。开放手术显露广泛,创伤大,需要劈开三角肌,易导致腋神经损伤,术后影响早期功能练习,容易发生肩关节粘连,不利于功能恢复。对于大块的肱骨大结节骨折,可采用经皮空心钉或可吸收钉固定。粉碎性骨折和严重的骨质疏松患者,采用螺钉或钢丝固定有可能出现内固定松动,固定失效,甚至出现螺钉移位导致肩关节撞击和活动受限。

缝合桥技术是用于修复肩袖损伤的一种有效方法,近年来,采用关节镜下双排固定缝合桥技术治疗肱骨大结节骨折取得了良好效果。Bhatia 等报道了采用这种双排缝合桥技术对移位的粉碎性大结节骨折进行复位和固定,尤其是合并冈上肌止点撕脱,应用缝合桥技术修复更加适合,可增大肌腱止点"足印"面积。通过增加骨折部位的接触面积,提供足够的固定强度,对粉碎性骨折块进行有效的固定。通过锚钉缝合线固定后,数条缝线交叉呈网状,将肩袖组织和粉碎的骨折块再牢固地固定在解剖位置。

1.术前准备

采用全身麻醉,侧卧位患肢牵引,用记号笔标出肩峰、喙突和肱骨大结节等骨性标志和关节镜手术入口。关节内灌注液为含有肾上腺素的生理盐水,以便于手术止血。在肩关节后方"软点"即肩峰后外缘向下 15 mm 再向内 10 mm,进行关节穿刺于肩关节后入口置入关节镜,侧方或前方作为手术操作通道。

2.手术操作步骤

首先进行肩关节镜常规检查,明确肩盂、关节软骨面及肩袖是否损伤,判断骨折移位情况,镜下清除关节内陈旧性积血和碎骨片及骨折块周围的瘢痕组织,同时清理骨折创面。

将肩关节外展 60°,于肱骨大结节骨折间隙经皮插入克氏针,通过外侧入路进行骨折撬拨复位,在关节镜监视下和 X 线透视下观察骨折复位情况,克氏针固定骨折块于肱骨头,克氏针的方向与肱骨干成 45°。置入克氏针之前事先计划好克氏针置入的位置及方向,以免反复植钉导致骨折块碎裂。为了保持骨折固定稳定,将另一枚克氏针交叉打入,可采用 2 枚带垫片螺钉沿导针拧入肱骨头进行固定,也可采用可吸收钉固定。经 X 线透视检查确认骨折块复位及固定情况,取出关节镜及器械,皮内缝合伤口。术后复查 X 线片,观察骨折复位情况。术后为了保持肩关节稳定,防止骨折块移位,可采用肩关节支具保护 4~6 周,定期随访观察肩关节功能情况。

3.手术注意事项

肩关节骨折必须解剖复位,以免肱骨大结节移位骨折块与肩峰发生肩峰撞击症。肩关节脱位伴肱骨大结节撕脱性骨折,骨折移位不明显或新鲜骨折通过关节镜能够进行解剖复位的,应尽可能进行关节镜下手术,如果陈旧性骨折移位明显,与周围组织粘连严重者,关节镜下难以达到解剖复位者,可在关节镜辅助下与小切口相结合进行骨折复位与内固定术。在骨折块面积足够大的情况下,尽可能选择较粗的 2 枚螺钉交叉固定,以提高螺钉的把持力与固定强度,并可以抗旋转。应准确掌握钻孔方向,其方向与骨折面垂直,增大骨折的固定效果,防止骨块旋转。

4. 术后功能康复

肱骨大结节骨折术后按照肩关节的康复程序进行功能练习。早期肩关节被动功能训练,避免肩关节冻结或僵硬,以免影响肩关节功能恢复。功能锻炼的方法与强度应根据骨折的类型、骨质疏松情况和骨折固定后的稳定性来决定。一般新鲜骨折,复位良好者,常规术后患肢三角巾悬吊制动 4~6 周,悬吊固定期间可被动进行肩关节外展、抬举、前屈活动,旋转活动功能训练相对较晚。肩关节康复训练的同时进行同侧手、腕关节及肘关节功能康复训练。

术后第 7~10 d 采用悬吊钟摆活动,被动抬高 30°~45°。6 周内应避免肩关节主动抬举和外展,术后 6 周开始进行主动活动肌力训练。随着骨折愈合时间和肌力恢复,逐渐从被动到主动功能锻炼。陈旧性损伤、骨折移位严重、骨折复位后张力较大者,多采用肩关节外固定支具固定,可在允许的范围内,每天由康复师进行肩关节被动活动,防止长期固定引起肩关节粘连。

总之,肱骨大结节骨折采用关节镜微创手术撬拨复位治疗,镜下手术视野清晰,真正做到"小切口,大视野",可清除关节内碎屑,达到精确复位。应用微型空芯钛合金螺钉或可吸收钉内固定,生物相容性好,术后反应轻,固定坚强可靠,对关节内干扰少,手术创伤小,有利于发现并处理关节内其他病变,住院时间短,治疗效果良好。

由于不切开三角肌在肩峰的附着点,不破坏肩关节的解剖结构,有利于术后早期功能锻炼,防止肩关节粘连。关节镜微创技术,治疗肱骨大结节骨折,具有创伤小、手术视野清晰等优点,骨折复位精确,固定可靠,可同期修复肩关节其他结构的损伤,已经成为治疗肩关节损伤的首选方法。

第十三节　肘关节骨折的关节镜治疗

随着关节镜技术的飞速发展,应用关节镜治疗肘关节骨折的指征迅速扩大。关节镜手术微创,对伤口局部软组织损伤小,减少了局部的并发症。借助关节镜,可有效地清除纤维与骨碎屑,对骨折块和软骨的损伤的观察优于切开手术,并可观察到在术前影像学检查中未能发现的关节内病变,提供更为准确的诊断与治疗方案。利用关节镜显示设备的放大作用,可以直视下最大程度地恢复关节面的解剖关系,并进行复位与固定。

尽管切开复位内固定仍然是治疗肘关节骨折的"金标准",但关节镜的发展使得桡骨头骨折、冠状突骨折、肱骨小头以及肱骨髁骨折、尺骨鹰嘴骨折等可以通过关节镜技术加之一些特殊器械通过直接或间接的方法进行清理甚至复位与内固定。

从目前的文献报道看,其临床结果令人满意。需要强调的是,多数肘关节骨折仍然需要采取切开复位内固定的术式。在关节镜技术进一步发展之前,切开手术仍然是治疗骨折的金标准。

一、肘关节镜操作简介

(一)麻醉

全身麻醉或臂丛麻醉均可,笔者更倾向于前者。理由包括:①创造良好的肌松效果,便于手术操作;②术后即刻可以判断神经状况,决定康复计划;③扎止血带时间延长时患者可更好地耐受;④在侧卧位或俯卧位时更好地对全身状况进行监控与调节。

(二)体位

依据术者喜好可选择仰卧位、俯卧位及侧卧位。仰卧位便于实施麻醉,手术可随时转为开放手术。缺点是观察肘关节后室不够方便,而且需要助手及特殊装置维持体位。俯卧位利于观察后室,也不必助手维持体位。但如果不采用全身麻醉,手术时间较长时患者难以耐受。侧卧位的特点类似于俯卧位,术中可以充分屈伸肘关节,需要上臂支架维持。唯一的不便之处是操作过程中患者的躯体可能阻碍术者操作,因此必须保证患者上肢外展90°,肘关节位置高于肩关节水平。

(三)器械

常规选用直径4.0 mm的30°镜头,对于儿童可应用直径2.7 mm的镜头。根据患者体型选用直径3.5~5.5 mm的软组织刨刀及打磨钻头。使用止血带以获得良好视野,但并非必需。多数学者不主张应用压力泵,由于肘关节间隙狭窄,可避免软组织过度肿胀,影响操作。

(四)操作

术前要在皮肤上标记解剖结构。软点处注入20~30 mL生理盐水以使关节充分膨胀后方可建立关节镜入路。

入路的顺序应首先用尖刀做皮肤切口,而后用止血钳钝性分离,最后用钝穿刺锥穿刺进入关节内。在手术过程中可应用特制的牵开器协助操作。

(五)关节镜入路

建立良好的入路是确保关节镜手术成功的前提条件。肘关节镜的入路通常包括前方入路和后方入路两组。

1. 前方入路

(1)前外侧入路:位于肱桡关节前方,外上髁前方1~1.5 cm,远端1 cm。

(2)近端前外侧入路:位于外上髁前方1 cm,近端2 cm。该入路为外侧最为常用入路,经此入路可对冠状突、滑车、肱骨小头以及桡骨头前外侧进行很好的观察。

(3)前内侧入路:位于肱尺关节前方,内上髁前方1~2 cm。此入路可观察到整个前室,但是距离前臂内侧皮神经以及正中神经过近。

(4)近端前内侧入路:位于内上髁近端2 cm,内侧肌肉间隔前方。此入路可很好地观察肘关节前室的大部分结构,而且距离神经较远,相对更为安全。

2. 后方入路

(1)近端后外侧入路:位于尺骨鹰嘴尖端近侧3 cm,紧邻肱三头肌外侧缘。

(2)后外侧入路:较近端后外侧入路更偏远端、外侧几毫米,较常使用。

(3)后正中入路:尺骨鹰嘴近端3 cm,经肱三头肌肌腹进入鹰嘴窝,是最常用的后方工作通路。

(4)近端后方入路:后正中入路近端2~3 cm,主要用于牵开神经和后关节囊。

(5)软点入路:位于由肱骨外上髁、桡骨头、尺骨鹰嘴构成的三角形的中点,可观察肱桡关节后方情况。

(6)软点辅助入路:位于软点入路周围1~2 cm,但不能低于上尺桡关节,以避免伤及骨间后神经。

(六)禁忌证

关节镜治疗骨折的绝对禁忌证包括感染和广泛的伤口污染、神经损伤以及胸壁外伤导致采取关节镜体位时影响通气。相对的禁忌证包括严重软组织肿胀、解剖标志变异导致无法建立安全的入路等情况。既往患者接受尺神经前移是切开神经探查的指征。关节镜治疗开放骨折目前尚有争论,但对于特定的患者,关节镜可便于在减少软组织损伤的基础上进行灌注清洗剂。

二、桡骨头骨折

(一)概述

桡骨头是肘关节的重要结构之一,参与屈伸和旋转运动功能。桡骨小头与尺骨近端的"C"形切迹构成近尺桡关节,在前臂的旋转活动中始终与尺骨保持接触。内侧副韧带完整时,桡骨小头对抗外翻应力的作用最小;内侧副韧带损伤后,保持肱桡关节的完整性,可有效对抗肘关节的外翻应力。

内侧副韧带在对抗肘关节的外翻应力中发挥着重要的作用,桡骨小头是防止外翻不稳定的主要结构。Morrey等发现肘关节完全伸直位时,桡骨小头传导的应力最大,前臂旋前可增加肱桡关节的接触和应力传导。

有研究表明单纯行桡骨小头切除后,桡骨干受到250N以内的轴向负荷时,其向近端移位为0.22 mm,肘内侧间隙无明显增宽,肘外翻平均增加1°。桡骨小头切除并同时切断肘关节内侧副韧带后,可加重桡骨干上移,引起肘外翻角度增大和肘关节不稳。

桡骨头骨折最早由Hahn和Steinthal描述。桡骨小头骨折成年人多见,青少年少见,桡骨颈骨折多见于少儿。桡骨头颈骨折多为间接暴力所致,当跌倒时手掌撑地,肘关节呈伸直和前臂旋前位,暴力纵向传导,引起肘关节过度外翻,桡骨头受肱骨头纵向撞击,致桡骨头、颈骨折,骨折块向下或后下旋转移位,很少出现向近端或内侧移位。桡骨头颈骨折可合并肘关节内侧损伤,如内侧副韧带损伤、内侧关节囊撕裂和肱骨内上髁骨折、尺骨鹰嘴骨折等。

对桡骨头骨折手法复位困难、外固定难以维持其解剖关系的病例,多选择切开复位或桡骨头切除。对劈裂骨折是否需要做桡骨头切除尚存在争议,有学者认为桡骨头关节面损伤超过1/4就可以切除,损伤超过2/3者为桡骨头切除术的绝对适应证。近年来,桡骨小头切除后的并发症问题逐渐受到重视。随着对桡骨小头生物力学的认识,多数学者主张保留桡骨头的完整性,不再主张桡骨头切除。桡骨头骨折属于关节内骨折,必须达到解剖复位,否则将会遗留肘关节创伤性关节炎,发生疼痛、屈曲和旋转功能受限等严重并发症。

以往肘关节镜主要应用于游离体取出、滑膜切除等手术,而随着关节镜技术的不断提高,关节镜的适应证不断扩大,关节镜下桡骨头骨折复位固定已经成为一种有效的治疗方法。关节镜下复位技术比传统的开放手术更具有明显的优势,关节镜下微创技术创伤小,术后恢复快。通过关节镜可以在直视下评估关节面的损伤情况,比传统的X线检查更加精确。关节镜下清理骨折块和软骨碎屑,有利于骨折的愈合,减少术后骨关节炎的发生。复位更为准确,避免了术中 X 线透视,减少医患射线暴露的风险。

然而,关节镜辅助下桡骨小头骨折复位内固定术的手术适应证目前还有争议,该手术对术者要求较高,学习曲线较长;在部分病例复位困难的情况下,需要采取开放手术复位。

(二)临床诊断

患者有明确的外伤史,无移位的桡骨头骨折,临床症状比较轻,容易漏诊。患者表现为肘外侧肿胀,局部压痛。由于是关节囊内骨折,一般早期皮下淤斑比较少见。桡骨头骨折移位者,肘关节外侧疼痛明显,屈伸活动或前臂旋转活动受限。肘关节呈半屈曲位,前臂外旋和旋后明显受限。查体应当注意是否合并肘关节内侧副韧带的损伤,若伴有内侧副韧带轻度损伤,肘关节内侧可出现轻度压痛和肿胀,严重损伤者肘关节不稳,内侧疼痛明显,皮下出现淤斑。伸肘位抗阻力试验和肘外翻试验出现异常活动。检查前臂和腕关节是否有疼痛和功能障碍,判定尺桡关节、前臂骨间韧带和三角软骨复合体是否有损伤。

X 线片有助于评估骨折的范围、骨块的大小、移位和粉碎程度,X 线片显示桡骨头骨折呈歪戴帽、劈裂骨折、向外下方部分移位或完全移位,三维 CT 重建对制订术前计划和指导手术有一定的帮助。

(三)骨折分型

1954 年,Mason 根据骨折的严重程度以及骨折块的移位情况,将桡骨头骨折分为 4 种类型。Ⅰ型:骨折块较小或边缘骨折,无移位或轻度移位,骨折线通过桡骨头边缘或劈裂,也可能斜行通过关节面;Ⅱ型:边缘骨折,有移位,骨折范围超过 30%,骨折间隙可能嵌夹有小的骨片或软骨碎屑;Ⅲ型:桡骨小头粉碎性骨折,桡骨头常爆裂状向四周移位,也可发生塌陷性骨折;Ⅳ型:桡骨小头粉碎性骨折并发肘关节脱位。Mason 建议桡骨头Ⅰ型骨折采用非手术治疗,Ⅲ型骨折主张桡骨小头切除术,因为它很容易对前臂旋转形成机械性阻挡。

MasonⅠ型骨折的治疗方法争议较少,Ⅱ型和Ⅲ型骨折的治疗方法包括切开复位内固定、桡骨小头切除或桡骨小头置换等,但是桡骨小头切除术可能会遗留肘关节功能障碍,因此针对Ⅱ型骨折及粉碎程度不严重的Ⅲ型骨折多主张切开复位内固定术,重建桡骨小头的解剖结构、恢复肘关节功能。然而,开放手术创伤大,术后容易出现关节僵硬及异位骨化等并发症。

(四)手术适应证和禁忌证选择

近年来,关节镜下微创技术经皮撬拨复位、内固定,可以直观骨折的复位和固定情况,临床治疗效果较好,受到大家的青睐。

相对适应证为 MasonⅡ型和Ⅲ型骨折,无明显的骨代谢性疾病和严重的骨质疏松;最佳治疗时间是伤后 1 周,局部出血及组织水肿消退,如果损伤时间太长,血肿机化、骨折已开始愈合,可能妨碍关节镜下观察和撬拨复位。

相对禁忌证是严重的 MasonⅢ型骨折复位困难,需要进行桡骨头切除或桡骨头置换患者;开放伤局部皮肤及软组织感染;合并肱骨头、肱骨远端、尺骨鹰嘴骨折等多发损伤,合并多韧带损伤,需要开放手术重建者;合并神经、血管损伤,需要开放手术探查者;严重的软组织损伤,关节镜下手术灌注液容易造成组织水肿张力升高,有诱发前臂筋膜间隙综合征的可能,可加重血管、神经损伤,造成肢体血供障碍。

(五)关节镜下桡骨头撬拨复位固定

尽管尚无随机对照试验(randomized controlled trial,RCT)研究报道,但多篇文献报道了关节镜下撬拨复位的安全性和有效性。

2006 年，Rolla 等报道了 6 例桡骨小头骨折（Mason Ⅱ型 3 例，Ⅲ型 2 例，Ⅳ型 1 例）关节镜下复位和内固定手术，通过临床检查和放射学检查随访 6～18 个月，Mayo 评分显示优 3 例，良 3 例，优良率达到 100%，所有患者在平均术后 3.5 个月即恢复至伤前的工作和运动水平。

Michels 等于 2007 年采用关节镜下撬拨复位内固定治疗桡骨小头 Mason Ⅱ型骨折 16 例，所有患者均采用螺钉固定，在随访的 14 例患者中，12 例患者在参加重体力活动时无或偶有轻微疼痛，平均肘关节屈曲为 142.2°（122°～150°），平均屈曲畸形 2.8°（0°～10°），旋前及旋后与对侧相比并无差别，所有患者均恢复正常的屈肘、伸肘、旋前以及旋后肌力。Broberg 和 Morrey 功能评分平均为 97.6 分，优 11 例，良 3 例，所有患者均恢复伤前的运动水平。放射学检查显示骨折均得到准确复位和骨折愈合，仅 3 例患者出现轻度至中度创伤性退变，没有患者出现严重的关节退变。

1. 术前准备

采用臂丛神经阻滞麻醉。患者取仰卧位，标记肘关节的骨性标记、重要血管和神经走行以及关节镜手术入路，上臂上备气压止血带，患侧肩关节外展 90°，肘关节屈曲 90°，前臂用无菌牵引架悬吊。用 19 号针头于桡骨小头、尺骨鹰嘴和肱骨外上髁组成的三角形中心（外侧软点）进行穿刺，注入 30 mL 含肾上腺素的无菌生理盐水（每 10 mL 生理盐水加入 0.05 mL 肾上腺素）充盈关节腔。

2. 手术方法

建立肘关节前内侧入路作为观察入路，利用 Inside-out 技术建立近端前外侧入路作为工作通路，以软组织刨削器进行关节清理，轮流应用内、外侧入路镜下检查桡骨头骨折情况，同时观察包括肱骨小头、滑车、冠状突、内外侧关节囊和软组织是否存在损伤。

从我们的初步临床经验看，通过建立后外侧通路可将关节镜从肘后方沿尺骨鹰嘴外侧沟向远端进入肱桡关节后方，旋转前臂即可很好地观察到整个桡骨头内 1/2、后方与外侧，并对复位与固定的全过程清晰地予以监视。由于软点入路邻近肱桡关节，手术中可以很自如地利用复位器械对塌陷或移位的桡骨头进行撬拨与复位，并且复位器械在进行固定的全过程对操作没有干扰而可以不必撤出，这大大有利于复位的维持与有效的固定。此时通过近端前外侧通路即可在最佳的位置对骨折进行固定而不会形成任何阻挡。

在去除血肿与增生组织、显露桡骨头并明确合并损伤之后撤出关节镜。重新建立后外侧入路作为观察通路，镜头自后方观察肱桡关节。此时充分旋转前臂可获得对骨折的完整印象。建立软点入路，极度旋后前臂，以复位钩经软点入路对桡骨头骨折进行复位直至复位达到正常解剖位置，台阶或塌陷纠正。维持复位，通过之前建立的近端前外侧入路将钻头套筒置入，确保其紧密贴附于桡骨头关节面下方，沿垂直主要骨折线方向钻孔，根据不同个体选择长度 18～22 mm、直径 2.0 mm 的可吸收螺钉进行固定，镜下观察确保钉尾深埋于关节软骨内。如骨折块较大或同时存在 2 个主要骨折块，可同法打入另一枚可吸收钉，固定过程中注意避免内固定物之间互相干扰。术中也可以选择采用 2 枚直径 1.0 mm 克氏针交叉固定骨折块。

使用可吸收螺钉进行固定的优势是其可以提供足够的固定强度维持骨折的复位而不必二次手术予以取出，减少了患者的生理、心理与经济负担。

操作中较为困难的一点是桡骨头骨折通常发生在前方，关节镜镜头需要从前内侧入路放入，而骨折需要自后向前固定。可借助剥离器向远端分离开环状韧带以充分显露骨折，克氏针从软点入路进入临时固定骨折,通过后方的入路旋转前臂观察固定的效果,这样可避免从前方放置内固定物,降低了技术操作的复杂性,并且降低了桡神经的损伤风险。

3.术后康复

所有患者术后即刻摄肘关节正、侧位 X 线片,以屈肘 90°中立位支具保护 10~14 d。术后第一天开始在康复师指导下被动活动肘关节,中立位屈伸肘关节以及屈肘 90°旋转前臂。术后 2 周伤口拆线并去除支具改以颈腕吊带保护。其间在无痛原则下逐步加大肘关节活动范围并开始辅助主动活动,同时注意同侧肢体肩、腕、手指的功能运动。术后 4 周开始主动活动,定期随访并摄 X 线片,如出现骨折愈合迹象可去除保护并开始肌肉力量的恢复。对合并内侧结构损伤的患者适当延长支具保护时间。

三、尺骨冠状突骨折

(一)概述

尺骨冠状突骨折通常发生在轴向应力通过肱骨滑车作用于冠状突时,其发生率相对较低。冠状突骨折很少单独发生,常伴随其他骨折、肘关节后脱位及韧带损伤。尺骨冠状突是肘关节重要的稳定结构之一,其稳定作用已经被许多研究证实,包括前方的骨性支撑作用、防止肘关节向后外侧旋转脱位的作用、内翻稳定作用等。

Regan 和 Morrey 根据侧位 X 线片上冠状突骨折块的大小将冠状突骨折分为 3 型:Ⅰ 型为冠状突尖端的撕脱性骨折,Ⅱ 型为骨折块<50%冠状突大小,Ⅲ 型为骨折块超过冠状突的50%者。

Ⅲ 型骨折由于骨折块较大,易造成肘关节后向不稳定,非手术治疗效果不佳,因此需行切开复位内固定。但是对于 Ⅰ 型和 Ⅱ 型骨折存在争议,目前一般认为尽可能行复位固定术;开放手术通常需较大切口,且如果骨块较小,有滑入关节无法取出的危险。采用肘关节镜技术,不仅能获得优良的视野,而且可得到满意的临床效果。Garofalo 等于 2005 年报道了应用克氏针辅以肘关节前方小切口治疗 Regan-Morrey Ⅲ 型冠状突骨折,证实该方法具有一定的安全性及有效性,并可以减少异位骨化及关节粘连的发生率。Adams 等在 2007 年报道了 7 例肘关节镜辅助治疗 Regan-Morrey Ⅱ 型、Ⅲ 型冠状突骨折,术中应用前交叉韧带导向器定位导针方向,以导针临时固定骨折块,穿入 2 枚空心钉固定骨折。其结果显示在平均为 30.8 个月的随访期后,所有患者肘关节无疼痛、功能良好,完全恢复了伤前的活动能力。

(二)手术方法

手术均采取侧卧位,全身麻醉,常规应用上肢止血带,压力约为 26.7 kPa(200 mmHg)。软点注射 20~30 mL 生理盐水以扩张关节囊。先行建立肘关节软点入路作为观察入路,先后建立软点辅助入路、前外侧入路及前内侧入路作为工作通路,以软组织刨削器进行关节清理,轮流应用内、外侧入路检查冠状突骨折的大小、形状、是否粉碎以及骨折类型,同时观察包括桡骨头、肱骨小头、滑车、内外侧关节囊和软组织是否存在损伤。如冠状突骨折需要行内固定治疗,可选用以下两种方法进行固定。

1.克氏针内固定

选用软点入路作为观察通路,将前交叉韧带导向器定位针由前内侧入路置入关节内并定位骨折端内侧,于尺骨后方切小切口,经尺骨打入直径 1.5 mm 或 2.0 mm 的克氏针至骨折断端;以同样的方法打入克氏针至骨折端外侧。此时以抓持钳由外侧入路抓持骨折块复位至解剖位置,继续打入 2 枚克氏针直至穿出冠状突尖端。屈伸肘关节验证骨折块稳定性后,将后方克氏针折弯剪短埋于尺骨后方。如骨折块较大,可应用 2 枚长度适中的空心钉沿克氏针方向固定骨折块。

2.缝线基底缝合固定

选用软点入路作为观察通路,将前交叉韧带导向器定位针由前内侧入路置入关节内并定位骨折端内侧,于尺骨后方切小切口,经尺骨打入直径 2.0 mm 的克氏针至骨折断端;以同样的方法打入克氏针至骨折端外侧。撤出克氏针并插入 2 枚硬膜外针头带套管备用。

以另一个硬膜外针头带套管由前内侧入路穿入关节并贯穿骨折块基底,由骨折块外侧穿出前方关节囊。

去除硬膜外针头,以 PDS-Ⅱ 缝线穿过套管并由前外侧入路用抓线器取出缝线外侧端,去除套管,取出缝线内侧端。

以此 PDS-Ⅱ 缝线引入一根高强度缝合线备用。将两根 PDS-Ⅱ 缝线分别引入预置套管中,由前外侧入路引出并将高强度缝合线的两端分别带出至尺骨骨道内。收紧高强度缝线,镜下辅助骨折块复位后将缝线于尺骨后方骨皮质上打结固定。

需要强调的是,在应用缝线经过骨折基底缝合固定冠状突骨折时,应采用软点入路作为观察入路,硬膜外针头带套管应从前内侧入路周围进针,确保针头完全穿过骨折基底。在穿刺针位置满意,拔出针头用 PDS-Ⅱ 缝线穿过套管并由前外侧入路取出缝线后,不要着急退针,否则很难在关节内找到缝线的内侧头。

此时可将套管退至内侧关节囊外,将套管转向,向后外方再次穿出关节囊,于前外侧入路将套管带出的缝线引出。

另外,在应用前交叉导向器定位冠状突骨折位置时,由于前交叉导向器角度限制,应尽量将导向器定位针由前内侧入路置入关节内,如遇特殊原因需由前外侧入路置入导向器时,可选用角度设置范围较大的后交叉导向器。虽然从前外侧入路观察冠状突骨折最为便利,但是由于导针穿过骨折块时往往需要辅助复位,因此笔者较多采取软点入路作为观察通道,而以前外侧入路作为操作通道辅助骨复位。

(三)术后康复

所有患者术后均以屈肘 45°中立位支具保护 2 周。术后 2 周拆线后开始在康复师指导下被动屈伸肘关节练习,以颈腕吊带保护。逐步加大肘关节活动范围并开始辅助主动活动,同时注意同侧肢体肩、腕、手指的功能运动。

术后 8 周开始主动活动,术后 12 周摄 X 线片,如出现骨折愈合迹象可去除保护并开始肌肉力量的恢复。

第十四节　肩关节前脱位伴骨性 Bankart 与肱骨大结节骨折的微创治疗

一、概述

肩关节前脱位可造成 Bankart 损伤、ALPSA 损伤、GLAD 损伤、SLAP 损伤、Hill-Sachs

损伤、肩袖损伤或肱骨大结节骨折等。这些损伤如果不能得到及时有效的治疗,易导致复发性肩关节脱位的发生。因此,修复和重建肩关节的稳定结构,是预防和治疗复发性肩关节脱位的关键。

文献报道在复发性肩关节前脱位的患者中骨性 Bankan 损伤的发生率为 5.4%~44%。Bankart 损伤是肩关节盂唇前下方在前下盂肱韧带复合体附着处的撕脱性损伤,骨性 Bankart 损伤则同时伴有关节盂前下方的撕脱性骨折,该损伤可导致肩胛盂由"梨形"变为"倒梨形"结构,造成复发性肩关节脱位和习惯性前方不稳定的重要原因。同时,复发性肩关节前脱位又是引起骨性 Bankart 损伤最常见和最重要的病理基础。因此,修复骨性 Bankart 损伤是防治肩关节前方不稳的重要环节。

复发性肩关节前脱位是引起肩关节前方不稳的常见原因。肩关节囊—韧带—盂唇复合体等重要稳定结构受累后,常影响其前方的稳定性。两者互为因果,如何修复和重建肩关节前方的稳定性,是防止和治疗肩关节前方脱位的关键所在。

修复骨性 Bankart 损伤的目的是将撕裂的肩关节前下关节囊—盂唇复合体及撕脱骨块复位并固定到肩胛盂,恢复肩关节的前下稳定性。手术方式有切开手术和关节镜手术两类。以往的治疗方法以切开手术为主,创伤大,关节功能恢复慢,随着肩关节镜技术的发展与普及,关节镜下手术治疗肩关节损伤,已被越来越多的医师和患者所接受。早期文献认为骨性 Bankart 损伤切开手术复发脱位率低,是治疗肩关节复发性前脱位的"金标准"。自 1982 年 Johnson 首次实施肩关节镜下 Bankart 修复术以来,随着对肩关节解剖、病理等方面研究的不断深入,以及关节镜器械和手术技术的不断完善,关节镜下 Bankart 修复术后肩关节不稳复发率逐渐降低,近 10 年文献报道复发率为 4%~17%。2012 年 Park JY 等通过 CT 肩关节造影检查,对 31 例骨性 Bankart 损伤关节镜术后的愈合情况进行了回顾分析,结果显示术后 1 年小骨块与关节盂达到解剖复位,未见明显吸收,其中 26 例损伤为骨性愈合,5 例为纤维愈合,临床疗效与开放手术相当。

肩关节镜手术创伤小,避免切开肩胛下肌腱,术中视野更佳,肩关节解剖结构探查更加清晰全面,同时对肩关节活动度尤其是外旋的影响较小,术后并发症少,功能恢复快,目前已经成为骨性 Bankart 损伤手术修复的首选。

二、肩关节解剖

肩关节又称盂肱关节,其骨性结构由肩胛盂和肱骨头组成。肱骨头外形呈半圆形,约占圆周的 2/5,肱骨头颈冠状面的中轴线与肱骨干纵轴线相交成 130°~135°角。肱骨头关节面较肩胛盂为大,向上、内、后成 20°~30°的后倾角。大结节位于肱骨近端,是冈上肌、冈下肌及小圆肌的附着处。肩胛盂呈梨形、凹窝状,直径大于横径,与肱骨头相吻合,但很不相称,其关节面相当于肱骨头关节面的 1/4~1/3。关节盂的垂直径相当于肱骨头直径的 75%,横径相当于肱骨头直径的 60%。肩关节这种解剖特点,使其成为体内活动范围最大、最不稳定的关节之一。

肩关节的关节囊大且松弛,其面积约为肱骨头面积的 2 倍。肩关节的主要韧带有喙肱韧带和盂肱韧带。喙肱韧带起自喙突水平支外缘,止于肱骨大小结节及其间的肱横韧带,是肩关节的一个悬吊结构,可阻止臂外旋、内收。盂肱韧带分为盂肱上、中、下韧带,起到增强关节囊前壁的作用,由 3 个厚韧的纤维束条附着于肩盂及滑膜层外面。由于韧带起点分别位于盂唇上极、中部、盂上粗隆以及小结节,当其牵拉时常可引起盂唇脱落及附着部骨块撕脱。

盂唇是纤维软骨的边缘,由盂缘的骨、骨膜、关节软骨、关节囊及滑膜组织相互连接构成,具有加深盂窝、增加肱骨头稳定性的作用。试验证实,如切除盂唇软骨,肩胛盂防止肱骨头移位的稳定作用将减少50%以上。在创伤性肩关节前脱位时,大多数病例存在盂唇软骨分离,即Bankart损伤,这也是复发性肩关节前脱位的重要病因之一。

三、损伤机制

肩关节的稳定结构可分为动力性稳定结构和静力性稳定结构,前者包括三角肌、肱二头肌和肩袖,后者包括关节内负压、盂肱几何学结构、关节囊—盂唇复合体结构等。这些结构形成肩关节的凸凹机制,在关节活动过程中,维持肱骨头在肩胛盂的中心位置。

当肩关节受到外展、背伸伴外旋外力,在肱骨头的顶压下,可造成前关节囊和韧带以及盂唇软骨的损伤,外力继续作用将使肱骨头脱向前下方,通常可伴有肱骨大结节或肩袖的损伤。关节稳定结构一旦损伤,将容易再次发生脱位。而肩关节的反复前脱位又会损伤肩胛盂前下方的关节软骨并破坏相应部位的盂唇组织,造成肩胛盂边缘的高度降低,使肩关节的稳定性进一步下降,进而产生恶性循环,造成肩关节解剖结构不断损伤,稳定性不断下降。

文献报道在复发性肩关节前脱位的患者中骨性Bankan损伤的发生率为5.4%~44%。复发性肩关节前脱位常见的病理损伤有Bankart损伤、Hill-Sachs损伤、肱骨大结节骨折等。其中最常见的损伤为Bankart损伤,即由肱骨头脱位及复位时产生的剪切应力造成的关节囊—韧带—盂唇复合体的撕裂,伴有前肩胛骨颈部骨膜破裂,使肩胛盂与盂唇间出现一道明显的空隙。当肩胛盂前方或下方的骨质因牵拉而发生撕脱,出现肩胛盂骨折块时即为骨性Bankart损伤。

肱骨大结节骨折多为直接暴力撞击于肱骨大结节,即当跌倒时肩部外侧着地引起,有15%~35%的病例由肩关节前脱位引起。

四、临床诊断

(一)病史与查体

骨性Bankart损伤多发于15~40岁,以运动损伤多见,有明确肩关节前脱位史或反复肩关节脱位史。详细询问发病时致伤外力大小、方向、肩关节受力的位置,以及外伤机制有助于明确诊断。如轻微外伤即造成脱位者,是否肩关节稳定有先天性缺陷因素。

急性前脱位表现为肩部疼痛、活动受限、方肩畸形,肩峰下关节镜下有空虚感,Dugas征阳性。如果肱骨大结节处肿胀、压痛明显,应注意是否合并肱骨大结节撕脱骨折的可能。肩关节脱位合并大结节骨折的发生率可达15%~35%。多数文献报道在肩关节脱位合并肱骨大结节骨折的患者中,有近1/3的患者合并有神经损伤,因此应注意检查肢体的感觉、运动情况,排除有无神经、血管损伤。

反复肩关节脱位患者,患侧肩部肌肉多有明显萎缩,肌力下降,肩胛骨不对称,关节活动度较健侧小。恐惧试验阳性,当肩关节外展、外旋90°时,患者有恐惧脱位感,提示肩关节前方不稳;负荷移位试验(Sulcus试验)和前后抽屉试验也多为阳性。

肱骨大结节骨折多有明确外伤史及交通意外,局部疼痛、肿胀,肩关节活动障碍,尤以肩外展和外旋为甚,活动时疼痛加重,有移位的骨折,可扪及异常活动及骨擦音、骨擦感。

(二)影像学检查

骨性 Bankart 损伤常规行 X 线片检查,包括肩关节在内、外旋时的前、后正位片,肩胛骨侧位片("Y"位片)、Stryker 切迹位片、WestPoint 腋窝位片。其中 Stryker 切迹位片有利于观察 Hill-Sachs 损伤;WestPoint 腋窝位片显示关节盂的前下缘,可发现骨性 Bankart 损伤。

MRI 检查对于盂唇损伤、软骨缺损、关节囊撕脱、肩袖损伤、SLAP 损伤等准确率较高。肩关节造影检查(MRA)有助于诊断。

CT 及三维重建对骨性 Bankart 损伤诊断准确率和特异性较高,可评估关节盂骨折、肱骨头骨质缺损包括肱骨大结节骨折情况。

骨性 Bankart 损伤为前侧盂唇的骨块撕脱,骨块太小在 X 线片上难以发现,但是关节镜下则很容易发现,并对其进行评估和手术治疗。

肱骨大结节骨折 X 线片可显示骨折位置、大小及移位情况。如骨折线不明显,可通过 CT 或 MRI 检查进一步明确诊断。

五、手术适应证

骨性 Bankart 损伤如果肩胛盂骨缺损较大、关节囊盂唇组织质量较差、合并巨大的 Hill-Sachs损伤及 HAGL 损伤,应采用 Bankart 重建术,可获得较满意的临床疗效,文献报道手术失效率为 8.2%。对于脱位合并肱骨大结节骨折,如为单纯撕脱性新鲜骨折移位 >5 mm,无血管、神经损伤,可首选关节镜下手术复位固定。

并非所有骨性 Bankant 损伤都采用关节镜手术均能获得满意的手术效果,当肩胛盂前缘的撕脱骨折块过大,超过肩胛盂关节面的 30%,伴前关节囊严重撕裂,术中难以有效紧缩,肩胛盂前缘骨性缺损过大,残留的撕脱骨折过小,复位后关节面缺损仍 >25% 时,应考虑选择开放手术。

六、关节镜下缝合锚钉固定术治疗骨性 Bankart 损伤

关节镜下缝合锚钉术治疗骨性 Bankart 损伤采用全身麻醉或高位臂丛联合颈丛麻醉。根据术者习惯,患者选用沙滩椅位或侧卧位。对于 Bankart 损伤侧卧位操作更为方便,即患者置于健侧卧位,患肢外展 35°~45°,前屈 5°~10°,上肢施以 3~5 kg 轴向牵引。术前记号笔标记喙突、肩峰、锁骨、肩锁关节等肩关节骨性标志及手术入口。通常手术需要 2 个前方工作通道和 1 个后方观察通道。后方肩关节软点即肩峰后角向下约 2 cm,向内侧约 1 cm 为关节镜入口,按顺序进行肩关节检查。前上方入口在喙突前外侧,在关节内位于肱二头肌长头腱和肩胛下肌腱上缘之间。前下方入口在前上方入口外下 2~3 cm 处,关节内尽可能接近肩胛下肌上缘。前方两入口安装工作套管,作为器械操作通道。生理盐水 3000 mL+0.1% 肾上腺素注射液 1 mg 进行灌注冲洗,悬吊于距离手术床高 150 cm 处。手术器械与设备采用直径 4.0 mm 30°广角关节镜、冷光源、摄像成像系统、监视器、手动器械,射频气化仪和计算机视频成像捕捉采集系统。

手术的关键在于骨块复位和重建盂肱韧带止点、提升前下关节囊。因此,关节镜进入肩关节后首先对关节内的损伤情况进行全面检查,以便进一步明确诊断。检查时主要注意观察关节囊是否存在前关节囊松弛或撕裂,肩盂骨性结构、盂唇和骨折块情况,肩袖止点、肱二头肌长头腱止点、盂肱韧带的肱骨侧止点情况,是否伴随肩袖损伤、SLAP 损伤或 HAGL 损伤和

Hill-Sachs 损伤情况,如为噬合性 Hill-Sachs 损伤。

陈旧性骨性 Bankart 损伤中,撕脱的肩胛盂前缘骨折块往往向内侧退缩并粘连在肩胛盂颈部。重建之前应当对撕脱的盂唇和韧带进行充分松解,下方松解直至肩胛盂边缘相 6 点的位置,随后清除肩胛盂边缘陈旧的瘢痕组织,用锉或磨钻对肩盂颈前方的骨质进行新鲜化处理。

根据损伤的部位与大小情况,选择带线缝合锚钉固定。常规在肩关节盂的边缘由下至上置入锚钉。首先用圆头磨钻磨去定位点软骨,使锚钉螺纹尽可能埋入到骨质中,也可最大限度增加盂唇和骨质的接触面积,利于盂唇和骨质的愈合。

由下至上逐一固定,当完成一枚锚钉的引线、打结后再继续置入下一枚锚钉,以免引起缝线管理混乱。引线时使用软组织缝合钩在低于锚钉 1 cm 处刺穿附着有撕脱肩胛盂前缘骨折块的关节囊—盂唇复合体,通过过线技术将缝合锚钉尾线带过前关节囊后打结固定。

此处需注意,最下方锚钉的尾线一般需要穿过骨折块下方的关节囊组织,用缝合钩将缝线牵拉到骨折块的下方,然后两线端进行打结固定。后面的锚钉按照上述的方法逐一进行,打结后将骨折块和盂唇组织提升至肩胛盂关节面水平,环抱捆扎固定骨块。如关节囊冗余,可进行关节囊缝合打褶。

骨性 Bankart 损伤,术后通常使用颈腕吊带制动 4~6 周。证实骨折初步愈合后可在理疗师指导下开始患肢被动及辅助的主动活动度练习。术后 10~12 周应基本恢复到正常活动度,术后 6 个月允许进行体育锻炼,术后 10~12 个月能进行接触性体育项目。

由于骨性 Bankart 损伤肩胛盂前缘骨折块,关节镜下松解、复位及固定技术难度较大。撕脱的肩胛盂前缘骨折块,往往因软组织牵缩向内侧移位至肩胛盂颈部,术中应进行充分松解,有利于肩胛盂骨块复位和固定。在缝合锚钉固定时,骨折块上方和下方应各置入 1 枚缝合锚钉,尾线需穿过盂唇组织,这样打结后可以同时起到紧缩前方关节囊和限制骨块移位的作用。

中间的 1~2 枚缝合锚钉主要用于固定骨折块,尾线过线方式主要有两种,Sugaya 等认为可用缝合钩刺穿游离骨折块,将锚钉尾线穿过骨折块后打结固定。而 Porcellini 等将缝合钩刺穿与骨折块相连的前方关节囊,并从骨块内侧穿出,用锚钉尾线环抱固定骨折块。

在实际操作中,我们发现术中利用缝合钩刺穿骨折块难度大且有可能造成骨折块破碎,而缝线环抱骨折块能够保证骨折块完整且打结时缝线能将骨块拉向外侧到达肩胛盂关节面水平,更加有利于解剖复位和固定。骨性 Bankart 损伤患者多存在前关节囊撕裂、松弛,造成肩关节前向不稳并反复脱位。肩关节脱位越频繁,前关节囊损伤越严重,应注意前关节囊损伤情况,必要时应进行关节囊紧缩术。

七、可吸收钉固定治疗骨性 Bankart 损伤

采用射频、刨削清理创面瘢痕组织,用角锉插入肩胛盂骨折面之间进行剥离和进行新鲜化创面处理,直到肩胛盂骨面出血,以便愈合。将撕脱骨块与肩关节囊—韧带—盂唇复合体牵向盂唇缘,用克氏针固定骨折块与肩胛盂,用直径 2.5 mm 的专用钻头钻入肩胛盂骨质内,将可吸收 Bankart 钉沿导针击入盂唇复合体及肩盂骨折边缘,钉帽下齿状突起将肩关节囊—韧带—盂唇复合体牢固地把持固定在盂唇缘,根据损伤的大小置入 2~3 枚 Bankart 钉,关节镜检查可吸收锚钉固定后的情况和肩关节的稳定性。

八、肩关节脱位伴肱骨大结节骨折关节镜下复位固定

文献报道,肩关节前脱位有 15%～35% 合并有肱骨大结节骨折或肩袖撕裂。如果肩关节大结节仍有移位,容易发生肩峰撞击,影响肩关节功能。传统的治疗方法采取开放手术螺钉内固定。

早期关节镜技术在大结节骨折中的应用主要集中在通过关节镜检查作为诊断。Gartsman 等在 1996 年首次为肱骨大结节骨折合并肩袖损伤的患者实施了肩关节镜手术,术后 2 年随访患者肩关节活动度和肌力均恢复正常。肩关节镜下处理肱骨大结节撕脱骨折的技术,此后国内外有关报道相继出现,该项技术也得到不断改进并日臻成熟。对于肱骨大结节粉碎性骨折合并肩袖损伤的患者,可采用双排锚钉技术,在骨折复位的同时完成肩袖修复的方法,进行固定重建手术。

关节镜下手术治疗肱骨大结节骨折手术视野清晰,有利于明确诊断,减少漏诊漏治率。关节镜可直视下准确评估骨折复位情况,并对骨折床周围组织进行清理,有利于解剖复位。关节镜手术切口小,损伤少,减少了对三角肌的损伤,降低了腋神经损伤及三角肌肩峰止点损伤的发生率。

总之,关节镜技术在肱骨大结节骨折特别是合并有肩袖或盂唇损伤患者的治疗上具有诸多优势。

关节镜置入肩峰下间隙,行滑膜清理,明确骨折情况后,建立外侧入路,关节镜探钩辅助复位,根据骨折块大小和骨块移位情况选择不同的固定方式。若骨块完整,置入空心钉加垫片固定即可。在关节镜监视下将骨块复位后,先用克氏针或空心钉导针将骨块固定,术中可采用"C"形臂 X 线机透视观察骨块复位满意后,根据骨块大小选用 1～2 枚空心钉带垫片牢固固定。使用"C"形臂 X 线机内、外旋肱骨透视,再次确认骨块复位满意后,将关节镜再次置入肩关节内,观察空心钉有无穿透关节面。

若为粉碎性骨折或骨折块很小,可根据肩袖损伤双排锚钉固定的原理,采用软组织带线锚钉进行缝合固定。将关节镜放入肩关节内,从前方通道于肱骨大结节和软骨交界处置入 1 枚内排锚钉,对于较大骨块,可采用穿冈上肌腱的方法放入第 2 枚螺钉,然后使用过线装置将锚钉尾线均匀分布于冈上肌腱。将关节镜转入肩峰下间隙,于骨块外缘根据骨块大小置入 1～2 枚螺钉,通过过线装置将锚钉尾线穿过肌腱,打结固定。

"C"形臂 X 线机透视观察骨块复位满意、内固定物安全可靠后,撤去关节镜,关闭切口,手术完毕。术后通常使用肩关节外展位支具制动 4～6 周,其间可进行被动肩胛骨平面的前屈上举及外旋,但应避免内收、内旋;经 4～6 周证实骨折初步愈合后可开始辅助练习和主动肌力训练。

我们采用同种异体骨制成皮质骨锚钉,并与金属锚钉混合应用进行肩袖与 Bankart 损伤(包括骨性 Bankart 损伤)的治疗,获得了良好疗效。皮质骨锚钉属于生物固定,通过深低温冷冻的同种异体皮质骨制成,组织相容性好,骨锚钉与受区的骨道嵌压固定紧密,可达到有效的固定。此方法避免使用高值耗材,降低了医疗成本,有效减轻了患者的经济负担,临床效果良好。

第十五节　关节镜下肩锁关节损伤的治疗

一、概述

肩锁关节由肩胛骨的肩峰关节面和锁骨外侧端的关节面构成。肩锁关节依靠肩锁韧带即关节囊韧带和关节囊外韧带保持连接,本身就存在不稳定因素。关节囊韧带由肩锁韧带组成,其散在的加厚部分从前、后、上、下方向加强薄弱的肩锁关节囊。上肩锁韧带最强,由三角肌和斜方肌附着点的纤维所加强,这些肌肉协助肩锁关节提供动力性支持。关节囊外韧带包括喙锁韧带(锥状韧带和斜方韧带)和喙肩韧带。锥状韧带走行于锁骨后方的锥状结节和喙突基底之间,斜方韧带起于锥状韧带的前外侧,止于喙突。喙肩韧带也和肩锁关节囊融合,可能为下肩锁韧带提供额外的支持。

直接或间接暴力均可发生肩锁关节脱位,其发生率占全身骨折脱位的 4.4%～5.98%。典型的受伤机制是肱骨内收位时肩峰受到自上而下暴力的直接冲击力量,如肩部摔伤或坠落物直接砸在肩顶处。打击力越大损伤越严重。间接暴力如肘或上臂伸展时摔倒的暴力传导,引起肩锁韧带和肩锁关节囊损伤,但此时喙锁韧带则保持松弛而不会同时损伤。此外,其他结构损伤包括:三角肌和斜方肌锁骨附着点的撕裂,肩峰、锁骨和喙突的骨折,肩锁关节纤维软骨的损伤和肩锁关节软骨骨折。

Tossy 和 Allman 依据体检和放射学检查,将肩锁关节损伤分成三度。

Ⅰ度:轻微暴力产生的扭伤,仅撕裂肩锁韧带和关节囊的部分纤维,无关节的不稳定。

Ⅱ度:中等暴力产生的扭伤,肩锁韧带和关节囊断裂,这种损伤常导致半脱位,喙锁韧带无断裂。

Ⅲ度:严重暴力产生的扭伤,肩锁韧带和喙锁韧带均断裂,产生肩锁关节全脱位。

Rockwood 进一步将肩锁关节损伤分为 6 型,其中Ⅰ型和Ⅱ型损伤分别等同于 Tossy 和 Allman 分型的Ⅰ度、Ⅱ度损伤,将 Tossy 和 Allman 分型的Ⅲ度损伤又进一步分为Ⅲ、Ⅳ、Ⅴ、Ⅵ型。每一型的特点如下。

Ⅰ型:肩锁韧带扭伤或部分撕裂,喙锁韧带完整,功能存在。放射学上肩锁关节的宽度和喙锁间距正常。

Ⅱ型:肩锁韧带完全撕裂,喙锁韧带损伤。放射学上肩锁关节破裂、增宽,垂直方向上轻度分离,喙锁间距稍增大。更大的外力引起肩锁韧带和关节囊损伤,但喙锁韧带没有损伤,发生肩锁关节不稳和畸形,特别是前、后平面上的不稳定尤其如此。在 X 线片上可看到锁骨外侧端高于肩峰,但高出的程度通常仍小于锁骨的厚度。肩锁关节疼痛和压痛,摄应力下的 X 线片可确定关节不稳的程度。

Ⅲ型:肩锁韧带和喙锁韧带均断裂,三角肌和斜方肌附着点从锁骨外端撕裂。放射学上锁骨远端相对于肩峰向上完全移位,锁骨远端高于肩峰至少一个锁骨厚度的高度,喙锁间距较对侧增宽 25%～100%。传统地认为锁骨的抬高是由于斜方肌的牵拉所致,但是 Rockwood 认为是由于盂肱关节在内的肩胛骨被压低,才使锁骨与肩峰之间产生裂缝,而不是斜方肌的牵拉所致。

Ⅳ型:肩锁韧带和喙锁韧带均断裂,和Ⅲ型一样,三角肌和斜方肌附着点从锁骨外端撕裂。

此外,锁骨外端向后移位进入或穿过斜方肌。放射学前后位上喙锁间距增宽,腋位片锁骨远端向后移位。

Ⅴ型:肩锁韧带和喙锁韧带均断裂,三角肌与斜方肌在锁骨远端上的附着部均从锁骨外端完全分离,锁骨外端向上严重移位位于皮下。放射学上喙锁间距明显增加是其特征。

Ⅵ型:极度外展和外旋导致的罕见损伤,锁骨远端移位到肩峰下方或喙突下方。肩锁韧带断裂在肩峰下时,喙锁韧带完整;而肩锁韧带断裂在喙突下时,喙锁韧带也断裂。三角肌与斜方肌附着部的损伤程度不一。放射学上锁骨远端位于肩峰下或喙突下,喙锁间距小于正常。

对于Ⅰ、Ⅱ型损伤,一般采用非手术疗法。Ⅲ～Ⅵ型的肩锁关节脱位是手术治疗的适应证。Ⅲ型以上损伤因关节结构及周围软组织损伤较重,关节稳定装置均遭破坏,即使手法成功复位也难以维持复位后的位置。Rockwood Ⅲ型以上的肩锁关节损伤外科手术的目的就是要进行解剖和功能重建。肩锁关节脱位手术修复的方法有:肩锁间或喙锁间内固定及喙锁韧带缝合术、韧带移植修复法、锁骨外侧切除术和动力性肩锁稳定结构重建法等。肩锁关节内固定常规采用克氏针、螺钉、斯氏针、螺纹针、锁骨远端钩状钢板等,其中锁骨远端钩状钢板使用较多。这些手术方法均可使肩锁关节达到解剖学复位,但都是切开手术,创伤较大,使锁骨旋转和上臂上举活动受限,发生继发性肩关节僵硬和骨关节炎,若过早拔除内固定物,又容易使脱位复发等缺点。

近几年因为医疗器械及微创关节镜技术的发展,传统的切开内固定手术方式已逐渐发展为微创关节镜手术。使用 Endobutton、TightRope 缝线技术行喙锁韧带重建治疗新鲜肩锁关节脱位,使肩锁关节脱位的患者得到满意的康复。

二、临床表现

患者一般都有肩部撞地的受伤史,肩部创伤的患者均应注意有无肩锁关节损伤,由于广泛的韧带撕裂在早期肢体未受应力时,可能没有明显的脱位,因此首先对患者进行全面检查和详细询问病史十分重要。患者会指肩锁关节疼痛的部位、严重程度与受伤程度相关。伤后即刻,一般疼痛不重,以后逐渐加重,上肢不能下垂,外展或上举时疼痛,提物时疼痛加重。半脱位肩的外形无改变,有时虽有轻度改变也易被局部肿胀所遮盖,如为全脱位则畸形明显。Ⅲ～Ⅵ型损伤由于存在肌肉的断裂,疼痛常很严重。

上臂内收并贴近同侧躯体来松弛对肩锁关节的牵引应力。体格检查可见肩锁关节上方肿胀或畸形,局部压痛明显。锁骨外端浮动试验阳性。上臂外展 90°完全是盂肱运动同时肩胛骨固定,不会发生疼痛。超过 90°后,肩胛骨倾斜,患者开始感到疼痛,上臂外展通常不超过140°。在急性期很难评价水平或垂直方向的不稳定。X 线片可有助于评估损伤的程度,标准的肩关节片由于曝光度大,对评估肩锁关节损伤不太理想,1/3～1/2 的曝光的高质量肩锁关节 X 线片更有利于评估。

必要时加摄应力位 X 线片,双手提取同样重量的重锤,摄双侧肩锁关节,与健侧比较显示肩锁关节间隙明显增宽。CT 扫描及 MRI 检查能更好地显示锁骨前后方移位的程度以及韧带断裂情况,有助于分型和诊断。

三、肩锁关节脱位 TightRope 手术方法

患者取沙滩椅位,全身麻醉,常规肩关节镜检查清理,充分显露喙突的内、外侧缘,以保证术野清楚,注意操作时勿伤及喙突内侧的肌皮神经。在锁骨上方距离肩锁关节 35 mm 左右对

应的皮肤上做 1 cm 切口。常规采用锁骨旁皮肤切口,放置导针套管于锁骨上,将钻保护装置置于喙突下方,也可以采用膝关节交叉韧带定位器替代,准备好 TightRope 牵引线备用

使用 2.4 mm 钻头经锁骨达喙突,钻头末端抵于钻头保护器后移除导针和钻套,必要时采用 X 线透视观察位置是否正确。使用 4.5 mm 空心钻通过 2.4 mm 钻头导针钻取锁骨和喙突骨道,随后移除所有器械,只保留隧道钻。将导丝通过锁骨、喙突隧道穿出,用抓线钳将牵引导丝拉出前下方套管,牵引导丝线环保留在锁骨侧的隧道钻外面,将牵引线穿入环内。

将 TightRope 方形纽扣侧的牵引线置于牵引导丝线环中准备过线,牵拉前下方套管外的牵引导丝,使 TightRope 通过锁骨、喙突。牵拉过程中用抓线钳协助方形纽扣通过喙突。移除锁骨侧牵引线,锁骨侧纽扣打结固定。

术后摄 X 片复查,使用三角巾悬吊 4～6 周,术后鼓励早期肘关节及腕关节活动,鼓励肩关节锻炼,术后 4 周开始肩关节外展及前屈锻炼,术后 10 周恢复正常活动。

第十六节　关节镜下微创手术治疗胫骨髁间嵴骨折

一、概述

胫骨髁间嵴骨折是前交叉韧带(ACL)胫骨止点部的撕脱骨折,早在 1907 年 Pringle 首先描述了这种骨折。随着运动伤、交通事故伤的不断增多,该类骨折发病率有不断增高的趋势。特别是滑雪运动,发生前交叉韧带在胫骨髁间嵴撕脱骨折的概率明显增多,文献报道占整个 ACL 损伤的 14%。

胫骨髁间前嵴撕脱骨折移位将严重影响膝关节的稳定性,临床处理比较困难。骨折畸形愈合将造成股骨棘间窝撞击,影响伸膝功能。

由于 ACL 前内侧束的解剖止点附着在胫骨髁间嵴,半月板或膝横韧带嵌入骨折间隙,胫骨髁间嵴撕脱性骨折手法闭合复位难以达到解剖复位,大多致骨折畸形愈合或不愈合。文献报道 50%～90% 的骨折发生畸形愈合,发生前交叉韧带松弛和髁间窝撞击征,继发 ACL 磨损断裂,严重影响膝关节的稳定性。

二、髁间嵴骨折的分类

1959 年 Meyers 和 Mckeever 根据骨折的移位程度提出了髁间嵴骨折的分类,被广泛采用。Ⅰ型:无明显骨折移位,胫骨嵴仅在前缘抬高;Ⅱ型:胫骨嵴前 1/3 或 1/2 的撕脱骨块自基底部像杠杆一样抬高,侧位 X 线片上呈"鸟嘴"状;ⅢA 型:整个胫骨嵴位于基底部之上,与胫骨失去接触,ⅢB 型:整个胫骨嵴抬高并有旋转。Zaricynyl 在上述分类的基础上提出了第Ⅳ种分型,即胫骨髁间嵴粉碎性骨折。上述分型可以预示骨折复位和固定中的难度,对治疗有重要的指导意义。

三、解剖与损伤机制

胫骨髁间嵴位于胫骨平台内、外关节面之间,其前、后均是粗糙的凹面。胫骨髁间嵴分内、

外侧两个嵴，内侧髁间嵴是 ACL 前内侧束（AMB）以及内、外侧半月板前角骨性附着点。ACL 呈扁平状，起于股骨外髁内侧面，呈扇形斜向前下方行于髁间膝横韧带之间，止于髁间嵴，形成前宽后窄的三角形或卵圆形附着区域，成年人平均矢状径 17 mm、冠状径 11 mm。ACL 在膝伸直位时，前内束（AMB）松弛，后外束（PLB）紧张。屈曲 90° 时，AMB 紧张且绕自身扭转，PLB 松弛近似水平状。一般认为，AMB 在限制膝关节前后位移上起主要作用，PLB 在限制旋转上起主要作用。

胫骨髁间嵴作为 ACL 的骨性止点，参与其整个生物力学过程。其韧带与骨连接部分四层结构（韧带、纤维软骨、钙化的纤维软骨以及骨组织）、韧带胶原纤维可以穿过纤维软骨移行带，纤维软骨可以钙化成骨。这种牢固的插入结构使韧带很少从骨组织附着点直接断裂，多数情况下是韧带实质断裂或止点撕脱骨折。韧带插入点区域没有血管，骨折后影响愈合及附着点处韧带的重建。屈膝 90° 时，胫骨前移 5 mm，前交叉韧带提供 85% 的制约力，其他韧带仅提供次要的 15% 的制约力。所以，膝上由前向后或膝下由后向前的直接暴力可造成 ACL 损伤或止点撕脱骨折。

当膝关节承受强大的旋转应力和成角运动，特别是膝外翻、外旋暴力或过伸位，内、外旋转应力作用于胫骨 ACL 附着处。伸膝时前、后交叉韧带均处于紧张状态，若膝关节的前方受到直接暴力，造成膝关节过伸，同时反射性引起股四头肌强烈收缩，此时大部分应力集中在前交叉韧带上，致使髁间嵴撕脱骨折。

Kendall 等报道胫骨止点骨折儿童和成年人的比例为 3∶2。他发现未成年儿童和 40 岁以上的女性发病率较高，可能是儿童前交叉韧带在胫骨附着处为薄弱环节，中年女性可能与骨质疏松有关。特别是青少年骨化未成熟，骨骺较为薄弱，承受牵拉力较弱，容易发生止点大块撕脱骨折。成年人主要是股骨内、外髁撞击 ACL 止点，导致髁间嵴粉碎性骨折。

胫骨髁间嵴作为膝关节前、后交叉韧带和半月板的附着点，可以稳定膝关节，具有防止股骨和胫骨之间侧方移动的作用。本病以运动伤多见，运动中突然改变方向停住或从高处向下滑雪，小腿呈半屈及内旋位，胫侧副韧带及前交叉韧带处于紧张状态，极易引起胫骨髁间嵴撕脱骨折，也可伴随韧带或关节面的损伤。交通伤常合并软骨、半月板以及侧副韧带损伤和 SchatzkerⅣ、Ⅴ型胫骨平台骨折。Johnson 认为，损伤的部位还与外来暴力的作用速度有关，较缓慢的作用力常使 ACL 从止点撕脱，而速度较快的作用力则导致 ACL 纤维撕裂。

四、临床诊断

伤后患膝突然肿胀、疼痛和功能障碍，是临床常见的症状。膝关节通常保持在屈曲位，不能行走，任何伸膝动作均可诱发疼痛，膝关节活动明显受限。查体膝关节肿胀、压痛，浮髌试验阳性。膝关节穿刺可抽出带脂肪颗粒的血性液体。Meyers 和 Mckeever 认为，伸膝受限是肌肉痉挛所致，并非是骨块与股骨或胫骨关节面撞击引起的。

影像学检查具有重要的价值，正、侧位 X 线片可以明确胫骨髁间嵴骨折的部位、类型。膝关节斜位或髁间窝位 X 线片更能清楚地显示髁间区域的情况。MRI 检查不仅能明确骨折的位置和移位程度，而且能清晰地显示半月板和韧带损伤情况。MRI 显示 ACL 胫骨附着处信号连续性中断，胫骨撕脱骨折处高信号，关节腔内积液，T_1 或 T_2 加权像呈高信号，为局部出血、水肿。

五、治疗

(一)非手术治疗

对移位不明显的 Ⅰ、Ⅱ 型骨折,传统的治疗方法都倾向于非手术治疗。复位满意者可长腿石膏固定或膝关节支具固定 4～6 周。有学者认为复位后关节要过伸,因为骨折的移位往往是前缘骨块抬高,此处是前内侧束的止点,膝伸直位时前内侧束松弛,从而减少对骨块产生的牵拉。另一种观点认为撕脱骨块位于髁间窝,并非在胫股关节之间,依靠胫股关节的伸直来复位固定显然是无效的,ACL 在膝过伸位仍存在张力,可进一步导致骨块移位,因此屈膝 15°～20° 长腿石膏固定较为合理。目前后一种观点得到大多数学者认可,非手术治疗不会进一步增加关节创伤,无开放手术的并发症,但由于固定时间长,会产生膝关节粘连。

(二)切开复位内固定

胫骨髁间嵴撕脱骨折是一种较复杂的关节内骨折,希望通过早期手术达到解剖复位,采用有效的内固定有利于功能康复。但是采用何种固定方法是值得探讨的问题。常规采用开放手术直视下复位,采用钢丝固定或螺钉固定比较常用。对闭合复位失败或移位明显的Ⅲ型骨折,才考虑开放手术,直视下对骨块采用复位螺钉、钢丝张力带或克氏针进行固定。开放手术创伤大,出血多,关节软骨暴露久,对关节正常生理环境干扰大。手术破坏了髌上囊、髌内侧支持带等结构,易发生关节粘连纤维化、活动受限、股四头肌萎缩等并发症,甚至关节感染,术后康复时间延长。后来有学者采用 X 线透视下经皮撬拨复位克氏针固定治疗,但实践证明骨块的复位和固定并不可靠。

(三)关节镜下撬拨复位螺钉固定技术

1982 年 McLennan 首次报道了在关节镜下固定骨折块治疗胫骨髁间嵴骨折,收到了较好的效果。关节镜技术治疗关节内骨折得到了普遍的认可并逐渐得到推广,特别是对于粉碎性骨折的复位与固定受到了挑战。

关节镜技术创伤小、视野清晰,减少了手术并发症,同时关节镜下可以发现并治疗创伤所导致的软骨、半月板、韧带、关节囊等合并伤,通过关节镜探查及镜下对骨块复位固定,替代了传统的开放手术复位与固定方法,充分体现了真正的微创理念。

随着关节镜下治疗骨折病例的增多,学者们发现,在Ⅱ型、Ⅲ型骨折中,半月板嵌入在骨块下的发生率很高,阻碍了骨块复位,是以往闭合复位失败、后期骨不连发生的主要原因。James 报道了 X 线片提示闭合复位成功的病例,但通过关节镜探查发现,内侧半月板嵌入在骨块下,阻碍了骨块复位。他认为单纯的影像学检查并不能证明解剖复位。Kocher 治疗 80 例青少年胫骨髁间嵴骨折,其中内侧半月板前角嵌入骨折块下 36 例,膝横韧带嵌入 6 例,外侧半月板前角嵌入 1 例;在Ⅱ型骨折中半月板嵌入的发生率为 26%(6/23),而Ⅲ型骨折达到 65%(37/57),合并半月板撕裂为 3.8%(3/80)。Fehne 在文献中报道伴有半月板嵌入的骨折超过 50%。另一方面,骨块撕脱之前,ACL 不同程度受到牵拉伸展,造成部分纤维断裂。关节镜探查发现,大部分骨折复位后仍存在交叉韧带松弛,如不及时治疗,后期将会产生关节不稳。因此,既往的非手术治疗或开放手术都不能全面解决骨块移位、髁间窝撞击、前交叉韧带松弛和关节内软骨、韧带、关节囊及半月板损伤的问题。相反,应用关节镜技术在处理以上问题方面无疑具有得天独厚的优势。目前对此类骨折早期关节镜探查,镜下行骨折复位固定,同时处理创伤所导致的关节内合并伤,即便是Ⅰ型骨折,仅行关节镜探查,血肿清理及时也有利于关节功能的恢复。

采用硬膜外麻醉,患者取仰卧位,患肢下垂 90°,术前标记关节镜入口。术中准备"C"形臂 X 线透视机,以便术中观察复位情况。大腿根部扎气囊止血带(备用)。对侧下肢放在支腿架上。首先行膝关节穿刺,抽出积血,术中用生理盐水 3 000 mL+0.1%肾上腺素注射液 1 mg,进行膝关节腔冲洗,将关节内陈旧性血液冲洗干净。

关节镜常规检查,了解骨折移位情况和影响骨折复位的原因,清除关节内碎骨屑,射频汽化清除增生水肿的滑膜组织和损伤的半月板。牵开嵌入骨折间隙的半月板前角和滑膜组织,清除一切影响骨折复位的因素,为骨折复位提供有效空间,关节镜下进行撬拨复位。

根据胫骨髁间嵴撕脱骨块的大小,选择骨折块的固定材料,如果骨折块较大,用克氏针撬拨复位后钻入 2 mm 直径的克氏针进行临时固定,选用自攻螺纹钛合金空心螺钉,沿导针拧入骨折端加压固定。关节镜下微型空心钛合金螺丝钉内固定复位准确,固定坚强,对关节内干扰少,术后反应轻,住院时间短,功能恢复快。术后 MRI 检查无金属伪影,钛合金生物相容性好,不需要内固定物再次取出,手术切口小,有利于美容。从生物力学角度分析,螺钉固定属于稳定性的加压固定,有轴向加压的作用,克服了韧带对骨块的牵拉。

但是,对于粉碎性骨折或骨块较小者,此方法受到限制。另外,骨质疏松者螺钉把持不牢,容易固定失效。

(四)钢丝捆扎固定技术治疗胫骨髁间嵴骨折

目前对未发育成熟的青少年,因涉及骨骺生长因素,固定的方法大体有:缝线缝合、可吸收生物缝线或不可吸收尼仑线固定。发育未成熟的青少年骨骺未闭,螺钉通过骨骺板,是否容易导致骨骺损伤、是否适合于青少年固定还有争论。此外,如果骨折块太小,容易将骨折块弄碎,粉碎性骨折螺钉也难以完成固定。

张力带技术可应用于粉碎性骨折和青少年骨折,其对骨骺板无明显的损伤。张力带固定是向下牵拉韧带及骨块达到复位和固定的目的。但是,骨折端无加压作用,属于非加压性弹性固定。在骨折未愈合前反复伸屈活动关节,易造成骨折端微动,这是韧带松弛的原因之一。胫骨髁间嵴为松质骨,容易切割骨质诱发固定失效。

Hunter 对张力带和螺钉固定方法进行了随访,他认为两种固定方法对临床效果并无显著性的影响和差别。张力带技术虽然可以弥补螺钉技术的不足,应用范围更为广泛,但存在的问题是非稳定性固定,不能早期进行关节活动,而关节早期活动是骨折内固定的最终目标。近几年文献中报道较多的是对各种操作方法的改良,目的是简化操作步聚,缩短手术时间,并使固定更加稳固,以利关节早期活动。

张力带固定技术,采用标准的膝关节前内、外侧入路,在关节镜监视下将骨折块复位,通过 ACL 导向器钻孔,从胫骨平台下方 3 cm 左右打入导针,两针间距为 10 mm 左右,在胫骨髁间嵴骨折处的基底部穿出,钢丝沿空心钻穿入关节内,抓线钳将钢丝抓出,带入另一个隧道,进行固定。早期文献报道采用钢丝固定,最大的问题是钢丝切割骨块导致固定松动失效。

(五)编织线领带结套扎固定技术

随着高分子材料的发展,可吸收或不可吸收缝线应用于临床,关节镜下钢丝固定方法已经逐渐地被替代。

高强度编织线捆扎固定术是近年新兴的固定技术,具有其他固定技术不可比拟的优点。Delcogliano A 等利用可吸收缝线和不可吸收缝线治疗 15 例移位型胫骨髁间嵴骨折,均取得良好的疗效。一般是根据胫骨髁间撕脱骨块的大小、类型和移位情况来选择不同的固定方式。

持续硬膜外麻醉下手术,患者取仰卧位,患膝下垂 90°。膝关节内、外侧入路进行关节镜检查整个膝关节,明确胫骨髁间嵴撕脱骨折和 ACL 损伤的病理和解剖情况。首先进行关节内清理,刨削刀及射频清除陈旧性积血及骨折碎屑,清理充血、水肿的滑膜组织。撬拨嵌入骨折间隙内的半月板或膝横韧带,行骨折复位。于前交叉韧带附着处的两侧分别采用前交叉韧带胫骨导向器定位,从胫骨结节两旁用导针钻取骨道,将导丝穿入隧道作牵引缝线备用。采用肩关节弧形缝合过线器,环绕 ACL 在骨块的蒂部穿过,将缝合线穿出,把 5 号 Ethibond 缝线拉出 ACL 基底部,将双股缝线套扎在 ACL 蒂部与骨块交界处,似领带结样环形套扎固定,也可采用双领带结套扎固定粉碎性骨折。

最后将缝线牵入胫骨骨道,在胫骨结节旁进行打结固定。术后关节镜下探查见缝线呈网状,将骨折块罩住,骨折固定牢固,前交叉韧带张力正常。术后用卡盘支具保护 6 周,按照康复程序进行功能训练,防止膝关节粘连。

术后复查膝关节 X 线正、侧位片观察骨折复位情况、MRI 检查 ACL 张力正常。术后 6～8 周膝关节屈曲达 90°,Lachman 征和抽屉试验均阴性,膝关节稳定,无髁间窝撞击,术后 6 个月达到了伤前的生活和运动水平。

六、陈旧性胫骨髁间嵴骨折的治疗

陈旧性胫骨髁间嵴骨折,未经及时正确的治疗将导致骨折畸形愈合、延迟愈合或不愈合,骨折无法复位。骨块隆起与髁间窝撞击。陈旧性胫骨髁间嵴骨折若不及时治疗可能会发生膝关节伸直受限;膝关节前交叉韧带松弛或挛缩,骨折块与股骨髁间窝反复撞击,造成膝关节不稳及软骨损伤,导致创伤性骨关节炎、半月板前角及膝横韧带损伤、膝关节异位骨化等并发症。

关节镜检查可见髁间嵴骨折后关节内出血,含铁血黄素沉着,关节腔内滑膜增生,骨折端大量瘢痕组织形成,关节镜下清理关节腔内陈旧性积血和滑膜组织碎块和骨痂一并清除。然后进行骨折块撬拨,打磨骨折创面,将陈旧性骨折转变为"新鲜"骨折,将胫骨骨折面向下磨削至比较低平的位置,以便骨折块下沉固定,防止隆起与髁间窝撞击。顶压骨折块复位,复位后根据骨折块的大小分别选择空心钉固定或缝线套扎固定。

如果骨折块移位不太严重,韧带与周围组织愈合,骨髁与髁间窝有撞击者可以磨削增生的骨赘或髁间窝成形,然后将骨块进行双线捆扎原位固定。

术后用膝关节可调式支具固定 6 周,指导患者进行膝关节和股四头肌功能锻炼。

随着关节功能评价标准逐渐完善,功能恢复及远期稳定性问题越来越受到重视。尽管许多患者早期主观感觉功能恢复良好,但通过客观的关节功能测量仪去评价,仍存在着关节不稳的表现,尤其是前后位的不稳,主要原因是 ACL 松弛所致。

Noyes 认为,在骨折撕脱之前,韧带纤维已受到持续的牵拉伸展,导致部分纤维断裂,即便骨块得到解剖复位,韧带同样可能松弛,从而产生关节不稳,尽管在早期的临床随访中并不显现出来,需要通过长期的观察证实。根据这一观点,许多学者在骨块复位的同时,对 ACL 不同程度地进行了紧缩,但是紧缩的程度、精确度很难控制,许多是经验性的治疗,通过长期的病例随访,临床效果得到肯定,尤其是前后位的稳定性,并通过关节检测仪得到证实。

但是 Lubowitz 认为,过度的紧缩或过度的复位可以使 ACL 过紧从而影响术后膝关节的活动度。目前 ACL 紧缩的方法包括如下。

（1）ACL 股骨止点部清理。

（2）将骨床挖深，骨块过度埋入。

（3）ACL 纤维激惹，造成瘢痕挛缩，达到紧缩目的。

还有一个值得注意的问题是本体感觉的恢复，Ahmad 认为，精确的骨块复位有助于关节稳定性及本体感觉的恢复，他对正确处理骨折组与未处理骨折组两组患者进行随访比较，发现二者之间存在显著性差异，正确处理骨折组关节功能、稳定性、灵活性明显高于未处理组。

正确的康复训练是预防并发症的关键。目前康复训练大都参照前交叉韧带重建后的康复训练计划。术后第 1 周，自主伸屈关节，股四头肌、腘绳肌等长收缩训练及髌骨推移训练，休息时用夹板固定在伸膝位。第 2～4 周渐进的膝关节活动，活动范围要求达到 0°～90°，可以伸直膝关节，部分负重下地行走，第 3 周应开始本体感觉训练。

尽管钛合金微型螺钉固定效果可靠，由于屈伸活动时 ACL 牵拉骨折，影响骨折的稳定性，术后用数字卡盘式支具进行适当的制动是必要的。第 5～6 周去除支具保护，开始各种灵活性训练。术后根据骨折固定后的稳定情况，在安全的活动范围内，进行有效的功能练习和术后康复是十分重要的。

早期扶拐下地活动，推移髌骨进行不同方向的活动，有利于防止关节粘连和肌肉萎缩。

总之，采用缝线固定能避免钢丝断裂和对骨折块的剪切，缝线比钢丝更容易引入关节内，操作更方便。编织线捆扎固定可在前交叉韧带与骨块交界处形成"8"字固定，能够有效地防止骨块翘起和移位。对于空心螺钉或其他方法难以固定的粉碎性骨折、Ⅳ型骨折、骨质疏松患者及骨骺未发育成熟的青少年患者，避免了骨骺板损伤的风险和内固定物手术再取出，节约了医疗费用。

临床实践证明关节镜下不可吸收缝线领带结捆扎固定胫骨髁间嵴骨折，手术创伤小，方法简便、视野清晰，能够直视下进行复位固定，是对胫骨髁间嵴骨折伴 ACL 损伤的一种行之有效的治疗方法。

第十七节　关节镜下可吸收钉固定治疗骨软骨骨折

一、概述

关节软骨属于透明软骨，主要由细胞外基质和软骨细胞构成。在细胞外基质中，水占 75%～80%，其余由 Ⅱ 型胶原和糖胺聚糖构成。关节软骨的功能是减少关节运动过程中的摩擦，缓冲关节力学冲击。关节软骨没有血管、神经及淋巴组织，营养成分主要依靠关节腔内关节液的弥散提供，因此损伤后难以自行修复。

随着国民健身运动的踊跃参与，关节软骨运动伤越来越常见。一般患者发病年龄较轻，关节骨软骨损伤后，发生关节疼痛、绞锁症状，如果不修复容易造成继发性骨关节炎。

骨软骨损伤根据不同范围和深度可以采取骨软骨复位固定、清创和微骨折、自体或同种异体骨软骨移植、组织工程软骨移植等方法治疗。在没有可吸收钉的情况下，多数采用关节镜探查,将游离骨软骨块取出、清理创面和微骨折治疗,也是目前最为常用的方法。通过穿透软骨下骨,释放出骨髓血,通过骨髓血中间充质干细胞诱发纤维软骨形成,从而部分替代透明软骨的功能。微骨折和软骨移植一样,仅能够治疗局灶性骨软骨缺损,对膝关节病变范围不能超过4 cm²。而对于大范围骨软骨损伤,复位固定是最理想的治疗方法。

1957 年 Smillie 首先提出使用金属钉进行骨软骨损伤内固定。到目前为止,文献报道了各种不同的骨软骨块的固定装置,包括克氏针、无头加压钉、松质骨螺钉、骨栓以及可吸收钉等。骨软骨复位固定必须具备:①骨软骨块可以容纳至少 2 枚固定物;②骨软骨块必须带有足够的软骨下骨,以便固定后能够骨性愈合;③骨软骨块具有活性。

金属螺钉固定治疗骨软骨损伤,容易发生骨软骨块破裂以及内固定松动,需要二次手术取出内固定器。

近年来,采用关节镜下解剖复位,可吸收钉内固定治疗骨软骨损伤,取得了良好疗效。Tuompo 采用聚乙醇酸螺钉治疗 24 例剥脱性骨软骨炎,平均随访 3.3 年,19 例效果良好,放射学检查示骨软骨块与骨床愈合。Din 使用可吸收钉治疗青少年剥脱性骨软骨炎,12 例患者在 MRI 检查下均显示骨块愈合,仅有 1 例患者出现短暂的滑膜炎。Lipscomb 报道关节镜下内固定治疗 Guhl Ⅱ度和Ⅲ度的骨软骨损伤具有良好的效果。Cugat 采用关节镜下 Herbert 螺钉固定治疗 15 名骨软骨损伤的患者,术后 1 年复查显示 12 例患者治疗效果良好。

但是,可吸收螺钉固定治疗骨软骨骨折,可能出现迟发性炎性反应,文献报道发生率低于10%,最常见于使用聚羟基乙酸材质螺钉。另外,由于可吸收螺钉的吸收时间不同,可能出现继发性关节软骨磨损。

二、临床诊断

患者往往有外伤史或髌骨习惯性脱位病史,尤其是在上下楼梯时或蹲下起立时突然发生膝关节打软腿或绞锁症状,膝关节出现肿胀、疼痛。浮髌试验阳性,膝关节压痛,屈伸活动受限。关节内穿刺可抽出血性液体。术前影像学检查包括膝关节 X 线、CT 扫描检查,常可显示局限性软骨下骨缺损,可发现游离的骨软骨块。MRI 检查显示骨软骨损伤区高信号区,为骨水肿或骨挫伤和骨软骨缺损信号,可发现游离的骨软骨块。

三、手术方法

硬膜外麻醉成功后,患者取仰卧位,双膝关节自然下垂,备气压止血带,术前标记手术入路。术中用生理盐水 3 000 mL+0.1% 肾上腺素注射液 1 mg 进行持续灌注。通过膝关节前外、前内入路,将钝性穿刺锥及套筒插入关节腔,置入直径 4 mm 的关节镜,按顺序进行膝关节镜检查,在关节腔内找到脱落的骨软骨块和损伤部位,探查评估骨软骨缺损的面积和骨块质量情况。骨软骨块多数情况位于膝关节的内侧沟、外侧沟或髌上囊区域,用刨削刀和刮匙处理骨床表面至新鲜血渗出,用 1 mm 直径的钻头在骨床上钻孔至血液渗出为止。在关节镜辅助下将剥脱的骨软骨块复位到剥脱创面。注意剥脱的骨软骨块游离于关节腔后常会发生大小和形态的变化,在复位过程中特别注意分辨清楚其正确的位置。骨软骨块复位成功后,通过辅助通道插入穿刺锥顶压骨软骨块,在骨软骨块的不同部位钻孔,然后在孔内置入可吸收钉,并用持钉器将可吸收钉击入,钉尾略低于软骨面。固定过程中,注意动作轻柔,避免造成骨软骨块碎裂。固定妥善后,关节镜监视下屈伸活动膝关节,查看骨软骨块是否稳定,周边有无翘起和剐蹭表现,如有上述情况应予以修整处理。

术后患者即可在持续被动功能练习器(CPM)上辅助功能锻炼;在卡盘支具的保护下扶拐下地活动,术后 6 周内不负重。影像学检查示骨软骨块与骨床愈合后,开始部分负重并逐渐过渡至完全负重。

第十八节　PCL 胫骨止点撕脱骨折的关节镜下手术

一、概述

后交叉韧带(posterior cruciate ligament,PCL)是膝关节最强大的韧带,其强度是前交叉韧带(anterior cruciate ligament,ACL)的 2 倍。胫骨后髁撕脱骨折将造成 PCL 损伤和膝关节不稳症状。

PCL 平均长度 38 mm,直径 13 mm。胫骨后方髁间隆突的两髁之间有一陷窝,距胫骨后方关节面约 1 cm,为 PCL 的胫骨附着点。PCL 的血供主要来自后纵隔及关节囊,血供非常丰富,愈合能力较强。PCL 附着部撕脱骨折不同于 PCL 断裂,撕脱骨折复位后骨折愈合后,可完全恢复韧带的稳定功能。PCL 具有限制胫骨后移、对抗膝关节旋转和过伸、防止膝关节侧方活动等生理功能。PCL 与 ACL 相比,PCL 所能承受的应力更大,其强度、坚韧性更好,发生韧带体部断裂的情况较少见,PCL 止点有关节囊附着,撕脱性骨折致关节囊撕裂,撕脱骨块可与关节囊一起撕脱发生骨折移位。有学者认为,PCL 胫骨止点撕脱骨折是一种特殊类型的关节内骨折,由于 PCL 胫骨止点部分在关节囊外,骨折发生后关节囊等软组织往往嵌夹在骨折间隙,常使骨折难以复位,因此骨折不愈合发生率较高。

PCL 损伤机制通常分为 3 种。

(一)过度屈曲

过度屈曲即患者屈膝位跌倒,暴力直接作用于胫骨上部,致胫骨向后半脱位。

(二)前后位损伤

膝关节处于屈曲位,暴力由前向后作用于胫骨近端。如屈膝位摔倒或交通事故中屈曲的胫骨撞击在挡板上,这种机制多造成单纯的 PCL 损伤。

(三)复合损伤

过伸位所致的损伤多为复合损伤。过伸位损伤时,涉及的组织包括 PCL、外侧副韧带、后外侧复合体和 ACL。O'Comer 将 PCL 损伤机制归纳为前后位损伤及过伸位损伤。Yang CK 将 PCL 损伤机制归纳为挡板损伤、膝关节过伸位损伤、过度屈曲损伤、膝关节旋转损伤。

过伸位损伤 PCL 首当其冲,同时过伸位常伴有内收、内旋,涉及的结构包括 PCL、外侧副韧带、后外侧旋转复合体及 ACL,因此过伸位所致的 PCL 损伤为复合性损伤。当然,过伸位损伤究竟是以 PCL 损伤为主还是以 ACL 损伤为主,这与应力作用点有关。当应力作用在胫骨近端前方,同时发生膝过伸和胫骨后移,主要损伤 PCL;当应力作用点在股骨远端前方,主要损伤 ACL。在前后位损伤机制下,PCL 损伤 70% 发生于胫骨端,表现为韧带止点的撕脱骨折;15% 在股骨端,表现为韧带末端的断裂;15% 在韧带中部。

PCL 胫骨止点撕脱骨折治疗方法的选择与骨折的移位情况有关。有学者认为急性 PCL 胫骨止点撕脱骨折无移位者应采用支具或石膏固定等非手术治疗;如果骨折移位超过10 mm,膝关节不稳,应采取手术复位内固定。Meyers 对 5 例 PCL 胫骨止点撕脱骨折采用非手术治疗,均发生骨不连,影响膝关节的稳定性,他建议手术治疗。对陈旧性骨折则根据膝关节的稳定性决定是否采用手术。

开放手术复位内固定仍是不少骨科医师选择的手术方法。

通过膝关节后侧入路或者后内侧入路进行切开复位,根据骨折块的大小选用克氏针、钢丝、螺钉、可吸收螺钉等固定方法。如骨块>20 mm,可选用空心钉固定,骨块<10 mm 可用钢丝或缝线固定。切开复位的缺点是后方入路显露相对困难,有伤及腓肠肌内侧头或腘部血管、神经损伤的风险。随着关节镜的普及和手术技术水平的提高,越来越多的学者采用关节镜下微创治疗 PCL 胫骨止点撕脱骨折,关节镜技术治疗本病提供了良好的治疗手段,并取得了良好疗效。

1988 年 Martine-Moreno 等首先报道了关节镜下进行膝关节尸体标本 PCL 胫骨止点撕脱骨折经皮固定术。1995 年 Littlejohn 等首次报道了 1 例关节镜下采用前交叉韧带胫骨隧道定位器进行 PCL 胫骨止点撕脱骨折块复位固定术。相继国内外有大量学者进行了本病的个案手术报道,前期多数在关节镜监控下,通过后交叉韧带胫骨隧道定位器进行空心钉和张力带钢丝固定术,均获得良好效果。认为通过后外侧入路用空心螺钉和垫圈固定在技术上简单,内固定可靠,即使粉碎性的骨折,也能早期进行关节功能锻炼。Kim 等曾报道了在关节镜下通过后内侧和后外侧关节镜入路,采用缝线固定治疗 PCL 胫骨止点撕脱骨折。赵金忠在 Kim 的基础上,改良设计出采用双后内侧入路进行骨折复位,通过"Y"形骨隧道和纽扣进行骨折固定的方法,并认为用双根 6 号 Aesculap 线的强度远远超过普通钢丝,大大降低了固定材料断裂的可能,有利于早期功能锻炼。2007 年 Sasaki SU 等用 10 具尸体 20 个膝关节标本进行了切开复位螺钉内固定与关节镜下缝合固定 PCL 胫骨止点撕脱骨折的力学特性比较,结果发现两者胫骨向后移位与强度无统计学差异。

关节镜下骨折复位和内固定与传统切开比较,其优势如下。

(1)关节镜下检查的视野能够克服切开直视手术的盲区,直接了解关节内各结构的损伤,可同时治疗关节内软组织损伤。

(2)在特殊器械的帮助下,能基本保证骨折的准确复位,从而保留了交叉韧带的功能。

(3)直接观察骨折块固定后的稳定程度,以及判断膝关节在屈曲活动时前、后交叉韧带的张力是否正常,这对术后康复很重要。

(4)关节镜下视野良好,不仅可以直接清除脱落的软骨片、小骨片和血凝块等,还能对合并的半月板、软骨损伤同时对其进行有效的处理。

(5)切口小、手术时间短、感染机会减小。

(6)对关节内生理环境干扰少,疼痛轻,恢复快,愈合良好,减少与手术操作相关的损伤。

(7)创伤小,监控直接,复位固定可靠,有利于早期功能锻炼。故研究者认为,关节镜手术对后交叉韧带止点撕脱骨折治疗更具有良好的效果。

二、诊断

后交叉韧带在胫骨止点撕脱性骨折,多有明显的外伤史,特别是驾驶摩托车胫前撞击损伤,常称为挡板伤。查体发现伤侧膝关节前皮肤有挫伤和腘窝处的皮下出血和淤斑。腘窝处压痛明显、坠落试验阳性、后抽屉试验阳性。

影像学检查有助于诊断,PCL 胫骨止点撕脱骨折绝大部分通过膝关节正、侧位 X 线片可以明确,但 X 线片在判断骨折移位程度方面比较困难。PCL 在胫骨的止点位于胫骨关节线以下 10 mm 处,骨折移位<10 mm 时,从侧位 X 线片上则难以发现骨折块移位情况,如果在侧位 X 线片发现 PCL 胫骨止点撕脱骨折,其移位程度往往>10 mm。必要时行 CT 或 MRI 检查,可以清楚地显示骨折的移位程度和方向。

三、关节镜手术治疗 PCL 胫骨止点撕脱骨折

采用蛛网膜下隙阻滞(腰麻)或硬膜外麻醉。在大腿近段外侧安装阻挡板,患肢股骨下端垫高,屈膝 90°。常规消毒、铺无菌巾。通过前外侧入路进入关节镜,前内侧入路进手术操作器械,按顺序进行关节镜检查。由于 PCL 胫骨附着部位于胫骨后侧正中陷窝内,后关节腔相对狭小,后侧邻近腘窝部的神经、血管,应用关节镜下操作比较困难,关节镜手术入路是完成关节镜操作的重要环节。

后内侧与后外侧入路:通过后内侧与后外侧入路打开膝关节后侧隔膜,使后内侧与后外侧间室打通,有利于手术操作。通过髌下前内侧入路建立膝后内侧入路,经后内侧入路打通膝后侧隔膜,并协助建立膝后外侧入路。应用此入路关节镜下手术视野清楚,镜下操作方便,能充分显露 PCL 胫骨附着部及膝后关节内结构。后内侧入路定位点位于关节间隙与半膜肌前缘交界点上 1.5 cm,后外侧入路定位点位于关节间隙与股二头肌前缘交界点上 1.5 cm,入路过低容易损伤半月板,入路偏后容易损伤膝关节后侧腘窝内的血管、神经,后外侧入路有损伤腓总神经的顾虑。

后内侧关节镜双入路:通过前外侧入路进关节镜,前内侧进行器械。关节镜自前外侧入路经 PCL 内侧和股骨内髁间隙插入后内侧间室,在穿刺针引导下,做后内侧入路双入路。高位后内侧入路位于关节线近侧 4 cm,低位后内侧入路位于关节线水平。

(一)关节镜下缝线捆扎固定法

将关节镜自前外侧入路经 PCL 内侧和股骨内髁间隙插入后内侧室,关节镜监控下插入穿刺针头,建立高位后内侧入路和低位后内侧入路。自后内侧入路插入关节镜,镜下观察骨折移位块在股骨后髁间窝内。自低位后内侧入路,插入刮匙、刨刀,清理骨床,进行骨折撬拨复位。

自前内侧入路插入前交叉韧带胫骨隧道定位器协助复位,在胫骨结节内侧与 PCL 撕脱骨折块的两侧,钻 2 枚直径 2 mm 的克氏针。空心钻沿导针钻取骨隧道,将细钢丝通过胫骨前方的骨隧道插入到膝关节后间室骨折块的两侧。

将钢丝从后内侧低位入路牵出,把 2 根 5 号 Ethibond 缝合线与钢丝环连接,将缝合线在胫骨隧道前下方拉出。缝线将 PCL 附着处撕脱的骨折块捆扎或环绕骨折块固定。缝合线固定在胫骨隧道下方 15~20 mm 处的直径 4.5 mm 空心钉栓桩上。将缝线拉紧,打结固定于空心钉垫片的下面,再拧紧螺钉。做抽屉试验,反复屈伸膝关节,检查膝关节稳定性,术后摄 X 线片检查骨折复位情况。

术后用可调式卡盘支具固定 6~8 周,按照康复计划进行功能练习,逐步增加膝关节屈伸活动度,定期复查 X 线片。术后早期进行股四头肌等长收缩和直腿抬高训练。术后第 4 周膝关节屈曲活动度达到 90°,8 周关节屈曲角度达到正常,抽屉试验阴性。

（二）钢丝固定法

采用后内侧双入路和后外侧入路，清理后纵隔膜，显露后关节间室结构和 PCL 撕脱骨折块。从后外侧入路将硬膜外穿刺针刺入骨折块近端并穿入钢丝从后内侧入路引出备用。将 PCL 瞄准器置于骨折床的两侧，从胫骨前方打入克氏针，分别从骨道穿入双股钢丝，从后内侧入路及后外侧入路引出，再将已经穿好的钢丝牵引到胫骨前方，关节镜下观察骨折复位情况，拉紧钢丝在胫前打结固定。如撕脱的骨折块＞20 mm，骨折块复位后用 PCL 瞄准器固定，打入克氏针后用空心钉固定。

（三）Endobutton 悬吊固定法

建立膝前侧入路、后内侧入路和后外侧入路，探查骨折块并进行复位。从前外侧入路置入关节镜进行监视下手术，PCL 瞄准器角度为 50°，置于胫骨结节前内侧，尖端在撕脱骨折块后方的中点，C 型臂 X 线机术中透视确认导向器和钻入克氏针准确无误，然后将关节镜移至后外侧入路，关节镜监视下用 4.5 mm 空心钻头钻透骨折块。将 PDS 缝合线从胫骨前方骨道内引入到后关节间室，再从后内侧关节镜入路拉出，缝线从后内侧入路将 Endobutton 牵到后关节间室，在胫骨前方拉紧缝线，将小钢板横行固定在骨折块的后方。

（四）Horas 垫片固定法

关节镜从后内侧入路观察 PCL 及骨折端，从前内侧入路放入 PCL 胫骨端瞄准器，骨折复位后沿导向器打入直径 2 mm 的克氏针，从骨折块的中央穿出，用保护器保护，防止克氏针尖端刺伤后方血管、神经。用 4.5 mm 钻头建立骨隧道，将牵引线从前方引入后方，再从后内侧入路引出。移去瞄准器，将带有 Mersilene 垫片的固定材料从后关节间室引入，在胫骨骨道前方再放置垫片 1 枚，拉紧 Mersilene 带，打结固定。

第十九节　髋关节运动损伤的关节镜手术治疗

髋关节盂唇损伤、髋臼圆韧带损伤和骨软骨损伤是髋关节常见的损伤。多发生于接触、碰撞性体育项目或髋关节反复用力扭转的体育项目，冰球是髋关节损伤多发的一项运动。这项运动要求髋关节有良好的屈伸活动度，比赛中髋关节要承受剧烈的暴力和反复的扭转，还要承受相当高的冲击负荷，所以臼唇极易在扭转动作中发生撕裂，髋臼、盂唇损伤易发生于髋关节扭伤的患者，大龄、长期积累性损伤和臼唇形态异常均可造成损伤。

髋关节镜手术成功与否，很大程度上取决于病例选择是否恰当，适应证选择不当，即便手术操作成功疗效也会不佳。髋部关节外损伤远较关节内损伤多见，所以碰到髋部疼痛的患者时，不要只把注意力放在关节内而过度地进行关节内手术。

为谨慎起见，在处理髋关节周围劳损时至少要将关节内病损作为可能的情况进行鉴别诊断。通过详细询问病史和仔细地查体，常可以明确髋关节是否为患者症状的来源。扭转动作最容易使髋关节发生积累性损伤，产生疼痛。髋关节损伤常伴有腹股沟前方的牵涉痛，并可放射到大腿内侧。

但"C"字征是特有的临床表现。如患者主诉髋关节深部疼痛，将一只手拇指朝后，其余四指呈杯状握于腹股沟前方,抓握于大转子上方,如患者出现类似髂胫束或转子滑囊引起的后侧疼痛,则表明其疼痛来源于关节内。下肢前后滚动试验是检查髋关节病变的特异性最佳的方法,因为滚动试验仅仅使股骨头相对于髋臼和关节囊进行旋转,而不牵拉周围的任何神经、血管或肌肉肌腱组织。

更多敏感的检查手法包括过屈内旋及外展内旋检查,有时在检查中可诱发弹响,但重要的是要检查出在何种手法下可反复诱发出患者的疼痛。为了区分症状来源于关节内还是关节外,可以在 X 线透视引导下,关节内注射麻醉药物,使关节内病损导致的症状暂时得到缓解。诊断性髋关节局部麻醉药注射是一个很好的诊断方法。

关节镜技术的进步与运动医学的发展密切相关。微创理念使运动员以更小的创伤达到快速的恢复,尽快地回到运动场上进行正常的运动。如今,微创理念在运动医学领域已经得到广泛推广。

二、髋关节镜的发展史

髋关节镜技术的发展,经历了与其他关节镜完全不同的漫长的发展道路。1931 年 Burman 首次对髋关节尸体标本进行了髋关节镜检查。1939 年 Takagi 首次报道了髋关节镜。之后,髋关节镜一度处于停顿状态,直到 1975 年 Aignan's 等报道了 51 例髋关节检查,1977 年 Gross 报道了关节镜手术治疗小儿髋关节疾病。1980 年 Vakliff 和 Warren 报道了关节镜下取出全髋关节置换术遗留的骨水泥块,1981 年 Holgersson 报道了关节镜诊治青少年慢性髋关节炎。

20 世纪 80 年代后相关报道越来越多。最初,髋关节镜仅作为髋关节病变进行替代开放手术的一种方法,如取游离体和髋关节退行性关节炎进行清理以便延缓髋关节置换时间。髋关节是人体最大的关节,文献报道髋关节患病率仅次于膝关节,但是,髋关节镜的开展远远少于全身其他关节,其原因与髋关节的解剖结构复杂,血管、神经丰富,股骨头位置深在,学习曲线长,技术难度大,手术操作难以掌握和缺乏更加有效的诊断与治疗手段有关。

髋关节盂唇损伤、髋臼圆韧带损伤和软骨损伤,均可通过关节镜手术治疗。骨赘、游离体、圆韧带断裂的治疗效果最佳,游离体摘除是经典的关节镜手术适应证。

三、髋关节解剖

髋骨由髂骨、耻骨和坐骨 3 部分组成,三骨会合于髋臼。关节负重部分为透明软骨覆盖,呈半月状。髋关节的关节软骨覆盖于髋臼及股骨头。关节软骨除股骨头圆韧带区不被有透明软骨外,全股骨头均被关节软骨所覆盖。儿童与年轻人的股骨头关节软骨具有极好的弹性,呈乳白色或蓝白色,而中老年人的则呈黄白色或棕色,透明度和强度均降低,有的出现龟裂。股骨头软骨的厚度一般为 2～7 mm,平均为 4 mm,在股骨头的负重部位较厚,而中央部分则较薄。关节软骨是无血管、无淋巴、无神经的组织,游离面浸泡在关节滑液中,而在骨端则通过错综的纤维紧贴在软骨下骨板上。关节软骨面由软骨细胞、软骨基质和胶原纤维所组成,通常分为4 层,即表层(切线层)、中间层(移行层)、深层(放射层)和钙化层。

髋臼底为非负重区,位于马蹄窝,内含纤维脂肪垫,有滑膜覆盖。髋臼窝内充满脂肪组织,又称为 Haversian 腺,可随关节内压的增减而被挤出或吸入,以维持关节内压的平衡。髋臼下缘的髋臼切迹有髋臼横韧带跨过,将切迹的缺口封闭,形成一个完整而光滑的圆形臼窝。股骨头韧带、血管及神经通过髋臼窝的小孔进入髋关节内。

髋臼边缘有环形纤维软骨附着,构成了髋关节盂唇。髋臼的上、后方边缘隆起增厚,以适应股骨头的冲击。当髋臼发育不良时,髋臼盂唇过度负重,可造成髋臼盂唇退变,剧烈的运动损伤,可造成髋臼盂唇损伤。

股骨头为球形,除股骨头圆韧带附着处外,均有透明软骨组织被覆,在股骨头中央部软骨较厚,边缘较薄,股骨头的关节软骨面积较髋臼的软骨面积大得多,以增加活动范围。正常时,股骨头的内下方不接触髋臼的关节软骨,其前、上及后部的边缘不被髋臼所包绕,只有极度屈曲或伸展时才与其接触。

关节囊和韧带由坚强、致密的纤维组织所组成,起自髋臼周边的骨缘及横韧带,止于股骨颈基底的周边,前方附着在股骨粗隆间线,后方附着在股骨颈中、下 1/3 交界处。关节囊的前方和上方比较厚且最坚强,而后方、下方则较薄,且最松弛。关节囊在股骨颈附着区,有部分纤维沿股骨颈的骨面向上返折至股骨头、颈交界处,成为支持带,此支持带有重要的头、颈营养血管进入,后上支持动脉即是从此处进入。关节囊的前方、下方和后方有坚强的韧带以增强髋关节的稳定性。髂股韧带又称"Y"形韧带,呈倒"Y"形,是全身最强的韧带,在关节囊前方,紧贴股直肌的深面,起自髂前上棘,止于粗隆间线上部和下部,其作用是站立时维持人体重心落于髋关节后侧,体重落在股骨头上,防止髋关节过伸和内收作用。其次是关节囊前下方的耻股韧带,起自耻骨的髂耻隆起、闭孔嵴和闭孔膜,经过关节囊和髂股韧带内侧,而止于粗隆间线下方,限制髋关节的外展。

髋关节的动脉来源于旋股内、外侧动脉,臀上、下动脉,闭孔动脉,股深动脉。与动脉相应的静脉引流的范围较少,股骨上端有臀间静脉、坐骨静脉、旋股前静脉和旋股后静脉;股骨头的静脉引流有网状静脉和闭孔静脉。

四、关节镜下手术治疗髋臼盂唇损伤

盂唇位于骨性髋臼外缘,是骨性髋臼透明软骨的移行区域。尽管结构类似于肩胛盂唇,但由于肩关节与髋关节解剖和功能的差异,髋臼盂唇对于关节稳定性的作用并不如肩关节盂唇。髋臼盂唇损伤在 4 个象限均可以发生,以前上唇为主,85% 发生在与透明软骨的移行区。根据损伤的特点及相关附属结构的改变,髋臼盂唇损伤分为单纯的盂唇损伤和复合损伤。

盂唇撕裂的常见原因有创伤、髋关节松弛、骨性撞击、发育不良和退变。主要见于运动员剧烈对抗性运动或髋关节高能量损伤,常见于舞蹈者、体操运动员等和全身韧带松弛患者。髋臼撞击症是指股骨头与髋臼间的骨性撞击,其原因是股骨头颈偏距缩短(凸轮型)、髋臼的前上缘骑跨(嵌夹型)或髋臼后倾。髋臼发育不良的患者的盂唇容易发生退变,代偿骨性覆盖的缺失,故髋臼发育不良者易发生盂唇撕裂。

不重视盂唇撕裂的原因和相关因素,单纯治疗盂唇撕裂效果不佳。Yamamoto 等对 21 例髋关节 CT 造影检查显示其对盂唇病变诊断的敏感度、特异性和准确性分别为 92.3%、100% 和 95.2%。MRI 和 MRA 对髋臼盂唇损伤敏感性良好。髋关节 MRI 冠状面或矢状面图像均可显示白唇撕裂。但是有文献报道,最终经关节镜证实有关节病变的病例中,MRI 的假阴性率为 42%,采用 MRA 检查假阴性率降为 8%,假阳性率却从 10% 上升到 20%,假阳性率的增加主要来源于误诊为白唇损伤。Lecouvet 等人的研究发现无症状的志愿者 MRI 检查可有白唇病变,并且随年龄的增大,白唇病变的概率增加。所以,术者要更多地根据临床综合评价来确定诊断,而不是简单地依靠 MRI 检查的结果来确定是否手术。

随着对髋关节损伤的不断重视以及相关研究的不断增加,假阳性也越来越明显,从而可能诱使手术医师误入歧途。也有些从事接触冲撞性项目的运动员,发现 MRI 检查有髋关节病变的情况下,长期继续其体育活动而没有症状。

Czerny 等将髋臼盂唇撕裂分为 3 期:ⅠA,髋臼盂唇内见高信号影,但未达关节面,髋臼隐窝尚存;ⅠB,髋臼隐窝消失,髋臼盂唇增厚;ⅡA,髋臼盂唇内高信号影延及关节面,髋臼隐窝仍存在;ⅡB,髋臼隐窝消失,髋臼盂唇增厚;ⅢA,髋臼盂唇与髋臼缘分离,髋臼盂唇仍保持三角形;ⅢB,髋臼盂唇与髋臼缘分离,髋臼盂唇增厚,信号异常,髋臼隐窝消失。髋臼盂唇撕裂可伴有髋臼盂唇退行性变和腱鞘囊肿。髋臼盂唇异常包括部分撕裂、完全撕裂和髋臼盂唇分离,后者较撕裂常见。

由于髋关节位置深在,髋周肌肉组织丰厚,髋臼盂唇损伤在临床上缺乏特有的表现,临床诊断与鉴别诊断比较困难,导致医师对其认识不足,容易发生漏诊。又由于髋臼盂唇为纤维软骨组织,X 线检查不能发现软骨和盂唇的异常改变。髋关节 MRI 有助于本病的诊断,在 T_1 加权像,髋臼缘盂唇低信号区如果出现线形高信号多为盂唇损伤处。MRI 亦可显示髋关节腔内的炎性渗出和髋臼盂唇异常信号,由于受病变和扫描层面的影响,并非都是阳性改变。髋臼盂唇撕裂临床表现隐匿,症状含糊不清,屈伸髋关节疼痛,休息后症状减轻。当髋关节屈曲、旋转活动时,盂唇撕裂嵌于关节间隙,常表现为髋关节交锁和弹响。盂唇损伤通过关节镜检查,常可以确定髋痛的原因。

对于疼痛症状持续不缓解,临床症状体征和影像学检查符合盂唇撕裂者应考虑髋关节镜手术。

在关节镜还没有应用和普及的情况下,对髋臼盂唇撕裂伤多采用开放手术治疗,多数患者需将髋关节脱位后才能探明盂唇撕裂的情况,尽管这些操作并没有引起股骨头坏死的报道,但毕竟不是首选方法。盂唇清理范围过大会加重关节不稳和骨性关节炎,因此修整损伤的创面时尽可能保留正常的盂唇组织,有利于维持其稳定性。髋关节镜清理治疗髋臼盂唇损伤的疗效取决于关节退变的程度和治疗时机、并发关节软骨损害和退变程度。

由于关节镜技术的应用,大大提高了髋臼盂唇损伤的阳性诊断率。利用关节镜进行盂唇撕裂的诊断及治疗,是较为理想的治疗方法,关节镜手术不仅有助于髋臼盂唇损伤的诊断,而且镜下采用刨削或射频汽化技术进行盂唇修整,同时清理骨性关节炎损伤,有助于延缓病情发展和功能恢复。选择性地清除撕裂的盂唇碎片,可有效解除髋关节内绞锁症状。关节镜下撕裂盂唇清理的目的是去除不稳定的撕裂盂唇瓣,缓解疼痛,降低骨性关节炎的发生率。

手术采用硬膜外麻醉。术前将髋关节骨性标志、血管与神经走行和手术入口标出,采用髋关节外侧、前外侧入口术。在大转子顶点以及大转子顶点向前、后 3～4 cm 处分别做出标记,作为关节镜和手术器械入口。患者仰卧于骨折牵引床上,骨折牵引床会阴柱包裹后的直径为 12 cm。施加牵引后术侧膝关节处于伸直位,髋关节处于外展 25°位置。固定对侧足时应施以轻度的牵引以产生反牵引力,帮助维持骨盆位置,使其不致因患侧的牵引而移位。牵引力 13.6～22.7 kg(30～50 磅),一般采用"C"形或"G"形臂 X 线机术中透视检查方法确认髋关节牵开可放松牵引。用 25 cm 长 18 号穿刺针沿股骨大转子顶点刺入,针尾连接延长管及注射器,注射针进入髋关节腔后,将含有肾上腺素(浓度为 0.1%)的生理盐水 50～60 mL 注入髋关节腔,由于髋关节内为负压,注射器内生理盐水自动吸入关节内。切开皮肤 5 mm,钝性分离皮下组织,将穿刺锥和关节镜套筒穿入关节腔内,方向与穿刺针方向一致,与股骨干纵轴成 45°。

穿刺锥进入关节腔后,退出钝性针芯,连接关节镜和进水管,关节镜监视下建立工作通道,探查盂唇损伤情况。将髋关节盂唇修复的缝线锚钉固定于盂唇与关节囊之间的髋臼缘上,锚钉准确置入后,缝线穿过盂唇裂口,用 PDS 缝线将编织缝线带过,呈垂直褥式缝合盂唇组织。

五、髋关节圆韧带损伤

过去认为髋臼圆韧带损伤与髋关节脱位相关,文献报道 23 例圆韧带损伤,其中 17 例(74%)无髋关节脱位史,髋关节即使无脱位也可发生圆韧带损伤。圆韧带损伤后患者疼痛严重,偶有髋关节绞锁症状,MRI 有时难以明确诊断。关节镜检查是诊断圆韧带损伤的金标准。关节镜检查发现圆韧带退变,结构紊乱而不规则,采用咬钳咬除退变和增生肥厚的部分圆韧带组织,然后采用射频汽化清理、修整保留的圆韧带组织。

六、髋关节软骨碎片取出

急性软骨损伤多数是年轻人股骨大转子受到撞击损伤所致,软骨碎片游离在髋关节腔内,容易造成髋关节绞锁症或诱发髋关节骨关节炎。因此,对髋关节骨软骨损伤应该早期清理和取出骨软骨游离体,以免加重髋关节损伤。

第四章　人工关节置换术

第一节　概　述

人工关节是应用生物相容性与机械性能良好的金属或非金属材料模拟关节制成的人工假体,用以置换被疾病或创伤所破坏的关节,以去除病灶、消除疼痛、纠正畸形,使关节功能得以恢复。

早在 19 世纪末就有报道自制人工关节的使用经验,在其后的半个多世纪里,由于用于制造人工关节的材料、人工关节的设计与固定以及基础研究等方面的限制与不足,虽然陆续有报道进行关节置换术的经验,但是效果大多不理想,因此,该阶段只是人工关节的萌芽与起步阶段。现代人工关节的发展始于 20 世纪五六十年代。John Charnley 通过大量的临床与基础研究提出并确立了人工全关节假体设计中的低摩擦原理,选择金属对高密度聚乙烯组合的假体替代当时较普及的金属对金属假体,大大提高了假体的耐磨性能;与此同时,Charnley 还发展了现代骨水泥技术,从而使人工关节与骨骼得以牢固固定。Charnley 的理论和技术不仅在当时很快就得到推广应用于全身各大关节假体置换术中,而且一直沿用至今。在本阶段,不仅髋、膝关节假体得到了很大的发展,同时也出现了比较成熟的人工肱骨头和全肩关节假体、人工肘关节及人工指间关节假体。从 20 世纪 70 年代起,人工关节进入广泛应用阶段,接受人工关节置换术的人数和比例大幅度上升,除了髋、膝关节外,四肢的其他关节如肩、肘、腕、掌指、近侧指间关节、桡骨头、月骨、踝、跖趾等关节以及脊柱的椎体和椎间盘等都能被人工假体所置换。随着假体设计、材料、制作工艺和手术操作技术的发展和提高,并发症的发生率已有下降。但是,因手术人次的增加更为迅速,产生并发症的人次增多,对引起并发症的原因也有了不同的认识,例如认为假体松动不仅仅是因为机械因素所致,还涉及生物学因素,其中假体磨损颗粒诱发假体—骨界面骨溶解(溶骨反应)已引起了重视。人工关节的发展依赖于冶金、机械、化工、陶瓷、加工工艺、生物、医学等多学科、多专业的发展,需要医务人员和工程技术人员密切合作,临床实践和基础医学研究紧密结合,通过对人工关节的生物力学、材料、假体的设计和加工工艺、假体的固定、手术操作技术和术后疗效等方面的不断探索、研究和改进,以延长人工关节的使用寿命,减少并发症的发生,提高人工关节置换术的疗效。

一、人工关节的材料

1. 材料选择的要求

人工关节作为永久性植入物,对制作人工关节的材料要求比骨科其他材料更高,选择的基本要求是:①生物相容性好。材料植入体内后,不仅不被人体组织所排斥,不受体内环境的影响而损坏,即耐腐蚀性强,抗酸、抗碱,不与体液起反应;同时,植入的材料不降解,不会引起组织坏死、吸收,不引起炎症和过敏反应,无毒性和致癌性,也不与细菌协同作用而导致感染。②物理性能好。具有良好的力学特性如弹性模量、疲劳强度、拉伸强度和屈服强度等综合指标均要理想,使假体能有足够的机械强度和抗磨损能力,不易折断,耐磨和无磁性,在植入体内后能满足作为人体结构所需承受的主动和被动的高载荷、循环载荷以及不同的应变速率的要求。③材料经加工后表面光洁度能达到镜面标准。④材料重量轻,价格便宜,易于加工,消毒方便且选择的灭菌方法不影响材料的力学性能和化学稳定性。

2.常用的材料

目前常用的材料很多,大致可分为金属、无机材料和有机材料三类。

(1)金属材料。

1)不锈钢:常用的是 L_{316} 型不锈钢,具有较高的强度和较好的耐腐蚀性,其优点是价廉、制造方便、加工容易、表面抛光效果好,但与其他合金相比疲劳强度与屈服强度均较低,且可发生裂隙腐蚀和应力腐蚀,目前已被性能更好的合金材料取代,不再常规使用。

2)钴合金:分铸造和锻造两种。与不锈钢相比其抗腐蚀能力,特别是抗裂隙腐蚀的能力大大提高,锻造者疲劳强度和拉伸强度也有明显提高。目前常用的是钴铬钼合金。从抗腐蚀和机械性能综合评价的话,锻造钴合金是目前金属内植物中最优良的材料之一。

3)钛及钛合金:因纯钛的屈服强度过低,而钛合金的拉伸强度和疲劳强度很高,因此用做人工关节材料的为 Ti-6Al-4V 合金。与不锈钢和钴合金相比,钛合金的生物相容性和耐腐蚀性均最佳,而且弹性模量低得多,在一定程度上减少了应力遮挡所致的骨吸收等不良反应。其缺点是摩擦系数高,耐磨性能差,可产生磨损碎屑,不宜加工成人工关节的关节面。

(2)无机材料。

1)陶瓷:是一大类材料,在人体内应用的又称为生物陶瓷。主要分为三类:①惰性陶瓷,如耐腐蚀能力、抗磨损能力和生物相容性均很好,陶瓷对陶瓷之间的磨损系数是目前人工关节表面材料中最低的,陶瓷与聚乙烯之间的耐磨性也高于金属与聚乙烯。但陶瓷脆性和弹性模量高,抗裂纹扩展性差,容易碎裂。目前常用作人工髋关节假体的髋臼内衬和股骨头。②活性生物陶瓷,如羟基磷灰石,生物相容性好,与骨组织之间可以获得骨性结合。③降解性生物陶瓷,如磷酸三钙,可以降解吸收,诱导骨质生长。目前,后两者常用作金属假体表面涂层,使假体与骨组织界面无纤维膜形成,达到骨性结合。

2)碳质材料:生物相容性、耐磨和耐腐蚀性均较好,目前不作为常规选择。

(3)有机材料。

1)超高分子量聚乙烯:分子量通常高达 50 万~300 万,生物相容性好、质轻、抗拉强度高、摩擦系数小、耐磨性强,一般制成人工关节的凹侧关节面。

2)硅橡胶:具有高弹性和良好的生物相容性,在体内不降解,易消毒灭菌。其缺点是力学强度差,在反复应力作用下易发生碎裂。常制成手指和足趾关节。

关于人工关节材料配伍的选择,目前通常是关节面的凹面用高密度聚乙烯,凸面用金属或陶瓷材料。在人工髋关节,也有髋臼关节面和股骨头均选用陶瓷的,或者髋臼假体做成关节面为陶瓷、外面与金属帽之间为高分子量聚乙烯这种"三明治"型的假体。

二、人工关节的设计

1.设计的基本原则

人工关节的设计必须从关节的生物力学、生物材料、关节的形态、假体的固定、关节的功能以及使用的目的和要求等诸方面考虑。其设计的基本原则是:①低摩擦设计原则。所有关节假体的设计均应遵循这个原则,以最大限度地减少关节面的磨损,延长假体的使用寿命。设计时不仅要选择低摩擦系数、耐磨性强的材料,制作时重视人工关节面的抛光工艺,而且要考虑到关节面的磨损率还与表面应力、摩擦速度、温度、摩擦矩以及摩擦面积有关,要从这些方面综合考虑尽量使人工关节的关节面光滑规整。②人工关节的活动和功能性质要与被置换的关节相仿,符合关节的解剖特点。③人工关节要有良好的稳固性,也要根据关节的部位和功能要求来综合考虑关节的稳定性和灵活性。④人工关节的非关节面部件也要圆钝,不能因有锐角而损伤软组织。⑤假体与骨之间要能牢固固定。⑥注意材料的组合。要避免两种不合适组合的金属搭配在一起,以免产生电解作用。⑦越简单越好,手术植入过程要简单、易操作。⑧能长期使用,对全身和局部无不良反应。

2. 人工关节的结构

人工关节有半关节和全关节之分,半关节是指置换关节的一侧关节面,而全关节是指置换整个关节。除了一些表面置换假体以外,人工关节一般都有关节面部分和髓腔部分组成。

(1)关节。关节的设计必须符合原关节的解剖特点,如股骨头假体,要求有酷似股骨头的形态,颈干角为 135°,颈的长度可以在一定范围内选择,颈干的弯度应与沈通(Shenton)半月线相符,头的表面要光滑以利活动。全关节则有两个对应的半关节组成。按活动与功能的要求,对应的两个关节面有各种连接方式,或各自独立,呈杵臼型或滚动式;或相互连接呈铰链式,有轴的结构;或呈轨道式结构等。为减少磨损,全关节的两个关节面需属不同材料或中间加垫。

(2)髓腔。髓腔部用金属制成,呈杆状,便于插入骨髓腔内固定,两者相互接连牢固成为一个整体。

3. 人工关节的固定

人工关节的固定要求坚强而持久,能承受足够大的功能载荷,使假体尽可能长时间稳定。有三种基本固定方式,分别为:黏合固定、机械固定和生物学固定。

(1)黏合固定。黏合固定是用骨黏固剂即骨水泥把人工关节假体和骨黏合在一起。骨水泥是一种丙烯酸类高分子化合物,是由甲基丙烯酸甲酯聚合物与甲基丙烯酸甲酯单体所组成的室温自凝塑料。骨水泥介于骨和假体之间,其弹性模量很低,可使应力逐步传递至骨。但是,骨水泥的力学性能较皮质骨弱,与骨和植入物相比是个薄弱环节,使用不当是造成假体松动的主要原因,因此,使用骨水泥时要很好掌握其调制技术和填充技术。在骨水泥的调制方面目前主张采用真空搅拌方法,在负压下调合搅拌骨水泥。因为手工混合搅拌调制的骨水泥不均匀,而且含有大量的气泡,这些气泡的存在可加快裂纹的延伸,削弱骨水泥的抗张强度和疲劳寿命。而用真空搅拌时,在搅拌过程中产生的气泡可以不断被负压吸走,一般在负压下搅拌 90 s 左右时仍呈半液态,易于用骨水泥枪进行灌注。对感染风险比较大的患者,可在骨水泥中掺入一定比例的抗生素以减少术后感染的发生。抗生素所占的比例在 5% 以下时对骨水泥强度的影响不大。掺入的抗生素应是粉剂,而且要耐热,如可选用庆大霉素或头孢呋辛。在填充技术方面,要很仔细地准备髓腔,使其与选用的假体柄相匹配,使充填的骨水泥的厚度为 2 mm。同时主张应用髓腔刷和冲洗装置,彻底清除血块和骨碎屑,吸净髓腔内的液体并保持髓腔干燥。关节表面如髋臼或胫骨平台的软骨应彻底清除,并钻孔以加强骨水泥的锚固作用。在髓腔内灌注骨水泥时,主张使用髓腔塞子,同时用骨水泥枪进行加压灌注,并注意骨水泥的注入时机。骨水泥的聚合过程可分为湿砂期、黏丝期和固化期,骨髓腔填充以低黏滞度时即半液态的湿砂期时效果最好,但是,使用时要注意到不同厂家生产的骨水泥的聚合时间可以差别很大。置放髓腔杆最好有远端中置器,使髓腔杆周围的骨水泥厚度均匀。安放假体时要迅速调整好位置,其后在骨水泥充分固化前要保持均匀的压力,不能移动或松压。最后,外溢的骨水泥要清除干净,不能留下锐利的角或嵴。

(2)机械性固定。机械固定一般是对压配型假体而言的。在准备假体的受区时使其形状和大小与假体完全匹配,在安装假体时把假体压入使其与骨产生紧密的机械连锁。但是,如果假体—骨界面没有骨整合的话仅靠机械结合很难达到假体与骨的永久性结合,往往因为假体的微动导致界面纤维组织形成并进一步破坏界面的稳定性,刺激骨吸收,最终导致假体松动。目前,这种只是通常作为生物学固定的初始固定方法。

(3)生物学固定。生物学固定是指通过骨组织长入假体多孔表面的孔隙内,形成骨与假体间的内嵌物,使假体与骨组织之间能很好整合,以达到假体—骨界面的永久稳定。多孔表面的制造材料可以是金属、陶瓷或有机高分子多聚物。实验研究表明钛合金与骨组织之间能很好整合,因此,Ti-15Al-4V 是常用的材料。可以通过钛丝烧结或表面喷砂技术制成多孔表面,至于孔径的大小和孔径率尚有争论。为促进假体表面骨生长,增强骨整合作用,目前常在多孔金属表面涂布羟基磷灰石和/或磷酸三钙陶瓷材料以促进骨诱导作用。如要获得良好的生物学固定效果,先决条件是假体必须有良好的初始固定,假体与骨面接触要紧密,不能有微动,以利于骨长入。新骨长入需要一定时间,通常要术后 6 周以后假体—骨界面才有较高的抗剪切强度,在这段时间里要注意不能负重,以免假体微动而致界面骨吸收,最终导致假体松动。

三、适应证和禁忌证

随着人工关节在临床上应用时间的延长,各种并发症和不良反应相继出现,手术失败可造成患者更重的病残,而人工关节的使用又有一定的寿命,有时需再次或多次施行翻修手术。虽然,随着对人工关节的有关基础理论如生物力学、材料、假体的设计和加工工艺、假体的固定以及手术操作技术等问题的探索和改进,人工关节置换术并发症的发生率已有下降,但发生并发症的绝对数却有增无减。

为此,对人工关节的应用应持慎重态度,要严格掌握其适应证,只有在其他手术或非手术方法不能解决问题而只能使用人工关节时,才选用人工关节手术。

1.适应证

(1)严重的关节创伤导致关节疼痛或功能障碍,用其他方法不能缓解者。

(2)严重的骨关节炎,有疼痛、畸形、功能障碍,用其他方法不能缓解者。

(3)类风湿性关节炎造成关节畸形、功能障碍者。

(4)关节及其邻近骨的肿瘤或肿瘤样病变使关节破坏,功能障碍者。因术中瘤段骨要广泛切除,所以常要使用定制型假体进行骨和关节的重建。

(5)结核或化脓性感染等原因所引起的关节强直,在感染已被控制并已长期稳定,患者有强烈愿望恢复关节功能者,可考虑行人工关节置换术,但应慎重。

(6)因感染致关节置换术失败而做翻修手术者,一般主张在感染完全控制后相当长时间后再进行手术,间隔时间通常为 1 年,也有认为半年或短至 6 周者,对低毒感染者有人在抗生素保护下,对感染彻底清创、冲洗后一期换或再置换获得成功。

(7)关节周围有健康的软组织和良好的神经和血液供应者。

(8)人工关节置换手术以老年人为宜,对青壮年应慎重,非不得已不采用本手术。但类风湿性关节炎和强直性脊柱炎患者不受年龄限制。

2.禁忌证

(1)有严重的心肺疾患或其他严重系统性疾患不能耐受手术者。

(2)糖尿病血糖未能很好控制者。

(3)局部或其他部位存在活动性结核或化脓性感染者。

(4)神经源性关节病及关节周围肌肉麻痹,难以维持术后关节稳定或难以获得关节主动活动者。

(5)严重骨质疏松骨质条件很差者。

(6)局部皮肤、软组织和血供条件很差,术后可能引起切口闭合困难或切口皮肤、软组织坏死者。

第二节　人工髋关节置换术

从 19 世纪中期至 20 世纪早期,髋关节严重的疼痛和功能障碍的手术治疗主要致力于髋关节功能重建,但都未能取得突破性进展。直至 20 世纪早期,生物和无机材料被尝试用于髋关节置换术,先后用过阔筋膜移植、金铂等作为关节间置衬膜,象牙、玻璃、黏性胶体作为假体材料,但这些都以失败而告终。

到了 20 世纪 60 年代,Charnley 所研制的金属股骨头与超高分子聚乙烯髋臼,并以骨水泥固定,取得了巨大突破性的成功,使全关节置换术进入新纪元。近几十年来,全世界众多的关节专家致力于研究人工髋关节置换术的许多问题,如新型假体材料、设计假体类型、远期松动、假体选择适应证及如何延长人工关节的寿命等方面进行了大量的工作,这些研究成果最终使大量的临床患者受益。

目前的研究结果已经清楚显示,和髋关节返修术相比,初次髋关节置换术成功的机会最大,因此慎重选择好合适的患者、正确的假体和掌握精确的手术技巧极为重要。本节主要介绍现代人工髋关节置换术围术期处理,介绍特殊类型的髋关节置换术、髋关节返修术的技术及术后并发症的处理等方面。

一、围术期处理

人工髋关节置换术围术期处理包括术前制订手术计划、手术方式的选择、假体选择、术前患者综合评价、术前准备、术中处理、术后并发症防治和术后康复等各个方面,是影响手术成功与否的关键。

(一)手术适应证

人工髋关节置换术的目的为解除髋关节疼痛,改善髋关节的功能。疼痛为髋关节置换术的主要手术适应证,而非活动受限、跛行、下肢不等长。对于采取了保守治疗或其他手术治疗髋关节仍有夜间痛、活动痛和负重痛,严重影响患者工作或需服用止痛药物,生活质量下降,则需要考虑行人工髋关节置换手术治疗。

详细手术适应证如下。

1.股骨颈骨折

股骨颈骨折包括:新鲜股骨头颈骨折;头下型或经颈型股骨颈骨折预计发生骨折不愈合、股骨头缺血坏死可能性较大者;未经治疗的陈旧性股骨颈骨折,头臼均已发生破坏、明显伴有疼痛影响髋关节功能者;经过其他手术内固定治疗或保守治疗骨折不愈合,股骨头发生坏死者均可进行人工髋关节置换。对于老年患者髋臼形态良好,功能活动要求不高者可行双极股骨头置换,其手术时间短,出血少,恢复快。对于身体一般情况好,功能要求高者尽量进行全髋关节置换。

2.股骨头缺血性坏死

发病原因包括创伤性、酒精性、激素性、特发性等。对于股骨头缺血坏死一二期,股骨头、髋臼外形良好,关节间隙正常,应尽量采用保守治疗或钻孔减压,截骨改变力线以改善症状。对于疼痛不能缓解,病变持续发展,或病变已达三四期,髋臼股骨头已有破坏者可考虑行全髋关节置换术。一般不考虑进行人工股骨头置换。

3.髋关节骨性关节炎

髋关节骨性关节炎又称退行性骨关节炎,多见于老年人,髋臼常常受累,对于有关节疼痛和关节功能障碍的患者可行全髋关节置换术。人工股骨头置换的效果不佳是由于髋臼软骨退变的病理没有纠正。

4.先天性髋关节发育不良

先天性髋关节发育不良的患者在出现严重的关节疼痛和关节功能障碍时可采用人工全髋关节置换术进行治疗,常需使用特用小号假体。

对于年轻患者伴有关节疼痛、肢体不对称并强烈要求矫形的患者可以考虑进行全髋关节置换。

5.类风湿关节炎

髋关节类风湿关节炎较膝关节少见,多发生双侧,同时伴有下肢其他关节病变,一般情况差,若发生关节疼痛和关节功能障碍严重,全髋关节置换常常是唯一的治疗方法,但手术效果和术后康复不理想,手术围术期处理相对困难,手术难度也大。

6.强直性脊柱炎

对于强直性脊柱炎伴有髋关节功能障碍、关节疼痛的患者关节置换术也是唯一的治疗方法,但与类风湿关节炎相比,强直性脊柱炎患者平均年龄更轻,由于脊柱活动受限制,对于髋关节的要求更高,活动度更大,术后远期发生松动的概率更大。

7.髋关节骨性强直

髋关节融合术后和髋关节感染、外伤术后发生融合是髋关节骨性强直的主要原因。髋关节骨性强直引起持续严重的腰痛或同侧膝关节疼痛以及髋关节融合术后不愈合和畸形愈合(屈曲大于30°,内收大于10°或外展畸形等),可考虑进行人工全髋关节置换术。对于无腰痛和关节痛的年轻女性患者出于功能和美观要求也可考虑进行全髋关节置换术。

8.骨肿瘤

位于髋臼和股骨头颈下的低度恶性肿瘤,如骨巨细胞瘤、软骨肉瘤,可考虑进行全髋关节置换。转移性髋关节肿瘤术后、髋关节良性破坏性疾病,如色素绒毛结节性滑膜炎等可考虑进行全髋关节置换术。股骨颈原发性或转移性恶性肿瘤或病理性骨折,为减轻患者痛苦,可以手术置换。

9.关节成形术失败

包括截骨术后、髋臼成形术、股骨头置换术、德尔斯通(Girdlestone)切除成形术、全髋关节置换术、表面置换术等。关节痛为再置换术的主要指征。全髋关节置换术后发生假体松动、假体柄断裂、假体脱位手法复位失败,髋臼磨损而致中心性脱位等造成关节疼痛者是进行全髋关节返修术的主要指征。

(二)手术禁忌证

髋关节感染或其他任何部位的活动性感染和骨髓炎是髋关节置换术的绝对禁忌证。任何可能显著增加后遗症发生危险的不稳定疾病也是人工髋关节置换术的绝对禁忌证,因为关节置换术存在很多并发症,病死率高达 1%～2%,因此术前应当对患者进行术前评估、详细的全身检查、内科会诊,纠正心、肺、肝、生殖系统或代谢系统疾病。相对禁忌证包括神经系统疾病、外展肌功能不全、神经营养性关节炎等。

过去认为 60～75 岁的患者最适宜做人工髋关节置换术,但现在的年龄范围已经被放宽很多,高龄并非是手术禁忌证,因为随着人口老龄化的发展和对生活质量的高要求,许多老年人需要进行手术治疗。而一些年轻的患者对功能和外观的强烈要求,如强直性脊柱炎、类风湿关节炎、先天性髋关节发育不良等,也不是手术禁忌症。

(三)假体的选择

正确选择假体类型是手术成功的关键,也是患者术后生活质量的保证,所以作为手术者应该掌握各种关节假体的优缺点,根据患者的一般情况、年龄、骨骼形态和质量选择假体进行手术。

假体按照关节结构分为人工股骨头、人工全髋关节、双杯表面置换型人工关节等;按照固定方式分为骨水泥固定型人工关节和生物学固定型人工关节。

1.人工股骨头假体

人工股骨头假体主要分为单极假体和双极假体 2 种。单极假体主要有 Thompson 型和 Moore 型 2 种。单极人工股骨头置换术具有费用低、手术时间短、可早期活动、减少老年患者长期卧床并发症等优点,缺点是容易引起髋臼磨损、穿透。双极假体又称双动头假体,是由 Bateman 首先发明,属于人工股骨头与全髋关节假体之间的中间型假体。设计出直径 22.5 mm 的金属股骨头与高分子聚乙烯髋臼假体组合的假体。髋关节活动同时由人工股骨头假体与聚乙烯内衬之间以及髋臼金属杯与髋臼之间两个界面分担,减少了假体对髋臼软骨面的磨损、穿透作用。

人工股骨头置换主要适用于高龄股骨颈骨折的患者,对于 65 岁以上,头下型或 Gorden Ⅲ型、Ⅳ 型股骨颈骨折,极有可能发生骨折不愈合、股骨头坏死,需再次手术,身体状况或经济状况不适宜进行全髋关节置换的患者可进行人工股骨头置换。由于人工股骨头置换相对全髋关节置换手术耗时短,出血少,术后活动时间早,所以我们建议对于身体状况差、对活动要求不高的患者可进行人工股骨头置换。

2.人工全髋关节假体

全髋关节假体分为股骨假体和髋臼假体两部分。股骨假体是用来代替原有的股骨头颈部的部件,按照部位分为头、颈、体和柄 4 部分。股骨头一般由钴铬钼合金、钛合金、陶瓷等材料制成,头的直径分 22 mm、26 mm、28 mm、32 mm 等几种,目前临床常用 22～28 mm 活动头。

股骨颈为假体头与颈连接的部分,呈圆柱形。有不同的长度可供选择,以更好地控制关节松紧度。假体头颈的比例一般以 1∶1.5 为宜,颈过粗可导致和髋臼假体的碰撞,妨碍关节活动,颈过细易于折断。有些假体设计有颈领部,可防止假体下沉,底面和股骨距紧密相贴,而有些假体则依靠假体的股骨近端体柄部紧密连接防止假体下沉。

体、柄部是假体插入股骨干骺端及髓腔内的部分。按形状可分为直柄、弯柄、符合股骨解剖曲度的解剖柄等。解剖型股骨假体在干骺端有一后弓,骨干部有一前弓,与股骨的几何形状相应,所以有左右之区分。直柄型假体体部的横截面有椭圆形、楔形、菱形等多种设计,相应的柄部远端有圆形、楔形、菱形,有些假体柄部设计有纵型沟槽,可以防止假体旋转,也可以帮助骨水泥的牢固附着。选择骨水泥型假体柄时要注意假体与骨之间应留有空隙,以便于填充骨水泥,一般以 4 mm 为宜,骨水泥过薄容易造成断裂而发生假体松动。有的骨水泥假体柄设计有自锁孔,使骨水泥充填其间,以利于固定。生物型假体的体、柄部设计为股骨假体近端有多孔表面型和紧密压迫型。多孔表面的材料多使用钛铝矾合金和钴铬合金,而紧密压迫型假体材料现在研究多集中于生物活性陶瓷如羟基磷灰石。多孔表面可允许自身骨的长入,紧密压迫型是利用假体与骨之间紧压配合以达到生物学固定的目的,适合于较年轻的患者,不适用于骨质疏松症的患者。

特制型股骨假体主要用于恶性或良性侵袭性骨和软组织肿瘤施行保肢手术时,可置换整个股骨,即同时可置换髋和膝关节。也用于髋关节返修手术进行定制股骨假体,常常需要进行术前 CT 扫描和计算机扫描设计的 CAD/CAM(计算机辅助设计/计算机辅助制造)技术。

髋臼假体可分为骨水泥固定、无骨水泥固定和双极型假体 3 种。最初用于骨水泥固定的髋臼为厚壁的聚乙烯帽,并在塑料里埋入金属线标志以便在术后 X 线上更好地判断假体位置。骨水泥固定髋臼适用于老年人和对活动要求低的患者,也可用于一些肿瘤术后重建及髋臼需广泛植骨时。由于骨水泥型髋臼假体的使用寿命不长,开始在年轻的、活动量大的患者中采用无骨水泥固定髋臼假体。无骨水泥固定髋臼假体整个外表均为多孔表面以利骨长入,用髋臼螺钉固定髋臼假体现在比较常见,虽然有损伤骨盆内血管和脏器的危险,但是它提供了稳定的初始固定模式。有的假体设计了在假体外表有臼刺和棘,在一定程度上提供了旋转稳定性,但仍不如螺钉稳定。多数髋臼假体是由金属外壳和配套的聚乙烯内衬组成,金属外壳的外径在 40～75 mm,聚乙烯内衬用锁定的方式贴近金属外壳中,内衬与金属外壳的偏心设计使关节获得最大的稳定性。

3. 双杯表面置换型人工关节

表面置换型假体的设计原理是尽量少切除骨质,仅进行表面置换,更符合解剖生理要求。目前这种手术还处于临床研究水平,仅在有限的几家医疗中心用于一些精心筛选的病例。Wagner 和 Amstutz 仍在继续研究和改进这种假体的设计和应用。虽然目前的结果表明术后失败率较高,但尚不能完全放弃。如果股骨头表面置换时将股骨头血供的破坏控制在最低点,作为一种半关节置换术对年轻患者来说是有益的,可以作为一种过渡手术方式,使返修变得更加简单。

髋关节表面置换的合适人选为年龄较轻(<55 岁)、活动较多、因髋部疾病需进行全髋关节置换的患者,具体如下。

(1)年轻强直性脊柱炎患者,髋关节强直。

(2)先天性髋关节半脱位、髋臼发育不良患者,可解除疼痛,恢复或部分恢复肢体长度。

（3）年轻患者股骨头坏死，轻度塌陷和囊性变，具有一定的骨质以承担表面假体。

表面置换对于过度肥胖，活动过于积极的患者不适合。其优点如下。

（1）保留了大部分股骨头，无须处理股骨髓腔，为翻修手术保留了足够的骨质。

（2）假体直径较大，减少了术后脱位的发生率。

（3）保持了股骨正常的应力传导，减少了由于应力传递改变引起的全髋关节置换术后大腿疼痛。

（4）使用金属假体，避免了由于使用聚乙烯假体产生磨损颗粒而导致的晚期松动。但是，金属—金属的关节配伍仍有有关问题没有澄清。在常规全髋置换术（THA），目前的金属—金属配伍算不上是个好选择，但在表面置换却不得不采用。

（5）金属假体更为耐磨，使假体使用寿命增加。

但是由于缺乏长期随访，对长期的磨损率、使用寿命缺乏统计。另外，表面置换手术操作并不复杂，但需要经验丰富的医师进行手术，以取得尽可能好的效果。

（四）术前准备

人工关节置换手术难度大，对患者的一般情况的了解、手术器械、手术室、手术者的技术和经验有一定的要求，因此做好详细的手术前准备是手术成功的关键之一。

1.患者的术前准备

尽管目前对手术患者的年龄的限制放宽了，但在某些疾病仍然要考虑好年龄因素，因为这是决定术后远期疗效和手术并发症的因素之一。

做好术前患者评估也很重要，因为术后可能发生一些并发症，患者的全身情况是否能够耐受大手术，老年患者特别是心肺疾患、感染和血管栓塞，是进行人工髋关节置换的必须要考虑的因素之一。

在术前进行全面的内科检查，包括实验室检查、心血管多普勒检查、肺功能检查，是医生在术前发现和处理各种问题必须完成的前期工作。

体格检查包括脊柱和上下肢的检查，做切口的部位应检查髋关节周围软组织有无炎症，记录髋关节活动范围，术前运用 Harris、Iown、Judet、Andersson 等评分法记录髋关节状况有利于评价术后功能恢复。目前国内外最常用的评分法是 Harris 评分法，建立统一的评价标准有利于结果的标准化。

术前应拍摄髋关节 X 线片、股骨干的正侧位片、骨盆片以了解髋臼窝是否有缺损、髋臼有无发育缺损、股骨髓腔有无狭窄或增宽、骨皮质的厚度和质量。对于返修病例和先天性髋关节脱位的患者特别要注意髋臼的骨质量。髋臼的缺损可能需要行结构性植骨，必要时还要进行髋臼的 CT 扫描。术前了解髓腔的宽度对术中扩髓有指导，必要时植入直柄型股骨假体或特制细柄假体。每家器械公司会提供相应的透明塑料模板，可以在 X 线片上进行测量，可获得最佳匹配和颈长的假体，从而保持肢体等长和股骨偏距相等，减少术中的重复步骤而缩短手术时间。

患者术前若需服用非类固醇消炎药物应该在术前 1 周停用，以减少术中的出血。有泌尿系疾病和肺部疾患需要在术前纠正，减少术后感染和并发症的发生。

术前对患者术区皮肤的准备很重要，手术开始之前 12 h 之内（越早越好）进行术区备皮，对肢体、会阴区、患侧半骨盆到髂嵴至少 20 cm 的范围进行备皮，并用安尔碘消毒，无菌单覆盖。经验是术前晚备皮，消毒，无菌单包裹，术晨再次消毒后送手术室。适当地进行肠道准备可以有利于手术的顺利进行和预防感染。

2.手术室的准备

手术室的无菌是至关重要的,因为关节置换的术后感染常常是灾难性的,手术中暴露较大,时间长,同时体内植入异体材料。在关节置换的早期阶段术后感染常常高达十几个百分点。近十几年来,采用了各种方法来减少术后感染率并取得了较好的效果。

需不需要在层流手术间进行手术目前是有争议的,我们认为,手术室的一切准备都是为相对无菌环境下顺利开展手术做准备,为降低感染率,人工关节置换需要在层流手术室进行,以尽量减少手术室空间存在的尘粒和细菌。手术间建筑成完全或半完全封闭的空间,外界空气经过滤装置通向手术间或手术台周围,滤过的空气所含微粒(包括微生物)应少于每升35个以下。空间换气为间歇性,每小时20~25次。层流手术室建设费用较高,是关节置换术无菌环境的保证。

人工关节手术器械的灭菌准备要严格于普通手术,常常需要进行二次高压灭菌。在教学单位,手术过程常有参观者,建议减少人工关节手术的参观或建立手术直播间以满足学生的需求,避免进入手术室带来细菌。

患者术前进行预防性抗生素使用,大多数骨科医生建议广谱抗菌药物应该在手术开始之前的短时间内静脉运用,使得术中药物保持组织内高浓度,预防性使用抗生素比单独使用空气净化系统抗感染的作用大。

手术开始之前,应按标准摆放患者体位,如采用侧卧位,骨盆体位架应挤靠于耻骨联合或髂前上棘上,并且一定要固定可靠,否则术中难以确定髋臼假体的位置。

患者皮肤消毒常用安尔碘或碘酒加酒精,要注意会阴部的消毒和无菌单的缝合固定,以免术中滑脱造成污染。我们采用整个患肢的消毒有利于术中定位和避免污染,常常在采用侧卧位时在手术台前侧摆放一个无菌袋,这样在处理股骨时可将小腿置于袋中而不会污染手术台的无菌术野。

术中采用脉冲冲洗器可使伤口内细菌减少,也可更好地冲洗伤口内的血块和碎屑,以减少术后感染。我们还采用双手套操作、防水手术衣、术中空气清洁机来减少污染。

3.麻醉和自体输血

硬膜外麻醉或腰、硬联合麻醉的方式对人工髋关节置换术来说已达到要求,但是对老年人来说,可能全身麻醉更加安全,这就取决于患者的身体条件而非麻醉师或手术者的习惯。手术前对患者的全身情况有充分的了解,如糖尿病患者需在术中检测血糖,使用胰岛素控制血糖;术前纠正贫血和低血钾;长期接受激素治疗的患者,术前、术中和术后应静脉给予激素,以防止肾上腺皮质功能危象的发生。

随着关节置换的器械发展和术者经验的积累,人工髋关节手术时间相对较短,手术中失血少,但是在返修术和双侧髋关节置换术中,出血量可达 1 000 mL 以上,术中、术后输血常常为治疗方法之一。对于单纯血红蛋白低于 80 g/L,有一定的临床症状时需要进行输血治疗。采用术中洗涤红细胞的自体血回收方法可以使异体输血量减少,主要用于返修术、双侧同时置换、Paget 病、先天性髋关节脱位、类风湿关节炎等患者。自体引流血回输仍有一些问题要解决,如引流血的成分有异于自体血、污染问题、回输量的问题等。

(五)手术入路

人工髋关节置换术可采用的入路很多,主要有前方入路、侧方入路、后外侧入路和后方入路。这与术者的习惯有关。各种入路均有优缺点,本节简要介绍各入路的方法和注意事项。

1. 前方入路

前方入路又称为 Smith-Peterson 入路、前髂股入路,适用于几乎所有的髋关节手术。

体位:仰卧,术侧臀下垫枕。

切口:起自髂嵴中点,经髂前上棘,向下沿股骨干延长 10 cm。

暴露:外旋下肢,牵开缝匠肌,暴露阔筋膜张肌和缝匠肌间隙,寻找股外侧皮神经,该神经自髂前上棘远侧 4~5 cm 处跨过缝匠肌。向内侧牵开该神经,自阔筋膜张肌和缝匠肌间隙劈开阔筋膜,结扎并切断肌间隙内的血管。自髂骨嵴拨开阔筋膜张肌的髂骨止点,暴露股直肌及其间隙,结扎并切断股外侧动脉的升支。自髂前上棘、髋臼上部及髋关节囊游离股直肌,内收外旋髋关节,用 Hohmann 拉钩牵开股直肌和髂腰肌,暴露关节囊,切开关节囊后,即完成了髋关节的暴露。

注意事项:本入路有时要切断缝匠肌的髂前上棘止点以改善暴露,有时还要游离臀中、小肌的髂骨止点,亦可行大粗隆截骨改善暴露。缝合伤口时需要注意股外侧皮神经,有时候不慎缝合术后有股前外侧区的麻木。

2. 侧方入路

(1)Watson-Jones 入路。

体位:仰卧,术侧臀下垫枕。

切口:以大粗隆为中心,做一直切口,跨大粗隆后部,切口略偏后可以改善暴露。

暴露:经阔筋膜张肌和臀中肌之间隙,切开阔筋膜,向前后牵开阔筋膜,结扎并切断肌间隙内的血管。牵开臀肌,暴露前关节囊。外旋髋关节,松解股外侧肌止点,游离前关节囊,部分切断臀中肌大粗隆止点前部,用 Hohmann 拉钩牵开,暴露关节囊并切开,外旋外展髋关节,使之脱位。

注意事项:如果需要更大的显露,可从粗隆上游离臀中肌腱的前部纤维,或施行大粗隆截骨术,并将其前上部分及臀中肌的附着点向近端翻转。这样的方法可以保护臀中肌的附着点并利于术后再附着。

(2)Harris 入路。

这是 Harris 推荐的可广泛显露髋关节的外侧切口,这个切口中股骨头可向前或向后脱位,但需要行大粗隆截骨术,有可能造成骨不连或大粗隆滑囊炎,同时,异位骨化的发生率要高于其他切口。

体位:侧卧位,抬高患髋,外展 60°。

切口:以大粗隆为基底,自髂前上棘后 5 cm 处做一"U"形切口,沿股骨干下延 8 cm。

暴露:自远端向近侧切开髂胫束,在大粗隆水平以一指深入髂胫束深层,触及臀大肌在臀肌粗隆上的止点,在该止点前约一指处切开阔筋膜,即可暴露出深层的臀中肌。为改善关节后侧的暴露,自大粗隆中部水平,斜形切开已向后翻开的阔筋膜,再向内向近端沿臀大肌纤维方向劈开臀大肌约 4 cm,贴着前关节囊插入一骨膜起子至髋臼,向前牵开髂胫束和阔筋膜张肌前部。向远侧游离股外侧肌起点,在关节囊和骨外展肌群间插入一骨膜起子,自股外侧肌结节远侧 1.5 cm 处,向内向上至股骨颈上面,凿下大粗隆。自大粗隆分离关节囊上部,切断梨状肌、闭孔内肌的股骨止点,直视下切除近端的前后关节囊。自股直肌深部插入一钝性深部拉钩,拉钩前部抵住髂前上棘。向上翻开截下的大粗隆及其上附着的外展肌群,暴露关节囊上部和前部。在髂腰肌和关节囊之间插入一拉钩,暴露出关节囊前部和下部。切除术野中暴露出的关节囊。伸直、内收、外旋股骨,向前脱出股骨头。屈曲、外旋股骨,切断髂腰肌,暴露整个股骨头。暴露髋臼时,将大粗隆向上牵开,屈膝,内收、屈曲、内旋髋关节,向后脱出股骨头。

注意事项:术后缝合切口时,髋关节尽量外展,同时外旋10°,将截下的大粗隆向远侧移位,固定于股骨干的外侧面。

(3)Hardinge 入路。

Hardinge 观察到臀中肌的强有力的肌腱附着于大粗隆并绕过大粗隆尖端,改进了前入的外侧切口,避免了大粗隆截骨术。

体位:取仰卧位,并使患髋大粗隆靠近床边,同时使臀部稍离开手术台缘。

切口:以大粗隆为中点做后 Lazy-J 切口。

暴露:沿切口方向切开阔筋膜,在大粗隆中央线切开。向前方牵开阔筋膜张肌,并向后方牵开臀大肌,显露股外侧肌的起点和臀中肌的止点。斜向经过大粗隆切开臀中肌的肌腱,保持臀中肌后侧部分的肌腱仍附着于大粗隆。向近端沿臀中肌纤维方向切开至其中后 1/3 交界处。远端沿股外侧肌纤维方向向前切至股骨的前外表面。提拉臀小肌与股外侧肌的前部的腱性止点。外展大腿,显露髋关节囊的前部。按需要切开髋关节囊。在关闭切口时,用双股不吸收缝线修复臀中肌的肌腱。

3.后外侧入路

后外侧入路又称 Gibson 入路,是 Gibson、Kocher 和 Langenbeck 首先描述和推荐的髋关节后外侧入路。该入路不需要将臀中肌从髂骨上剥离,并且不影响髂胫束的功能,术后恢复较快。

体位:侧卧位。

切口:切口的近端始于髂后上棘前 6～8 cm。在髂嵴的稍远处,沿臀大肌的前缘切开,继续向远端延伸至大粗隆的前缘,然后沿股骨轴线切开 15～18 cm。

暴露:从切口的远端向近端至大粗隆沿纤维方向切开髂胫束。然后外展大腿,用手指插入髂胫束切口近端的深面,可触及臀大肌前沿的沟,沿着沟向近端切开臀大肌。将大腿内收,将相邻组织向前后翻开,暴露大粗隆及附着其上的肌肉。

然后,钝性分离将臀大肌的后缘从邻近的梨状肌的肌腱上分开,切断臀中肌及臀小肌在大粗隆的止点,注意要保留部分肌腱,以便关闭切口时缝合。将这些肌肉向前方牵开,这时可以看到髋关节囊的前上侧。在髋关节囊的上部沿髋臼至粗隆间线连线上的股骨颈轴线切开关节囊。屈髋屈膝,并内收、内旋大腿,使髋关节脱位。

Gibson 改进型后外侧切口入路不切除关节囊前方,虽未很好地显露髋臼,但该切口已经足够脱出股骨头及放入假体,且使髋关节脱位的发生率下降。

4.后方入路

Moore 的切口入路被称为南方显露。

体位:侧卧位,患者健侧在下。

切口:切口始于髂后上棘远端约 10 cm 处,平行臀大肌纤维向远端及外侧延长切口至大粗隆的后缘,然后平行股骨干向远端切开 10～13 cm。

暴露:沿皮肤切口方向切开深筋膜,钝性分离臀大肌的纤维。在切口近端松解时要注意不要损伤臀上血管。向近端牵开臀大肌的近侧纤维,显露大粗隆。将部分远端纤维向远端牵开,沿远端切口走行方向分离肌肉于股骨粗线的止点,显露坐骨神经,并小心牵开之(如术者对此切口熟练掌握后,即没有必要显露坐骨神经),切断骶丛至股方肌和下孖肌的小分支,其中包含至髋关节囊的感觉神经。下一步,显露并切断孖肌和闭孔内肌,如有必要,也可切断梨状肌附着于股骨的肌腱,将这些肌肉向内侧拉开。这时关节囊的后部即可得到很好的显露,从远端到近端沿着股骨颈方向切开髋关节囊直至髋臼缘,将关节囊远端从股骨分离,屈髋及膝关节90°,内旋大腿,将髋关节从后方脱位。

(六)手术技术

人工髋关节手术技术要求高,涉及手术入路、截骨、髋臼的处理、股骨的处理、骨水泥及非骨水泥假体的安置、脱位及复位的要求等方面,特别在返修病例和类风湿关节炎、先天性髋关节脱位及髋臼发育不良等特殊问题方面要求的手术技术也一样,本节简要阐述人工髋关节置换手术的一般手术技术。

1.截骨及髋臼的处理

完成髋关节的暴露和脱位后,首先要确定股骨颈的截骨线位置。可以显露小粗隆上缘,用电凝刀或骨刀浅浅地划出截骨线,截骨线一般位于粗隆间线的近侧,术前也可用模板测定柄的大小和颈长,用假体试模确定出股骨颈的截骨线位置。一般在小粗隆上缘1.5~2 cm用摆锯截断股骨颈,如果截骨未达到股骨颈外侧与大粗隆的结合部(在有些大粗隆比较粗大的患者常常会出现),则还需要在大粗隆内侧多切除一些骨质,即做另一纵向外侧截骨,否则粗隆容易发生骨折。取出的股骨头可以用作自体骨移植之用。

取出股骨头后即开始进行髋臼的显露和处理,关节囊的切开有利于髋臼的显露,如果不够满意,可切断臀大肌的股骨止点,在股骨上的腱端保留1 cm以利术后将肌肉缝合。髋臼的显露有赖于在髋臼前缘、髋臼后柱和髋臼横韧带下放置牵开器,但要注意邻近的血管和神经,避免损伤这些结构。完全切除髋关节盂唇及任何残留的关节囊,将软组织牵入髋臼并将其紧贴髋臼缘切除,切除髋臼内包括圆韧带的所有剩余软组织,偶尔髋臼横韧带有增生肥厚则需要将其切除,这样可以使髋臼能容纳较大的髋臼锉,但需要注意保持刀尖不要切入过深,因为闭孔动脉分支从其下面通过,如果损伤,将很难止血。用骨刀咬除任何突出于髋臼骨性边缘的骨赘,否则无法正确判断髋臼内壁的位置,髋臼假体的位置就可能安装过度偏外。

不管是骨水泥固定还是非骨水泥固定的髋臼假体,其髋臼的处理是一样需要除去关节软骨和磨削髋臼这一步骤的。使用髋臼磨削时,股骨颈断端应根据切口选择方式向前或向后充分牵开以使磨钻不受阻挡地从前下方放入髋臼,否则磨钻偏向后上方,会过多磨削髋臼后上方的软骨下骨。用最小号髋臼锉开始逐步加大型号磨削髋臼软骨面,保证所有软骨被磨掉,磨削面均匀渗血,寻找髋臼内软骨下囊肿并用小刮匙将其清除。用股骨头颈部的松质骨填入囊腔或骨缺损区,用打入器或磨钻反磨压紧植骨。用髋臼假体试模检查髋臼假体与臼床的对合情况,以及假体的植入方向,然后植入无骨水泥、骨水泥或双极髋臼假体。

2.无骨水泥固定的髋臼假体植入

髋臼假体的大小由最后使用的髋臼锉的直径来确定,假体和髋臼的紧密接触提供了一定的稳定性,但需要用栓、钉或螺丝钉加以固定,但需要注意不能使用比髋臼锉大很多的假体来增加初始稳定性,否则假体不能完全匹配,也可能造成髋臼骨折。

髋臼假体的前倾角和倾斜角可以使用髋臼假体定位器来确定。一般最佳倾斜角为45°,最佳前倾角为10°~20°。如果股骨假体为解剖型设计,并已经将前倾角设制入股骨颈,则可将髋臼假体的前倾角置于 $10°\sim15°$。髋臼假体的过度前倾可导致前脱位。如果采用直柄型假体,可将髋臼假体前倾角调成 $20°$。保持定位器的方向,将假体打入髋臼时应检查患者保持完全侧卧位,当假体完全打入时,打击的声音会发生改变,同时通过假体上空隙探查假体是否与骨质密切接触。如果两者之间仍有空隙,则需要进一步打入假体,或重新磨削髋臼,选择合适假体。

经髋臼假体安装螺丝钉有损伤骨盆内外血管、神经的危险。将髋臼分为 4 个象限,即以髂前上棘与髋臼中心的连线与通过髋臼中心的垂直线分成的 4 个区,分别为前上、前下、后上和后下。在前上象限内打入的螺丝钉最危险,很容易损伤髂外动、静脉,而穿过前下象限的螺丝钉容易伤及闭孔神经和血管。应尽量避免在这两个象限内拧入螺钉。经过后上象限拧入螺钉较为安全,一般采用直径 6.5 mm 自攻螺钉,螺钉头埋入假体上的螺钉孔,以免影响聚乙烯内衬的植入,螺钉可以借助双侧骨皮质固定达到坚强固定。经过后下象限的螺钉可能穿过坐骨切迹,损伤到坐骨神经和臀上血管,术中用手指可在坐骨切迹附近摸到螺钉,避免损伤。

打入螺丝钉后测试假体的稳定性,假体和骨质之间应该无活动度,冲洗髋臼内面,安装聚乙烯内衬。可在安装试样复位后最终选定内衬的偏心度和偏心旋转位置,防脱位角偏置方向(偏距中心)常置于髋臼上缘或后上缘,以保证关节的稳定性。

3.骨水泥固定髋臼假体植入

大多数骨水泥固定的髋臼假体表面带有数个预制的 PM-MA 突起以保证假体周围形成一层 3 mm 厚的骨水泥套,假体的大小既可用聚乙烯白外径表示,又可用聚乙烯白外径加上 PM-MA 占位突起的距离表示,故磨削后髋臼的大小应与包括占位突起在内的假体外径一致,否则假体不能完全与髋臼匹配。

在髂骨和坐骨软骨下骨板上钻多个深 6 mm 孔以利水泥进入,也可在髂骨和坐骨处钻深12 mm孔,而两者之间另钻深 6 mm 孔。钻骨洞时,应注意不能穿透骨盆内壁,否则骨水泥进入盆腔会损伤血管、神经,植骨或用金属网加强修补。彻底擦干髋臼,止血。用骨水泥枪注入骨水泥,先填髋臼底部的骨洞,再填髋臼骨面,然后用加压装置填紧。

用合适的假体定位器植入髋臼假体,假体的边缘应该保持和髋臼骨缘相吻合。没有 PM-MA 的假体不能过分加压,否则髋臼会陷入髋臼内,骨水泥分布不均;而有 PM-MA 假体可以加压,待骨水泥固化后,卸下定位器,更换球形挤压器置入臼内以在骨水泥完全硬化过程中保持压力。

骨水泥完全硬化后,用挤压器在新植入假体周围多处挤压以检查稳定性。如果假体存在松动必须取出重新置换。任何突出边缘的骨赘或骨水泥必须清除,否则术后可导致碰撞和脱位。

4.非骨水泥固定的股骨假体植入

非骨水泥固定的股骨假体有直柄和解剖型等不同类型,直柄型需用直的髓腔锉扩大髓腔,解剖型柄需要用软钻扩大髓腔。髓腔钻应从最小号逐渐增大直径直到感到磨到坚硬的骨皮质,特别当磨至比模板确定的假体型号小一号之时应该注意,不要过度磨削髓腔,判断轴向髓腔钻在髓腔内的稳定性,钻头顶端不应在任何平面发生倾斜。轴向扩髓时,必须在大粗隆内侧开槽,以顺利完成扩髓,否则有可能发生股骨假体内翻。解剖型假体扩髓一般需要一定程度的过度扩髓以适应解剖型假体体柄的轻微曲度。

处理股骨近端股骨颈内侧残留的松质骨,锉的方向应与髓腔钻的轴向完全一致,避免过度前倾。将髓腔锉打入的过程中要控制其前倾。每个尺寸的髓腔锉只能打入一次,最后一个髓腔锉完全打入后,锉的上缘达到股骨颈的截骨线,再敲击时不应有任何移动,如有移动表明其不稳定,可加大一号锉磨或改用骨水泥固定的假体。

采用带颈领的柄有必要精确处理股骨颈,而用无领柄时该步骤无关紧要。股骨颈截面的最终位置应与术前模板确定的小粗隆上方截骨的平面一致。

多数全髋系统中头颈试样均可安装于假体髓腔锉柄上,根据选定的股骨头直径和高度,在髓腔锉上安装试模,术前下肢有短缩的患者还需要加大股骨头高度才能延长下肢长度。

如果颈长合适就可以进行髋关节复位,冲净髋臼内的任何碎屑,复位时应避免暴力。复位成功后,正确判断关节稳定性,做髋关节各方向的被动活动,检查下肢长度,极限活动时有无股骨和髋臼的相碰击。能完全伸直并外旋40°以及屈曲至少90°并内旋45°是髋关节稳定性所必需的。如果髋关节很容易脱位并且股骨头可很容易牵离髋臼大于数毫米,则应该改用长颈假体。

如果髋关节稳定性可以接受,就可以取出试模,安装最终选定的假体。假体的插入要保持前倾角,用打入器将假体柄打入髓腔,勿用暴力,否则可造成股骨骨折。如果有颈领的假体没有完全和截骨平面接触,宁可让其偏高也不冒股骨骨折的风险。如果出现股骨骨折,必须取出假体,将骨折用钢丝固定或环抱器固定再打入假体,如假体不稳定必须换用长柄假体或骨水泥型假体。

5.骨水泥固定的股骨假体植入

骨水泥固定适用于65岁以上患者,并且股骨皮质薄或骨质疏松,不能达到可靠的紧压配合固定。其扩大髓腔的步骤和非骨水泥固定的假体相似,但骨水泥固定的假体对髓腔的要求不像非骨水泥固定型那样严格,为保证有足够的骨水泥充填假体与髓腔之间的缝隙,与骨水泥固定假体配套的髓腔锉应该较假体略大。

准备填入骨水泥之前应该冲刷髓腔,清除碎屑和血块,然后用骨栓或塑料栓堵塞髓腔远端,以便于加压充填骨水泥,防止骨水泥进入股骨远段。栓的位置应该位于假体末端1~2 cm处,如果过分偏远,将给返修术清除骨水泥造成极大的困难。最好用脉冲冲洗器彻底冲洗髓腔并用干纱布擦干血液,用纱布保护周围组织以阻挡骨水泥的溢出。

用骨水泥枪将骨水泥注入髓腔,骨水泥枪应从髓腔远端向近端边注边退,依靠骨水泥的压力将喷嘴逐渐退出髓腔,将选定的假体柄插入股骨髓腔,使假体完全进入髓腔。在假体上持续加压,直至骨水泥完全硬化。清除所有骨水泥碎屑,检查假体的稳定性。复位后检查活动度及稳定性同非骨水泥固定型假体的植入。

关节复位后,保留的关节囊可修复,如果没有保留关节囊可直接修复软组织,重建周围切断的组织和大粗隆,仔细重建软组织有利于增加术后髋关节的稳定性。在阔筋膜深层放置负压引流管,缝合阔筋膜,逐层缝合皮下和皮肤。

6.髋关节表面置换术假体植入

充分暴露髋臼后,切除髋臼后缘所有可能阻碍股骨头脱位的骨赘,将其脱位。髋臼假体是半球形金属假体,假体大小术前须根据X线测量片确定,较所用的最大号髋臼磨削器大1~2 mm,这样假体植入初期稳定性甚好。所用股骨假体的型号应根据股骨颈直径决定,髋臼假体应与股骨假体相对应。在整个股骨头处理过程中不应破坏股骨颈皮质的完整性,以免导致股骨颈骨折。首先在导引器指导下顺股骨头颈的中轴线打入一支导针,并用环形测试器检查证实。用空心钻沿导针打入，套上与金属杯内径相同的环形铰刀，切除股骨头侧面的软骨面，切除破坏的骨质及增生缘。注意避免导针偏心或偏轴而错误咬切。然后，换上杯高指示环，切除残留头的穿顶，用股骨头阴锉将头磨到正好套入金属杯为止，切忌磨得太多以免术后发生股骨颈骨折。用股骨头外形接触测量器检查磨削后的股骨头，如磨削后的股骨头上有囊性变，可用刮匙刮除，刷洗削磨好的股骨头，擦干，在股骨头上钻 3～4 个直径为 3 mm、深 0.5 cm 的骨孔，将调好成团的黏固剂填入金属杯内和头骨孔内，迅速用持杯器将杯套在股骨头上，金属杯的中心与股骨颈的轴线必须一致，用金属杯加压器压紧金属杯，使金属杯与骨质紧密相贴；将自金属杯周围和顶孔溢出的黏固剂刮除。待黏固剂固化后去除加压器。复位、检查髋关节活动有无异常，逐层缝合。

二、髋关节翻修术

人工全髋关节置换术已成为重建髋关节功能的重要方法，全世界每年开展全髋关节置换术已超过 50 万例，15～20 年生存率达 90%。随着该项技术的广泛开展，由于患者自身因素、假体的机械磨损及生物学因素等引起假体松动的发生率随之增加，其中约有 10% 需要进行翻修。且随着时间的推移，假体失败的病例逐渐增多。

(一)髋关节置换术后翻修的原因

全髋关节置换术后翻修的原因主要是无菌性松动、骨溶解；其次为感染、假体断裂、复发性脱位等，这些均导致假体位置的改变(假体处于非生理位置)和股骨或髋臼的骨缺损。

患者出现髋部疼痛，髋关节功能明显受限，下肢畸形而不得不寻求医疗帮助。

影响髋关节假体无菌性松动的因素很多，现在国内外文献较一致地认为：人工关节磨损产生微粒碎屑启动了由巨噬细胞介导的炎性反应，最终导致假体周围的溶骨，进一步产生假体松动。巨噬细胞、破骨细胞、成骨细胞、成纤维细胞等多种细胞参与这一反应，在假体周围形成界膜，并释放肿瘤坏死因子(TNF-δ)、白介素 1(IL-1)、白介素 6(IL-6)等多种溶骨因子，最终导致假体周围骨溶解，进一步产生髋臼侧和股骨侧假体松动、下沉。因此，改进假体设计，提高手术技巧，寻求新型材料以减少聚乙烯磨屑及假体各组件之间的磨损是今后的研究方向。

感染引起的炎症性松动也是全髋关节置换术后翻修的主要原因。感染松动需要先去除原来的假体，经过足够、有效的消炎后方可植入新的全髋假体。感染性松动处理十分棘手，易导致感染迁延不愈或感染扩散，严重者不得不行患肢截肢术。故在决定患者需进行全髋翻修手术时排除感染引起的失败是绝对必要的。做出正确合理诊断的关键不是单用临床检验，而是临床症状和检验的正确结合。在绝大多数情况下，根据病史、红细胞沉降率及 C 反应蛋白水平检查能诊断或排除感染。

假体断裂和复发性脱位主要与人工关节的设计和选择不当、手术技术错误以及术后不正确的练功与外伤有关，一般在手术后近期内发生。随着生物材料和假体设计的改进、手术方法的正确选择，以及成熟的手术技术和术后正确指导性练功与活动，这些全髋关节假体置换后近期的并发症是可以避免的。

(二)髋关节置换术后需要翻修的临床表现

疼痛是需要翻修手术患者最突出的症状与主诉。全髋关节术后经历一个疼痛缓解、消失期后，又重新再现疼痛症状，经过一段时间的对症治疗，疼痛症状未能缓解，或者症状继续加重，往往提示假体松动的可能。单纯假体松动所致的疼痛特点是静止、卧床休息不引起疼痛，搬动患肢和活动时引起明显的疼痛。感染性髋部疼痛是静息痛、夜间痛,负重时疼痛加剧是其重要的特点。假体断裂和复发性脱位一般发生在手术后不当的功能锻炼或运动时突发性患髋疼痛。疼痛发生在臀部或腹股沟部,很可能是由于髋臼假体松动。大腿外侧部位疼痛,并向小腿前内侧发射,往往是股骨假体柄松动。

髋关节功能活动受限是需要翻修手术患者的另一症状。单纯或感染假体松动的患者髋关节功能活动受限是逐步加重。

(三)髋关节置换术后需要翻修的 X 线影像学评估

假体松动是关节置换失败的最主要原因。假体周围出现一个连贯的直径大于 2 mm 以上透亮区,尤其在随访过程中,透亮区不断增宽,那么 X 线影像学诊断假体松动是无疑的,但还是要结合临床症状。

如果骨水泥型假体与骨水泥明显移位,或骨水泥断裂或碎裂,或假体断裂或变形,那么假体松动是肯定的。当然 X 线表现必须与临床症状相结合,如果假体单纯地下沉 2 mm,而患者没有疼痛和髋关节功能障碍,一般不考虑假体松动,但要定期随访。

生物学固定假体在 X 线影像学上除了显示骨吸收、骨溶解等晚期并发症表现外,还有一些特殊现象,例如柄假体下沉、柄远端局限性股骨皮质增厚、假体柄尖端远处髓腔内骨增生、髓腔封闭或假体柄表面光滑部分周围出现骨硬化线,这一些在 X 线影像学上的表现都说明假体柄的远端承受较大的应力,假体柄松动。

髋关节置换术后需要翻修的病例,术前必须通过 X 线影像学检查对髋臼侧和股骨侧骨缺损的情况进行评估,做到术前心中有数。髋臼缺损的分类目前普遍接受的是 D'Antonio 提出的 AAOS 分类方法,共分为 5 型:Ⅰ 型为节段性骨缺损(边缘性、中央型),指髋臼边缘性或内侧壁骨缺损;Ⅱ 型为腔隙性骨缺损,指髋臼变深,但边缘仍存在,可分为髋臼上、前、内、后或整个髋臼变深;Ⅲ 型为混合性骨缺损,指兼有节段性骨缺损和腔隙性骨缺损;Ⅳ 型为骨盆不连续,指髋臼前、后方向骨缺损;Ⅴ 型为关节融合,指髋臼无骨缺损,但整个髋臼腔充满骨组织。

股骨侧骨缺损较常用的 2 种方法是 AAOS 和 Paprosky 分类方法。AAOS 共分 5 型:Ⅰ 型为节段性骨缺损,系指股骨的支持骨壳有缺损,位置可以在近端、中间或大转子;Ⅱ 型为股骨骨缺损,表现腔隙性骨缺损,骨缺损发生松质骨与皮质骨内层的缺损,股骨的外壳不受影响;Ⅲ 型为混合性骨缺损,指兼有节段性骨缺损和腔隙性骨缺损;Ⅳ 型为股骨对线不良,则用于评估 Paget 病、髋发育不良与脱位等患者需要行全髋关节置换术;Ⅴ 型为股骨干不连续,可因假体周围有骨干或骨折不连接而需要做髋关节翻修术。Paprosky 分类方法考虑股骨干的支持能力,是专为广泛涂层非骨水泥股骨假体而设计的。

(四)髋关节置换术后需要翻修的手术治疗

髋关节翻修手术成功取决于以下 3 个因素。

(1)完整地取出原来的髋臼和股骨侧假体;如果是骨水泥型假体,需要取出所有的骨水泥以及骨水泥与骨质间纤维假膜。

(2)髋臼和股骨侧骨缺损的重建。

(3)植入新的髋臼和股骨假体,并且得到有效、可靠的固定。

翻修手术时,完整地取出原来的髋臼和股骨侧假体的同时,需要尽量地保护髋臼和股骨侧骨质,避免造成骨质缺损的加重,甚至导致髋臼或股骨骨折。对于骨质吸收、骨质缺损严重的病例,取出髋臼和股骨侧假体并不困难。但是在翻修手术病例中,许多需要使用特殊的薄的骨凿或电锯分离假体与髋臼、股骨骨质之间的连接,方可取出原来的假体,而且手术操作应轻柔。如果原来髋关节置换使用的是骨水泥型假体,翻修手术时,需要取出所有的骨水泥以及骨水泥与骨质间纤维假膜。这时要求手术光源理想,手术者要有耐心,必要时应使用 C 臂机在透视下清除残留的骨水泥或假膜。因为手术时髋臼或股骨髓腔内如遗留少许骨水泥或假膜,会导致翻修假体植入方向偏离正确的角度或假体植入不能得到可靠的固定。

在行人工全髋关节翻修时,髋臼骨缺损的处理十分重要,与髋臼假体的稳定性有着密切的关系。恢复髋臼的骨性结构,可根据髋臼缺损的 AAOS 分类采取不同的方法。对 I 型节段性骨缺损,由于髋臼的边缘及内侧壁骨缺损,需行大块结构骨植骨且使用螺钉或髋臼钢板固定。对于 II 型腔隙性骨缺损,其髋臼前后柱及顶部、骨侧壁等骨性结构均完整,而髋臼顶深而薄,故宜行颗粒骨打压植骨。而 III 型混合型骨缺损和 IV 型骨盆不连续性骨缺损,除行打压颗粒性骨植骨外,必须应用髋臼重建钢板或金属钛网重建髋臼,以加强髋臼的强度。V 型关节融合型,手术的关键是寻找到髋关节真臼和真臼底的位置,磨锉真臼时不应过深;对于髋臼腔隙性缺损,可用移植骨块、碎屑性移植骨、骨水泥或特殊形状的假体来修复缺损。

如果髋臼杯与宿主骨接触面积大于 50%,可选用非骨水泥髋臼杯,并且需用螺钉固定。对此类骨缺损,用骨水泥髋臼杯和髋臼顶环,与不用骨水泥髋臼杯相比,手术成功率近似,两者在骨质吸收和骨块迁移方面临床结果相似。如果髋臼杯与宿主骨接触面积小于 50%,就应用带有顶加强环的髋臼杯,并且需用骨水泥固定;也可用打实移植骨的骨水泥技术来固定。对非包容性缺损或节段性缺损来说,为获得对假体的支持,骨块重建是必需的。结构性移植骨块需用螺钉固定,固定之前,需将移植骨块的形状进行修整,以获得与宿主骨之间最紧密的接触。由于结构性移植骨可因骨吸收和塌陷而致手术失败,所以应尽量增大髋臼杯与宿主骨的接触面积。髋臼杯跨越移植骨与宿主骨接触非常重要,这样可使移植骨与宿主骨形成桥式连接而保护了移植骨。由于异体骨的骨诱导能力差,所以在应用结构性移植骨的同时,应用自体碎屑骨,并将其植于宿主骨和异体骨交界面,以增加骨融合发生的可能性。对此类缺损而言,骨水泥与非骨水泥髋臼杯在治疗效果上相同;但若移植骨对髋臼杯的支持面大于 50%,建议用骨水泥髋臼杯,同时加用髋臼顶环,可取得良好效果。

对于股骨侧骨缺损,也可以根据骨缺损的类型采用不同的方法。股骨轻度的腔隙性缺损采用压紧颗粒骨植骨,范围较大的腔隙性缺损采用压紧颗粒骨,还需用金属网罩加强。股骨侧节段性骨缺损,采用结构性骨植骨。为了促进骨愈合,可加用自体碎屑骨移植,有时自体碎屑骨不足,将自体碎屑骨与异体颗粒骨混合后移植。股骨近端严重的节段性骨缺损或混合型缺损时,只能采用长节段的异体结构骨移植。

翻修术股骨假体选择,通常应选择广泛涂层或全涂层的加长假体,并且长度至少要超过原来假体尖部一个皮质骨的直径,通常使用长度为 170 mm,甚至 220~230 mm,例如多组合式假体(S-ROM),目前在临床使用较多。对于采用结构性骨植骨的病例,除了移植骨块较小外,一般使用骨水泥型假体置换。

第三节　人工膝关节置换术

一、概述

进入 20 世纪 70 年代后,随着大量相关学科的飞速发展,人工膝关节置换术迎来了发展的快车道。以假体设计为中心,从单纯铰链式到半限制型,进而发展到非限制型假体。由于新的假体设计、新材料、新技术和新方法的发展,人工膝关节置换作为一项成熟的治疗方法,在更多疾病及更大年龄范围中得到推广应用,并相应减少并发症,成为广泛接受的经典手术之一,已被广大患者和医生所接受。随着老龄化社会的到来,骨与关节疾病的发病日益增多,全膝关节置换数量急剧攀升,手术量已居人工关节首位。在发达国家,全膝关节置换术已是全髋置换的 2~3 倍。

1. 限制型(铰链式)人工膝关节

20 世纪 40 年代后期,单轴运动的铰链式人工膝关节开始应用于临床试验。为增加稳定性,胫/股骨假体均有长柄插入髓内;为更好地固定铰链式假体,假体柄表面呈孔隙状,期望骨长入以辅助固定。60 年代起,几乎所有的完全限制型假体均改用骨水泥固定。铰链式人工膝关节本身具有良好的内在稳定性,对关节周围韧带等软组织的功能完整性要求低,下肢力线易于掌握,手术操作简便易行。随着铰链式人工膝关节假体应用于临床,出现一系列并发症:铰链断裂、假体松动、术后感染比例惊人,假体失败率高达 20%~30%,使用寿命最长不超过 10 年。经过几十年的改进,铰链式人工膝关节在翻修手术和复杂的初次置换、肿瘤患者的保肢假体中仍占有一席之地。

2. 半限制型人工膝关节

20 世纪 50~60 年代设计的铰链式假体绝大部分为单轴铰链型,假体只允许膝关节单一平面上的活动,因而不符合正常膝关节的生物力学,会导致假体—骨水泥—骨组织界面应力异常集中,产生大量磨屑和假体松动断裂、感染、骨折等并发症。并且一旦假体失败,无法施行补救性的翻修术。研究者逐步认识到膝关节的活动非常复杂,增加活动轴,抛弃了单轴铰链结构,改用连结式结构,使得假体具有一定范围内的多平面活动能力,兼顾屈伸与旋转,关节面采取金属对塑料,提高了假体存活率。这类假体尽管总体效果仍远不及非限制型假体,但其良好的内在稳定性被充分利用,发展成旋转铰链膝、球心膝及与表面置换"杂交"的高限制性膝(CCK)等。在软组织平衡非常困难、内外侧副韧带功能丧失的病例,尤其是翻修病例,以及肿瘤患者的保肢手术中可以轻易矫正畸形。

3. 膝关节表面置换

吸取铰链式人工假体的教训,1969 年英国 Gunston 的多中心型膝采用金属—高分子聚乙烯材料组合,用骨水泥固定,具有划时代的意义。20 世纪 70 年代发明了许多种最大限度减少限制性的膝关节表面置换假体。它要求内、外侧副韧带功能较好,能提供完好的膝关节稳定性。由于设计理念的不同,全膝关节假体即双髁置换假体,主要分为后交叉韧带保留型、牺牲型和替代型 3 种。

前交叉韧带不保留已成为大多数研究者的共识,而后交叉韧带保留还是替代的争论一直没有停息过。主张保留后叉韧带的理由是保持膝关节的本体感觉,利于控制膝关节的位置和运动;保持生理状态下股骨后滚,减轻假体表面的摩擦力,进而减小界面剪切力,延长假体寿命;模拟生理情况下运动学机制,改善全膝置换术后步态,尤其以下楼梯时明显。但最近的动态 X 线研究显示:保留后叉韧带的假体并没有复制正常膝关节的运动机制,相反许多病例因为后叉韧带的张力不正常,屈曲时股骨髁前移,反而减少了屈曲活动度,加大衬垫的磨损。新一代的后稳定型假体改进凸轮—立柱机制,防止高屈曲度时脱位,允许膝关节更好地活动。精确判断后交叉韧带的情况对术后假体寿命、关节功能至关重要。

现今多数厂家的假体都能在术中由后交叉韧带保留型改为后方稳定型,一般的,后稳定型假体对于技术要求更低,纠正畸形效果更可靠,年手术量在 20 台以下的医生,推荐选用后稳定型假体。

4.活动半月板假体

固定半月板假体很难同时满足少限制性、高活动度和低接触应力的要求。平坦的聚乙烯平台对膝关节活动限制程度小,但屈膝活动中股骨髁对平台是点接触,局部压应力大,加重聚乙烯磨损,影响其寿命。但聚乙烯平台关节面杯状曲度,增加接触面积,固然可以减少磨损,但同时也限制假体活动,引起假体—骨水泥界面剪切应力增加,导致松动。以低接触应力膝假体(LCS)为代表的滑动半月板假体模拟半月板功能,膝关节活动时聚乙烯垫能前后移动及旋转,可增大接触面积,减少压应力负荷,延缓磨损,同时具有一定的活动限度(稳定性),减少假体松动率。理论上,滑动半月板型假体更符合膝关节的复杂的运动生物力学特点,广受膝关节外科大家的推崇,但到目前为止,固定半月板假体仍是主流。

5.非骨水泥固定假体

实践证明,绝大多数骨水泥固定型假体的临床效果是令人满意的。但是,骨水泥本身存在一些缺陷,碎屑可引起远期假体松动已经得到临床证实。随着选择全膝关节置换术患者年龄降低,要求更大的活动度、更长的使用寿命。随着非骨水泥髋关节假体的成功,膝关节假体置换也自然开始非骨水泥固定。长期临床证明,胫骨平台假体的骨长入情况也远不如骨水泥可靠,因此要求术后推迟负重 4~6 周。现阶段的随访资料并未显示非骨水泥假体具有优势,但随着技术的进步,年纪轻、骨质好的患者应首选非骨水泥固定型假体。

二、初次全膝关节置换术

(一)初次全膝关节置换术的适应证

手术适应证选择是否正确是影响临床效果的首要因素。人工膝关节置换术的主要适应证是解除因严重关节炎而引起的疼痛,无论其是否合并有明显的畸形,经过保守治疗无效或效果不显著的病例。包括:①各种炎性关节炎,如类风湿关节炎、骨性关节炎、血友病性关节炎、Charcot 关节炎等;②终末期创伤性关节炎;③大范围的骨坏死不能通过常规手术修复;④少数老年人的髌股关节炎;⑤感染性关节炎遗留的关节破坏(包括结核);⑥大面积原发性或继发性骨软骨坏死性疾病;⑦骨缺损的补救,如肿瘤相关疾病。

全膝关节置换术并不是一种十全十美的手术方式,因为膝关节置换后假体的使用寿命有限,并且与患者活动水平呈负相关关系,因此常适用于年龄较大的、有较多坐立生活习惯的患者。该手术也适用于比较年轻的,如类风湿关节炎、强直性脊柱炎等患者,多关节受累致严重功能障碍的,可明显改善生活质量。

全膝关节置换术的目的是解除疼痛、改善功能、纠正关节畸形,以获得一个长期稳定、无痛、有良好功能的膝关节。对于有中度关节炎有不同程度疼痛，估计未来畸形加重，可能影响到拟行人工关节置换术的预期效果时，畸形可作为手术适应证。当膝关节屈曲挛缩超过 30°合并有明显步态障碍难以恢复伸直时，将需要手术治疗。在软组织平衡非常困难，内、外侧副韧带功能丧失的病例，尤其是翻修病例，以及肿瘤患者的保肢手术多数需采用限制型假体。同样，当内翻或外翻松弛严重时，必须使用半限制型假体以防止继发的冠状面上的不稳定。在未达到这种松弛程度之前时可以采用非限制型假体，无冠状面限制，活动度更大，有更长的使用寿命。

(二)初次全膝关节置换术的禁忌证

全身和局部关节的任何活动性感染应视为膝关节置换的绝对禁忌证。

此外下列情况也属禁忌：①患肢周围肌肉、神经、血管病变；②膝关节已长时间融合于功能位，没有疼痛和畸形；③严重骨质疏松或骨缺损可能导致内植物不稳定；④全身情况差，合并有严重内科疾病，未获有效治疗。相对禁忌证包括年轻患者的单关节病变、术肢有明显的动脉硬化、术区有银屑病等皮肤病性或神经性关节病、术后活动多、肥胖症、手术耐受能力低下等，这些因素在术前均需仔细考虑。此外，患者精神不正常、对人工关节不理解等将会严重影响手术效果。

(三)初次全膝关节置换术的术前评估与准备

手术成功与否有赖于五方面的因素：①病例选择；②假体设计；③假体材料；④手术技术；⑤术后康复。良好周密的术前评估与准备是取得全膝关节置换术成功的关键之一。通过术前评估充分了解患者的总体情况，选择适于患者特殊需要的假体类型和尺寸，预防围术期并发症的发生。病情越复杂，术前评估与准备越严密，越周详。

1.下肢力线

正常解剖情况下，在站立位，髋、膝、距小腿关节中点成一直线——下肢机械轴线；同时，经膝关节胫骨平台的水平轴与地面平行。股骨解剖轴与下肢机械轴在膝关节中点相交，形成平均为 6°的外翻角。精密的术前测量为术中准确截骨提供依据，保证下肢力线与下肢机械轴重合。和人工全髋关节置换术不同，人工全膝关节置换术对手术技术的要求很高，前者可容许5°~10°甚至 20°的误差，而后者下肢力线只要有 5°的误差就明显影响手术效果，缩短假体寿命，骨关节炎患者很少出现下肢其他关节同时受累的情况，但严重的类风湿和强直性脊柱炎患者，术前必须对双下肢髋、膝、距小腿及双足的功能和结构，其他关节是否有畸形，力线是否正确等做评估。对那些严重下肢力线不正常，而又不能在膝关节置换同时矫正的畸形，应先行手术矫正。

2.髌股关节

股四头肌的力线与髌腱延长线之间存在一个外翻角（Q 角）。所以，髌骨在生理情况下就存在向外侧移位的倾向，股骨外侧髁也比内侧髁高。膝关节骨关节炎患者中普遍存在髌骨外倾、外移，其他病例也不同程度存在外侧支持带紧张，手术中髌骨都有脱位的可能。为改善髌骨运动轨迹，必须重建正确的髌骨—滑车轨迹：①股骨前外侧截骨较多；②股骨远端外旋 3°截骨；③髌骨假体稍偏内。术前摄髌骨轴线位 X 线片，充分了解髌股关节，完善的术前准备才能有的放矢，避免不必要的髌骨外侧松解。

3.软组织平衡

软组织平衡是膝关节置换术成功与否的关键，必须予以充分重视。毫不夸张地说，全膝关节置换术实质是软组织手术。相比之下,髋关节周围丰富的肌肉能自动调节软组织的平衡,保证关节的稳定性,而膝关节的软组织平衡完全取决于手术本身。无论如何延长术后制动时间和肌力训练都不能纠正软组织的失衡。全膝关节假体除铰链式假体和高限制性假体设计上较少依赖膝关节本身的稳定结构外,其他部分限制性假体与表面置换都要求膝关节本身的稳定结构,尤其是内、外侧副韧带的功能至关重要。内、外翻畸形导致相应的内、外侧副韧带被牵长而松弛,术中要求对侧软组织松解或者合并同侧韧带的紧缩,其软组织松解的程度和范围由内、外翻畸形的程度决定。

(四)初次全膝关节置换的手术入路

1.髌旁内侧入路

经典的全膝关节置换手术入路是经膝前正中皮肤切口,髌旁内侧入路。皮肤切口以膝正中切口最常用,也可行外侧切口或旁内侧切口。膝正中切口从髌骨上缘以上 5 cm 至胫骨结节内侧连线,切皮时膝关节半屈曲位,皮下组织滑向两侧而增加暴露。该切口暴露最充分,兼顾内外,瘢痕小,出现愈合不良或感染时不易直接通向关节腔。若局部既往有切口,横行的瘢痕一般无影响,纵行的则应采用原切口,以免新旧两切口间皮肤坏死。

经股内侧肌髌骨止点旁切开关节囊绕向髌骨内缘,向上延纵轴切开股四头肌肌腱内侧1/3,向下延长至胫骨结节内侧。屈膝90°,将髌骨向外侧翻开,暴露整个膝关节前部。切除髌下脂肪垫,切除前交叉韧带,用 Hohmann 拉钩将胫骨平台撬出,充分暴露。

该入路是最经典的全膝关节置换术入路,至今为大部分医生采用。它的暴露较清楚,术中可以根据需要方便延长,很少有胫骨或股骨的并发症。切口远离重要血管神经,相对安全。但该入路髌骨外翻,损伤了股四头肌和髌上囊,干扰伸膝装置,造成一系列髌股关节的问题,如术后易出现髌骨脱位、半脱位。

2.股内侧肌下入路

在髌骨内侧缘中点处向下切开关节囊直至胫骨结节上缘内侧。向上,在股内侧肌髌骨止点下方关节囊缝合一针,作为术后关闭关节囊的标志。屈膝,寻找股内侧肌肌腹向前牵开并翻转,确定其在内侧髌旁支持带的腱性移行部分,保持肌腹张力,"L"形切开关节囊。向外翻开或仅牵开髌骨,其余暴露同上。

股内侧肌下切口被认为是最符合生理解剖学的一种入路,可完整保护伸膝装置,是对髌股关节稳定性和运动轨迹影响最低的方法。髌骨血供保护较好,有一定抵抗感染的能力。行此切口的患者术后疼痛较轻,由于不触及髌上囊,术后粘连较少,伸膝力量恢复很快,可以明显减少患者卧床时间,从而减少并发症的产生。但股内侧肌下入路周围重要的血管神经较多,切口的延长有一定限制,髌骨翻转困难,故过度肥胖、股骨过短、骨关节肥大性改变、骨质疏松及翻修手术患者不宜行此手术入路。

3.经股内侧肌入路

同样的,从髌骨内上极向下切开关节囊直至胫骨结节上缘内侧,在膝关节屈曲状态下,在股内侧肌髌骨止点,向内上方沿股内斜肌肌纤维将其分开。其余同上。

该切口较股内侧肌下切口容易翻转髌骨,兼顾髌股关节稳定性好的特点。轻度干扰伸膝装置,术后粘连较少,恢复快。其暴露难易程度介于髌旁内侧切口与股内侧肌下切口之间,在患者的选择上也有同样的限制。此外,切口经肌腹,疼痛明显,止血困难,易出现血肿引发感染,关闭切口前应注意止血。

4.外侧入路

严重膝外翻的患者为避免内侧入路造成膝关节不稳,同时很容易损伤髌骨与皮肤血供,多采用外侧入路。经髌骨外侧缘直切口切开皮肤、皮下及外侧支持带。膝关节屈曲 60°,由髌骨外上缘切开,向下延伸,于 Gerdy's 结节截骨,连同与其相连的髂胫束、胫前肌一起掀起,作为关节囊切口的外侧缘。骨膜下行外侧副韧带、腘肌腱松解。必要时切除腓骨头,注意保护腓总神经。

该入路技术要求高,暴露困难,对患者选择严格,多数情况翻转髌骨困难。但是该入路松解外侧软组织,将切口与外侧关节囊、支持带松解切口合二为一,能最大限度地保护髌骨血供。经过髂胫束,对股四头肌和髌上囊影响小;术中髌骨内移,胫骨内旋,最大限度地保护伸膝装置,对严重膝外翻患者特别适用。

(五)初次全膝关节置换的手术方法

人工全膝关节置换假体众多,设计理念各不相同,但目前一致认为人工全膝关节置换术后膝关节应外翻 5°～7°,误差不超过 2°;正常胫骨平台有 3°～5°的内侧角。人类对如此之小的角度变化总是力不从心,经常截骨角度过大或过小。相反,手术者总是对垂直角度非常敏感,很容易截成标准的直角。利用这一特性,现行大部分人工膝关节置换术都要求术后胫骨平台假体与胫骨纵轴垂直,同时将股骨髁假体放置在轻度外旋位,与股骨内、外后髁连线成 3°～5°角以弥补内倾角。因此,多切除一些股骨内侧髁后方的骨质,既可保证术后屈膝位膝关节内外侧间隙的对称和内外侧韧带稳定,更能改善髌骨滑动轨迹。

总的来说,人工全膝关节置换术时应该注意:①截骨是手段,软组织平衡是目的,尽量少切除骨质。②膝关节屈曲间隙等于伸直间隙,内侧间隙与外侧间隙平衡,术后无过伸。③屈曲位与伸直位膝关节均稳定,胫股、髌股关节运动轨迹良好。④术中使用定位器械,确保假体精确对位,对线与下肢力学轴重合,所有畸形完全矫正。⑤假体应尽量符合患者的实际解剖大小与形态。⑥骨质缺损处尽量用植骨块充填。⑦现阶段尽量采用骨水泥型假体,应用现代骨水泥技术。⑧内、外侧副韧带功能不全者改用半限制性或限制性假体。

1.膝周软组织松解

人工全膝关节置换术最常见的病因是骨关节炎和类风湿关节炎。骨关节炎病例 85% 以上合并膝内翻畸形,而类风湿关节炎病例则超过 60% 合并膝外翻畸形。因此,详细的术前检查,周密的术前计划,尤其是负重位膝关节 X 线片是获得软组织平衡的前提条件。人工全膝关节置换术究其根本是一种软组织手术,截骨是手段,软组织平衡是目的。膝周软组织松解不仅是手术入路的一部分,更是手术成功的关键所在,绝不可能用截骨纠正软组织调整的错误。无论是间隙技术还是等量截骨技术,没有软组织的松解平衡,再好的截骨都是缘木求鱼。

2.股骨侧截骨与假体安装

通常情况下,股骨截骨定位绝大部分医生采用髓内定位系统。只有在股骨骨折异常愈合、骨髓炎、Paget's 病等少见的远端股骨弯曲畸形和同侧全髋关节置换术史、仍有内置物存留等股骨髓腔有占位的情况下才采用髓外定位系统。由于使用器械的不同和关节病的不同,在股骨远端截骨时远端截骨模板常常会与股骨外髁或内髁先接触上;如果试图将整个截骨模板完全坐在两个髁上,就可能造成截骨错误。为避免此类情况发生,术中必须注意关节病的类型,合理使用髓内定位确定股骨远端截骨模板的正确位置,多数情况下截骨模板只能与一侧股骨髁接触。

股骨髁截骨是人工全膝关节置换术中最复杂、最容易犯错的步骤之一,因为股骨髁远端截骨角度决定术后膝关节的外翻角度,厚度决定伸直间隙的宽度;股骨髁前后截骨的位置与厚度决定屈曲间隙的宽度;股骨髁外翻截骨的度数决定内、外侧间隙的平衡和髌骨轨迹的优劣。多因素彼此制约,错综复杂,很容易顾此失彼。原则上,股骨髁截骨厚度应与所置换假体对应部位厚度一致,外翻、外旋度数以术前、术中测量为准,要求假体置换后不改变膝关节线位置及周围韧带的张力。

为保证弥补胫骨平台正常的 $3°\sim5°$ 内倾角,股骨截骨应外旋 $3°\sim5°$。另外,适当外旋股骨髁假体,也使得髌骨滑槽向前外侧旋转,膝关节"Q"角减少,减少外翻趋势,有利于屈伸膝关节时髌骨在滑槽内的上下移动。在此之前必须先进行软组织松解,保证软组织平衡。股骨外旋截骨的度数很难精确定位,因为解剖标志不一致,病理情况下可能相互矛盾。可以确定股骨外旋截骨的定位标志。

(1)股骨后髁连线。直观易懂,但骨关节炎时后髁常被侵蚀,且内侧重于外侧,从而限制其参考价值。

(2)股骨髁间窝前后连线(Whiteside线)的垂线。在股骨髁发育不良和膝外翻患者可靠性欠佳。

(3)胫骨干轴线。即下肢力学轴,牵引后是一个可靠的参考,据此截骨有助于屈曲间隙平衡。

(4)股骨内外上髁连线。相对最稳定,能最大限度地恢复股骨生理性的旋转。内上髁的中心位于内侧副韧带浅层的近端起点和深层的近端起点之间的小沟内,股骨外侧远端最突出的一点即为外上髁,两者连线即为内外上髁连线。

通常术中均须同时采用几种不同的方法分别确定股骨外旋角度,相互印证,相互比较,最大限度地避免误差,提高截骨精度。

3.胫骨侧截骨与假体安装

胫骨截骨采用髓内定位系统组件简单,定位过程不受距小腿关节异常情况的干扰,在准确性和重复性方面要优于髓外定位系统,但同时破坏了髓腔结构,增加术中出血、脂肪栓塞的概率。髓外定位系统根据胫骨结节、胫骨嵴和距小腿关节这 3 个容易扪及的体表解剖定位标志,操作简单易行,并发症少,尽管在准确性、重复性方面不如髓内定位系统,仍为绝大部分手术医生所采用。国人中胫骨呈弧形,骨干向前外侧弓形突起的情况不少,在老年女性中较为常见,影响髓内定位系统的放置。这类情况下用髓外定位系统,以胫骨中下 1/3 胫骨嵴作为定位点,能保证与下肢承重轴一致,具有不可替代的作用。

胫骨平台截骨要求后倾角一般为 $5°\sim7°$,厚度与胫骨假体厚度相等,一般为 $8\sim12\ mm$。胫骨上端骨质强度较好,承重能力较强。越远离关节线,骨质强度越小,因此在实际操作中尽可能保留胫骨近端高强度的骨质,避免截骨过多引起术后假体下沉松动。另一方面,截骨过少会残留增生硬化骨,骨水泥或非骨水泥假体均不能牢固固定;减少胫骨近端的截骨量和骨赘清除、软组织松解,使替换假体相对过厚,无形中增加关节线与胫骨结节距离,提升关节线,造成低位髌骨,进而增加髌骨假体的磨损。

理想情况下,胫骨平台假体能完全覆盖住胫骨近端截骨面,不存在前后、内外偏移余地。但厂家提供假体尺寸毕竟有限,而人群实际数据变化较大。因此,假体安装前应彻底清除骨赘,避免误导。倾向性的原则是宁小勿大,宁外勿内,宁后勿前,但绝不能突出超过胫骨平台骨皮质边缘。

4.髌骨置换

全膝关节置换术后约 50％的并发症与髌骨置换有关,因此,适应证与假体选择是否合适,手术技术是否熟练可靠,对术后效果影响极大。与胫骨、股骨髁截骨不同,髌骨截骨缺乏很精密、可重复性强的定位系统,现在仍主要依靠医生的经验和手感。正确掌握髌骨截骨厚度、截骨面内外翻及前后对线是手术成功的关键。

髌骨假体安放无论是圆弧形还是解剖型髌骨假体,以能充分覆盖髌骨切割面为前提,尽量偏内侧放置。这样假体顶端(相当于正常髌骨中央嵴)位于髌骨内侧,能更好地模拟正常髌股关节咬合面偏内的解剖结构,减少行外侧支持带松解的概率。

(六)活动半月板全膝关节置换术

目前人工全膝关节后 10 年以上的假体生存率已达到 90％以上,被越来越多的骨科医生和患者所接受。但是对于年龄较轻、活动量较大的患者效果并不满意,特别是聚乙烯磨损导致的骨溶解仍然是膝关节置换术晚期失败的主要原因。为了解决假体设计上低接触应力和自由旋转之间的矛盾,20 世纪 70 年代末产生了第一代可活动半月板的 Oford 和低接触应力的 LCS 膝关节假体,这种关节十分接近正常膝关节的解剖特征,避免了相当一部分患者的聚乙烯磨损和假体松动。

固定半月板膝假体设计中最大的难点在于同时兼顾低接触应力与假体界面剪切力的矛盾。平坦的聚乙烯平台对膝关节活动限制程度小,但屈膝活动中对平台是点接触,局部压应力大,加重聚乙烯磨损,影响其寿命。

另一方面,若聚乙烯平台设计为关节面杯状曲度,增加了接触面积,固然可以减少磨损,但同时也限制假体活动,引起假体—骨水泥界面剪切应力增加,导致松动增加。降低摩擦力、减少磨损要求增大接触面积,降低假体界面剪切应力、减少松动要求减小接触面积,通常固定半月板假体设计只能在两者间寻找妥协。

活动半月板人工全膝假体针对这一矛盾,尽可能地符合膝关节的生物力学要求,杯状聚乙烯衬垫底面平整光滑,与胫骨假体金属底托可以自由旋转和前后移动,兼顾膝关节的屈曲、旋转灵活性,同时降低衬垫的磨损、假体界面应力,进而延长假体寿命。同时,活动半月板假体设计使行走中的旋转力和剪切力通过活动半月板的相对移位而转移至软组织,这种情况与正常的膝关节很相似。不同厚度的活动半月板聚乙烯衬垫通过改变半月板的厚度调整膝关节韧带的张力,依靠韧带张力来维持正常膝关节的稳定性,从而获得更自然的功能和更长的假体寿命。长期的临床随访结果都表明:尽管活动半月板全膝关节置换手术复杂,但先进的假体设计理念随着人们认识的加深,必将获得越来越广泛的好评。

三、全膝关节翻修术

今天人工全膝关节置换术已成为临床常用的手术,据估计仅美国和欧洲目前全年膝关节置换例数就有 20 万～30 万例。通过近 30 年的不断改进和提高,感染、假体断裂、关节脱位等严重发生率已经大大减少,10 年以上的临床优良率已在 90％以上。随着这项医疗技术的广泛推广应用,翻修术病例的绝对数字将会不断增加。在今后的 10～20 年,我们将面临呈几何级数增长的翻修病例。如何提高翻修假体成功率,改善翻修术后功能,延长假体使用寿命对每个关节外科医生都是巨大的挑战。

（一）翻修术前评估

全膝关节置换术术后各种并发症，如感染、疼痛、假体松动、断裂、关节半脱位、脱位、关节不稳、活动受限及严重的假体周围骨折等都可能行翻修手术。但是，并不是每一个病例都适合翻修手术，有的行关节融合术、关节切除成形术，甚至有时截肢术更适合患者。作为失败的人工关节置换术的补救措施，翻修术手术效果明显不如第一次手术，术后并发症多见，因此术前应慎重考虑。

同时，许多病例不能一蹴而就，有时需要分阶段多次手术以完成翻修准备，如全膝置换术后深部感染多采用二期手术翻修。

1.全膝关节翻修术的适应证

全膝关节置换术术后各种并发症采用非手术疗法及常规手术不能解决的病例都是翻修手术潜在的患者，但必须具备几个条件：①伸膝装置和膝关节周围软组织完好，或部分受损可以修复。②没有无法修复的大段骨缺损。③无神经、肌源性疾病。④全身情况允许，无严重内科疾病引起的手术禁忌证。⑤依从性好，心理、家庭、经济等无明显不稳定因素。

2.全膝关节翻修术的禁忌证

凡引起初次全膝关节置换失败因素未能去除的病例，如过度肥胖、抵抗力低下、神经肌源性疾病无明显好转，不能满足以上要求都会影响翻修手术的效果，建议用融合术等手术替代。依从性差、心理素质不稳定、对手术期望值过高都是相对禁忌证。

（二）翻修手术的原则

通常翻修术关节软组织平衡操作困难，范围广、程度重，同时与骨缺损相互影响，处理非常困难，必要时应选择内在稳定性较好的限制型、半限制型假体以弥补软组织的缺陷。无论一期置换，还是二期置换，术后均需要使用抗生素 3～6 个月，甚至更长时间。对软组织条件较差者，必要时可切除髌骨缝合切口。

二期翻修术多选用后交叉韧带替代型，如后稳定型假体。对于以伸膝障碍为主的病例，可适当多切除一些股骨髁远端的骨组织来解决；而过伸畸形多因假体不稳或骨缺损造成，实质是伸直间隙相对过大，而不是由于后关节囊松弛。因此，无须松解后关节囊，也不必过度切除股骨后髁增大屈曲间隙，更不能一味选用更大的假体，同时减小屈曲与伸直间隙。否则屈曲间隙过紧，同时关节线抬升，形成低位髌骨。翻修术后屈膝功能很差，正确的处理方法应根据屈曲间隙选择假体并放置在前后中立位，伸直间隙缺损多少就用金属垫块或植骨垫高多少。一般的缺损在 10 mm 以下用金属垫块，10 mm 以上者需用自体或异体骨块。同样的，内外翻畸形也可用同样方法主要对骨和假体处理，重点解决假体的对位和固定等问题。施行诸如韧带松解、紧缩等软组织平衡术来重建关节稳定性的效果往往欠佳。另外，翻修手术难度大，要求手术医生十分熟悉膝关节韧带结构，并时刻关注关节线的改变，兼顾髌股运动轨迹。除非患者年轻、术后活动量大，否则不宜采用铰链型限制型假体。

（三）翻修手术中骨缺损的处理

如何处理骨缺损是翻修手术面临的最大问题。根据皮质骨完整程度，又可分为包容型和节段型 2 种。前者是指外周皮质骨基本完整，只是大块松质骨缺损；后者是指包括皮质骨、松质骨整块骨缺损。严重骨缺损常见于各种原因，包括感染、无菌性松动、假体力线不正、继发股骨髁上或胫骨上端骨折等引起的初次全膝关节置换术失败患者。对严重包容型骨缺损只需填塞足量的自体、异体骨即可，而对严重节段型骨缺损，通常需要采用对应部位的冷冻异体骨进行移植。

大块异体移植骨通常包含有许多皮质骨成分,最终很难会完全被自体骨组织替代。为增强它们抗疲劳断裂的能力,防止应力集中,整段异体骨需要获得坚强的固定。固定方式可通过假体长柄穿过植骨块插入自体骨髓腔实现,一般认为插入骨髓腔内的假体固定柄长度应至少在骨干直径的 2 倍以上。如有困难,也可采用移植骨块的加压钢板内固定。异体移植骨被机体爬行替代是有一定限度的,过大、过远、皮质骨多都会使爬行替代到一定范围就终止。这个移行区机械强度最低,骨折通常发生在这一区域,以术后 3 年左右为高峰。

假体固定应采用长柄加骨水泥固定,如有自体骨移植,应尽量将自体移植骨放置在异体骨和移植骨床之间,同时避免将骨水泥或软组织带入到移植骨和移植骨床,防止骨不长入。大块移植骨,尤其是股骨侧,常需修整以适应假体,这样会露出较大面积松质骨,术后有可能加速移植骨血管再生、重吸收现象,从而引起再置换失败。因此,为防止这种现象,有人提出用薄层骨水泥覆盖修整后外露的松质骨。术后避免负重至少 3~4 个月,直至 X 线检查自体、异体骨结合面无任何透亮线存在,或两者结合部有骨痂桥接,均提示已经愈合。

四、全膝关节置换术后并发症的处理与预防

近 20 年来,全膝关节置换术发展迅速,目前在发达国家已经成为对严重膝关节病变外科重建的常规手术。大量的全膝关节置换必然带来相应的并发症,给患者和社会带来巨大的痛苦,也严重影响手术医生和患者对该手术的接受程度。由于膝关节周围肌肉少,位置表浅,假体作为异物也会影响局部组织对损伤的耐受性,因而术后局部并发症的发生率较高。关节内感染、假体松动等严重并发症无论对医生或患者都是一场灾难,一直是患者顾虑手术的主要原因。只有充分认识到全膝关节置换术后并发症的原因和病理生理过程,采取有效措施控制发生率,并且在并发症出现后及时、有效、妥善处理,才能提高全膝关节置换手术水平,延长使用寿命,促使更多的患者接受这一手术。

(一)全膝关节置换术后感染

感染也许是全膝关节置换术最具灾难性和最昂贵的并发症,常引起关节的疼痛和病废,以致手术完全失败。与全髋关节置换不同,膝关节软组织少,轻微的感染很容易扩展至整个膝关节,深部感染所有保守治疗几乎均无效,个别病例甚至需要截肢,多数感染病例最终需要再次手术去除假体和骨水泥。随着对其认识的深入、假体设计和手术技术的日益完善,预防性抗生素、层流过滤手术室、抗生素骨水泥和伤口处理技术的进展,感染发生率由早期的 1%~23%降至目前的 1%~1.5%。根据病变累及的范围,全膝关节置换术后感染可分为浅层感染(未累及关节囊)和深部感染(累及关节腔),其处理方法稍有不同。

对全膝关节置换术后效果不理想的患者,尤其是那些术后膝关节持续疼痛、活动受限和假体松动的患者,都应提高警惕,首先排除感染的可能。红细胞沉降率增大、C 反应蛋白指标增高,一般无临床参考价值。X 线片上出现的假体透亮线仅作为诊断感染的参考。放射性核素扫描对诊断术后深部感染有较高的特异性和准确性,尤其是放射性核素标记的白细胞扫描更为敏感而准确。关节穿刺局部组织细菌培养是诊断感染最直接依据,同时穿刺液涂片做细菌革兰染色、白细胞计数和分类及细菌药物敏感试验。

1.保守治疗

根据病变累及的范围,一般浅层感染多采取保守治疗。对于深部感染患者,感染扩散累及

关节腔,且多为年老体弱者,有多种内科疾病,处理十分棘手。一般单纯抗生素治疗适用范围极为有限,仅适用于术后2周内发生的早期革兰阳性菌感染。细菌对抗生素极度敏感,患者在感染48 h内即得到及时有效的治疗,而且没有假体松动;或者病情严重,一般情况极差无法耐受手术治疗的患者做姑息治疗。这种方法疗效不确切,治愈率只有6%~10%。

2. 暴露与清创

取出假体、骨水泥等异物,彻底清创,是控制感染的最可靠方法。一般情况下,无论医生还是患者都将该术作为治疗全膝关节置换术后感染的首选。一期翻修术仅适于革兰阳性菌感染,术前明确病原学诊断和药敏,术中采用敏感抗生素骨水泥固定翻修假体,成功率低于70%;二期翻修术成功率高达97%,感染复发率低,常作为衡量其他治疗方法的参考标准。但住院时间长,需要2次手术,伤口瘢痕增生、软组织挛缩,关节僵硬,影响翻修术后的关节功能。

根据患者术前关节活动度,医生可大致估计术中显露关节的难易。一般来说,术前膝关节活动度越差,术中关节显露就越困难。选择原切口作为手术入路,避免在切口周围做过多的游离,松解髌上囊、膝关节内外侧间沟内的组织瘢痕、粘连的纤维组织和脂肪。切口宜大,暴露充分,特别注意保护胫骨结节髌腱止点,防止撕脱。对于股四头肌挛缩、暴露极端困难的病例,直接做股四头肌"V-Y"手术入路也是改善膝关节显露的较好方法,同时也须预防无意中对髌腱可能造成的损伤。

如何准确估计清创的范围、骨质缺损程度及术中截骨范围是处理感染性膝关节翻修病例最重要的步骤之一。清创既要干净,彻底清除坏死组织和病灶,尤其是松质骨中的小脓肿,但是又不能任意扩大,人为造成过多的骨缺损。第一次清创,放置抗生素骨水泥临时假体时清创的标准可以稍宽些,不必过分要求每个地方都掘地三尺,尽量多保留骨质,尤其是外侧骨皮质。因为有了外侧皮质做支撑,包容性骨缺损处理起来比节段性骨缺损容易得多。

3. 假体取出与放置

临时假体清除的顺序依次为股骨髁、胫骨平台和髌骨。取出原有假体及骨水泥时,应保护周围骨质及韧带结构。假体取出有时是很困难的,尤其是没有松动的股骨假体带有长柄,一般多需要骨凿、电锯等特殊器械。在分离假体固定面时,用骨凿千万不要硬性撬拨,防止局部支撑部骨组织的压缩性骨折。聚乙烯平台取出多较方便,问题常常出在取出固定良好的股骨髁和平台金属托时。对此,常用交替敲打法加以解决。先用最窄的摆锯沿假体与骨交界的骨水泥层锯开,中途要不断用生理盐水冲洗,防止温度过高。待除柄体外的所有假体与骨组织都已分开,用锤子向金属假体远端分别左右、前后交替敲打,反复数次后,假体反复扭曲,与骨水泥逐渐脱离,待击打的声调变化后,说明假体已松动。这时可装上假体固定器,小心向外击打,拔除假体。此法总结为"欲进先退"。注意操作要轻柔,强行拔出假体有时会导致大半个股骨髁都掉下来,这时处理起来就异常困难了。

对少数柄体固定十分坚固者,有时需用金属切割器来离断柄体与平台的连接部,然后再处理柄体。在切割金属时,需要用纱布严密盖住周围术野,以减少金属碎屑进入组织,同时用冷水冷却。髌骨残余骨质薄,全聚乙烯髌骨假体去除困难时切不可强行撬拨,宜用摆锯沿截骨面切断假体,再适当钻孔,取出3个固定桩。

4. 翻修假体的放置

二期关节置换时截骨平面应选择在成活的自体骨处。术前根据可能的截骨平面准备合适长度的异体移植骨。移植骨大小应按照残存的自体骨和软组织情形来选择。尽量使异体骨与自体骨在两者的结合部位直径保持一致。多数翻修术病例的后交叉韧带和内、外侧副韧带有破坏。翻修假体选择的原则是在综合关节稳定性和骨质缺损程度的前提下,尽可能选择限制程度小的假体,通常情况下均选用后稳定性假体。若侧副韧带也有病变或缺损,半限制型假体或旋转较链型假体可能是最好的选择。

5.全膝关节置换术后感染的预防

在膝关节这一身体表浅部位内埋藏大块金属异物和骨水泥等材料,增加了感染的机会和严重性。许多微生物能在异物表面产生一层多糖蛋白质复合物保护膜,造成假体周围厌氧菌和需氧菌共生环境,逃避机体的抵抗作用。除非去除假体,否则这类感染病灶很难控制。全膝关节置换术后感染原因很多,相应的预防措施也要从消灭传染源、控制传播途径和保护易感区域着手。增加全身、局部抗感染能力。

(1)消灭传染源。理论上各种急性感染和慢性感染急性发作均是手术禁忌证,应排除手术。因此,术前应首先控制远处感染病灶,缩短术前不必要的住院时间。同时,术前预防性地使用抗生素十分有效,可显著降低感染率已成为广泛共识,这也是最重要的感染预防方法。理想的预防性抗生素应具备:对葡萄球菌、链球菌等人工关节置换术后常见感染菌高度敏感,组织穿透性好,半衰期长,毒性小,价格便宜。抗生素可根据全膝关节置换术后感染的细菌学经验和药敏试验选用,多以头孢类为主,可合并氨基糖苷类,严重时或对青霉素过敏者,改用万古霉素。预防性抗生素仅术晨使用,特殊情况如类风湿关节炎、长期使用激素或免疫抑制剂的病例提前 $1\sim2$ d 使用。静脉给药多在术前 15 min 内,以头孢曲松钠等半衰期长的药物为佳,双膝手术或手术时间长还可在中途加用一次。术后预防性抗生素使用时间意见仍未统一,一般主张术后维持 $3\sim7$ d,常规每 8 h 一次。

含抗生素骨水泥在体内可持续释放抗生素,保持相当时间内局部药物在有效浓度以上。因此,全膝关节翻修术、既往膝关节周围有感染史的患者可常规使用含抗生素骨水泥,类风湿关节炎、长期使用激素或免疫抑制剂患者也主张使用。因骨水泥聚合产热,部分抗生素会分解,故一般多用万古霉素、妥布霉素或庆大霉素。抗生素添加量以不超过总量的 5% 为宜,避免显著降低骨水泥强度。

(2)控制传播途径。随着术前预防性抗生素的常规使用,以及长期大宗病例的随访分析,目前对空气隔离式手术颇有微词。一般认为,尽管层流手术室设施昂贵,但为保证质量,仍有必要使用。同时,国内外均已达成共识,人工关节置换,特别是全膝关节置换不能遍地开花,应在有相当硬件、软件和人员条件下完成。

严格的术前备皮消毒、粘贴塑料手术薄膜合并碘液擦洗可显著降低感染的发生率。手术室管理包括手术室紫外线消毒,控制手术室人员数目,减少人员在手术室内随意移动,采用防水手术巾、双手套操作,术中抗生素盐水冲洗均可达到控制传播途径的目的。用含抗生素盐水冲洗枪冲洗伤口可减少伤口污染物,保持创面湿润,及时清除血痂、磨屑、骨水泥等异物,也是预防感染的常规手段。

(3)保护易感区域。早期感染多由于伤口内形成的血肿或切口延迟愈合、皮肤坏死等引起;晚期感染大部分为血源性途径感染所致。术中无损伤手术操作,不做皮下广泛分离,避免因一味追求小切口而反复牵拉皮肤。及时冲洗手术野,关闭切口前彻底止血,避免血肿形成等均可保护局部皮肤软组织,避免由外到内的细菌侵蚀。出现切口愈合问题及时处理,早期植皮或皮瓣转移。术后除注意常规的各种伤口局部护理外,关键在于提高机体抵抗力,及时使用预防性抗生素治疗,控制身体其他部位的感染灶,防止血源性感染的发生。术后 1 年以上切不可放松警惕。对有关节肿胀的患者,如怀疑有感染的可能,应先分层穿刺进行细菌培养,而不要盲目切开引流开放换药。在进行拔牙和各种侵入性内镜检查、置管时,也应常规使用抗生素预防。

(二)深静脉栓塞及其预防

下肢深静脉栓塞(DVT)和肺栓塞是术后常见的并发症,同时也是术后早期的主要致死原因。据文献报道如不做预防性治疗,将有 40% ～ 60% 患者发生术后深静脉血栓,0.1% ～0.4% 有致命性肺栓塞。即使采用了适当的预防方法,全膝关节置换术后下肢深静脉血栓发生率仍高达 11% ～33%。在某些高危人群,如老年、女性、吸烟、糖尿病、高血压、肥胖、小腿水肿、下肢静脉曲张、心功能不全及以往有深部静脉血栓者,发生率更高。以往研究认为人工膝关节置换术后深静脉血栓现象多见于欧美人种,黄种人少见。但近年来随着全膝关节置换术广泛开展,术后 DVT 的发生率正在逐步上升,并已与欧美人种接近。分析原因可能与亚洲人饮食结构的西方化以及医疗卫生水平提高使更多老年患者能够接受手术治疗等因素有关。

大部分深静脉血栓患者早期无自觉症状,体检时可发现小腿、踝部肿胀,表浅静脉充盈,皮肤颜色改变,皮温升高。一般而言,依靠临床表现做出诊断往往时机已晚。肺栓塞典型症状是气短、胸痛和咯血。临床上几乎找不到典型病例,很难判断是否发生。据报道只有不到 1/4 的肺栓塞临床怀疑对象经客观检查得到证实。通气/灌注肺扫描是一种有效的肺栓塞筛选方法,而血管造影则是唯一的确诊手段,但费用昂贵,又是有创检查,应限制其使用。

深静脉血栓形成和肺栓塞的预防主要有:①机械方法。使用弹力长袜、下肢持续被动活动(CPM)、术后早期活动等。②药物方法。经长期临床使用,低分子肝素被证明能有效抑制血栓形成,很少影响凝血功能,因此使用过程无须经常检测出血时间,现已广泛使用,成为术前常规之一。此外,对于高危患者,有必要服用小剂量华法林、阿司匹林等。术前 1 d 服用 5 mg 华法林,手术当晚服用 10 mg,随后依据 PT 和 APTT 检查结果,使剂量个体化,直至患者下床活动。有充足的证据表明局部区域麻醉较全身麻醉能明显减少术后下肢深静脉血栓的形成。这可能与前者能区域性阻滞交感神经,引起下肢血管舒张,血流增加有关。这些预防措施相当有效,有报道能使术后静脉造影 DVT 阳性率从 84% 下降至 57%。对哪些患者需要进行常规的抗凝治疗,预防性治疗需维持多长时间,目前意见不一。如果不加区别地对所有患者都采用预防性治疗,不但增加医疗费用,也增加药物特别是华法林不良反应的发生机会。由于膝关节周围软组织较薄,缺乏富有弹性的厚实肌肉包裹,对血肿的耐受性较差,为减少伤口出血机会,使用预防性抗凝药物应推迟至术后 24 h 以后。同时,术前使用抗凝药物,麻醉师因顾虑椎管内出血而坚持使用全麻,得不偿失。因此,65 岁以上患者术后常规使用低分子量肝素抗凝 5～7 d,其他 DVT 高危患者在血液科指导下可术前即开始使用多种抗凝剂。

(三)切口愈合不良与皮肤坏死

伤口愈合不良包括伤口边缘坏死、伤口裂开、血肿形成、窦道形成和皮肤坏死,其主要有 2 类因素:①全身因素。患者存在高危因素,例如糖尿病、类风湿关节炎长期服用激素或免疫抑制剂,抑制了成纤维细胞的增生;肥胖患者皮下脂肪过多,膝关节暴露困难;营养不良、吸烟等都会减少局部血供,减轻炎症反应,影响切口愈合。②局部因素。以手术操作为主,如肥胖患者组织过度剥离和牵拉;一味追求小切口,皮肤过度牵拉或皮下潜行剥离;止血不彻底,血肿形成;外侧髌骨支持带松解术降低膝关节外侧皮肤的血供,继而影响皮肤愈合;术后功能锻炼过早、过强,不仅降低伤口氧张力,影响组织愈合,而且容易导致伤口持续渗血、渗液,引起感染。此外,皮肤切口应尽可能沿用旧手术切口,不应在其边缘再做平行切口,以防皮肤坏死;皮肤切口长度不应过短,以免术中屈膝状态下操作时两侧皮缘张力过大。

一旦发生伤口持续渗液、伤口红肿等愈合不良迹象时,应予以迅速及时处理,否则可能很快引起深部感染。明显的伤口边缘坏死、皮肤坏死、窦道形成,特别是伤口裂开,要及时进行清创、闭合伤口,必要时植皮。较小的血肿可行保守治疗,或穿刺、冷敷和加压包扎。张力高的较大血肿,影响皮肤血运或有自行破溃形成窦道的危险时,需在无菌手术条件下清理。

对直径 3 cm 以内的小范围表浅皮肤坏死,其原因主要是局部血供不良,单纯换药耗时长,容易出现痂下感染,继而发展到关节深部感染,故而应积极切痂,清创缝合,皮肤多能延迟自行愈合。大范围的表浅皮肤坏死,则需行二期皮肤移植。少数膝前软组织全层坏死,露出关节假体的则需要进一步的皮肤、皮肤筋膜瓣和皮肤肌肉瓣等转移修复,常用内侧腓肠肌皮瓣。

(四)髌骨相关问题

髌股关节应力巨大,通常情况是体重的 2～5 倍,下蹲时高达体重的 7～8 倍。很多研究都支持在全膝关节置换同时做髌骨置换,除能明显缓解膝前疼痛、改善上下楼能力外,肌肉力量、关节稳定性也明显增高。尽管是否常规置换髌骨的争论还在持续,但仔细分析历年来发表的相关文献,髌骨置换病例已越来越多。髌骨置换无疑会带来许多并发症,如髌骨骨折、髌骨轨迹欠佳甚至脱位,还有假体松动、假体断裂、髌韧带断裂、软组织过度增生发生撞击等相关并发症日益突出,几乎占全膝关节置换术后并发症的 50%左右。

1.髌骨骨折

初次全膝关节置换术后发生髌骨骨折很少见,但类风湿关节炎,特别是翻修术后容易出现。通常与截骨不当、髌骨异常受力和血供受损有关。髌骨置换后最好能恢复原有髌骨厚度,残存不应小于 15 mm。髌股关节关系异常,假体偏厚、股骨髁假体太靠前、过伸位放置都会使股四头肌张力和髌股关节压力异常增大;假体位置不当、力线不正或半脱位也使髌骨内部应力分布不均,导致骨折。常规内侧髌旁入路已经切断髌骨内上、内下以及膝上动脉,切除外侧半月板、髌下脂肪垫时还可累及膝外下动脉。术中膝外侧支持带松解时特别容易损伤膝外上动脉,引起骨质缺血性坏死,最终导致髌骨骨折。从保护髌骨血供角度出发,应注意保留髌下脂肪垫;外侧支持带松解时避免损伤膝外上动脉,距离髌缘 2 cm 左右,以免损伤髌骨周围血管网;不用中央固定栓较粗的髌骨假体。

髌骨骨折治疗的关键是平衡髌股关节周围软组织。Ⅰ型骨折:假体稳定,伸膝装置完整。一般用保守治疗效果好,很少有并发症。Ⅱ型骨折:假体稳定,伸膝装置破裂。可行伸膝装置修补＋髌骨部分或全部切除术,一般有伸膝无力、活动受限等并发症。Ⅲ型骨折:假体松动,伸膝装置完整,其中Ⅲ$_a$型髌骨残余骨床质量好,Ⅲ$_b$型髌骨残余骨床质量差,多残留较严重的并发症。①髌骨上下极骨折,如未累及伸膝装置,用管形石膏固定 4 周,若累及则需切开复位内固定,术后辅助支架治疗。②髌骨内、外缘骨折,多与假体旋转、肢体对线不当或膝外侧软组织挛缩等有关。若髌骨活动轨迹正常,骨折片轻度移位可予保守治疗。骨折片移位较大的,切除骨折片,松解膝侧方支持带。③髌骨中段横形骨折,若不涉及骨—骨水泥界面,骨折移位不明显的,用管型石膏固定 4～6 周;若髌骨假体松动,或膝前疼痛、伸膝装置功能失常持续 1 年以上者,可行软组织松解、部分髌骨切除或伸膝装置修复等手术。④水平剪切髌骨骨折,多发生在骨与假体交界面,常引起残存骨质破坏,影响翻修假体的固定,因此多行髌骨部分切除术,用筋膜等组织覆盖。

2.髌骨弹响征

最初报道的髌骨弹响征主要见于全膝关节置换术患者。

最近有资料认为这种弹响现象可同样出现在只置换髌股关节的患者,只是两者在发生机制、出现症状的位置上有所区别。后者多是由于股骨假体滑槽下端向后延伸不够,或者髌骨上极本身结构如骨赘等因素,造成髌骨过度陷入髁间窝,使得在伸膝过程中出现髌骨上极与股骨滑槽下端的撞击现象。治疗多采用关节切开或关节镜下的增生纤维组织清理术,必要时行髌骨翻修术。

3.髌韧带断裂

髌韧带断裂发生率为 $0.1\%\sim2.5\%$,断裂部位通常在胫骨结节附近,发生原因与术后髌韧带血供改变、摩擦,或由于手术操作过程中韧带周围或止点部位广泛剥离,或由于术后膝关节活动受限,患者接受按摩推拿受力过大所致。长期卧床的类风湿关节炎患者有严重的骨质疏松,暴露膝关节时易造成胫骨结节撕脱骨折,尤其是长期屈膝挛缩或强直的病例和糖尿病、红斑狼疮等疾病累及结缔组织,造成韧带病变脆弱,股四头肌挛缩,非常容易造成本已骨质疏松的胫骨结节撕脱骨折。

髌韧带断裂是治疗效果最差的术后并发症之一。临床应以预防为主,加强术中规范操作,切忌使用暴力。髌韧带断裂的治疗方法有许多,如石膏制动、肌腱缝合、骑缝钉固定、半膜肌加强、异体肌腱或合成材料移植等,但至今仍没有令人完全满意。即使用半膜肌移植修复,术后仍会出现髌韧带松弛、伸膝装置无力、膝关节不稳、关节活动范围差等并发症,严重影响了全膝关节置换术的临床效果。

(五)假体周围骨折

全膝关节置换术后可发生在胫骨干、股骨干,也可发生股骨髁或股骨髁上,大部分骨折发在术后平均 3 年左右。

摔倒等轻微外伤常常是骨折的诱因,而骨质疏松则是引起术后假体周围骨折的最危险因素,特别是类风湿关节炎、长期服用激素、高龄及女性患者。由于假体材料的弹性模量远远大于骨,在假体尤其是柄的远方形成应力集中区,特别是假体位置不当引起局部应力遮挡,更易导致骨折。神经源性关节病造成膝关节不稳,术后关节纤维性粘连,采用按摩等方法做抗粘连治疗时用力不当,即可造成骨折。当然,手术操作不当也是假体周围骨折的重要原因:①过多修整股骨髁前方皮质骨,使该区域骨质变薄;或截骨过多形成股骨髁前方骨皮质切迹;或假体偏小、后倾,前翼上缘嵌入到股骨皮质内,使之强度减低,形成股骨髁上薄弱点,受到轻微外伤即造成骨折。②术中软组织过分松解,或膝关节外侧支持带松解影响血供,使假体周围骨重建不足,甚至局灶性坏死。③假体安放位置欠佳,对位对线不良,膝关节活动中产生有害的侧方力、剪切力。④假体无菌性松动,聚乙烯磨屑导致骨溶解。在诸多因素中,力学因素是最直接的原因,轴向和扭转应力联合作用是导致骨折的直接力量。骨折线常穿过骨结构薄弱处,发生部位与假体类型有关,例如股骨干骨折多发生在带髓内长柄的假体柄端附近;而不带柄的股骨假体,骨折多位于股骨髁。

保守治疗适应于骨折无移位或轻度移位但能通过手法复位并保持稳定的病例,骨折端间距小于 5 mm,成角畸形小于 $10°$。骨折粉碎程度较轻的患者,也可采用保守治疗,以骨牵引、石膏外固定等方法制动至少3个月。保守治疗骨折不愈合,畸形愈合率较高,而且长期局部制动,多引发膝关节功能障碍。因此,对无保守治疗适应证,或经保守治疗3~6个月骨折不愈合,或骨折同时伴有假体松动者,应选择切开复位内固定术。

手术方法包括髓内针固定、钢板固定和定制假体等。目前许多学者报道采用逆行髓内固定方式来治疗膝关节置换术后的骨折。

逆行髓内钉手术时间短,操作简单,无须破坏骨折附近的骨膜组织,固定确切,可以早期术后活动。术中取髁间窝中点为进针点,在牵引复位下将髓内针击入股骨髓腔,透视下确定骨折对位对线情况。一般来说,髓内针近端应抵达股骨中下1/3,保证在骨折近远端均有至少2个锁钉。在能植入的前提下,髓内针越粗越好,有利于增强稳定性。但是,后方稳定型假体髁间窝封闭,亚洲人许多假体很小,髁间窝的宽度不允许植入髓内钉,都只能髓外固定。常规钢板内固定操作困难,技术要求高,术中需剥离较大范围的软组织,影响局部血供,并且对骨质疏松患者很难获得坚强内固定。如骨折部位偏向近端,可使用髁钢板,通过调整螺钉在髁上的拧入位置,很好地起到骨折整复、固定作用。最近,不少学者引入LISS钢板系统固定,不剥离骨膜,螺钉只穿透一侧皮质,同时与钢板紧密锁钉,操作简便,稳定性好,遗憾的是价格昂贵,限制其广泛使用。术前仅根据X线片有时很难确定假体是否已有松动,因此手术均应同时准备翻修手术器械和假体。若骨水泥面受累,合并假体松动,宜选用大块自体或异体骨植骨加长柄假体翻修。小心骨水泥操作,避免骨水泥渗入骨折间隙,影响骨折愈合。

五、微创全膝关节置换术

微创技术是20世纪后半叶兴起的一项新的外科技术,以最小的侵袭和生理干扰达到最佳的外科疗效,较现行的标准外科手术方法具有更佳的内环境稳定状态。微创技术强调的不仅是小切口,而是在获得常规外科手术效果的前提下,通过精确的定位,减少手术对周围组织的创伤和对患者生理功能的干扰,达到更小的手术切口、更轻的全身反应、更少的瘢痕愈合、更短的恢复时间及更好的心理效应的手术目的。随着影像学技术、导航系统及骨科器械的发展,骨科微创技术在临床上将会获得越来越广泛的应用。

尽管手术切口的长度对患者有一定的诱惑,但是手术技术的改变并不仅局限于满足美容的需求。不以任何方式扰乱和破坏伸膝装置(quadriceps sparing,QS)是微创全膝关节置换手术的根本。经股四头肌肌腱或股内侧肌的传统切口虽可以使手术的显露变得更容易,但对这些肌腱或肌肉的扰乱和破坏会延迟其功能的恢复,并将影响膝关节的活动度。因此,微创全膝关节置换手术,不仅仅是皮肤切口小,或关节切开得更短,而是通过一个不干扰股四头肌的入路而进行的关节置换手术。这意味着手术创伤更小,术中术后失血更少,术后康复更快,早期功能更好。MIS-TKA有别于传统的TKA,在操作技术上有下列要求和特点:①皮肤切口通常缩小至6~14 cm;②伸、屈膝帮助手术显露;③"移动窗口"技术;④股内侧肌的保护;⑤髌上髌下关节囊的松解;⑥不翻转髌骨,避免关节脱位;⑦特定的截骨顺序;⑧缩小配套器械的尺寸;⑨截骨后分次取出截骨片;⑩小腿悬垂技术。

目前有关微创全膝关节置换术优点的报道较多,但多为一家之言,尚存争议。总结各家报道,以下观点基本达到共识:①在整个手术过程中,尽量减少手术对周围组织的创伤和对患者生理功能的干扰,术中出血少,有利于术后机体功能的康复;②这种切口会使髌骨提升或移位,但不会外翻,提高髌骨运行稳定性;③减轻术后疼痛,保护膝部降动脉,减少股四头肌瘢痕,从而使术后股四头肌肌力较好;④患者可以早期离床活动,缩短住院时间。

六、计算机导航下全膝关节置换术

人工膝关节置换术经过不断地改进和完善,已逐步发展成为经典的治疗膝关节疾患的手术,取得了公认的临床疗效。但是,仍有 5% 的失败率,与假体松动和失稳等有关。髌股关节疼痛和屈曲受限等并发症则占 20%~40%,而高达 50% 的早期翻修术与力线不当、假体摆位不当和关节失稳等有关。影响人工膝关节置换术临床中远期疗效的因素主要表现在两方面:一是三维立体空间上的准确定位截骨与假体植入;二是伸屈膝关节等距间隙及韧带等软组织平衡和稳定。通过文献分析得出以下结论:第一是重建的下肢力线应控制在额面上膝内外翻 3°以内;第二是膝关节胫、股骨侧假体的旋转摆位应控制股骨侧假体在相对于后髁轴线外旋 3°~6°,平行于股骨上髁轴线;第三是保持置换的膝关节在屈伸位动态过程中的等距间隙和韧带平衡稳定。然而,传统的手术方法通常是用手工髓内外定位导向装置来进行画线定位截骨,术者仅凭肉眼和手感辅以术中 X 线片来判断假体摆位植入时下肢力线和韧带平衡等情况,有时会因为诸多的人为因素影响手术的精确度,即便是有经验的医生,有时也会发生超过 30°的下肢力线不良等结果,以及旋转摆位与关节平衡问题,术中仍会出现难以估量的因素。因此,传统手术方法的精确度问题往往困扰着手术医生。计算机辅助外科手术系统的临床应用要追溯到 20 世纪 80 年代,至 2004 年,计算机辅助人工膝关节置换手术系统已普遍应用于欧洲和北美,澳大利亚和日本等国也有临床应用报道,目前正成为关节外科的热点之一。

计算机辅助人工膝关节置换手术系统的主要原理是借助于导航子和红外线立体定位装置,术中标定股骨头、膝和踝的中心,在屏幕上实时地显示出下肢正侧位的机械力线,模拟和监控假体置换。人工膝关节置换手术系统具有可用性、安全性和稳定性,可达到 1°和 1 mm 的精确度。与传统手术比较,在下肢力线重建方面有所提高。一系列临床研究结果表明,计算机辅助系统手术在下肢力线正确重建、假体的选定和准确摆位植入、韧带平衡、取得置换关节屈伸过程中的等距间隙等方面达到了传统手术难以达到的定量标准,提高了手术质量。手术后的近期疗效满意,中远期疗效还要经过一定时间的随访才能做出评估。尽管如此,计算机辅助人工膝关节置换手术系统在临床上已越来越广泛地得以开展和应用。

第四节 人工肩关节置换术

尽管人工肩关节置换术与人工髋、膝关节置换术在临床上几乎同时开始应用,但无论在实施数量及长期效果方面均不能与人工髋、膝关节置换术相媲美,其主要原因是肩关节活动范围大、患者对生活质量的要求高,而关节重建后的功能康复水平很大程度取决于周围软组织的条件。为避免并发症及改善预后,仔细选择适应证、熟悉肩关节的解剖和力学机制、精确的重建技术都是非常重要的。

一、概述

肩关节特殊的解剖结构使其具有比身体其他任何关节更大的活动度。尽管肩关节通常被认为是一个球窝关节，但较大的肱骨头和较小的关节盂间形成关节，肱骨头并不包容于关节盂内，因此，关节本身并不稳定。盂肱关节必须依靠静力性和动力性的稳定结构才能获得运动和稳定，其中肩袖起到特别重要的作用。有专家认为肩袖不仅能稳定盂肱关节并允许关节有极大的活动范围，还能固定上肢的活动支点。只有通过与支点的反作用，三角肌收缩才能抬高肱骨。无论如何，在肩关节正常的功能性活动中，肩袖必须与三角肌同时收缩才能起到协同作用。

二、假体类型与手术指征

肩关节置换术包括人工肱骨头置换术和人工全肩关节置换术。

人工肱骨头置换术适用于难以复位的粉碎性骨折（Neer 分类法中四部分骨折合并盂肱关节脱位、肱骨头解剖颈骨折或压缩骨折范围超过 40%，以及高龄或重度骨质疏松患者肱骨近端 3 块以上粉碎性骨折者）、肱骨头缺血性坏死、肱骨头肿瘤。

非制约式人工全肩关节置换术适用于肱骨头有严重病损，同时合并肩盂软骨病损但肩袖功能正常者，只有在肩袖失去功能或缺乏骨性止点无法重建时才考虑应用制约式人工全肩关节置换术。

目前，对盂肱关节炎的患者行人工肱骨头还是全肩关节置换术仍存在争议。一般来说，除肩盂骨量严重缺损、肩关节重度挛缩或肩袖缺损无法修补、原发性或继发性骨关节炎、类风湿关节炎、感染性关节炎（病情静止 12 个月以上）者外，应尽量选择行全肩关节置换术。而 Charcot 关节病患者因缺乏保护性神经反射而易使患肩过度使用，肩袖无法修补的肩袖关节病患者的肩盂要承受三角肌—肩袖力偶失衡所产生的偏心负荷，产生"摇摆木马"效应（rocking horse effect），两者均易导致肩盂假体松动，所以应行人工肱骨头置换术。

三、技术要点

术前病史采集及查体要注意以下几点：患肩活动范围（确定患肩属于挛缩型还是不稳定型，以决定软组织平衡重建的方式及预后）、肩袖功能检查（决定行肩袖修补及全肩关节置换术还是因肩袖无法修补行肱骨头置换术）、三角肌功能检查（三角肌失神经支配是置换术的禁忌证）、腋神经、肌皮神经和臂丛功能检查（作为对照，以确定手术中神经是否受损）。

影像学检查的着重点：应在外旋位（30°～40°）X 线片上行模板测量，选择肱骨假体型号；同时摄内旋、外旋及出口位 X 线片了解肱骨头各方向上的骨赘，有无撞击征和肩锁关节炎；摄腋位 X 线片了解肩盂的前后倾方向，有无骨量缺损及骨赘。必要时行 CT 或 MRI 检查。

麻醉：插管全麻或高位颈丛加臂丛麻醉。

手术时取 30°半坐卧式"海滩椅"位（beach-chair position）或仰卧患肩垫高 30°位，肩略外展以松弛三角肌。取三角肌胸大肌间入路，向外侧牵开三角肌，向内侧牵开联合肌腱（或自喙突根部截骨，向下翻转联合肌腱），切断部分喙肩韧带（肩袖完整时可全部切断），必要时切开胸大肌肌腱的上 1/2 以便显露。结扎穿行于肩胛下肌下 1/3 的旋肱后动脉，在肱二头肌肌腱内侧约 2 cm 处切断肩胛下肌肌腱和关节囊，外旋后伸展肩关节，切除清理肱骨头碎片及骨赘，上臂紧贴侧胸壁，屈肘 90°并外旋上臂 25°～30°（矫正肱骨头后倾角），自冈上肌止点近侧按模板方向由前向后沿肱骨解剖颈截骨（画出颈干角）。在截骨面的中心偏外侧，沿肱骨干轴线方向开槽，内收患肢，扩髓。插入试模，假体应完全覆盖截骨面，其侧翼恰位于肱二头肌肌腱沟后方约 12 mm，边缘紧贴关节囊附着点并略悬垂出肱骨矩。取出试模，显露肩盂，切除盂唇（注意保护紧贴盂唇上方的肱二头肌长头腱)和肩盂软骨,松解关节囊,在肩盂的解剖中心钻孔,将肩盂锉的中置芯插入孔内磨削至皮质下骨,根据假体固定方式不同行开槽(龙骨固定)或钻孔(栓钉固定),安装调试假体,充填骨水泥,置入肩盂假体。然后,向髓腔远侧打入一骨栓,以防骨水泥进入髓腔远端。置入肱骨头假体,肱骨头的中心应后倾 $25°\sim30°$,并恰好放在肱骨颈上。后倾角度可以根据假体和二头肌沟、小结节的相对位置决定,也可以根据肱骨内外上髁连线决定。关节活动度一般应达到前屈 $90°$、外展 $90°$、外旋 $90°$。总之,应保证肱骨头假体植入合适:①肱骨头在关节腔内对合良好;②肱骨颈长度适当;③不会发生近段肱骨在关节内发生卡压现象。彻底冲洗伤口,复位肩关节,检查关节活动度及稳定性。缝合肩关节囊及肩胛下肌腱,将肱二头肌肌腱一并缝合固定,以增强肩关节前方稳定,如后关节囊过松,可将松弛的后关节囊缝于关节盂的边缘。如果术中行大结节截除,应重新用涤纶线原位固定。

四、并发症

1. 肩关节不稳定

肩关节是人体活动范围最大也最不稳定的关节,其稳定性主要取决于周围软组织,特别是肩袖的完整性。因此,手术中不但要将假体安放在合适位置,更重要的是要维持肩周软组织的平衡,否则将会发生症状性肩关节半脱位或全脱位以及肩峰下动力性撞击征。据报道,术后不稳定的发生率为 $0\sim22\%$,占所有全肩关节置换术并发症的 38%。术中可行前抽屉试验和外展外旋患肩检查前方稳定性,行后抽屉试验和前屈内旋患肩检查后方稳定性,Sulcus 试验检查下方稳定性。

2. 前方不稳定

以下因素与前方不稳定有关:肩盂和肱骨假体的后倾角度之和为 $35°\sim45°$,三角肌前部功能障碍,肩胛下肌撕裂,后方关节囊过紧。由于三角肌前部功能障碍会引起难以纠正的显著性不稳,故手术中应竭力避免损伤三角肌。预防措施是经三角肌胸大肌入路时不要切断三角肌起点,显露过程中要时刻牢记腋神经的位置,避免发生损伤。临床上,除非合并肩袖撕裂或喙肩弓损伤,单纯的假体后倾不足并不能导致明显的不稳,而单纯肩胛下肌断裂即会产生术后患肩前方不稳定。术者手术技术不佳、软组织质量差、假体型号过大、术后理疗不当被认为与此相关。此外,肱骨假体偏心距(offset)也与肩胛下肌的功能与完整性有关,使用肩盂假体厚垫或大型号的肱骨假体会增大偏心距,增加肩胛下肌缝合后的张力,并可导致肩峰下结构性撞击征。后方关节囊过紧是引起前方不稳定的另一原因,内旋患肩时会迫使肱骨头前移。因此,术中做后抽屉试验时,若肱骨头假体在肩盂上的滑动距离小于其直径的 $1/2$,应考虑松解后方关节囊。

3. 后方不稳定

后方不稳定最常见的原因是假体过度后倾。对慢性骨关节炎患者,外旋受限、腋位 X 线片提示肱骨头半脱位,则表明后方肩盂有偏心性磨损。术前行双侧肩关节 CT 扫描能更清楚地显示磨损程度,有助于术者正确定位肩盂的中心和锉磨方向。较小的肩盂后方缺损可通过锉低前方肩盂或缩小肱骨假体后倾角度来纠正,较大的缺损则需要选用较大的假体或植骨来填补。陈旧性肩关节后脱位患者常继发肩关节前方软组织挛缩和后关节囊松弛,从而导致后方不稳。因此,对此类患者软组织平衡的目标是:外旋达到 $40°$,中立位时肱骨头假体在肩盂上的滑动距离不超过其直径的 $1/2$。松解前方软组织至与后方结构平衡后,选用大号假体使旋转中心外移可保证肩关节稳定性。适当地减少肱骨假体后倾,即使肱骨头偏离了脱位方向,又使假体内旋时偏置距增大,从而紧张后关节囊,提高肩关节的稳定性。若完成上述操作后仍然存在后方不稳,可行后方关节囊紧缩术。近期,Namba 等又提出动力性重建的概念,将冈下肌和小圆肌止点移位到肱骨近端后侧,当上臂内旋前屈时(后脱位的姿势),肌腱被动性紧张防止脱位。

此外,不慎切断后方肩袖和关节囊、肩盂假体过小也能引起肩关节后方不稳。截骨时小心保护后方软组织,选用肩盂骨床所能承受的最大前后径假体即可避免。

4. 下方不稳定

肱骨假体放置位置过低会引起三角肌和肩袖松弛,继而导致肩关节下方不稳定和继发性撞击征。正常的肩关节,肱骨头可向下移动的距离是肩盂高度的一半。由于肱骨假体被安置于髓腔内,其下移距离也不应超过这一范围,否则不能维持正常的组织张力。

5. 肩袖损伤

肩袖损伤的发生率为 $1\% \sim 14\%$,占全肩关节置换术常见并发症发生率的第 2 位。术后肱骨头假体不断上移提示冈上肌变薄、肩袖断裂或强大的三角肌和力弱的肩袖之间力偶失衡。对于大多数术后有慢性肩袖损伤症状的患者,可进行严密观察。使用非类固醇消炎药、热敷,加强三角肌、肩袖和肩胛带肌的锻炼常有效。只有当患者症状显著、出现明显的功能障碍或术后发生急性外伤时才考虑手术治疗。

术中避免损伤肩袖的方法:直视下使用骨刀行肱骨头截骨术(至少对肱骨头后方部分);同时避免截骨过低或靠外(损伤上方肩袖),或肱骨头后倾过大时截骨(损伤后方肩袖)。若出现肩袖撕裂,应尽可能修补。术前存在撞击征表现时应同时行肩峰成形术,根据术中修补的情况决定康复进程。

手术中对肩关节病损的旋转诸肌尽可能给予修复,它将直接影响肩关节功能的恢复。对肩关节周围软组织挛缩者应全部松解,必要时可分别采用肩峰成形术或肩锁关节切除成形术,以改善肩峰下间隙或肩锁关节的活动度。

6. 假体松动

Cofield 等报道全肩关节置换术后 10 年,翻修率约为 11%,而其中肩盂假体松动是主要原因。Torchia 等报道 Neer 型全肩关节置换术后平均随访 12.2 年,肩盂松动率是 5.6%。与假体贴合的肩盂骨床能更好地传导假体所承受的负荷,从而减少异常应力导致的假体磨损或松动。沿肩盂解剖轴线使用带中置芯的球面锉能减少刮除软骨后手动锉磨造成的反复调试和骨床歪斜,并改善肩盂的倾斜度。

人工肱骨头假体的选择目前有 2 种:一种是骨水泥型假体,另一种是紧密压配型假体。首先因肱骨近端骨髓腔呈圆形,而不似股骨颈截面为前后略扁的椭圆形,故肱骨假体与髓腔间容易旋转;其次因为上肢是非负重关节,无重力作用,术后可使假体柄有拔出松动的倾向;而髋关节为负重关节,髋关节假体在术后当患者行走时使假体下沉可与髓腔压紧。所以,为防止肱骨假体向上松动,建议使用骨水泥型。在使用骨水泥时最好用骨块作为塞子置入骨髓腔,以防止骨水泥过度向远端髓腔扩散。

假体周围的透亮带与骨质疏松和骨床止血不佳有关,使用现代骨水泥技术,38 例患者中仅 1 例出现超过 50%骨水泥—假体界面的透亮带。脉冲式冲洗、使用蘸有凝血酶的纱布或海绵彻底止血和置入假体后维持加压是其技术要点。

7. 术中骨折

术中骨折，主要是肱骨骨折，约占所有并发症的 2%。类风湿关节炎的患者由于骨质疏松，发生率要高一些。仔细显露和精确的假体置入技术是减少术中骨折的关键。术中强力外旋上臂使肱骨头脱位易引起肱骨干螺旋形骨折，所以在脱位前必须彻底松解关节前方软组织，并在肱骨颈处使用骨钩协助脱位。外旋肩关节时，肱骨头后方的骨赘抵在肩盂上也会妨碍脱位；内旋位插入鞋拔拉钩有助于切除骨赘，同时降低后关节囊的张力，利于牵拉肱骨头以显露肩盂。

避免肩盂骨折的方法主要是正确定位肩盂的轴线，这在由于偏心磨损致肩盂变形的骨关节炎患者中尤为重要。在正常的肩盂上，轴线通过肩盂中心并与关节面垂直，此中心点即在肩胛颈水平肩胛骨上下脚(crura)连线的中点，由于它不受骨关节炎的影响，且前关节囊松解后易于触及，所以可作为术中定位的参考标志。

8. 术后活动范围受限

肩关节置换术后应达到以下活动范围：上举 140°～160°，上臂中立位外旋 40°～60°，外展 90°，内旋 70°，并可极度后伸。术后活动范围受限往往由于软组织松解不够或关节过度充填所致。

手术时可通过松解软组织增加活动范围：肩胛下肌和前方关节囊冠状面"Z"字成形术有助于改善上臂中立位外旋；松解后下方关节囊可改善上举和上举位旋转；松解喙肱韧带有助于增加前屈、后伸和外旋；松解后方关节囊可改善内旋、内收和上举；在上述方法不见效时甚至可以松解胸大肌以增加外旋角度。

关节过度充填一方面是因为假体型号偏大，另一方面可能是假体的位置不当所致。要重建正常肱骨头高度，肱骨假体应比大结节高约 5 mm，因此肱骨截骨面应紧贴冈上肌的止点内面，否则假体位置会偏高，使关节囊过度紧张而限制上举，并引起肱骨头周围肩袖肌腱在喙肩弓下发生频繁撞击。

此外，假体在髓腔内必须处于中立位。假体击入过深或截骨不当都会导致假体内翻，当前臂悬垂于身体一侧时，肩关节被不协调填充并使得大结节异常突起，导致肩袖松弛、盂肱关节不稳定和动力性撞击征，影响肩关节功能。

9. 神经损伤

肩关节置换术后神经损伤的发生率较低，主要为臂丛损伤。切口(三角肌胸大肌间入路)过长是发生损伤的危险因素。术中显露时，上臂处于外展 90°位或外旋和后伸位会牵拉臂丛造成神经损伤。

当然，避免神经损伤的前提是熟悉肩关节解剖关系：腋神经在肩胛下肌下缘穿入四边孔，肱骨外旋可增加肩胛下肌离断处与腋神经的距离，利于保护腋神经；肌皮神经可在距喙突根部 5 cm 内进入喙肱肌，切断喙突后须避免过长游离联合肌腱。

10. 其他

异位骨化和感染的发生率分别为 24% 和 0.8%，其预防措施与其他关节置换相同；肩盂磨损和中心性移位是肱骨头置换术特有的并发症，行全肩关节翻修术即可消除症状。

第五节 人工肘关节置换术

一、概述

现代人工肘关节置换术始于20世纪70年代,主要有两种类型:铰链型与表面置换型。表面置换型假体的凹侧用高密度聚乙烯,凸侧用金属材料制成,可很好重建肘关节正常旋转中心,用于骨组织无严重缺损、软组织损伤不严重、肘关节无明显屈曲挛缩者效果较佳;铰链型用金属材料制成,其远期松动并发症高,主要用于肘关节周围骨肿瘤切除、创伤或其他病变导致骨缺损以及肘关节严重屈曲挛缩的患者。

表面置换型又可以分为半关节与全关节置换两种,对于严重类风湿性关节炎患者选用肘关节置换术可以很好缓解疼痛,改善关节功能。

二、适应证

人工肘关节适用于:①严重创伤,引起肘关节疼痛、畸形及强直者。②类风湿性关节炎致肘关节畸形和强直者。③肘关节创伤或成形术后形成的连枷关节。④肱骨下端良性或低度恶性肿瘤。

三、禁忌证

(1)肘关节周围肌肉瘫痪无动力者。

(2)肘部没有健康皮肤覆盖者。

(3)肘关节周围有活动性感染病灶者。

(4)肘部有大量骨化性肌炎者。

(5)神经性关节病变。

(6)儿童及从事体力劳动的青年。

四、手术方法

(1)麻醉。臂丛神经阻滞麻醉。

(2)手术入路。肘后正中直切口或"S"形切口,游离并保护尺神经,在肱三头肌肌腹—肌腱交界处切开制成基底附着于尺骨鹰嘴的舌状瓣并翻转,从尺骨近侧骨膜下剥离并翻转肘肌暴露桡骨头,这样整个关节腔均得以显露,再进一步行骨膜下显露肱骨下端和尺骨上端。

(3)切除病变的关节囊、关节内的瘢痕组织、增生的滑膜及骨赘。

(4)切除肱骨远端关节面及骨组织,保留肱骨内、外髁,在扩髓时也要小心以免内、外髁骨折。切除尺骨鹰嘴关节面,保留肱三头肌在尺骨鹰嘴上的止点。切除桡骨头,保留环状韧带。若为肱骨下端肿瘤,要在距肿瘤边缘2 cm处切除肱骨下端,采用绞链型人工肘关节。

(5)扩大肱骨和尺骨骨髓腔,试装人工肘关节满意后,冲洗髓腔,充填骨水泥,插入正式的肱骨和尺骨假体。充填骨水泥时要小心,避免尺神经灼伤。多余的骨水泥应清除干净,避免留下锐利的边缘以免术后活动时损伤肘部软组织。

(6)彻底止血,冲洗伤口,尺神经常规移至肘前皮下。放置引流管,修复肱三头肌后缝合皮肤。

五、术后处理

负压引流管的拔管指征同肩关节置换术。术后一般用长臂石膏托固定肘关节于屈曲 90°位三周，疼痛减轻后就开始手指、腕和肩关节功能锻炼，3 周后去除石膏托进行人工肘关节功能锻炼，但要避免用力过度，避免提拉过重物体。

第六节　人工指关节置换术

一、概述

人工指关节主要用于掌指关节和近侧指间关节的置换。制作材料有硅橡胶和金属两种，硅橡胶人工指关节的近、远期疗效均较好，临床应用的种类也较多，主要有 Swanson 式、茎片式（niebauer）和关节囊式。金属人工指间关节有铰链型轴式和球臼式，其疗效次于硅橡胶人工指关节。

二、适应证

（1）类风湿性关节炎，关节强直、畸形者。

（2）陈旧性掌指关节或近侧指间关节骨折与脱位，导致关节强直、功能障碍者。

（3）不能用软组织手术纠正的关节偏斜而其关节动力正常者。

目前由于人工指关节的材料、设计和固定等问题尚未满意解决，应严格掌握适应证。

三、禁忌证

（1）局部有感染性病灶存在者。

（2）关节部位无良好的皮肤覆盖，软组织以瘢痕替代者。

四、手术方法

（1）人工掌指关节置换术。手术在臂丛神经阻滞麻醉下进行。采用掌指关节背侧纵弧形切口，如为类风湿性关节炎多个掌指关节受累，拟一次手术完成者，可采用掌指关节背侧横切口。关节外粘连予以松解，纵行切开腱帽或从伸肌腱中央劈开，横行切开关节囊，增厚的滑膜要切除，很好显露掌骨头和近节指骨基底。在掌骨颈平面截骨，切除掌骨头约 1 cm，截骨时掌侧应多切除 1 mm 以利于关节屈曲。选用适当型号的髓腔扩大器扩大掌骨远端与近节指骨的髓腔。

选择与髓腔扩大器同样型号的人工掌指关节，分别插入髓腔内，试行关节伸屈活动，感到满意后，彻底止血，修复关节囊和伸肌腱，缝合伤口。术后用石膏托固定掌指关节于伸直位 3 周，然后进行关节功能锻炼。

（2）人工近侧指间关节置换术。指神经阻滞麻醉，采用近侧指间关节背侧纵弧形切口。从伸指肌腱的中央腱束正中劈开，要注意避免损伤中央腱束的抵止点。切除近节指骨远端 0.5～1 cm，扩大髓腔后插入人工指关节。术后用石膏托固定患指 2～3 周，去除固定后进行关节功能锻炼。

人工指关节断裂和感染是人工指关节置换术失败的主要原因。因此,提高人工指关节材料性能和预防及控制感染是提高疗效的关键。

第七节 人工跖趾关节置换术

一、概述

人工跖趾关节常用的材料是金属和硅橡胶。Swanson 于 1952 年首次报道了用金属材料制成的人工跖骨头,之后虽有各种人工跖趾关节的设计报道,但较普遍用于临床是始于 1974 年高性能硅橡胶材料制作的人工跖趾关节问世后。

人工跖趾关节的设计可根据第一跖趾关节的形态和大小来确定,既要符合原跖趾关节的解剖特征和生理特点,保证第一跖趾关节的伸屈,还要防止拇指的旋转。通常人工跖趾关节有铰链式和非铰链式两种类型,且有规格、大小不同的型号,以供临床选择用。同时,还要配备成套的器械,以利手术操作。

二、适应证

人工跖趾关节适用于外伤、类风湿性关节炎、拇外翻及退行性骨关节炎引起的强直、畸形、疼痛,经保守治疗无效,而拇趾血供、皮肤覆盖及动力良好的患者。

三、手术方法

在硬膜外麻醉下,取跖趾关节背侧纵弧形切口,拇长伸肌腱牵向外侧,切开跖趾关节背侧关节囊,切除跖骨头远端和近节趾骨近端,以能容纳人工跖趾关节为度,扩大髓腔,插入人工关节,仔细止血后缝合切口。术后石膏托固定 2 周,解除固定后进行功能锻炼。

第五章　手部创伤

第一节　手部骨折损伤

一、腕舟骨骨折

(一)概述

舟骨骨折多为腕背伸、桡偏侧及旋前暴力所致,发生率远远高于其他腕骨,占全部腕骨骨折的60%~70%,并常有侧方及背向成角移位。手舟骨形状不规整,远、近端膨大,中间部狭窄,犹如扭曲的花生。舟骨狭窄区,又称腰部,为骨折好发部位。舟骨远端掌面凸出,称舟骨结节。舟骨的血供主要来自桡动脉的两条分支。舟骨滋养孔83.9%位于腰部的前外侧,16.6%位于结节部掌侧。桡动脉背侧分支进入滋养孔支配舟骨70%~80%的血供,桡动脉掌侧分支则从结节部入骨,只提供20%~30%血供。虽然骨的滋养血管在骨内呈放射状相吻合,但腰部及近端骨折后必然使滋养血管断裂,发生舟骨近侧部缺血性坏死或骨不连接。由于舟骨的解剖位置和血供特点,以及它是腕骨最多见的骨折,又容易被漏诊误医等因素,使舟骨骨折的诊治内容成为手外伤的一个非常重要组成部分,引起国内外学者的极大重视与精心研究。

(二)分类

舟骨骨折的分类一向繁多,有按受伤时间分成新鲜、陈旧与骨不连接等。按骨折部位分为结节部、近侧1/3、腰部与远侧1/3 4 类。按骨折线的走行分为撕脱型、横行、垂直型、水平型与粉碎型等。按骨折的稳定度又分为稳定型与不稳定型两种。

1. Herbert 分类法

根据1984年提出的 Herbert 分类法,舟骨骨折可以分为 4 型。①A 型:新鲜的稳定型骨折。A_1:结节部骨折;A_2:无移位腰部骨折;A_3:无移位近侧 1/3 骨折。②B 型:新鲜的不稳定型骨折。B_1:远侧 1/3 斜行骨折;B_2:有移位或活动的腰部骨折(间隙>1 mm);B_3:有移位的近侧 1/3 骨折;B_4:并发月骨周围脱位;B_5:粉碎性骨折。③C 型:舟骨骨折延迟愈合。④D 型:骨折不连接。D_1:骨折纤维连接;D_2:硬化性骨折不连接。

2. AO 分类法

根据 AO 分类法,舟骨骨折可以分为 2 型。①A 型:非粉碎性骨折。A_1:近端骨折;A_2:腰部骨折;A_3:远端骨折。②B 型:粉碎性骨折。

但是目前临床最为常用的还是按骨折部位的分类方法,认为比较实用,对舟骨的骨折治疗有指导意义。

(三)临床表现

受伤者多为青壮年男性。伤后,腕关节桡侧肿痛,解剖鼻咽窝变浅,舟骨结节或解剖鼻咽窝有局限性压痛。纵向挤压拇指有时可诱发舟骨区疼痛。平片摄影检查——舟骨位、侧位、后前和后前斜位联合投照,可见骨折所在。但有些舟骨骨折当时并不显像,要待2~4周骨端坏死吸收、骨折线加宽才能见到。遇此受伤者,有条件者做 CT 检查,无条件者先用石膏托固定,2 周、4 周复查:若无骨折,4 周去除固定活动;若有骨折,改用前臂或长臂石膏管型固定。

(四)治疗原则

1.结节部骨折

少有血供障碍且相对稳定,前臂石膏托固定 6～8 周可愈合。

2.远侧 1/3 部骨折

远侧 1/3 部骨折多为横行骨折,少有移位,前臂石膏管型固定 6～8 周多可愈合。

3.腰部骨折

腰部骨折最多见,占舟骨骨折的 70％～80％,不愈合、延迟愈合、缺血性坏死、驼背畸形愈合发生率较高。侧方移位＜1 mm、无背向成角移位者为稳定型骨折,用前臂管型石膏固定即可,通常要 10～12 周;反之,为不稳定的骨折,可以考虑闭合复位和长臂管型石膏固定或经皮穿针内固定。闭合复位失败,则应改行切开和螺钉或克氏针内固定。

4.近侧 1/3 部骨折

即使无移位,由于近端血液供应差,不愈合和缺血性坏死率也明显高于远端、腰部骨折,可达 30％～40％,即使骨折位置良好也建议采取手术治疗。对于新鲜的该类型骨折可以首先尝试闭合复位结合经皮空心螺钉固定,术后需用长臂石膏管型固定,并辅以脉冲电磁场治疗。伤期大于 4 周,为陈旧性骨折。折端硬化吸收不明显且稳定者,建议采用切开复位、清除硬化骨、自体骨植骨＋螺钉或克氏针固定的手术治疗。术后需用长臂石膏管型固定 6～8 周,并且定期复查 X 线片。

二、月骨(周围)脱位

(一)概述

腕关节有八块腕骨、数十条韧带,脱位及韧带损伤类型繁多。其中,月骨周围背侧脱位、月骨掌侧脱位及舟月分离最常见。其中月骨与桡骨远端关联不变,周围 7 块腕骨向背侧或掌侧移位,不再与之对合称之为月骨周围脱位;若头状骨及其他腕骨与桡骨远端关联不变而月骨向掌侧移位脱出则称为月骨脱位。月骨周围脱位平片影像特征明显,但漏诊率至今仍居高不下。究其原因,恐与骨影叠罗、头、月骨轮廓难于分辨有关。但其实,月骨周围脱位与月骨脱位并不是两个独立的疾病,它们是腕关节受到严重暴力发生关节不稳时的不同阶段。月骨的四周均为关节软骨面,掌侧宽背侧狭,仅靠掌侧与背侧的韧带相连。营养血管也从韧带进入骨内。摔跤时手掌撑地,腕部强烈背伸,暴力首先造成舟月之间的韧带断裂或者舟骨骨折;当暴力进一步加大,头状骨与月骨之间发生脱位,月骨维持在原位,而头状骨向背侧脱位;暴力进一步加大,月三角韧带完全断裂,此时月骨周围的稳定机制大部分被破坏,月骨被挤于桡骨下端和头状骨之间,移向掌侧,撕裂韧带冲破关节囊而脱位。

(二)分类

1.脱位方向分类

月骨周围脱位根据脱位的方向可以分为月骨周围背侧脱位与月骨周围掌侧脱位,其中大部分为背侧脱位,掌侧脱位极少见。

2.是否伴腕骨骨折分类

根据是否伴有腕骨骨折可以分为大弧区损伤(伴腕骨骨折)和小弧区损伤(不伴有腕

骨骨折）。

3.受伤后的时间

根据受伤后的时间可以分为急性损伤（伤后 1 周内）、延迟性损伤（伤后 1 周~45 天）以及陈旧性损伤（伤后 45 天以上）。

（三）临床表现

临床主要表现为腕关节畸形、肿胀、疼痛、严重的活动受限、握力下降。若发生月骨脱位可以表现为手指呈半屈曲状（脱位的月骨顶压指屈肌腱所致），腕关节掌侧饱满，触诊可感觉到皮下有物体隆起。脱位月骨可增加腕管内压力，致正中神经嵌压，桡侧 3 个半手指有麻木感。

（四）治疗原则

无论是新鲜的还是陈旧的月骨脱位，都应该尽早手术治疗。手术应采用掌背侧联合入路，掌侧入路主要用于复位向掌侧脱位的月骨、修复月三角韧带及舟月掌侧韧带，同时打开腕管松解正中神经；背侧入路则主要用于复位翻转的舟状骨、修复舟月背侧韧带，同时在直视下置入克氏针固定腕骨。通常采用 3 枚克氏针固定腕骨，第 1 枚克氏针通过桡骨干骺端斜行穿过月骨（和三角骨）；第 2 枚克氏针通过"解剖鼻咽窝"横行穿过舟状骨和月骨；第 3 枚克氏针固定舟状骨和头状骨。为了更好地稳定腕关节以及维持腕骨的位置，可以同时使用外固定支架。

若患者有明确的手术禁忌或拒绝手术可采取麻醉下闭合复位＋石膏外固定。闭合复位可采用 Tavenier 手法复位方法。

三、月骨缺血性坏死

（一）概述

1910 年，Kienbock 最初对月骨缺血性坏死做系统描述，因此月骨缺血性坏死又称 Kienbock 病。月骨缺血性坏死的确切原因尚不清楚。一般认为月骨的血供破坏是引起月骨缺血性坏的主要原因。临床研究提示，月骨及其韧带的损伤、月骨退行性变化、月骨单处或多处骨折会引起月骨血液供应的破坏。Hulten 在 1928 年研究了正常人群和月骨缺血性坏死患者的远侧尺桡关节的变化，发现后者的尺骨在 X 线正位片呈现负变，即远端桡骨长于尺骨。Gelberman 等也报道了他们的病例中尺骨负向变异和月骨缺血性坏死有显著相关性。但 Axelsson 等报道他们的研究提示尺骨负向变异与发病无关。Merabello 报道桡骨远端关节面尺偏角异常和月骨缺血性坏死有关。

月骨缺血性坏死并非单一因素所造成，综合现有的临床报道，以下几种患者易发生月骨缺血性坏死：①腕部反复轻微损伤，如木工、搬运工、锻工；②腕部发生过严重外伤，如月骨骨折、月骨脱位或周围脱位、腕关节脱位等；③在 20~40 岁间的重体力劳动者；④有腕、尺骨负变或桡骨远端关节面尺偏角变小者。这些病因中的一个或数个存在，使进入到月骨或其内的血管破坏，或者是月骨压力增高，静脉回流受阻，继而动脉供血不足为营养障碍，可能会导致月骨缺血性坏死。

（二）分类

目前对于月骨缺血性坏死的分期最为常用的是 Lichtman 提出的基于 X 线片表现分期法。Lichtman 将月骨无菌性坏死分成 4 期。Ⅰ期：月骨有线形压缩骨折；月骨的轮廓正常，骨密度正常。Ⅱ期：月骨的密度增高，月骨有破碎表现，但无月骨或腕关节塌陷。Ⅲ期：月骨硬化、破碎、塌陷，头状骨向近侧移位。Ⅲa 期：仅月骨塌陷，不伴有腕关节的塌陷。Ⅲb 期：月骨塌陷同时伴有腕关节的塌陷。Ⅳ期:除Ⅲ期表现外,有腕关节创伤性关节炎。

(三)临床表现

月骨缺血性坏死的临床表现为腕部疼痛、酸胀,并有一定程度的运动受限,尤其以腕背伸受限为主。在腕背侧月骨部位可以查得局限性压痛,在叩击第二、三掌骨头时,可诱发腕部疼痛。发展到本病的进展期时有腕关节运动疼痛和腕握力下降。有少数患者起初为腕管综合征的表现。

X线片是确定月骨缺血性坏死诊断的根本依据,而且X线片可以了解其进展程度,即分期。月骨缺血性坏死在进展期从普通X线片上很容易诊断,但在早期已开始有病理变化时在X线片上却无月骨异常表现,如果此时要进一步了解月骨有无早期缺血性坏死,可以做CT或MRI检查。CT检查可以了解月骨内是否存在局部骨坏死和骨囊性变化。骨扫描检查可以显示出月骨的放射性核素吸收是否异常增高。在进展期根据月骨的硬化、X线片上密度增高、月骨塌陷、腕高变小等可以做出明确判断。做CT或MRI检查可以了解月骨关节面破坏范围、骨坏死的范围和具体部位。晚期月骨无菌性坏死的X线正位片上常显示月骨掌屈、三角骨背屈,这是腕塌陷后腕外侧柱和内侧柱承受异常压力所致。

(四)治疗原则

月骨缺血性坏死的X线分期对治疗方法选择有明确的指导意义。对于Ⅰ期患者主要采用保守治疗,以制动为主要措施。制动一般采用保护性支具,以减轻腕部负重、使月骨承受压力减轻,促进月骨血供的再生恢复。但保守治疗的有效程度如何,尚无统一意见。临床上有不少患者经保守治疗后病情仍然进展,发展到Ⅱ、Ⅲ、Ⅳ期。

对月骨缺血性坏死的手术方法有多种,如何选择手术方法目前仍然没有定论。总的来说,Ⅱ期病变多采用血管束植入月骨,尺骨延长或桡骨缩短手术,或局限性腕间关节融合术。Ⅲ期病变可采用局限性腕间关节融合手术、月骨切除肌腱团填充术,或硅橡胶人工月骨假体置换术、头状骨缩短术。Ⅳ期病变伴有显著腕关节骨性关节炎,只能做腕关节融合、近侧列腕骨切除、全腕关节置换或腕关节去神经手术等补救手术。

四、舟月分离

(一)概述

舟月分离是由于月骨近侧极或伴近远侧极同时损伤而导致的舟骨旋转半脱位后产生,是腕关节不稳中最常见的类型。早在1912年Jeanne和Mouchet及1923年Destot就描述过此损伤的典型X线表现。

(二)分类

舟月分离可以分为原发性、继发性和伴发性的。原发性舟月分离指舟月间隙增大、舟状骨旋转是外伤的直接而最终的结果。原发性舟月分离可能无特殊原因,或是轻微的扭伤,或者腕部反复累积性创伤。继发性舟月分离继发于更为广泛的损伤,可能是腕舟骨或月骨脱位,但整复后仍有舟月间隙增大表现。其也可能由于腕关节滑膜炎或类风湿关节炎所致的韧带损伤引起。伴发性舟月分离指伴随着腕关节以外的损伤而发生的。

(三)临床表现

尽早认识到舟月分离对治疗效果十分重要。原发性舟月分离的患者可能在损伤当日或数日或数周后才来就诊。一方面可能损伤当时有局部软组织肿胀、疼痛,深在的腕部表现未成为主诉的主要内容;另一方面可能即使舟月骨间韧带损伤,症状数日或数周内十分轻微。对当时损伤并不严重的患者,医师常会只将其当作腕部扭伤,至腕部软组织肿胀消退后腕关节的疼痛不适、握物无力、腕关节运动疼痛和活动受限反而明显,才引起医师注意。患者常可回忆起损伤姿势为手伸出,在腕背伸位撑地。对舟月分离有意义的体检时定位较明确地腕背侧局限性压痛,存在于舟月间隙处。有些患者在解剖鼻咽窝的舟骨结节浅面可有压痛。检查中可以发现由于腕部疼痛使腕关节活动受限,但是有时仅在腕关节活动到接近运动弧的极点时才有明显疼痛,而在运动弧的绝大部分活动中很少有疼痛。Waston 描述了舟月移动试验来诊断舟月分离,方法是检查者将 4 指置于桡骨的背面,拇指从腕掌面压在舟状骨的远侧极结节上,另一只手将腕关节从尺侧向桡侧移动。在腕关节尺偏时,舟状骨呈现背屈位;腕桡偏时舟状骨为掌屈位。在舟骨远侧极加压,则会使腕关节由尺偏位向桡偏位活动时舟状骨的近侧极向背侧脱位。

舟月分离的确切诊断依赖于 X 线检查。舟月分离的 X 线表现如下:①舟月间隙增宽;②舟状骨皮质环征;③舟状骨缩短表现;④环-极征(或称环极距离缩短);⑤舟状骨掌屈;⑥Taleisnik"V"形征。

腕关节镜检是评价舟月间韧带损伤程度的最佳手段。

(四)治疗原则

对于急性期(损伤后 6 周内)的舟月间韧带部分撕脱伤,可以在 X 线控制或关节镜下进行闭合复位、克氏针固定。舟状骨近极复位后,用克氏针从鼻咽窝处贯穿舟状骨近极至月骨,再用另 1 根克氏针从舟状骨贯穿至头状骨固定舟头关节。也有学者主张同时固定头月关节。有条件开展关节镜者可以在镜下行舟月间韧带射频皱缩术。术后用长臂管型石膏固定腕关节于功能位。8 周后去除石膏,拔出克氏针,进行腕关节康复训练。

对于急性期舟月间韧带完全损伤或慢性期损伤者,需要行切开复位、韧带修复、重建或关节融合术。慢性期舟月分离者,如分离程度加重,头状骨向近侧移位,嵌向舟月间隙,腕高指数降低、腕骨间关节形成骨性关节炎的情况称为 SLAC 腕,是舟月分离的晚期表现。对于不能复位的慢性病例、SLAC 腕或修复重建韧带失败者,可采用腕关节内局部融合或全腕关节融合术。

五、掌骨骨折

(一)概述

掌骨为短管状骨,共有 5 根。每根掌骨均分为底、体和头 3 个部分。底上面的关节面与腕骨相关节,两侧与相邻的掌骨底相接(第 1 掌骨除外)。掌骨体呈棱柱形,微向背侧弯凸,其内、外侧面略凹陷,有骨间肌附着。掌骨头半球形的关节面与近节指骨底构成掌指关节。此关节面的大部分位于掌侧面,小部分位于背侧面。掌骨头的两侧各有 2 个小结节。掌侧结节之间的浅窝有掌侧副韧带附着,背侧结节之间平坦呈三角形,有伸指肌腱通过。骨折多为直接暴力所致。其类型多种多样,治疗方法因伤而定。

(二)分类

掌骨骨折主要根据骨折部位进行分类,可以分为掌骨基底部关节外骨折、掌骨头骨折、掌骨颈骨折、单一掌骨干骨折、多发掌骨干骨折、第 1 掌骨基底部关节外骨折、Bennett 骨折、Rolando 骨折、第 1 掌骨基底关节内粉碎性骨折。

(三)临床表现

1.第2~5掌骨基底部关节外骨折

第2~5掌骨基底部关节外骨折多由外伤引起,第5掌骨较为多见。临床表现为掌骨基底处疼痛、肿胀、畸形,手指活动受限。正位X线片显示掌骨基底骨折,斜位及侧位X线片可显示骨折移位,向背侧移位较为多见。根据外伤史、临床表现以及X线片结果一般容易诊断。

2.掌骨颈骨折

掌骨颈骨折多由外伤引起,第5掌骨常见,第2掌骨其次。由于骨间肌的牵拉作用,掌骨头屈曲,骨折向背侧成角。临床表现为掌骨颈部疼痛、肿胀、畸形,手指活动受限。正位X线片显示掌骨颈骨折,斜位及侧位X线片可显示骨折移位情形。根据外伤史、临床表现以及X线片结果一般容易诊断。

3.掌骨头骨折

掌骨头骨折多由外伤引起。临床表现为掌骨头部疼痛、肿胀、畸形,手指活动受限。正位、斜位及侧位X线片可显示骨折及移位情形。根据外伤史、临床表现以及X线片结果一般容易诊断。有时需要分层X线片或CT才能看清关节面情形。

4.单一掌骨干骨折

掌骨干骨折多由外伤引起,形态上可分为横行、短斜行、长斜行和螺旋形以及粉碎性骨折。直接暴力常造成横行、粉碎性骨折,扭转或间接暴力可造成斜行和螺旋形骨折。临床表现为掌骨处疼痛、肿胀、畸形,手指活动受限,有时掌骨短缩。正位X线片显示掌骨干骨折,斜位及侧位X线片可显示骨折移位情形,向背侧移位较为多见。根据外伤史、临床表现以及X线片结果一般容易诊断。

5.多发掌骨干骨折

多发掌骨干骨折常为较大暴力引起,可伴有严重的软组织损伤。形态、临床表现、X线片同单一掌骨干骨折。根据外伤史、临床表现以及X线片结果一般容易诊断。

6.第1掌骨基底部关节外骨折

骨折线不通关节面,常为短斜行。骨折受拇长屈肌和拇内收肌的牵拉,向尺侧和掌侧移位,近端受拇长展肌的牵拉向背侧桡侧移位,骨折向背侧桡侧成角。临床表现为第1掌骨基底处疼痛、肿胀、畸形,拇指位于内收位,拇外展、内收、对掌动作受限。正位X线及侧位X线片可显示骨折及移位情形。根据外伤史、临床表现以及X线片结果一般容易诊断。

7.Bennett骨折

典型的Bennett骨折为第1掌骨斜行基底两骨块骨折,骨折线自内上向外下进入第1腕掌通关节内,伴第1腕掌关节脱位或半脱位。第1掌骨尺侧基底的三角形骨块,受掌侧韧带的作用保持在原位,远端骨折块受拇长屈肌和拇内收肌的牵拉,向尺侧和掌侧移位,近端受拇长展肌的牵拉滑向背侧桡侧,造成第1腕掌关节脱位。临床表现为第1掌骨基底处疼痛、肿胀、畸形,拇指位于内收位,拇外展、内收、对掌动作受限。正位X线及侧位X线片可显示骨折及脱位情形。根据外伤史、临床表现以及X线片结果一般容易诊断。

8.Rolando骨折

此型骨折较少见。是第1掌骨基底关节内T型或Y型骨折,伴第1腕掌关节脱位或半脱位。预后较差。临床表现同Bennett骨折。正位及侧位X线片可显示骨折及脱位情形。X线片检查Rolando骨折更像粉碎型的Bennett骨折,除了掌侧基底与骨干分离之外,背侧基底也与掌骨干分离。基底骨折可碎成 3 块或多块。根据外伤史、临床表现以及 X 线片结果一般容易诊断。

9.第 1 掌骨基底关节内粉碎性骨折

第 1 掌骨基底关节内粉碎性骨折可伴第 1 掌骨短缩和基底关节面完整性破坏,预后较差。临床表现同 Bennett 骨折。正位 X 线及侧位 X 线片可显示骨折及脱位情形。根据外伤史、临床表现以及 X 线片结果一般容易诊断。

(四)治疗原则

1.第 2～5 掌骨基底部关节外骨折

无移位的骨折可用手背侧短臂石膏固定于手功能位或夹板固定,远端至近侧指间关节,3～4 周后功能锻炼。有移位的骨折,可试行手法复位,石膏夹板固定;在软组织肿胀消退时要复查 X 线片,若石膏松动或骨折有移位倾向,需重新复位、石膏固定。有时由于软组织肿胀导致石膏夹板固定不可靠。若复位困难、固定不稳定,则需切开复位,进行内固定手术;若掌骨短缩,可行切开复位内固定手术,小钢板固定效果较好,必要时予以植骨。

2.掌骨颈骨折

在掌指关节伸直位骨折复位很困难。复位在掌指关节屈曲位进行。先屈曲掌指关节,从掌侧向背侧推顶掌骨头,同时背侧按压掌骨,可骨折复位。复位后,用手背侧短臂石膏固定于掌指关节和近侧指间关节 90°屈曲位,远端至远指间关节,3～4 周后功能锻炼。软组织肿胀明显时复位较为困难,石膏固定亦不一定稳固。要复查 X 线片,若石膏松动或骨折有移位倾向,需重新复位、石膏固定。若需要缩短固定时间、尽早开展手功能锻炼,亦可行内固定手术。手法复位失败或不稳定的骨折需切开复位内固定手术,如小钢板、髓内针法克氏针、外固定支架等法固定。

3.掌骨头骨折

无移位的骨折可用手背侧短臂石膏固定于手功能位,3～4 周后功能锻炼。有移位的骨折,需切开复位,进行内固定手术,如髁用小钢板、克氏针、张力带钢丝、螺钉等法固定。粉碎性骨折复位和固定较困难,需小心操作。

4.单一掌骨干骨折

无移位的骨折可用手背侧短臂石膏固定于手功能位或夹板固定,远端至近侧指间关节,6 周后功能锻炼。有移位的骨折,可试行手法复位,牵引后予背侧压力矫正背侧成角畸形,复位后手背侧短臂石膏固定于手功能位或夹板固定;在软组织肿胀消退时要复查 X 线片,若石膏松动或骨折有移位倾向,需重新复位、石膏固定。不稳定的骨折需切开复位,进行内固定手术。横行骨折复位后一般较稳定,用石膏或夹板即可;若需要缩短固定时间、尽早开展手功能锻炼,亦可行内固定手术,如小钢板固定或髓内针法克氏针固定等。斜行和螺旋形骨折多不稳定,需切开复位,进行内固定手术,如小钢板、拉力螺钉、克氏针或张力钢丝加克氏针、外固定支架等法固定。

5.多发掌骨干骨折

无移位的骨折或复位后稳定的骨折可用手背侧短臂石膏固定于手功能位或夹板固定,远端至近侧指间关节。在软组织肿胀消退时要复查 X 线片,若石膏松动或骨折有移位倾向,需重新复位、石膏固定。随访 X 线片,见骨折愈合后去石膏固定、功能锻炼。由于多发掌骨干失去掌骨间相互的稳定支持作用,骨折复位后较不稳定,比单一掌骨骨折需要更长的固定时间,更可能导致手关节僵硬。故多倾向于切开复位内固定,这样可以缩短固定时间、尽早开展手功能锻炼。不稳定骨折需切开复位内固定。若伴有严重的软组织损伤,则根据具体情形决定治疗方案,但是,这种情形下,骨折的固定很棘手,因为一些内固定方法,如小钢板等,会受到限制。

6.第1掌骨基底部关节外骨折

骨折大多可手法复位,置拇外展位牵引后在骨折处从桡背侧向尺掌侧予压力矫正成角畸形,复位后短臂石膏固定拇指于外展位,或弓形夹板固定,远端至指间关节,骨折基本愈合后功能锻炼。若需要缩短固定时间、尽早开展手功能锻炼,亦可行内固定手术。不稳定的骨折需切开复位,进行内固定手术,如小钢板固定、克氏针固定等法固定。

7.Bennett 骨折

这种骨折手法复位容易,复位时置拇外展位牵引后在骨折处从桡背侧向尺掌侧予推压力矫正脱位,即可复位。但复位后固定困难。一般在第1掌骨基底桡侧予软垫保护,先上短臂石膏,石膏未硬固前整复骨折脱位,一直维持到石膏硬固。亦有用弓形夹板固定。固定拇指于外展位,骨折基本愈合后功能锻炼。由于石膏固定困难,多倾向于内固定。复位后经皮克氏针固定,操作较为简单。切开复位小钢板或螺钉固定较为复杂,但可缩短外固定时间、尽早开展手功能锻炼。

8.Rolando 骨折

这种骨折,一般不稳定,骨折块较大时多倾向于内固定,如克氏针、小钢板固定、外固定支架等法固定。骨折块较多,无法使用内固定时,可闭合复位石膏托外固定。也用骨牵引或外固定架维持骨折复位。在牵引一段时间后,待局部肿胀消退,可早期功能锻炼,使破损的关节面重新塑形。

9.第1掌骨基底关节内粉碎性骨折

这种骨折,一般不稳定,条件适合时可行复位内固定,必要时植骨。如克氏针、小钢板固定,但手术操作难度相当大。无法使用内固定时,建议使用外固定支架牵引,恢复掌骨长度的同时依靠关节囊的张力使骨折自行复位。在牵引一段时间后,待局部肿胀消退,可早期功能锻炼,使破损的关节面重新塑形。关节面毁损严重,可考虑关节融合或其他关节重建术。

六、指骨骨折

(一)概述

指骨为小管状骨,共 14 根。拇指 2 节,其余 4 指均为 3 节。分为近节指骨、中节指骨和远节指骨,而拇指只有近节和远节指骨。每节指骨分为底、体和头(亦称滑车,远节指骨为指骨粗隆)3 部分。底上面有凹陷的关节面,头较狭窄而呈滑车状,底与头之间为体。体的掌侧面略凹陷,背侧面凸隆,横断面呈半月形。末节指骨的基底部有肌腱止点附着。手的功能非常重要,在治疗手部骨关节损伤时应高度重视。处理原则是(近)解剖复位,适当的稳定性,尽早功能锻炼。复位要求(近)解剖复位,不能有旋转移位。

(二)分类

根据骨折部位进行分类,可以分为近节指骨骨折、中节指骨骨折、远节指骨骨折、远节指骨基底部撕脱骨折;根据骨折形态可以分为横行、短斜行、长斜行、螺旋形、单髁和双髁骨折、粉碎性骨折。

（三）临床表现

1. 近节指骨骨折

临床表现为近节指骨疼痛、肿胀、畸形，手指活动受限。X线片可显示骨折及移位情形。远端受伸肌腱牵拉，近端受屈肌腱牵拉，成角畸形多为向掌侧。根据外伤史、临床表现以及X线片结果一般容易诊断。由于近节指骨背侧有伸肌腱，侧方有侧腱束和蚓状肌腱，掌侧有屈肌腱经过，骨折后，容易出现肌腱粘连而导致手功能障碍。

2. 中节指骨骨折

临床表现为中节指骨疼痛、肿胀、畸形，手指活动受限。X线片可显示骨折及移位情形。根据外伤史、临床表现以及X线片结果一般容易诊断。

3. 远节指骨骨折

临床表现为末节指骨疼痛、肿胀、畸形、皮肤有淤斑或甲下有血肿，手指活动受限。X线片可显示骨折及移位情形。

4. 远节指骨基底部撕脱骨折

掌侧撕脱骨折很少见，主要为背侧撕脱骨折。多为间接暴力后所致。手指末节受到暴力突然屈曲，而末节指骨基底背侧受伸肌腱的牵拉，从而形成撕脱骨折，伸肌腱不能伸直末节指骨，出现锤状指。临床表现为远侧指关节背侧疼痛、肿胀，锤状指。侧位X线片可显示骨折及移位情形。

（四）治疗原则

1. 近节指骨骨折

无移位的骨折可用短臂石膏固定于功能位，4～6周后功能锻炼。有移位的骨折，可行手法复位，牵引后予压力矫正成角畸形，复位后短臂石膏固定于握拳位或夹板固定。不稳定的骨折需复位、内固定。横行骨折复位后一般较稳定，用石膏或夹板即可；为了避免手固定于非功能位过长时间，亦可行内固定手术，如小钢板、克氏针固定等。斜行和螺旋形骨折多不稳定，需切开复位，进行内固定手术，如小钢板、拉力螺钉、克氏针或张力钢丝加克氏针、外固定支架等法固定。有移位的、不稳定的近节指骨基底部关节内骨折需切开复位、内固定，可采用小钢板、拉力螺钉、克氏针、张力钢丝、外固定支架等法固定，骨缺损者，需植骨。掌或背侧关节撕脱骨折移位需复位、内固定，可采用克氏针、螺钉、支持克氏针等法固定。

2. 中节指骨骨折

无移位的骨折可用短臂石膏固定于功能位，4～6周后功能锻炼。有移位的骨折，可行手法复位，牵引后予压力矫正成角畸形，若为背侧成角畸形，则复位后手背侧短臂石膏固定于握拳位或夹板固定；若为掌侧成角畸形，则复位后手掌侧短臂石膏固定于伸直位或夹板固定。不稳定的骨折需复位、内固定。横行骨折复位后一般较稳定，用石膏或夹板即可；为了避免手固定于非功能位过长时间，亦可行内固定手术，如克氏针固定等。斜行和螺旋形骨折多不稳定，需切开复位，进行内固定手术，如拉力螺钉、克氏针或张力钢丝加克氏针、外固定支架等法固定。有移位的、不稳定的近节指骨基底部关节内骨折需复位、内固定，可采用拉力螺钉、克氏针、张力钢丝、外固定支架、动力牵引架等法固定。掌或背侧关节撕脱骨折移位需复位、内固定，可采用克氏针、螺钉、支持克氏针等法固定。毁损性的关节骨折可行关节融合。

3. 远节指骨骨折

没有明显移位的纵行骨折及甲粗隆粉碎性骨折，不需特殊治疗，局部可稍加包扎以保护伤指减少疼痛,或用金属及塑料指托制动。远节指骨骨折伴有甲下血肿,指腹张力较大并疼痛剧烈时,则可用烧红的钝针,在甲板上灼洞,引出积血,以此来降低张力缓解疼痛。斜行成角骨折,闭合整复后,制动6～8周。如不稳定可用适当内固定。远节指骨基底骨折伴甲床损伤,拔除指甲,将骨折复位后固定,同时修复裂伤的甲床。严重压砸的远节指骨骨折,常常并发有广泛的软组织损伤。若出现不可逆的血液循环障碍,可予以截指治疗。

4.远节指骨基底部撕脱骨折

撕脱骨折小于关节面1/3者,可行石膏或支具固定手指于末节过伸,近节指关节屈曲位,并X线片确认骨折复位。

有时加以克氏针固定手指末节过伸,以确保固定牢靠。撕脱骨折大于关节面1/3者、伴关节脱位者、闭合整复失败者、伤后就诊晚者可行切开复位、内固定手术,用克氏针、张力钢丝、螺钉等法固定。若骨折片过小不能固定时,可切除骨折片,抽出钢丝法、微型锚钉缝合伸肌腱于止点。

七、掌指关节脱位

(一)概述

掌指关节是手功能活动中极为重要的关节。掌指关节由掌骨头与近节指骨底构成。掌骨头并不呈圆形,为前后径大于左右径的关节面。两侧各有1个小结节。其掌侧面有一浅窝,为掌指关节侧副韧带的附着处。近节指骨底为凹面,其关节面较掌骨头小,与掌骨头形成多轴球窝关节。拇指掌指关节的掌骨头凸度较小,关节面宽阔,掌面有2个籽骨。掌指关节的骨结构由关节囊包绕,关节囊两侧有侧副韧带加强。当掌指关节处于伸直位时,侧副韧带松弛,当掌指关节屈曲时,侧副韧带紧张。在侧副韧带的掌侧有副侧副韧带。此外,在掌指关节的掌侧还有坚韧的掌板。暴力致这些稳定结构损伤或一些疾病导致这些稳定结构松弛后,可出现掌指关节脱位或半脱位。

(二)分类

根据脱位的方向可以分为掌侧脱位、背侧脱位以及侧方脱位;根据脱位的程度可以分为完全脱位和不完全脱位。

(三)临床表现

1.掌、背侧脱位

食指和拇指掌指关节背侧脱位较常见。手指受到暴力后掌指关节极度背伸,掌板和关节囊破裂,近节指骨基底移位至掌骨头背侧,破裂的掌板和关节囊嵌入关节间隙,受到与掌板相连的屈肌腱鞘牵拉,屈肌腱滑向掌骨头侧方,并紧紧夹住掌骨头,阻碍关节复位。骨间肌和蚓状肌腱滑向掌骨头另一侧方夹住掌骨头。牵拉手指会使屈肌腱紧张,反而使复位困难。临床表现掌指关节背伸畸形,屈曲受限。侧位X线片近节指骨基底移位至掌骨头背侧,有时甚至可见近节指骨与掌骨几乎成平行。

2.侧方脱位

手指受到暴力后掌指关节极度侧向活动,侧方稳定结构损伤,可导致掌指关节侧向脱位。掌指关节侧向脱位容易复位,就诊时可能因关节已复位而漏诊。

临床检查可见掌指关节侧向应力后不稳、疼痛,X线片可见应力后张力侧关节间隙增大,伴撕脱骨折时可见骨折片。

(四)治疗原则

1.掌、背侧脱位

治疗可先试行手法复位,麻醉后,屈腕,适度牵引后将近节指骨背伸,保持指骨基底与掌骨头相贴,推挤近节指骨基底,逐渐屈曲近节指骨以复位。复位成功后,石膏固定掌指关节屈曲60°左右2~3周。掌指关节背侧脱位者手法复位常不成功,需切开复位。可掌侧切口进入,术中要将嵌入关节的掌板、关节囊、籽骨等牵出,将掌骨头由掌板和关节囊破口推回即可复位。复位成功后,石膏固定掌指关节屈曲60°左右3周。

2.侧方脱位

2~5指掌指关节外伤性侧向脱位,可复位后石膏固定掌指关节屈曲50°左右4周;拇指掌指关节外伤性侧向脱位,可复位后石膏固定掌指关节功能位4周、伸直位4周。必要时手术侧方韧带修复或重建术。伴撕脱骨折者可考虑手术。

八、近侧指间关节脱位及韧带损伤

(一)概述

正常的近侧指间关节只有前后向的屈伸活动,无侧向活动。近侧指间关节的主要稳定结构包括侧方的侧副韧带,掌侧的掌板、屈肌,背侧的伸肌腱。暴力致这些稳定结构损伤或一些疾病导致这些稳定结构松弛后,可出现近侧指间关节脱位或半脱位。

(二)分类

根据脱位的方向可以分为掌侧脱位、背侧脱位以及侧方脱位;根据脱位的程度可以分为完全脱位和不完全脱位。

(三)临床表现

1.掌、背侧脱位

背侧脱位较常见。手指受到暴力后近侧指间关节极度背伸,掌板和关节囊破裂,或中节指骨基底或近节指骨掌侧撕脱骨折,导致近侧指间关节背侧脱位。近侧指间关节背侧脱位容易复位,但不稳定。

临床表现近侧指间关节肿胀、疼痛,检查可见近侧指间关节掌侧压痛,应力后背侧向不稳、疼痛。麻醉下检查有助于明确背侧向不稳的程度。X线片可见应力后张力侧关节间隙增大,伴撕脱骨折时可见骨折片。

2.倒方脱位

手指受到侧向、扭转暴力可使侧方的侧副韧带损伤或中节指骨基底或近节骨侧方撕脱骨折,导致近侧指间关节侧向脱位。近侧指间关节侧向脱位容易复位,就诊时可能关节已复位而漏诊。仔细问询病史有助于诊断。

临床表现近侧指间关节肿胀、疼痛,检查可见近侧指间关节伤侧压痛,侧向应力后不稳、疼痛。麻醉下检查有助于明确侧向不稳的程度。X线片可见应力后张力侧关节间隙增大,伴撕脱骨折时可见骨折片。

(四)治疗原则

1.掌、背侧脱位

背侧脱位者闭合复位很容易,然后近侧指间关节屈曲15°~20°。背侧用铝托或塑料托固定。3周后带托屈曲活动,5~6周后拆除固定活动。掌侧脱位较少见,常合并有指伸肌腱中央腱损伤。脱位也常在就诊前就为受伤者自行复位，医师也很少看到。关节背侧肿痛和压痛显著。闭合复位和过伸位外固定，3 周后开始屈曲活动。闭合复位失败者需切开复位，必要时手术掌板重建术。伴撕脱骨折者可考虑手术。

2.侧方脱位

一般可以闭合复位，复位成功后，石膏固定近侧指间关节伸直位 4 周。必要时手术侧方韧带修复或重建。伴撕脱骨折者可考虑手术。

第二节　手部肌腱损伤

一、指(拇)屈肌腱损伤

(一)指屈肌腱的解剖分区

根据解剖部位屈指肌腱分为如下 5 区。

1.Ⅰ区

远节指骨的屈肌腱止点至中节指骨中部，长约 1.5 cm。此区仅有指深屈肌腱通过，损伤时只造成手指末节屈曲功能障碍。

2.Ⅱ区

中节指骨中部至掌横纹，即指浅屈肌腱中节指骨的止点到掌指关节平面的屈肌腱鞘的起点，亦称"无人区"。指深、浅屈肌腱共同在屈肌腱鞘内行走，指深屈肌腱于近端位于深面，随后通过指浅屈肌腱的分叉后，走向指浅屈肌腱的浅面。

3.Ⅲ区

掌横纹至腕横韧带远侧缘，即指屈肌腱掌中部。此区皮下脂肪较多，指浅屈肌腱位于指深屈肌腱浅面，其近端掌浅弓动脉直接位于掌腱膜之下，肌腱在此与神经、血管关系密切，肌腱损伤时常伴有血管、神经损伤。

4.Ⅳ区

腕管内，指深、浅屈肌腱和拇长屈肌腱共 9 条肌腱及正中神经通过其内。正中神经位于最浅层，肌腱损伤常伴有正中神经损伤。

5.Ⅴ区

腕管近端的前臂区。此区除了 9 条指屈肌腱外，还有 3 条腕屈肌腱，并有正中神经、尺神经，以及尺、桡动脉。肌腱损伤常伴有神经、血管损伤。

(二)指(拇)屈肌腱损伤的处理原则

1.修复时机

(1)一期缝合：屈、伸肌腱无论在何区域断裂，只要情况允许，都应该进行一期缝合。肌腱修复时应注意以下几个情况：①开放损伤时间、地点、致伤物、污染情况。②肌腱损伤平面，屈、伸肌腱断裂时手指处何位置，以估计肌腱断端回缩部位。③肌腱断裂的数目，有无合并神经、血管及与关节损伤。④术者是否有熟练的肌腱修复技术。

（2）二期缝合：在条件具备的情况下，均应行肌腱一期缝合，有下列问题可考虑行肌腱的二期缝合：①肌腱有缺损，直接缝合有困难。②肌腱缝合部位皮肤缺损，需行皮肤移植或皮瓣覆盖。③严重的挤压伤，合并骨与关节粉碎性骨折。④伤口污染严重。

（3）延迟缝合：①肌腱损伤时伤口污染严重，不能一期闭合伤口。②患者有其他损伤危及生命时。③医师不熟悉肌腱外科手术操作。

肌腱延迟缝合也应尽早进行，待伤口清洁，条件适宜时立即手术。否则时间过久，肌腱断端回缩，肌肉继发挛缩，则直接缝合困难。

2.肌腱缝合要求

肌腱缝合后影响功能结果的主要原因是肌腱粘连。为此，在肌腱缝合方法与应用材料方面应有所讲究。力求肌腱缝合方法简便、可靠、有一定的抗张能力，并尽可能减少腱端缝合处血管狭窄。

3.局部条件要求

肌腱愈合所需营养，主要是血液供给与滑液作用。所以，修复的肌腱应位于较完整的滑膜鞘内，或富于血液循环的松软组织床内，肌腱愈合质量好，粘连少。在缺血的组织内，瘢痕基床上或瘢痕覆盖部位，裸露硬韧组织，如鞘管、韧带、肌膜、骨创面等部位，不宜修复肌腱。

4.腱鞘的处理

过去认为，修复的肌腱需从周围组织长入侧支循环才好愈合。所以缝合肌腱如在腱鞘内必须行鞘管切除，使缝接处直接与周围组织接触。近些年认识到损伤或修复肌腱，自身可以愈合，滑液的作用对愈合也很重要。完整的鞘管，不但不会妨碍肌腱的愈合，而且还是防止肌腱粘连的很好屏障。因此，在手指屈肌腱鞘内做肌腱缝合，较完整的鞘管不应切除，应予修复。破损较重，或壁层滑膜已不存在的鞘管应予切除。要考虑在适当的部位（A2、A4）保留滑车，以利于肌腱功能的恢复。

5.早期功能练习

肌腱缝合后，早期有控制的活动是防止肌腱粘连的有力措施，可加速肌腱愈合减少粘连发生。早期被动活动应在严格监督及指导下进行，避免在锻炼时发生肌腱缝合处的断裂。

目前，手部肌腱修复手术，还不够普及，所以新鲜的手部肌腱损伤，特别是屈指腱鞘内的肌腱损伤，不强求每位首诊医师都必须做一期修复，如果技术有困难，可以留给较有经验者行延迟一期修复或二期修复。这样做虽不理想但情有可原，比不掌握肌腱修复技术勉强施行的结果要好。

（三）新鲜指（拇）屈肌腱损伤的治疗

1.Ⅰ区

此区仅有指深屈肌腱通过，损伤时只造成手指末节屈曲功能障碍。晚期修复可行肌腱前移术或肌腱固定或远侧指间关节固定术。因指浅屈肌腱功能正常，如行肌腱移植，术后发生粘连，将影响指浅屈肌腱的功能，不宜采用。

2.Ⅱ区

此区内，如为单纯指浅屈肌腱损伤，其功能完全可由指深屈肌腱代替，不影响手指屈曲功能，不需要修复。单纯的指深屈肌腱损伤，晚期可行远侧指间关节固定术。若指深、浅屈肌均损伤，在局部条件良好，如切割伤，且技术条件许可时，应尽可能行一期修复。如失去了一期修复的机会，应争取在伤后一个月内行延迟一期修复。切除指浅屈肌腱，直接缝合修复指深屈肌腱。腱鞘根据其完整程度予以缝合或部分切除,一定要注意保留 A2、A4 滑车。伤后时间较长,肌腱两端不能直接缝合或有肌腱缺损者,采用游离肌腱移植进行修复。

3.Ⅲ区

此区内指深、浅屈肌腱损伤时,可分别予以修复,亦可仅修复指深屈肌腱。若伴有神经损伤应同时修复。

4.Ⅳ区

此区内多条肌腱同时损伤,可切除指浅屈肌腱,修复指深屈肌腱及拇长屈肌腱。

5.Ⅴ区

此区肌腱损伤常伴有神经、血管损伤。损伤的肌腱可分别予以修复,但应首先注意修复指深屈肌腱和拇长屈肌腱。有肌腱缺损时可行肌腱移植或肌腱移位,即将中指或无名指的指浅屈肌腱于远端切断,将其近端移位于伤指的指深屈肌腱远端缝合。

(四)陈旧性指(拇)屈肌腱损伤的治疗

肌腱因缺损或其他原因未能行一期修复,以及一期缝合失败者,则应予二期修复。常用的修复方法是肌腱直接缝合、肌腱移植和肌腱移位术。

1.游离肌腱移植

游离肌腱移植手术适用于手部各区域内肌腱缺损的修复。肌腱缺损部位无明显瘢痕,手指关节被动屈伸良好,手指感觉存在,则可行游离肌腱移植。年龄过大或幼儿不适宜肌腱移植手术,术后效果常不理想。

(1)游离肌腱的来源:可用于移植的肌腱有掌长肌腱、趾长伸肌腱、跖肌腱,食指固有伸肌腱和指浅屈肌腱。

(2)移植肌腱的张力:调整移植肌腱张力过大,手指伸直受限,张力过小,手指屈曲不完全。适当肌腱张力调整是取得肌腱移植术良好功能的重要因素之一。

(3)调节肌腱张力时,以相邻指的休息位姿势为参照,使患指的屈曲度与其相邻处于休息位手指角度相一致。

(4)肌腱近断端在原伤口附近粘连,或受伤时间较短,断腱的肌肉本身张力尚无明显改变,移植肌腱张力,应将患指调整与邻指相一致的屈曲位为宜。

(5)若受伤时间长,肌肉有继发挛缩,牵拉近断端感到肌肉张力较大,收缩范围少,移植肌腱张力应适当放松些。即肌腱缝接后,伤指位置较休息位的邻指稍伸直些,以免术后患指伸直受到影响。

(6)若肌肉有失用性萎缩,牵拉断腱时肌肉松弛,移植肌腱的张力可适当大些,以免术后手指屈曲范围减少,而且无力。

2.肌腱两期重建手术

肌腱缺损区域有较多的瘢痕,关节被动活动较差,可行肌腱两期重建术。第一期用肌腱替代物硅胶条植入屈肌腱缺损处,待假腱鞘形成 4 周后行二期手术,取出硅胶条,然后用自体肌腱移植。

3.同种异体肌腱移植

多条肌腱缺损修复时自体肌腱移植的来源受到限制。随着同种异体肌腱移植免疫学研究的进展,经处理的异体肌腱,组织抗原明显降低,使异体肌腱移植在临床上应用成为可能。

二、指伸肌腱损伤

（一）指伸肌腱的解剖分区

根据不同部位和解剖结构，伸指肌腱的分区有两种，一种将其分为 8 区，一种将其分为 5 区。

1.伸指肌腱 8 区分区法

（1）Ⅰ区：远侧指间关节背侧。伸肌腱帽肌腱成分在此会合成一薄的终末腱，它的活动范围仅 5 mm 或更少。此区的闭合性损伤可能是肌腱从止点处的撕脱或伴有小块撕脱性骨折，导致锤状指畸形，即远侧指间关节屈曲畸形。开放性损伤可伤及皮肤、肌腱和关节。

（2）Ⅱ区：中节指骨背侧。侧腱束融合形成终末伸肌腱。斜支持带在侧腱束的外侧融合，此区内伸肌装置的破坏或粘连固定，可导致锤状指畸形或远侧指间关节屈曲功能丧失。由于远侧指间关节的关节囊完整，远侧指间关节的屈曲畸形较不明显。

（3）Ⅲ区：近侧指间关节背侧。中央腱束和来自内在肌腱的侧腱束通过伸肌腱帽的交叉连接共同伸近侧指间关节。此区损伤，中央腱束断裂或变薄，随之侧腱束向掌侧移位，近节指骨头背侧突出，形成纽扣状畸形。侧腱束变成屈近侧指间关节，并使远侧指间关节过伸。

（4）Ⅳ区：近节指骨背侧。此区中央腱束损伤，引起近侧指间关节屈曲畸形，但较易修复。

（5）Ⅴ区：掌指关节背侧。伸肌腱帽将伸指肌腱保持在掌指关节背侧中央，起伸掌指关节作用。此区损伤可导致：①伸肌腱损伤，使掌指关节伸展受限而出现屈曲畸形。特点是伸肌腱由于腱帽的连接较少回缩，易于修复。②腱帽损伤致使伸肌腱向健侧脱位，同样也导致掌指关节伸展受限。

（6）Ⅵ区：手背部和掌骨背侧。此区内食指和小指各有两条伸肌腱，如其中之一损伤，则不表现出症状。指总伸肌腱如在联合腱近端损伤，则伤指的伸展功能仅部分受限。此区损伤常伴有骨折和软组织损伤，可导致肌腱与骨粘连，并可并发未受伤手指关节挛缩和僵直。

（7）Ⅶ区：腕部伸肌支持带下。闭合性损伤可见于 Lister 结节处的拇长伸肌腱断裂。此区开放性损伤，修复的肌腱易于滑膜鞘内产生粘连，肌腱修复处最好不位于腱鞘内或将其鞘管切开。

（8）Ⅷ区：前臂远端。此区内有 13 条伸肌腱，拇指伸肌的肌腱最短，指总伸肌的肌腱可在前臂中 1/3 内予以修复，腕伸肌的肌腱最长。

2.伸指肌腱 5 区分区法

①Ⅰ区：末节指骨背侧基底部至中央腱束止点之间。②Ⅱ区：中央腱束止点至近节指骨中点伸肌腱帽远端。③Ⅲ区：伸肌腱帽至腕背韧带（伸肌支持带）远侧缘。④Ⅳ区：腕背韧带下。⑤Ⅴ区：腕背韧带近侧缘至伸腱起始部。

（二）新鲜伸指（拇）肌腱损伤的治疗

根据伸指肌腱 5 区分区法。

1.Ⅰ区损伤

多见于锐器切割伤或闭合性戳伤，手指末节下垂不能直伸，又称为"棒球指"（mallet finger）。戳伤所致的锤状指，常合伴末节指骨基底背侧的撕脱骨折，需拍片检查。治疗方法包括手术治疗和非手术治疗。

（1）手术治疗：刀割伤所致的肌腱断裂，断端整齐，应一期缝合。缝合时应采取近侧指间关节屈曲,远侧指间关节过伸位,使断裂伸指肌腱断端为靠拢,便于缝合。缝合后石膏或支具将伤指固定在上述位置,制动 6 周后去除此固定开始手指屈伸活动。

(2)非手术治疗:闭合性损伤,如戳伤所致,肌腱断端不整齐,不宜切开行肌腱缝合。手指制动:将伤指近侧指间关节屈曲,远侧指间关节过伸,使断腱两端自行靠拢,制动 6 周。外固定采用手指管形石膏、制动或手指支具制动。闭合伸指肌腱损伤所致锤状指,伤后 1 周内仍可按新鲜损伤处理,时间越长,效果越不理想。

2.Ⅱ区损伤

伸指肌腱的中央束最容易损伤此部分,并常累及背侧关节囊。治疗方法包括手术治疗和非手术治疗。

(1)手术治疗:开放性损伤均做一期肌腱缝合,术后制动腕关节于轻度背伸,掌指关节和指间关节于伸直位。4 周去外固定开始主动活动,6 周后加大活动强度。

(2)非手术疗法:闭合性损伤用石膏制动腕关节于轻度背伸,掌指和指间关节于伸直位 1 周,6 周后增加活动强度。

3.Ⅲ区损伤

此区肌腱断裂,一期缝合效果好。掌指关节背侧腱帽部位损伤,注意修复腱结构,避免术后发生腱帽滑脱。手背部肌腱断裂,发生在联合腱近端,注意检查是否有由邻指伸肌腱通过联合腱带动伸直伤指现象,以免漏诊。

4.Ⅳ区损伤

伸指肌腱位于腕纤维鞘内,肌腱断裂缝合时,需切除影响肌腱滑动的鞘管,减少肌腱修复术后粘连机会。

5.Ⅴ区损伤

肌腱断裂常为多发损伤。腱性部分断裂行一期缝合,肌肉—肌腱交界处或肌肉断裂,肌腱与肌腹不宜直接缝合,可采用肌腱移位方法,将断腱远端编入功能相同的正常肌腱,或与有肌肉动力的断腱缝合。

(三)陈旧性伸指(拇)肌腱损伤的治疗

根据伸指肌腱 5 区分区法。由于某些原因,伸指肌腱损伤未得到一期缝合,可行二期肌腱修复术。断裂的伸肌腱时间短,可直接缝合。损伤时间较长,肌腱断端回缩或肌腱缺损,则可采用肌腱移植或移位修复。

1.Ⅰ区损伤

伸指肌腱抵止处损伤,不仅表现远侧指间关节屈曲,其近侧指间关节继发性发生过伸畸形。肌腱修复法远侧指间关节无损伤或创伤性关节炎,关节被动活动正常,可行肌腱修复。指间关节融合法适用于已有关节损伤或合并创伤性关节炎,或年龄偏大的患者。

2.Ⅱ区损伤

①中央腱束修复术:损伤时间短,单纯中央束损伤,被动伸指时两侧腱束仍可滑到手指背侧者可行中央束修复。②侧腱束交叉缝合术:适用于两腱束已有轻度短缩,但近、远侧指间关节被动活动尚正常。③游离肌腱移植修复法:适用于侧腱束损伤已不能利用,需行肌腱移植。④伸指肌腱近止点切断:适用于侧腱束完整,但有严重挛缩,如手指背侧烧伤后所致畸形等。

3.Ⅲ区损伤

手背部陈旧性伸指肌腱断裂,如损伤时间短,可直接缝合肌腱断端。肌腱有缺损,需行肌腱移植或移位术。小指、食指固有伸肌腱常作为动力腱移位之用。多条肌腱的缺损采用趾长伸肌腱或异体肌腱移植。

4. Ⅳ区损伤

此区肌腱损伤,近端回缩较多,常需行肌腱移植。如腕背韧带妨碍肌腱缝合,可将缝合点置于鞘管的远、近端,必要时可部分切除鞘管。鞘管已塌陷、破损,可将移植肌腱置于皮下。数条肌腱断裂及缺损,不宜用移植肌腱修复每条肌断腱。可将中、无名、小指为一组,近端与动力肌腱用一条移植肌腱连接;拇、食指各用一条肌腱移植分别与动力腱缝接,以保障食、拇指动作的独立性。

5. Ⅴ区损伤

肌腱缺损较多或损伤肌肉已纤维化,可用肌腱移位,如用尺侧腕伸肌移位重建食至小指伸肌腱功能。单一肌腱缺损,可将其远端编织到功能正常的伸肌腱上。

三、肌腱粘连

肌腱修复后,很难避免与周围组织发生粘连。一旦发生粘连,轻则影响肌腱的滑动,重则使肌腱修复手术失败。据相关统计,肌腱端—端缝合后肌腱松解率为30%,缝合后应用有控制的早期活动的松解率为14%～17%,游离肌腱移植的松解率为40%。

(一)肌腱粘连原因与预防

1. 粘连原因

①任何原因损伤肌腱,甚至肌腱上的针孔,也会发生粘连。②肌腱缝合部位位于裸露的骨面或缺血性组织中,容易发生粘连。③肌腱缝合方法不当,腱端血循环障碍,影响肌腱的愈合,需从周围组织建立侧支循环以取得营养,是粘连的重要原因。④不注意无创操作,如切口选择不当,肌腱暴露时间过长等,也是形成粘连的重要因素。

2. 肌腱粘连的预防

①肌腱手术切口设计要合理,应避免与肌腱的纵长重叠或平行,以免其切口瘢痕与肌腱形成纵行粘连。切口垂直或斜行越过肌腱,切口与肌腱间只有点的接触,粘连机会和范围可以大为减少。②肌腱缝接部位应置于血液循环良好的组织中,尽量避免与纤维鞘管、韧带、关节囊、裸露的骨面及瘢痕等缺血性组织接触。如不能避免时,可适当切除部分鞘管或韧带,开阔肌腱通路,改善肌腱营养条件。肌腱基床瘢痕需彻底切除,必要时预先改善皮肤覆盖条件。③肌腱手术应遵守无创伤操作,腱端缝合要光滑,保护腱周组织,术中保持肌腱的湿润,减少肌腱在空气中、热光源下暴露过久,使肌腱表面干燥。④肌腱修复术后避免发生血肿及感染。⑤利用支具有控制地早期功能练习,是减少肌腱粘连的有效措施之一。

(二)肌腱松解术

肌腱松解术并不比肌腱缝合或游离肌腱移植等手术简单,有时操作要求更高。肌腱松解适应证选择合适,正确的手术操作,有效的功能练习,松解术后多数病例都能获得良好的结果。操作不当,功能练习不当,反可使肌腱粘连较术前更广泛、严重。

1. 适应证

选择肌腱修复5个月后,肌腱仍有明显的粘连及功能障碍,关节被动活动良好,覆盖肌腱皮肤条件也较好者,可施行肌腱松解术。皮肤瘢痕较多,局部血液循环差,肌腱松解术后,可能会产生更为严重的粘连。关节被动活动差,应加强关节的被动功能练习,而不宜行肌腱松解术。希望利用肌腱松解来恢复关节的活动是不能奏效的。因为,在关节活动范围没有改善之前,松解的肌腱将很快再发生粘连。肌腱松解手术患者年龄不宜过小,婴幼儿的手术应于6岁后进行。由于肌腱松解后需功能练习,年龄小不宜配合,再者术后疼痛,患儿惧怕手指活动致使松解手术失败。

2.影响因素

影响肌腱松解效果的因素:①覆盖皮肤有较多瘢痕,或患指的神经、血管损伤,术后练习时组织肿胀明显,易再发生粘连。②肌腱有纤维性变,失去正常光泽,或已形成瘢痕索条,肌腱松解后易发生断裂或重新粘连。③肌腱松解与滑车重建若同期进行,为了顾及滑车的愈合,术后需要制动,其结果是松解的肌腱必然再发生粘连。④其他因素,如肌腱松解适应证不当以及不符合手术操作要求等因素,都会影响肌腱松解术的效果。

四、与肌腱有关的疾病

1.自发性肌腱断裂

肌腱的自发性断裂通常发生在伸肌腱,断裂部位常位于腕部。此处有桡骨背侧Lister结节,是桡骨远端背面的一个小骨突,拇长伸肌腱以一定的角度绕过它的远端,然后以45°角转向外侧到达拇指。当局部有病变或骨折畸形愈合,肌腱滑动床粗糙,慢性磨损缺血可使肌腱断裂,因此拇长伸肌腱自发性断裂在临床最为常见。桡骨骨折早期解剖复位固定至骨折完全愈合后,再进行腕部康复功能锻炼,可避免局部肌腱的损伤。腕背处的伸指肌腱被腕背韧带束缚在一狭窄的间隙内,类风湿关节炎引起的腕背慢性滑膜炎侵蚀该处的伸指肌腱,使肌腱逐步发生变性坏死,最终不能承受张力而断裂,故控制类风湿关节炎对预防肌腱断裂有重要意义。当腕关节过度后伸时,第3掌骨底与Lister结节非常靠近,此时,拇长伸肌腱可能被挤入其间,这可能是此组患者拇长伸肌腱发生迟发性断裂的原因。在原发性损伤时,肌腱虽保持完整,但它的血运已受损害。而在腕背侧指伸肌腱通过伸肌支持带,是一条狭窄的纤维带。在手术治疗时,肌腱断裂部位常有明显缺损,直接吻合较困难,通常需采用肌腱移位的方法来修复断裂伸指肌腱的功能。

2.肌腱滑脱

通常为伸指肌腱滑脱。是掌指关节屈曲时,伸指肌腱不能保持掌指关节的正中,而向一侧滑脱的症状。此病多发于中老年人。中年以上的人,指伸肌的腱帽和矢状束产生退行性改变。在屈指用力弹东西时,用力过猛,骤然伸直指关节,可引起一侧矢状束和腱帽的破裂,失去了维持指伸肌腱在掌指关节和近节指骨间的平衡。所以当掌指关节屈曲时,伸肌趁机向健侧滑脱,致使伸指功能障碍。

(1)临床表现:①有用手指弹物的外伤史,弹物时感到中指无力;②掌指关节处略有疼痛,肿胀不明显;③屈曲掌指关节时,指伸肌腱向一侧滑脱。

(2)保守治疗:让伤指掌关节屈曲30°~40°,用棉花做一笔管粗的棉棍,压在伸肌腱滑脱侧(腱帽和矢状束未撕裂一侧),用绷带包绕固定3周左右,使撕裂的腱帽和矢状束愈合。伸指肌腱可不再滑脱。

(3)手术治疗:伸肌腱帽修复方法较多,可根据具体情况予以适当选择。如采用尺侧联合腱修复,即于患指尺侧指伸肌腱处切断联合腱后向桡侧翻转,缝于患指桡侧的腱帽上;也可将患指伸指肌腱部分腱条于近端切断,向远侧翻转,绕过患指桡侧副韧带,再缝合至自身的伸肌腱上。

第三节　手指缺损功能重建

一、拇手指缺失功能重建

(一)拇指缺失分类

由于手外科及拇指再造的发展,历史上沿用的四型分类法已难以适应当前发展的需要。

1.四型分类法(Reid 1960)

①Ⅰ型:掌指关节以远的断指,残指有足够的长度。②Ⅱ型:断指末端到达或通过掌指关节,残指长度不良。③Ⅲ型:断指末端在掌骨,鱼际肌尚有某些功能。④Ⅳ型:断端在腕掌关节或其附近,鱼际肌功能全部缺失。

2.六度分类

我们当前以此分类法作为区别拇指缺损程度及选择再造手术方法的依据。

(1)Ⅰ度:拇指末节部分的缺损。①Ⅰ-1度:位于拇指末节中段以远,虽然造成外形缺陷,但基本保留拇指应有的长度,对功能影响不大,一般不需要再造。②Ⅰ-2度:位于拇指末节基底部以远,但仍保留指间关节的完整性。由于Ⅰ-2度已接近拇指Ⅱ度缺损,丧失拇指的功能$30\%\sim40\%$,丢失手功能$12\%\sim16\%$。

(2)Ⅱ度:位于拇指指间关节水平缺损。丧失拇指的功能约50%,丢失手功能约20%。

(3)Ⅲ度:位于拇指近节指骨缺损,将丧失拇指的功能$60\%\sim90\%$,丢失手功能$24\%\sim36\%$。①Ⅲ-1度:位于拇指近节指骨远端水平缺损,类似Ⅱ度缺损。②Ⅲ-2度:位于拇指近节指骨基底部至中段缺损。

(4)Ⅳ度:位于掌指关节水平缺损。丧失拇指的功能约100%,丢失手功能约40%。

(5)Ⅴ度:位于第一掌骨部缺损。①Ⅴ-1度:位于拇指第一掌骨远端缺损。②Ⅴ-2度:位于拇指第一掌骨中段缺损。③Ⅴ-3度:位于拇指第一掌骨基底部缺损伴拇短展肌缺损。

(6)Ⅵ度:位于腕掌关节附近缺损。

(二)手指缺损的分类

1.Ⅰ度

手指末节部分的缺损。单纯食、中指的Ⅰ度缺损将丧失每指功能的$20\%\sim40\%$,丧失手功能的$4\%\sim8\%$;单纯无名、小指Ⅰ度缺损,将丧失每指功能的$20\%\sim40\%$,丧失手功能的$2\%\sim4\%$。

2.Ⅱ度

位于手指远侧指间关节水平缺损。单纯食、中指的Ⅱ度缺损将丧失每指功能的45%,丧失手功能的9%;单纯无名、小指Ⅱ度缺损,将丧失每指功能的45%,丧失手功能的4.5%。

3.Ⅲ度

位于手指中节指骨处缺损。单纯食、中指的Ⅲ度缺损将丧失每指功能的$50\%\sim70\%$,丧失手功能的 10%～14%；单纯无名、小指Ⅲ度缺损，将丧失每指功能的 50%～70%，丧失手功能的 5%～7%。

4.Ⅳ度

位于手指近侧指间关节水平缺损。单纯食、中指的Ⅳ度缺损将丧失每指功能的 80%，丧失手功能的 16%；单纯无名、小指Ⅳ度缺损，将丧失每指功能的 80%，丧失手功能的 8%。

5.Ⅴ度

位于手指近节指骨处缺损。单纯食、中指的Ⅴ度缺损将丧失每指功能的 85%～95%，丧失手功能的 17%～19%；单纯无名、小指Ⅴ度缺损，将丧失每指功能的 85%～95%，丧失手功能的 8%～9%。

6.Ⅵ度

位于手指掌指关节水平缺损。单纯食、中指的Ⅵ度缺损将丧失每指功能的 100%，丧失手功能的 20%；单纯无名、小指Ⅵ度缺损，将丧失每指功能的 100%，丧失手功能的 10%。

7.Ⅶ度

位于掌骨处的缺损。功能丧失情况同Ⅵ度缺损。

(三)拇手指再造的要求和目的

1.再造要求

①有足够的长度，达食指指间关节横纹。②有足够的屈伸力量。③具有内收、外展功能。④位置正常，具有对掌及对指功能，必须有 1～2 个手指与再造的拇指的指腹有对掌功能。⑤有良好的感觉，两点分辨觉在 10 mm 以内。⑥再造拇指粗细合适，皮肤质感近似正常，并有指甲存在。

不是所有的拇指再造术均能达到上述要求的，具体内容如下。①再造拇指的位置合适：再造拇指的位置，应位于对掌位，或能做外展及对掌动作。如果再造的拇指没有关节或残留的拇指腕掌关节、掌指关节活动受限，新造拇指的位置合适与否就更为重要。②再造拇指长度合适：再造的拇指无论采用何种方法均不宜过长，要与正常拇指等长或稍短些为好。如果过长，末端血供不足，所用的移植材料多，稳定性差，其次是从视觉角度讲稍短的拇指要比长出拇指更为协调、美观。③再造拇指的周径适度：正常的拇指周径要大于其他手指，指腹也较丰满。用皮管或皮瓣法再造的拇指外形往往较臃肿，手指转位及第 2 足趾移植亦因周径及形态差异而缺乏逼真的外观。④再造拇指要有良好的感觉：再造的拇指应具有良好的感觉，即便有些再造方法不可能使其拇指具有感觉(如皮管植骨法)，在术后晚期要考虑重建拇指部的感觉，使其对指、持物有良好的感觉功能，同时对再造拇指也具有保护功能，可有效地防止烫伤、冻伤。再造拇指术后感觉功能恢复与否是评价疗效的重要指标。

2.再造目的

拇手指不同程度缺损无疑给患者带来精神及心理创伤，影响手的功能及患者的生活质量。足趾组织移植的拇、手指再造为他们带来了福音。先期提出拇、手指再造以"功能第一，外形第二"的理念，随着时代的发展与技术进步，现在已更改为"功能第一，外形第一"来认识。采用足趾组织移植施行拇手指再造，虽是拆东墙补西墙的手术，在这里应是拆的合理，补的必要，而不是随心所欲或毫无原则地顺从患者要求去实施再造。我们对每一例患者，根据拇、手指不同缺损程度及其再造与专业的要求，功能恢复与外形改善的可能及术者技术水准，以最少的牺牲，不影响供足功能为原则，制订合理的手术方案，进行缜密的手术设计，精心的手术操作，以获得外形美观,功能满意的再造手指;术后制订合理的功能康复计划,督促并指导患者进行功能练习,这是手术者应具备的品格。手术者应克服毫无目的的粗糙的手术设计,对供足造成过多的组织破坏,缺乏专科知识为再造而再造,甚至追求时髦,追求"创新",追求"新闻",追求"第一"去主导手术,术后无功能康复训练计划,这是我们不希望的。

(四)拇指再造手术适应证

1.虎口加深术

适应证包括:拇指Ⅱ～Ⅲ度缺损伴虎口轻度狭窄者,不愿做足趾移植再造或其他掌指骨延长手术者可选用虎口加深相对延长拇指长度的方法来增进拇指功能。这一手术创伤小,仅采用虎口皮肤"Z"形改形及邻近皮瓣转移来加深、扩大虎口。

2.拇指残端提升加长术

(1)适应证:拇指Ⅲ度缺损,要求保留近节指骨在 1 cm 以上,掌指关节伸、屈活动正常,拇指残端为松软的皮肤且虎口部皮肤正常,不愿选其他方法再造或加长者。

(2)禁忌证:拇指Ⅳ皮缺损及Ⅳ度以上缺损者不宜施行本手术。

3.皮管植骨

再造拇指采用皮管植骨再造拇指术具有操作简单、成功率高,并能恢复拇指一定外形与功能的优点,但再造后的拇指外形臃肿,血循环及感觉差、缺乏关节活动,因而其功能较差,易受冻伤及烫伤等,故目前很少在临床应用。

适应证包括:拇指Ⅳ～Ⅴ度缺损,残端及虎口部皮肤瘢痕挛缩,年龄较大,不愿接受足趾组织移植及其他拇指延长术者。

4.食指拇化

食指或残指移位拇指化术是将正常或已有部分缺损的食指或其他残指转移到拇指残端,用来加长或代替拇指的方法。由于移位时连同关节、肌腱、血管、神经等组织一并转移,故移位后其功能活动、感觉、外形等方面比较理想,为不少医师及患者所欢迎。但采用本方法仍未能恢复手指的正常数目;另外,若将正常的食指转位,则必须切除一部分食指的掌骨或指骨,这也未免令人惋惜。因此,只有在食指或其他手指有残缺的情况下才值得施行。

适应证包括:拇指Ⅳ～Ⅴ度缺损,鱼际肌功能正常,而食指或环指等于近侧指骨间关节以远缺损,但指根部皮肤软组织正常,患者不愿接受足趾组织移植再造者。凡选用正常食指移位者应慎重考虑,尤其是显微外科技术发展到如今,选用正常食指移位并非上策。

5.第 2 足趾游离移植

再造拇指应用显微外科技术,通过血管、神经、肌腱和骨骼的接合,将足趾一次直接移植到缺损部位来再造拇指或其他手指是一个新的整复途径。再造的拇指及手指,不但血供良好、感觉良好,并有一定的关节活动。还由于具有指(趾)甲,故外形就更趋满意。杨东岳、汤钊猷、顾玉东(1966)应用第 2 足趾游离移植来再造拇指获成功。这种方法具有如下优点:①一次手术完成拇指或其他手指的再造;②拇指外形较佳,局部血运良好,感觉及功能较好;③移植趾(再造指)可恢复关节屈伸功能,尤以屈指功能恢复为好。④由于有时可连同部分跖骨一并移植,故在修复拇指伴发第 1 掌骨部分缺损(第Ⅴ型)的严重缺损情况下,可在拇指再造同时修复掌骨缺损。

适应证包括:Ⅲ、Ⅳ、Ⅴ型拇指缺损;食、中、无名、小指的部分或全部缺损。

二、多手指缺失的再造

一般认为两个以上的手指缺失就有做多指再造的必要,但在掌握手术指征时要根据手缺失功能的实际情况,从多方面综合考虑,如缺失哪一个指、缺损的平面、拇指的功能状况,以及年龄、职业等因素。手指再造多采用足趾移植的方法,这就意味着手指的再造都是以丧失相同数量的足趾为代价的。很显然,缺一补一的做法是不正确的,以再造强有力的对掌手指为第一目的,手指缺损较少,有条件则进行个别手指再造,以食指、中指再造,或中、无名指再造。

(一)手术指征

多手指缺失再造的手术指征包括:①一只手4个手指均在近节指骨中段以远缺失。②仅存拇指和小指,其他手指全部缺失。③仅存小指的其他四指缺损。④从美观角度或职业要求,患者强烈要求多指再造。⑤在急诊中偶见多指缺损并伴有因没有再植条件而废弃的下肢或足趾,此时将所有可利用足趾移植做手指再造。

(二)手术方案

1.需要再造手指的数目

根据患者的实际需要,尽量以最少的手指再造数目,来满足功能要求及患者所能接受的形态改善。当然,一只手的手指越多,捏的力量就越大,持物就越稳定,形态改观越明显。手指残缺的程度是确定手指移植数的重要依据,只要掌指关节功能良好,保留近节指骨水平的手指,该指具有一定的功能长度,一般不做手指再造,即便是做了足趾移植再造手指,因手指和足趾的形态差异,直径不同,尤其是在连接部位很难做到圆顺。

如没有特殊要求,一只手只要有健全的拇指和另外两个手指就可以具备手的70%～80%的功能。因此从功能重建的目的而论,在多指缺损的患者,只要再造两个手指就可以达到治疗目的。

2.再造手指的位置

如果多指缺损都需要再造,这就不存在再造位置的问题,取等量足趾在每个残指上进行再造。但这样的病例在临床上是很少遇到,常见的还是做1指或2指再造,那么把手指再造哪一个位置,这是下面讲述的内容。对手的整体功能来讲,不同的手指起的作用是不同的。只要有可能,应当事先考虑再造那些功能比较重要的手指。一般认为,首先考虑做食指再造,做食指再造的先决条件是:①患手拇指功能良好;②虎口要足够宽。③第二掌指关节功能良好。否则不能完成对指功能及握物功能。如果虎口较狭窄,应做中指再造,同时将第二掌骨短缩,修整皮肤软组织,形成新的虎口。

在多指缺损中,决定做两指再造时,作者认为做相邻的两指再造无论在功能和形态方面均较良好,而且易为患者所接受。要根据每个残指的缺损水平再造手指的位置,近节手指完整,如果掌指关节功能良好,从手功能缺失的程度上评定而言,这类缺损无须再造,如果患者从美容的需求,要求再造,医师要精心地选择供区,精心地对供足趾进行修正,移植后才能达到目的,否则会弄巧成拙。

3.再造手指的长度

(1)在正常人体形态方面,足趾短于手指,在近节手指水平做足趾移植,再造的手指均短于原来的手指,多指缺损进行手指再造时,功能重建是主要目的。移植的足趾虽短,但能发挥良好的伸屈功能,一味追求原手指长度,如连同跖骨取下移植,做手指再造,无论以形态和功能难以达到理想的程度,往往事与愿违。

(2)在掌骨水平的手指缺损,再造时可将跖趾关节水平与原掌指关节相吻接,特别是对于有正常的掌指关节存在时,否则在患手握物时不能达到同步的协调动作。

(3)正常的每个手指长度是不同的,中指最长,小指最短,至于食指和无名指之间哪一个长短是无关紧要的。在多指再造时,在尽可能的条件下,要考虑到这个特点。

(4)残指缺损平面在中节手指,足趾移植再造虽能达到原手指长度,但因手指与足趾连接部的膨隆,使手指形态欠佳。虽可做局部软组织的修剪及移植趾骨的整形,但移植足趾的伸屈功能亦难以达到功能的要求。尤其在多指缺损的病例要慎重考虑。

(5)缺损手指残端的皮肤条件也是影响再造手指长度的因素之一,手指残端瘢痕增生,皮肤挛缩变得菲薄、水肿等。难以接纳移植的足趾,或是供移植足趾做扩大足趾移植,或者就要以牺牲再造手指长度为代价,切除残端不正常的覆盖组织。

(6)手指再造的长度也受拇指的功能状况影响。如果拇指功能受限,预计通过手术及功能锻炼难以恢复正常活动范围,再造手指的长度以比计划的短一些为好,否则难以完成对指功能。

4.供趾的选择

(1)选择时要求供足无瘢痕,大隐静脉未做过切开或长期输液,无足癣或较轻微,足背动脉、第1足背动脉搏动较清晰的一侧。根据足的解剖结构选择供足,其基础是,足背动脉及大隐静脉位于移植足趾的内侧,因此供足为单足时,取同侧足为好,因为受区的血管在桡侧,足趾的血管蒂在皮下隧道内距离较短,不易发生迂回、扭曲。

(2)因组合移植再造手指,双足都是供足,再造桡侧手指用对侧足,尺侧的用同侧供足,理由是两个足趾的血管蒂彼此靠近,有利于组合移植。

(3)在多指缺损的病例中,通常以再造两个手指为多,为避免供足的术后形态丑陋及功能损害,多数医师认为在双足各取一个足趾,以组合移植的方式做手指再造较为适合。如在一侧供足取两个足趾,尽管手术方法简单,不需组合,终因供足外形欠佳,手指指蹼过高,需再次做指蹼加深手术,而很少应用,但是在三指以上的手指再造时,可在同足取下两趾。

第四节　手外伤及断指(肢)再植

一、手外伤

(一)现场急救

手部开放性损伤的现场急救十分重要。处理是否得当,将直接影响后阶段的治疗。现场处理主要的原则是首先重视影响生命的严重并发症和合并伤的处理。在条件允许或不处理局部将影响并发症与合并伤的患者,亦应同时处理。由于近代抗休克和麻醉技术的提高,有不少急救专家提出对严重多发性损伤做一次性处理。这对提高手部开放性损伤的治疗效果、提高功能恢复率都非常有利。与此同时,我们也不能忽视必须在保证生命的前提下进行,以抢救危重并发伤为首要任务。但也要注意尽量不使开放性损伤失去最佳初期处理时间,即伤后6～8 h,否则将影响伤口一期闭合。

对伤员进行急救处理的主要任务是抢救生命。对手部损伤要进行简单而有效的处理,迅速正确的转运,以便于能使伤员获得妥善治疗。

1.迅速判明有无威胁生命的体征与合并伤

应迅速判明有无呼吸与心搏骤停、内脏破裂和胸腹部大出血、颅脑损伤等情况。一旦发现必须立即进行抢救。如有休克存在,也应立即按休克治疗进行积极处理。

2.创面处理

主要是制止和防止再污染。对于出血均应以厚纱布加压包扎止血,且包扎后指端血液循环良好为度。这是一种可靠又安全的方法。确有活动性大血管出血,应用加压包扎无效时,可用止血钳钳夹做结扎止血。一般不应采用止血带,只有以上方法无效时方可考虑。一旦应用应严格采用记录卡做好记录止血时间,并严格遵守使用止血带的注意事项。对创口内的可见异物应立即取出,但外露骨端不能复位,以免深部污染,最后用消毒敷料或清洁布包扎创面。

3.临时固定

手部损伤后,为了减轻疼痛,避免骨折移位和预防骨折的合并伤,并有利于运送,临时简便的固定是非常必需的,但不可对闭合性骨折或开放性骨折进行复位。如有手部远侧的血运或神经障碍,应采用肢体临时牵引,以解除畸形和对血管、神经的压迫,然后将伤手固定。其固定方法,以预制夹板最为理想,否则可就地取材。

4.迅速转运伤员

经抢救处理后,按伤情的轻重,将伤员在最短时间内转送到能够处理的医院,进行最终处理。转送方式包括以下 2 种:①对单纯手外伤应鼓励自己行走;合并下肢损伤的伤员,平放在担架或木板上;②对于有精神异常或颈胸部损伤的伤员要保持呼吸道通畅。在转送过程中有医护人员严密观察,以防途中发生意外。

(二)手部骨折与脱位

骨折稳定性是恢复其他组织解剖结构的基础。因为骨折不稳定将引起很多复杂问题,如不利于处理和骨折同时存在的肌肉、肌腱、神经和血管等的损伤,不利于用整形外科或显微外科技术修复创面。同时,由于骨折断端处于活动状态,容易使感染发展和扩散;由于骨折端向外压迫,可加重局部深部软组织和皮肤血行障碍或坏死。因此,及时正确恢复骨折的解剖结构和保持其稳定性非常重要。

骨折和脱位的整复是恢复手部深部组织损伤的首要步骤,它既保证骨折、脱位的稳定,而且是修复其他深部组织的基础。如不予以处理不仅后期整复困难,而且该部位的血管常被牵拉或扭曲,影响远侧血运障碍,甚至导致创口的愈合延迟或坏死范围增大。也可能造成局部形成无效腔或血肿,增加感染的危险和后期瘢痕形成。

关于使用何种方法固定,不少学者主张使用外固定,近来又有不少学者提出在骨折近侧与远侧采用穿针外固定。以上两种方法都不利于应用整形外科或显微外科技术消灭创面。近来多数作者主张一期采用有效的内固定,特别是手部骨折,由于内固定方法较简便,因此创面是否能一期或延期闭合都不影响。实践证明,这一方法并不增加感染率,只要慎重、认真、恰当选择内固定器材,其效果是令人满意的。内植物放置体内虽为异物,但并非感染源,更不会扩大感染,相反能控制感染的扩散。即使发生感染,也不必急于取出内植物,因骨折得到有效固定,保持良好位置,骨折仍可愈合,对后期处理也可减少困难。采用内固定治疗严重手部开放性骨折时,力求简单,不做更多的软组织和骨膜剥离,且固定效果力求可靠,否则就不能体现出内固定的有效性了。

手部开放性骨折的整复相对比较容易,为了维持复位的稳定性,指骨或掌骨骨折需要固定。对于斜行的骨折可采用微型螺钉固定,对于横行的骨折可用微型钢板固定。也可采用交叉克氏针固定。当然,也有学者采用克氏针髓内固定,但不如前者理想。对于接近关节面的骨折,可以采用"T"形微型钢板,也可做近远端钻孔细钢丝穿扎固定。有学者提出对复位稳定者可不做内固定,而做外固定,但这样有发生再移位的可能。做了理想的内固定后,术后仍需使用一段时间的外固定,一般3~4周时间,经X线片,位置良好,方可去除外固定。做适当的手部关节功能活动,预防关节僵直。切不可等待骨折处有骨痂形成,才拆除外固定做功能锻炼,这样将发生关节僵直而影响术后手部功能的恢复。

对于脱位的处理,经复位后,需做关节囊修复,如修复后关节被动活动良好,而且稳定,可以不做内固定,对关节损伤严重、关节不能修复或被动活动不稳定者,应采用克氏针固定。但是必须在2~3周后及时拔除克氏针,同时开始康复训练。

(三)肌腱损伤的表现及处理

对于手外伤屈指肌腱损伤的处理,如为切割伤,由于清创后切口都能一期缝合,感染机会较少,应该一期缝合;如为严重手部撕裂或挫裂伤,由于皮肤有不同程度的缺损或挫裂、肌腱往往也损伤严重,经彻底清创后,如创面能通过带蒂皮瓣或游离皮瓣闭合,而且感染也能给予控制,应一期修复肌腱。但不应为寻找回缩的肌腱,而过于扩大伤口,增加感染的扩散;如创面不能一期获得满意的闭合,或因创面污染严重,彻底清创后感染仍不可能排除,不能一期修复者,为防止肌腱的回缩,应将肌腱在创口适当的位置,给予固定,便于二期肌腱的修复。

对于新鲜的屈指肌腱损伤,无论在哪一区断裂,均应将原切口做延长,便于肌腱清创、缝合。但伤口延长时不应与手部皮肤横纹做垂直交叉,避免术后瘢痕挛缩影响关节活动。在腕部切割伤做肌腱缝合时,勿将肌腱与神经缝合。正中神经与屈指肌腱所在位置不同,神经干略显浅黄色,外膜有营养的轴行血管,神经断面神经纤维束清晰可见。肌腱硬韧,为鱼肚白色,无轴行血管。肌腱因缺损或其他原因未能行一期修复,以及一期缝合失败者,则应予二期修复。常用的修复方法是肌腱直接缝合、肌腱移植和肌腱移位术。

(四)神经损伤的表现及处理

因手部神经大部分为感觉神经,因此手外伤若累及手部神经时,症状常常表现为相应的手指感觉异常,诊断相对也比较简单。

关于手部神经的处理,对单纯的切割伤和肌腱一样。清创后创面能一期缝合,其切断的神经,由于断面无明显的损害,可做一期吻合,特别是指神经,由于远侧较短,短期内即可了解手术效果,故应尽量争取一期吻合。对于尺神经、正中神经,如非锐器切割伤,由于断端损伤长度无法判断,有时不宜做神经吻合术,而将神经断端于清创后在创口附件给予固定,有条件者可在断端用金属丝做标记,有利于了解断端的距离,便于二期修复方法的选择。

二、断指(肢)再植

(一)断指(肢)的保存

当伤员离医院较近时,所在单位卫生人员应对伤手做简单加压包扎,把离断手指用纱布或清洁敷料包扎起来,并随患者一起送到医院。医务人员做好清创消毒后,在手术前要用无菌纱布包好断指,把它放到 4 ℃冰箱冷藏,若为多指离断则应做好标记分别包好。如没有冰箱可放到无孔塑料袋内放到冰筒内冷藏。

当伤员要转运到外地进行再植手术时,转运途中对断指的保存更为重要。做法是,把断指用 8～10 层无菌纱布包好,放到无孔塑料袋中,扎紧口后放在冰筒中,在袋外放些冰块,没有冰块放些冰糕也可以。但不要将断指放到酒精、甲醛等消毒液中,也不要放到生理盐水中浸泡。

在手术过程中,对多指离断应植一指取一指,没有再植的手指仍放到冰箱内保存,如左右手多指离断应做好标记。

(二)适应证

1.断肢再植的适应证

(1)全身情况:因致伤原因不同,上肢离断后全身情况也各不相同。肢体离断伤患者入院时或术前均需积极抗休克,待全身情况稳定后方可实施手术。

(2)肢体条件:肢体远近两端无明显挫伤及多发骨折,血管、神经、肌腱无撕脱伤,预计再植后肢体能恢复一定功能者,在温缺血时间内应予以再植。

(3)温缺血时限:由于远端组织有较丰富肌肉,因长时间缺血组织将发生变性。当组织未发生不可逆改变前,重建血供,组织将起死回生;若已发生不可逆改变,即使重建血供,也难以起死回生,并可继发严重的其他并发症并危及生命。所以肢体离断后,凡有再植条件者,常温情况下,力争在离断后缺血 8 h 以内重建血液循环。

(4)精神状态与年龄:小儿肢体离断,凡有条件者,应千方百计实施再植;高龄患者常伴有其他器质性疾病,应视病情及家属要求,视患者全身情况及体质全面衡量决定。

2.断指再植的适应证

断指再植适应证应与断指再植的目的相统一。手指外伤性离断通过再植,使患者恢复一个完整的有功能的手指是我们的目的。

(1)主要适应证:①指体基本完整的各种类型的拇指离断;②指体完整的多指离断;③末节基底以近的切割性断指;④拇、食、中指的末节断指;⑤指体完整的小儿断指;⑥清创后指体短缩不超过 2 cm 的压砸性断指;⑦热缺血不超过 12 h 的上述各类断指。

(2)相对适应证:①手指旋转撕脱性离断;②无名、小指的末节断指;③指体有轻度挫伤的各种致伤断指;④60～65 岁以上的老年断指;⑤经用各种刺激性液体短时间浸泡过的断指;⑥热缺血超过 12 h 以上,保存欠妥的断指;⑦估计再植成活率低,术后外形功能不佳,但患者强烈要求再植的断指。

(三)禁忌证

断肢再植的禁忌证包括:①患者全身情况不允许,伴有其他脏器损伤,肢体严重挫裂撕脱,多发骨折,血管、神经、肌腱(肉)长段撕脱挫裂,温缺血时间较长,即使经长段骨缩短,预计再植后无功能者,应放弃再植。②预计重建血液循环后已明显超过温缺血时间者,应放弃再植。③因精神失常肢体离断者应慎重选择,若实施再植,除易发生麻醉意外,危及患者及手术人员的安全,再植术后病情复发,患者自行解脱肢体屡见不鲜,应慎重选择。

(四)断肢(指)再植的手术原则和程序

1.断指再植

常规采用顺行法再植。

（1）远、近端清创：断指洗刷及皮肤创面消毒，同断肢再植术。由于手指小，血管神经细，为保护上述正常组织，断指清创宜在手术显微镜下进行。清创前先对两断端血管、神经做标记，按顺序、按层次于镜下清创。

（2）骨折内固定：断指清创术中，可根据不同伤情，向断端做适当骨缩短，以利血管、神经、肌腱修复。断指再植大部分采用克氏针内固定。以采用不贯穿关节的单枚斜向或交叉克氏针固定为首选，也可采用钢丝十字交叉内固定。上述内固定方法以利于术中肌腱张力的调节及术后功能练习为原则。应予以积极提倡，尽量避免采用克氏针纵向内固定。

（3）修复屈伸肌腱：宜选用 3-0 无创尼龙单线缝合。先修复伸肌腱后修复屈指肌腱，使肌腱张力调节于休息位。①伸肌腱修复要领：手指近节离断，拇指修复拇长伸肌腱，手指修复于中央腱及两侧腱束；指间关节离断，关节做融合，手指修复两侧腱束；手指中节离断仅修复侧腱束；远侧指间关节离断做关节融合术，不需修复肌腱。②屈指肌腱修复要领：手指近节离断，拇指修复拇长屈肌腱，手指修复指深屈肌腱；指间关节离断，关节融合，手指修复指深屈肌腱；中节离断，修复指深屈肌腱。

（4）修复静脉：根据不同离断部位及标记静脉多寡与粗细，每指指背静脉宜修复 1~3 条，必要时也可修复指掌侧静脉。

（5）缝合指背皮肤：指背静脉修复毕，及时缝合相应指背皮肤，以保护已修复的静脉，小儿断指指背皮肤宜在镜下缝合，以防缝合时缝线损伤已修复的静脉。

（6）修复指动脉及指神经：指骨经缩短固定，两侧血管、神经束一般可在无张力下修复。为便于术中操作，指神经经清创，在无张力下先缝合两指神经，以缝合 4~6 针为宜。最后缝合动脉，一般选用 11-0 无创尼龙单线缝合两侧指动脉。注意在吻合动脉前先用罂粟碱液外敷于近端动脉，当动脉痉挛解除应开放止血带或血管夹，待近端动脉出现有力的喷血时方可进行缝合。两侧指动脉应尽量予以修复。

（7）缝合掌侧皮肤：伤手经温盐水清洗，缝合掌侧皮肤。遇小儿断指，为防缝线损伤动脉，宜于镜下缝合。

（8）包扎：再植术毕断指及伤手再次用温生理盐水清洗，擦干逐层交叉包扎，再植指指端应外露以便观察血液循环的变化。

2.断肢再植

（1）清创：清创术是一切开放性损伤的处理基础。认真细致的清创，不仅可清除被污染挫灭的组织，为减少术后感染、防止术后粘连、早日建立侧支循环、增进术后功能的重要手术步骤，也是使术者全面了解伤情并修整再植方案的一个重要手术步骤。完全性断肢，为减少温缺血时间，清创应分两个手术组同时进行；若不完全性离断，仅用一个手术组进行。

1）断肢洗刷：一般用无菌肥皂液或皮肤清洁剂洗刷肢体皮肤，并去除异物，用皮肤消毒液清洗创面，用大量生理盐水冲洗创面，擦干肢体再行常规皮肤消毒及铺单。

2）清创术：先对知名血管、神经做标记后由表入里，由浅入深按组织、按顺序进行清创。切除一切污染挫灭组织，最后对骨断端做清创，然后对断面再次用皮肤消毒液做浸泡，3% H_2O_2 清洗，再用大量生理盐水冲洗，擦干。远近两端清创术要求在 1 h 内完成。

（2）骨支架建立：根据断肢条件及血管、神经、肌腱损伤情况做相应骨缩短，以减低上述组织修复的张力并重建功能。上肢骨短缩不受长度限制，但也应以重建并恢复功能为原则。术中应采用简单、快速、牢固为原则选用各种内固定材料与方法。如上臂采用髓内针并钢丝内固定,前臂采用钢板加髓内针;腕部采用交叉针,掌部采用克氏针等内固定,以建立牢固的骨支架。要求术者在1h内完成上述操作。

(3)修复软组织床及重建组织结构连续性:在温缺血允许时间内,术者应熟练、准确地缝合骨膜,先修复伸侧肌(腱)群,后修复屈侧肌(腱)群,使肌张力调节于正常位(休息位),上述操作要求在1h左右内完成。

(4)重建血液循环:血液循环重建应在手术显微镜或放大镜下进行,根据肢体离断部位决定血管修复原则与数量。在温缺血时间内按以下顺序修复血管。①先修复静脉,上臂及前臂离断,先修复1~2条浅静脉,再修复一条深静脉;腕掌部离断,先修复2~3条浅静脉。②后修复动脉,上臂离断仅修复1条肱动脉;前臂及腕部离断,桡、尺动脉均应修复;掌部离断修复掌深、浅弓或2条以上指总动脉。③再植中若温缺血时限已到期:为尽早恢复血供,在备血充分条件下可先缝接1条伴行静脉再缝接1条动脉,断肢通血后,再修复其他静脉。血液循环重建要求在2h内完成操作。

(5)修复神经:肢体经骨缩短及神经清创,使神经两断端为正常神经束时,并在无张力下对正中、尺、桡神经做外膜缝合修复,每一神经断端以缝合6~8针为宜。

(6)缝合皮肤及预防性深筋膜切开减压:断面皮肤经清创及必要修整可直接缝合;若血管、神经行径段及深部组织外露处无正常皮肤覆盖时,可做局部皮瓣转移覆盖;其他皮肤缺损处,可用皮片移植覆盖之。

凡肘部以上肢体离断,由于上臂及前臂有丰富的肌肉组织,经长时间缺血,再植后一旦通血,远端组织间细胞通透性明显增加,导致筋膜间隙内压增高,使肢体肿胀,若不及时减压,内压继续增高而引起前臂及手筋膜间隙综合征,从而导致肌肉缺血坏死并继发急性肾衰竭。为预防上肢肌肉继发性坏死和急性肾衰竭发生,应于上臂、前臂及手部做切开减压,并切开深筋膜,待术后肢体消肿,患者情况稳定后再直接缝合或皮片移植覆盖。

(五)断肢再植术后处理

1.术后处理

术后患者应在空气新鲜、安静、整洁的病房内休息治疗,使室温保持25℃左右。肢体提高与心脏平切面一致。局部用侧照灯照明,以便观察血液循环;病区内禁止吸烟;医护人员每间隔0.5~1h巡视并及时记录肢体循环变化。

2.术后治疗原则

①抗凝。②解痉止痛。③抗生素及康复治疗。术后一旦发生血管危象记录,应积极寻找原因,立即实施解痉止痛及保温措施,若经上述保守治疗仍无效,应及时手术探查,重新建立肢体血液循环。断肢经再植成活后应及时制订功能康复计划,早期行主被动功能练习、物理及专业治疗,尽早恢复肢体功能。

三、开放性损伤的治疗原则

在治疗手部开放性损伤,特别是严重的开放性损伤时,除了局部伤的治疗外,因有时合并休克、颅脑、胸部以及腹部等严重并发症或合并伤,而且这些损伤常常危及患者的生命,故应首先予以处理。

1.首先重视全身情况的处理

由于如今的创伤多较严重和复杂,除了对手部等局部造成严重的开放性损伤外,常常合并身体其他部位的损伤,如脑部、胸腹部损伤以及休克。因此在处理这类损伤时,必须重视全身的检查,如有休克症状需及时补液、升压甚至输血等积极抗休克治疗,待休克好转后再处理局部。如合并有脑部或内脏等危及患者生命的损伤,应首先给予及时和正确的治疗,然后再处理手部损伤。当然也有些手部损伤如血管断裂若不及时处理全身情况便不能改善,此时两者必须同时进行处理。

2. 及时彻底清创

清创是处理一切开放性损伤的重要措施,对于手部开放性损伤更为重要,加之手部损伤面积占全身面积的百分比较小,因此更应该做彻底清创。只要患者全身情况允许就必须及时进行,任何拖延都会使细菌繁殖和扩散,增加创面感染的概率,导致修复手术的失败或感染。清创是把一个污染创口转化为"无菌"的创口,是防止感染的重要步骤。清创的重点是切除失去活力的组织,清除创口的异物及彻底止血。这是一项非常细致、责任心很强的工作,要严格执行。

3. 尽可能恢复损伤的解剖结构

严重的开放性损伤除了皮肤挫伤或撕脱外,深部软组织即肌肉、肌腱、神经和血管等多有不同程度的损伤,且常合并有骨折或关节脱位,因此必须及时尽可能恢复深部组织的解剖结构。

恢复严重开放性损伤深部组织的解剖结构时,首先应恢复骨折的解剖结构,并保证其稳定性。骨折的稳定性是恢复其他组织解剖结构的基础,也是目前治疗手部开放性骨折的重要课题。因为骨折的不稳定将引起很多复杂的问题,如不利于处理和骨折同时存在的肌肉、肌腱、神经和血管的损伤,不利于用整形外科或显微外科技术修复创面。同时,由于骨折端处于活动状态,容易使感染发展和扩散;由于骨折端向外压迫,可加重局部深部软组织和皮肤的血运障碍,甚至导致皮肤缺血坏死。因此,及时而准确地恢复骨折的解剖结构和保持其稳定性非常重要。

除了骨折的处理外,恢复肌腱、神经的解剖也很重要,但首先必须考虑创面能否一期或延期消灭。如能一期或延期消灭创面,才具备修复肌腱和神经的条件。其次,若肌腱和神经损害严重,则不能进行一期修复,宜等待后期处理。恰当对断端固定和软组织覆盖,可以避免肌腱外露坏死或感染而增加后期修复的难度。但不可为寻找肌腱和神经而做过于广泛的分离和解剖,导致感染扩散。

对于血管损伤的处理,首先决定于血管本身的解剖性质。手部的主要血管损伤影响到肢体的血液循环,严重的会产生肢体坏死,故需早期给予正确处理。当手部损伤伴有末梢循环障碍时,必须立即探查。对单纯血管受压,则解除压迫即能恢复血循环。对动脉痉挛所引起的末梢循环不良,应设法解除血管痉挛,如保温、75%罂粟碱溶液外敷以及外膜剥离等。以上处理仍不能解除血管痉挛时,可用生理盐水或0.5%普鲁卡因做血管分段加压注射,使其被动扩张。如此仍不能解决者,可做痉挛血管切除直接吻合或做血管移植。总之,主要血管的损伤一定要设法使之通畅,不可轻易结扎。对不影响末梢血液循环的次要血管损伤,有条件仍应做血管吻合,因动脉的通畅不仅是为保证手的存活,且也是手运动能量的来源。如吻合困难,才做结扎止血。

4. 创面的处理

关于闭合创面的时限问题,在一般情况下,应争取在伤后8 h以内进行清创,并闭合创面,如已超过这一时限,则根据患者的一般情况、致伤的原因、污染的程度、伤情及局部组织反应以及医师的技术水平等决定清创后能否一期闭合创面。一般创口的闭合可分为 3 个时机,即早期闭合、延期闭合和晚期闭合。

直接缝合创面的方法适用于整齐的裂伤经清创修整后无皮肤缺损者。但须注意勿使缝合口张力过大,以免影响局部血运,导致伤口边缘坏死,愈合不佳或裂开等,要避免以上情况的发生,需采取一些辅助措施,如减张切口、缩短骨残端等以缓解缝合口的张力。对与皮肤纹垂直的创口,垂直跨越关节的掌或背侧伤口、平行指蹼或与皮肤肌腱纵行重叠的伤口,在条件许可的情况下,局部皮肤血运良好,创口污染不明显,受伤时间较短,应采用"Z"字成形术,改变原创口的方向,然后缝合创口,这样可避免发生创口的裂开、瘢痕挛缩或与肌腱粘连,影响功能。

对于手部皮肤缺损的修复,常用的方法分两大类,一类是皮片移植(植皮),另一类是皮瓣。

皮片移植作为手部新鲜创面的应用,方法简单、效果亦满意,适用于单纯皮肤缺损的创面,如皮肤撕脱伤其皮下组织无缺损和挤压,而且血运良好者。如有肌腱、骨骼或较大血管和神经暴露而不能用健康组织覆盖者,则不适用。其皮片的厚度以中厚为佳。其来源可将原撕脱下来的皮瓣用剪刀剪去皮下脂肪和部分真皮,但原撕脱的皮瓣遭受挤压或挫伤的则不能应用。这时只有在自体非显露部位取中厚皮片应用。面积不大者常在上臂内侧取皮全片或中厚皮片,亦可采用保留真皮下血管网的游离皮片移植。对面积较大者则常在大腿内侧用鼓式取皮机采取。为了保证游离皮片的成活,必须注意创面血运情况要良好,使皮片细胞在死亡以前的一段时间内,能很快地重建血运。其次是皮片的大小要与创面一致,否则皮肤的张力改变,影响血运建立,妨碍皮肤生长。再次是术后在一定时间内,要保持皮片与创面直接接触,而不移动,为了达到这点,适当包扎与固定就显得很重要。

在有深部组织如骨骼、肌腱等暴露的创面、手掌创面以及拇指端的创面,均应用皮瓣修复为佳。对创面不大采用局部皮瓣修复,这种皮瓣的优点:皮质好、感觉灵敏、不收缩,但这种皮瓣手术设计的技术要求高,同时只能用次要部位修复主要部位。对创面皮肤缺损较广并有骨骼、肌腱外露者或一手有多处皮肤缺损而局部不能得到适当皮瓣覆盖者,则采用远处皮瓣修复或游离皮瓣修复。

5.术后制动和康复治疗

术后制动即固定,这是治疗手部损伤特别是伴有骨折的手外伤的主要措施。肌腱、神经、血管损伤修复后也同样需要制动,应用整形外科或显微外科技术修复创面也需要制动。

四、常见的损伤

(一)指端缺损

指端缺损也有多种类型,例如指腹缺损、手指侧方缺损、末节横断缺损、末节指背侧缺损等。指端缺损在手外伤中占有较大的比重,因此,对这类损伤的治疗也就值得重视。

1.缺损类型

指端缺损不论其缺损的形状、部位如何不同,从治疗的角度来考虑,大体可以分为以下几种类型。

(1)外伤造成指端皮肤缺损,其部位不论在指腹、指侧方或指端,皮肤缺损区的基底部若仍保留有血循环的软组织,而肌腱、骨质未外露。这种类型的损伤治疗就比较简单,只需用皮片移植即可理想地闭合伤口。

（2）皮肤缺损区有小面积无血循环组织外露：创面基底部若伴有小面积骨质或肌腱外露时，可游离创面局部带有血循环的软组织行组织瓣转移等方法，将深层缺血组织覆盖，然后再行游离植皮闭合伤口。

（3）皮肤缺损区有较大面积无血循环组织裸露：创面基底部若有较大面积骨质或肌腱无血运组织外露，而又无法用局部带有血循环的软组织覆盖，则需采取皮瓣修复或短缩手指长度等方法来闭合伤口。

2.治疗方法

是选择皮瓣修复术还是短缩截指，可根据以下几种因素综合考虑。

（1）指甲的长度：指端软组织缺损，不论其部位如何，只要指甲完整，或指甲部分缺损，残存的指甲保留1/4以上，此类损伤应考虑行皮瓣修复并保留手指长度。

（2）远侧指间关节的去留：指端缺损若末节指骨尚保留基底，远侧指间关节结构尚完整，若直接缝合伤口需短缩指，则必将截除远侧指间关节。如果施行皮瓣修复，而能保留此关节。在这种情况下应考虑皮瓣修复。

（3）不同的手指：应考虑伤的是右手还是左手，是哪一个手指。因为在一般情况下，右手较左手，拇、食、中指较无名、小指更偏重考虑行皮瓣修复术从而保留长度。因为相对地说它们的功能更重要些。特别是拇指，其功能尤为重要。外伤后行皮瓣修复术的适应证较其他手指更强。

（4）年龄：患者年龄过大或过小，做皮瓣修复时应慎重考虑。因年龄过大，做皮瓣修复后需将肢体或手指制动数周，关节易僵硬，造成功能障碍。而年龄过小则因不合作，术后制动不易牢固，易将移植的皮瓣撕脱。由于上述原因，故应多考虑短缩残端采用直接缝合的办法。有的病例可做局部转移皮瓣或岛状皮瓣修复，以免制动关节。

（5）工作性质：皮瓣转移后，位于指端的皮肤会有不耐磨、不耐寒、感觉差等缺陷。皮瓣的质量又因供皮区的不同而异。以手部皮瓣质量较好，其次为前臂部、上臂部，而胸部与腹部皮瓣质量较差。因此，如在寒冷条件下工作（特别是在北方），或从事重体力工作，如搬运工、农业劳动等，应少采用皮瓣移植，而多考虑缩短残指端直接缝合为宜。因为缩短缝合其残端在耐寒、耐磨、感觉差等方面都优于皮瓣移植。因此，不能片面地认为皮瓣修复术保留有限的长度就是绝对的优越，而放弃缩短伤指直接缝合的方法。

（6）行皮瓣修复术，供皮区应尽量考虑取自手部，而只有当手部皮瓣移植不适宜时才考虑其他部位的皮瓣移植。

对以上各种因素应综合进行考虑，才能得出适合患者的治疗方案。具体治疗方案包括：推进皮瓣、手部岛状皮瓣转移、邻指皮瓣、带蒂皮瓣转移、游离皮瓣修复以及残端修整等手术方式。

（二）手指皮肤撕脱伤

当手部皮肤被碾轴卷入机器，受伤手部大面积皮肤缺损或皮肤逆行撕脱。由于与动脉血行方向相反，故皮肤有淤血现象，呈紫红色。如皮肤被撕脱，缺损部位周围皮肤很少潜行剥离，其深部软组织一般无明显损伤。如系手部手套式撕脱，则手指肌腱和神经血管束外露，第2～5指末节指骨常撕脱，但手掌、手腕深部筋膜完整。

这类损伤临床上并不少见，在处理上常常不被外科医师所重视，只采用简单地将暴露骨质咬除的方法，使伤指的长度大大缩短，造成残疾；有时单纯地埋入腹部皮下，形成皮瓣臃肿，功能不佳,以至于最后关节僵硬畸形,不得不再选择截指。对于这类手指的处理原则是:拇指或食指采用拇趾甲瓣为主,也可采用中、环指共蒂的双岛状皮瓣,以及食指背侧岛状皮瓣结合带神经血管蒂的岛状皮瓣。对于无上述技术条件同时转院又有困难的医院,才考虑采用对侧上臂快速皮管形成术,后期做指神经血管岛状皮瓣改善功能。

(三)手部皮肤脱套伤

一般手部皮肤撕脱伤,只要创面的血运良好,只需做游离皮片(中厚皮片)移植术或将未有明显挫伤的撕脱皮肤做削去脂肪原位回植,其效果是满意的。对手背或手掌皮肤撕脱伤,其创面有肌腱或骨质外露者,则需采用前臂逆行岛状皮瓣进行修复,也可用带蒂胸肩皮瓣修复或采用游离皮瓣修复。对于全手皮肤脱套伤的治疗就不是那么容易了,而且争论较多。

这类损伤临床并不多见,常见于用手在滚轴下工作的工人或脱粒机下工作的农民,当手套或衣袖被滚轴卷入后,由于机器不断将手卷入,而受伤者即刻猛力将手拉出,因此造成手套式的皮肤撕脱伤。其临床特点是手及手腕的皮肤呈手套状撕脱,手指第2～5指末节指骨常撕脱,手指手掌肌腱外露,手指的神经血管束常撕脱,但手掌和手腕的深部筋膜常完整,其深部的血管亦无明显的损伤,故手掌手腕血运良好,仅手指血运很差。

对于这类损伤的治疗方法很多,争议也较多。有学者主张将原手部撕脱的皮肤削去脂肪组织而原位缝回或游离植皮;也有学者主张用腹部袋状皮瓣,等血运良好后二期做中厚皮片或用皮瓣转移或两者结合使用。前者效果不佳,手指植皮都不能成活而不得不截指,后者有一定效果,但也不够理想。只要充分运用修复外科的技术,重视设计,能够使这类外伤的手恢复一定的功能,而外形尚可。近年来,由于显微外科技术日渐成熟,目前以用吻合血管的组合皮瓣移植来消灭创面。可以选择的皮瓣有股前外侧皮瓣、拇甲瓣等。

(四)热压伤

手部热压伤是热和机械作用的复合创伤,多见于印刷、塑料、造纸等行业的手工操作工人,由于其手被高温的轧辊或模具等卡压后一时不能挣脱所致。如温度较低,轧辊间距较宽,手及时脱离,则受伤较轻,可仅表现为皮肤Ⅲ度烧伤,或伴有手部软组织碾挫伤及骨折、脱位等。严重的手部热压伤可使手指、手掌甚至全手掌背侧严重烧伤呈皮革样,伴有手部肌腱、神经、骨关节严重损伤或手指甚至手大部坏死。如手臂被卷进压轧机器以内,还可伴有腕及前臂软组织、神经、血管、肌腱损伤及骨折、脱位等。

手部热压伤中常见的是手指与手掌远侧部分的Ⅲ～Ⅳ度烧伤并伴有指骨烧伤,指骨间关节开放或指骨骨折、脱位等。手部热压伤创面修复和深度热烧伤及电烧伤等基本相同,各种修复手术均可在适当病例中选用。应该提出的是,部分烧伤坏死的指骨不一定要截除。为了保留手指适当长度,如指骨近端尚有血运,在皮瓣、皮管、大网膜、筋膜瓣等有血运组织的覆盖下,只要不发生感染,创面一期愈合后死骨可以保留下来,依靠近端活骨的爬行替代逐步修复。如果整节指骨已坏死无血运,则难以保留。即使勉强保留下来,骨的爬行替代难以跨越指骨间关节使整节坏死指骨得到修复,并且患指常扭曲变形、脱位,死骨会被逐步吸收。

在手部热压伤修复中可以选用以下手术。

1.带蒂含真皮下血管网薄皮瓣移植术

此手术实际上是腹部皮瓣移植术的改进,主要是避免皮瓣皮下脂肪过厚所致的外观臃肿。去除过多的脂肪还有利于皮瓣的存活及愈合。薄皮瓣移植后远侧常有血供不足的表现,如血管淤血、颜色较暗、起水泡等,可适当予以加压,保持皮瓣和基底创面及创缘健康皮肤的紧密接触。数天后即可建立血液循环,上述血液循环不足的现象可得以改善。创面血液循环较好时,皮瓣移植断蒂时间可提前到术后2周左右或更早。断蒂前可先做蒂部血液循环阻断试验。如阻断时间达到20～30 min而皮瓣血液循环良好则表明可以断蒂了。薄皮瓣修复手或手指不仅外观较好,不臃肿,而且感觉恢复也较快。

2.前臂逆行桡动脉皮瓣或筋膜瓣移位术

前臂桡动脉和尺动脉通过掌弓动脉及腕关节血管网互相交通。切断桡动脉近端,可以通过逆行供血营养前臂皮瓣,因此可做成逆行桡动脉皮瓣向远侧手部移位修复各种创面。如仅切取桡动脉及其供血的前臂筋膜瓣,则可做成逆行筋膜瓣移位修复手部创面,然后在筋膜瓣上再移植断层皮片。筋膜瓣的优点是不臃肿,供区不需要植皮,前臂皮肤外观损害较小;而且筋膜瓣更柔软,容易塑形,还可适当剪裁成分叶状修复不规则形状的创面。按照同样原理,利用尺动脉逆行供血也可做成类似的尺动脉逆行皮瓣或筋膜瓣。但因为尺动脉和尺神经伴行距离长而且紧密,过长分离尺动脉对尺神经血液供应有影响,可能会出现不良后果,因此临床应用较少。

本手术的主要缺点是必须结扎切断桡动脉或尺动脉,阻断了前臂一根主要动脉,使手部供血量有所减少。个别病例主诉冬天患手有冷感,但绝大部分病例无明显后遗症状。多数病例患肢前臂术后常有短时期水肿及麻木感,但可逐渐消退。本手术解剖容易,不需做血管吻合,成功率很高。一次手术即能完成手部深度创面的修复及功能重建。修复后外观不臃肿,效果良好。缺点是前臂留有切口及植皮瘢痕影响美观。

3.手背逆行掌背动脉岛状皮瓣移位术

掌背动脉发自腕背动脉弓,在手背掌骨间隙筋膜下于骨间肌浅层向掌指关节方向走行,在掌骨颈水平与指掌侧总动脉有恒定丰富的吻合支,沿途向手背皮肤发出多个细小皮支营养手背皮肤。掌背动脉有伴行静脉,可以做成掌背动脉逆行供血的岛状皮瓣向远侧移位,修复手指近侧指骨间关节到掌指关节之间有深部组织外露的皮肤缺损。

解剖皮瓣时如损伤了皮瓣和掌背动脉血管联系,可造成皮瓣缺血坏死。注意勿损伤手背静脉,以减少出血或血肿。不要损伤指伸肌腱腱周组织,以免造成肌腱粘连。

本手术仅在手部范围内解剖,一次性手术可完成小块深度烧伤创面的修复。此皮瓣薄而质地相近,外观也较好。但手背供区会遗留瘢痕,有碍美观。皮瓣本身也无神经支配,需较长时间才能逐步恢复一些感觉。

(五)手部压砸伤

当手指指端受到重物打击或挤压时常出现指甲下血肿、指甲裂伤或甲根翘出,前者表现为指甲下呈紫黑色、指甲与甲床有程度不等的剥离;后者指甲的近端与甲床分离,并从甲根皮肤皱褶翘出显露在皮肤外。也可出现指端皮肤呈不规则性,形态与打击物形似的缺损,有时伴骨外露。如在其他部位,则出现皮肤挫裂伤,边缘不整齐,有时有多处散在性小伤口。这些伤口的位置与形态正好是压砸工具的着力点部位的形态。伤口周围的皮肤和深部软组织也有不同程度的挫伤,且该部位常伴横行或粉碎性骨折。对这类损伤要正确判断皮肤和深部软组织的损害范围常常比较困难,且损害皮肤与正常皮肤间隔存在,处理非常棘手,一般尽可能清除受损皮肤,可用整形外科或显微外科技术来进行修复。

第五节　先天性手部畸形

一、概述

手部先天性畸形千变万化,种类繁多,同一种畸形可有千姿百态的临床表现。一种畸形常累及手部多种组织结构,形成复杂的畸形,严重影响手部的功能。手部先天性畸形可单独出现,或伴有多种上肢畸形。也可能伴有其他组织或器官的畸形,成为多种综合征表现的一部分。

二、病因

病因复杂且还不清楚,可能与遗传和胚胎所处环境有关。

1.遗传因素

5%的手部畸形是遗传所致。Apert 综合征的短指畸形和 Holt-Oram 综合征是单纯遗传引起手部先天畸形的例子。

2.环境因素

目前已知的致畸环境因素包括以下几个方面。①母亲的营养:如铜、碘、维生素 A、维生素 B_2、维生素 D 等缺乏。②化学因素:抗生素、缺氧症、某些药物。1956～1962 年在中欧,很多早孕妇女服用镇静剂酞胺派啶酮,致大量胎儿畸形,尤以上肢为多。③放射线:X 线照射,原子弹爆炸等。④内分泌因素:糖尿病产物的影响,可使先天性畸形的发生率增加 5～7 倍。⑤感染:如早孕妇女患流行性蔷薇疹,先天性畸形可高达 40%～80%。⑥创伤:母亲的严重创伤。

胚胎发育从第 3 周开始至第 7 周上肢已基本形成。因此,妊娠头 3 个月是对其生长发育影响的关键性阶段。了解可能的致畸因素,予以避免,可减少畸形发生。

上肢先天性畸形种类复杂,一种畸形常涉及多种组织损害,确切的分类几乎十分困难。按国际手外科学会联合会的分类法(IFSSH 分类法)上肢先天性畸形可分为以下 7 大类。①Ⅰ:肢体形成障碍,如先天性拇指缺损;②Ⅱ:肢体分化障碍,如并指畸形;③Ⅲ:重复畸形,如多指畸形;④Ⅳ:过度生长,如巨指畸形;⑤Ⅴ:生长迟缓,如短指畸形;⑥Ⅵ:先天性环状缩窄综合征;⑦Ⅶ:广泛性异常和综合征。

畸形的复杂性和多样性,使手部先天性畸形的治疗十分复杂而困难,也决定了治疗的个性化。同一种畸形常难以用一种手术方法予以治疗。许多手部先天性畸形,目前还没有有效的治疗方法或治疗效果还很不满意,例如缺肢、短指畸形、先天性桡侧球棒手、先天性掌挛缩(即先天性风吹手)、巨指、巨肢畸形等。所有这些,均需要我们应用显微外科、手外科和整形外科的成就进一步加以研究。

三、治疗原则

1.非手术治疗

非手术治疗包括夹板应用、职业训练和心理治疗以及假体的应用等,可根据病情加以选择,而对某些病例可能是仅有的治疗方法。

2.手术治疗

如手术达不到明显功能改善时,应尽量避免手部原有功能的丧失。手术治疗必须遵循下列基本原则。

(1)手部先天性畸形治疗的目的是改善功能和外形,以恢复功能为主。如达不到明显功能改善时,应尽量避免手部原有功能的丧失。仅涉及外形的畸形,如末节多指,从美容角度出发,亦应治疗。

(2)必须考虑手部所保留的功能在患儿生长发育过程中的代偿性作用,如先天性拇指缺损,其食指常能逐渐代替拇指功能,应从幼小起积极加以指导和训练,必要时考虑行拇指再造或食指拇指化术。

(3)手术时机应因人而异,一般应在局部组织达到足以容易辨认,并在固定的功能障碍形成之前进行,通常畸形矫正手术的最好时机是2~4岁。需要进行主动功能锻炼的手术,如肌腱手术,应考虑到患儿的理解和主动配合能力,宜于年龄稍大进行。

(4)发育过程中,由于不同程度的生长,畸形会不断发展,应对患儿定期观察。对妨碍发育的畸形,如远端在同一平面的中、环指完全性并指、末节骨桥并指、交叉并指伴手指远节发育不良、先天性缩窄带、三节指骨拇指的楔形中节指骨等,最好在1岁以内手术。

(5)影响骨骺的骨矫形手术,应在接近成年,骨骼停止发育后再进行手术,以免影响肢体的生长发育。

(6)很多先天性畸形,如缺肢、短指畸形等,目前尚无有效的治疗方法。有些畸形,如巨肢、巨指畸形,治疗效果还不满意,对此应有充分认识。

四、桡侧列缺如

桡侧纵列缺如常呈桡骨部分或完全缺失,尺骨弯曲、远端向桡侧脱出,伴桡侧腕骨缺失及拇指发育不良或缺失。表现为手于前臂远端向桡侧偏斜,而呈"高尔夫球棒"状,又称为桡侧球棒手(radial club hand)。

手术的目的是矫正畸形、改善患手的功能和外形。出生后2~3个月即可用按摩、夹板或支具矫正桡侧紧缩的组织结构,直至骨发育成熟。手术矫正的目的是减轻腕部向桡侧和掌侧的脱位,稳定腕关节;使手位于尺骨上并保留某种程度的腕关节活动度,改善手的抓、握、掐功能。包括腕部中心化手术、桡侧化手术、重建桡骨支架以及拇指缺失和畸形的矫正等。

五、尺侧列缺如

尺侧纵列缺如又称尺侧拐棒手畸形。Goler(1683)首先描述之。这是一种主要影响上肢尺侧部分的发育抑制性畸形,包括尺骨发育不良、尺骨部分缺如及全部缺如,有时可合并肱骨及骨桡骨性联合。常有尺侧列腕骨发育不全和缺如,以及环、小指的缺如,但单独以第5掌骨和小指的缺如很少见。典型的表现为前臂短缩,常向桡背侧弓形弯曲,手可尺侧偏移。此偏移部分是由弓形弯曲造成,部分是由于尺侧面骨骼支撑不足或缺如所致。

治疗可以使用尺骨延长、桡骨楔形截骨矫正术。

六、中央列缺如

分裂手(cleft hand)即为中央列手指发育不良或缺失,而致手指和手掌明显分开,成为桡侧和尺侧两部分。其缺失的组织结构及其数目和程度不同,轻者仅有第3和第4掌骨头横韧带缺失,表现为第3指蹼加深,可伴有中指发育不良;或中指缺失,第3掌骨存在或部分或全部缺失;或食、中指缺失而成为三指分裂手;或拇指正常,食、中指缺失伴无名、小指发育不全等。

手术治疗的目的应使其外形和功能均得到改善,而不能为了改善外形而损害其功能。典型的分裂手的手术为分裂手合并术,其关键是裂隙闭合,手术包括切除横位的指骨、闭合难看的裂隙、松解拇指的内收挛缩(包括并指)、相关的关节挛缩和矫正手指的偏斜畸形。

七、先天性多发关节挛缩症

先天性多发性关节挛缩症是指因肌肉、关节囊及韧带纤维化,引起以全身多个关节僵直为特征的综合征。本病临床表现复杂。

临床上可分为肌肉发育不良和肢体远端关节挛缩两个亚型。①前者是典型的关节挛缩症。在患儿出生后,即可发现四肢关节对称性僵直,僵直在屈曲位,也可僵直在伸直位,多保留最后几度的屈曲或伸直活动。受累肢体肌肉明显萎缩并有膝、肘关节的圆柱状改变。四肢均可受累。上肢畸形包括肩关节内旋、肘关节屈曲或伸直、桡骨头脱位、前臂旋前和腕关节屈曲挛缩,拇指多内收、屈曲贴近手掌伴近侧指间关节屈曲挛缩。②肢体远端挛缩型只累及手和足,其拇指屈曲、内收横在手掌,其余四指屈曲呈握拳状、手指互相重叠。足畸形、跖趾屈内翻多见,也可为跟外翻、足畸形,并伴有足趾屈曲挛缩。

本病的治疗因受累关节多需多次手术,术后复发率高,需反复手术。治疗目标是增加受累关节运动范围,最大可能改善上肢与手的操作能力。

早期软组织松解,切开或切除某些阻碍关节运动的关节囊、韧带和挛缩的肌肉,使受累的关节获得一定范围的运动功能。单纯物理治疗多无矫正作用,但在软组织松解的基础上,进行物理治疗,可保持手术松解的效果,推迟复发的间期。本病具有术后复发倾向,可使用肌腱移位,替代某些已纤维化或肌力弱的肌肉,获得肌力平衡,改善肢体功能。

八、并指畸形

并指(syndactyly)即两指或多指之间有连续的皮肤、软组织或骨组织桥相连,是仅次于多指的手部最常见的先天性畸形。其相并连的手指数目、并连的程度以及并连的组织结构各不相同,以中无名指及食中指相并连的皮肤并指最为常见。并指影响手的美观,以及手指内收、外展和屈伸的灵活性。不同平面上的并指,会影响手指的发育而出现偏斜畸形。

按并连的程度可分为部分性并指即相邻手指的部分组织相连;和完全性并指,即相邻两手指从手指基底部至指尖部完全相连。按其组织结构可分为:①单纯性并指,即相邻两手指仅有皮肤及皮下组织相连,又称为皮肤并指;②复杂性并指,即相邻手指除皮肤软组织相连外,还有骨组织相连,又称为骨性并指。并指还有一些特殊类型或合并其他畸形,如指尖交叉并指、短指并指等。

手术时机:①并指手术一般以 2~4 岁为宜,影响发育者,如不等长的手指间并指,可于 1 岁手术;②特殊类型的并指,如末节手指间骨桥并指,远节发育不良的交叉并指,最好在 1 岁以内予以分开;③功能良好,不影响发育的并指,可不予手术或发育成熟后手术;④多个手指相并连,应分次手术。不宜于一个手指的两侧一次分开,以免影响中间手指的血液循环。

并指手术的关键:①重建指蹼,采用矩形皮瓣或双三角皮瓣,形成一个具有弹性的指蹼;②"Z"字形或锯齿状切开两指间的软组织桥,分开手指;切勿在手指掌侧形成垂直的直线切口,以免日后因瘢痕挛缩导致手指屈曲挛缩;③良好的植皮,宜用全厚层或厚的断层皮片覆盖手指分开后的创面。

九、多指畸形

多指（polydactyly）即正常手指以外的赘生手指或手指的孪生畸形，为最常见的手部先天性畸形。多见于拇指桡侧和小指尺侧，以拇指多指为最多见。拇指多指畸形种类繁多，Wassel（1969）对拇指多指畸形做了详细的分类。拇指多指可在拇指的桡侧或尺侧，且两个拇指常大小不同，较大而功能较好的为主指，应予以保留，另一个较小且功能差的则为赘生的次指，则应予以切除。有时两个拇指形态相似，称之为镜影拇指。

多指根据其所含的组织成分，可分为：①软组织多指，即仅为一个小肉赘，或一个发育极不完全的手指仅以一皮肤蒂与手部相连；②单纯多指，即为一个发育完全的手指；③复合性多指，即多指伴有掌骨部分或完全重复畸形。

多指畸形均需手术切除，仅为窄蒂的肉赘状多指，3～6个月时即可切除。多指于近端共一个关节，影响拇指发育者，宜在1岁以内手术。发育较健全而又不影响健指发育者，以2～3岁手术为宜。术前均应行X线片，以帮助区别和确定主指，为手术时手指的去留提供依据。

拇指多指手术的目的是切除多指，重建一个有足够的骨及软组织、关节稳定、良好的关节活动、拇指力线、肌肉和肌腱功能和尽可能好的外形的拇指。

手术方法应根据多指的部位及其组织结构而定。一大一小的拇指末节多指，则切除小的多指，将其软组织用于修复保留的手指；如两者相同大小，难以区别主、次指时，则将两者合并为一指。从关节离断切除多指时，应注意将白色薄片状的骨骺切除，以免残留骨骺继续生长形成骨性突起。并应修复关节囊、韧带和重建内部肌止点，必要时行截骨矫形。

十、巨指症

巨指畸形（macrodactyly）是指一个或多个手指的所有组织，包括指骨、肌腱、神经、血管、皮下脂肪、指甲和皮肤均增大，可为一侧或双侧。手指由于一侧生长过度常呈弧形侧方偏斜。手掌、前臂甚至整个肢体均肥大者称为巨肢症。本病恒定地伴有局部神经组织显著增粗，伴有明显的脂肪浸润，并在一定的部位显著扩大呈肿瘤状。

巨指畸形常需手术治疗。其方法可根据畸形的类型、范围和严重程度而采取局部组织切除术、截骨及骨骺阻滞术、神经切除和神经移植、过大的巨指截指术等。

十一、先天性拇指发育不全

拇指在手的功能中占有非常重要的地位，如果在胚胎发育过程中受到不同程度的影响，就会产生畸形，这种畸形呈一种抑制性的表现，可累及到皮肤、肌肉、肌腱、骨关节、血管、神经等组织结构，严重时对拇指的功能影响很大。

Blauth（1967）根据拇指发育不全的受累程度分成5度。①Ⅰ度拇指发育不全：拇指列细长，合并拇短展肌及拇对掌肌发育不良，拇指功能基本不受影响。②Ⅱ度拇指发育不全：手的形态及功能明显改变，鱼际部肌萎缩，拇指内收，虎口挛缩，常有第一掌指关节过度松弛。③Ⅲ度拇指发育不全：部分掌骨发育不全，拇指列明显细小而不稳定，鱼际肌缺如。④Ⅳ度拇指发育不全：掌骨完全缺如，短小的拇指依靠带有血管神经的软组织与手掌松弛相连（呈漂浮拇），或从食指近节的桡侧长出。⑤Ⅴ度拇指发育不全：拇指完全缺如，手部肌肉、肌腱异常改变，神经血管束失去了正常的解剖结构。

对各种发育不全的拇指可分别采用不同的矫正方法。①对于Ⅰ度拇指发育不全者,因对功能影响不大,可不做处理。如果拇指外展不充分,可行拇外展功能重建术。②对于Ⅱ度拇指发育不全者,因对功能影响较大,需行虎口松解、关节囊紧缩缝合或韧带重建及拇外展功能重建术。③对于Ⅲ度拇指发育不全者,可采用自体髂骨移植重建掌骨术。④对于Ⅳ度拇指发育不全者,可切除漂浮拇指,用食指拇指化术或游离足趾移植重建拇指。⑤对于Ⅴ度拇指发育不全者,拇指完全缺如,可用食指拇指化术或游离足趾移植重建拇指。因神经、肌腱、血管已失去了正常解剖结构,重建手术时要充分了解这一点。

十二、先天性束带综合征

先天性环状缩窄带综合征(ring constriction syndrome)可能是胚胎肢体部分被羊膜纤维索带缠绕或压迫所致,可发生于手指、腕部、前臂,甚至上臂和下肢。环状缩窄带浅者仅限于皮肤及皮下组织,深者可达骨骼,肢体远侧出现淋巴水肿。由于血管神经受压,严重影响肢体远端的发育,以致远端肢体显著较对侧小,感觉、运动功能和血液循环均较差。发生于手指者,可出现短指或缺指畸形。

环状缩窄带严重影响发育,应尽早手术。采用多个"Z"字形切口,解除皮肤及皮下组织的环状缩窄,直至挛缩的所有组织被松解。应特别注意对重要血管神经压迫的松解,以达促进肢体远端生长发育之目的。肢体全周性较深的环状沟,可分两期手术,以免危及远端肢体的血供。

第六章　脊柱疾病

第一节　脊柱脊髓损伤

脊柱是人体的中轴,由脊椎骨、椎间盘、椎间关节和椎旁各关节、韧带及肌肉紧密联结而成。脊椎的生物力学以颈、腰段活动度最大,故这些部位较易受伤,因胸椎有肋骨胸廓的支撑,受伤机会相对较少。常见的损伤方式是颈椎甩鞭样损伤、脊柱过屈损伤、安全带损伤。由于损伤机制不同,病理变化各异,故治疗较困难,致残率高。

一、损伤机制

(一)发病原因

多因各种脊柱骨折,脱位而致伤。

(二)发病机制

1.脊柱损伤的好发部位

脊柱骨折脱位在任何椎节均可发生,但有 $60\% \sim 70\%$ 的患者好发于胸$_{10}$至腰$_2$段。其中,胸$_{12}$至腰$_1$段更为高发,约占其中的 80%;颈$_{4\sim6}$椎节及颈$_{1\sim2}$为次多发区,占 $20\% \sim 25\%$;其余患者见于其他椎节。

2.脊髓损伤的伴发率

脊髓损伤(spinal cord injury,SCI)在脊柱骨折脱位中的发生率约占 17%,其中以颈段发生率最高,胸段及腰段次之。颈$_{1\sim2}$及枕颈伤易引起死亡,且多发生在致伤现场的当时。从暴力的作用方式观察,直接暴力所致比例最高,尤其是火器贯穿伤,几乎是百分之百,其次为过伸性损伤。如从骨折的类型判定,则以椎体爆裂性骨折多见。当然,伴有脱位的骨折合并脊髓损伤的发生率更高。临床上也可遇到椎骨损伤严重,却无明显脊髓受损症状的所谓"幸运型脊柱骨折"的患者,这主要是由于椎管较宽大的缘故。

3.各型骨折的病理解剖特点

(1)伸展型骨折:主要表现为关节突骨折或椎板骨折后向椎管方向的塌陷性改变,对硬膜囊形成压迫。轻者有感觉障碍,重者可引起截瘫。伴有椎体间关节自前方分离或椎体中部分裂者较为少见。前纵韧带可完全断裂,但临床上并不多见。偶可发现棘突骨折并向前方塌陷者,多系直接作用于棘突上的暴力所致,此时多伴有软组织挫伤。关节突跳跃征常见于颈椎,其次为胸椎,在腰椎节段十分罕见。

(2)椎体压缩骨折:椎体压缩骨折在脊柱骨折中最为多见。当椎体前缘压缩超过垂直径的 $1/2$ 时,该节段即出现一个约 $18°$ 的成角畸形;当椎体前缘压缩 $2/3$ 时,这一角度可达 $25°$ 左右;椎体前缘完全压缩时,成角可达 $40°$。因此,被压缩的椎体数量越多,程度越重,角度越大,并出现以下后果:①椎管矢状径减小:其减少程度与畸形的角度大小呈正比,并易对椎管内的脊髓组织及其伴行血管等造成压迫而出现脊髓受累症状,尤其是后方小关节松动伴有严重椎节不稳者。②椎管延长:由于成角畸形,其后方椎间小关节的关节囊因呈展开状而使椎管后壁拉长,以致椎管内组织,特别是后方的黄韧带、硬膜囊壁及血管均处于紧张状态,易引起损伤并波及脊髓,尤其是当节段长度超过 10％时。③引起椎节不稳:椎体压缩越多,椎节的稳定性越差。除因小关节处于半脱位状态及前纵韧带松弛失去原有的制动作用外,椎体的短缩及成角畸形本身就已经改变了脊柱的正常负荷力线,易引起椎节失稳。

(3)椎体爆裂骨折:这种类型的骨折椎体后缘骨片最易进入椎管,且在 X 线片上又不易被发现。常可出现以下后果:①脊髓受压:压缩碎裂的椎体后方的骨块或爆裂型骨折的骨片之所以不易向前方移位,主要是由于前纵韧带坚强,且受屈曲体位的影响。而后方恰巧是压力较低的椎管,以致椎体骨片易突向椎管而成为临床上较为常见的脊髓前方致压物,并构成后期阻碍脊髓功能进一步恢复的病理解剖学基础。②易漏诊:突向椎管方向的骨块(片)因受多种组织的遮挡而不易在 X 线片上发现,尤其是在胸椎段,以致易漏诊而失去早期手术治疗的机会。因此,在病情允许的情况下,应尽早对伤者进行 CT 检查或断层摄影。③难以还纳:后纵韧带损伤时,如果其尚未失去纵向联系,碎裂的骨块(片)仍附着在后纵韧带前方,则通过牵引可使骨块还纳;但在损伤时,如果后纵韧带完全断裂,则此时椎体后方的骨块多呈游离而失去联系,即使通过牵引使椎体骨折获得复位,该骨片也难以还纳原位。

(4)椎节脱位:除颈椎可单独发生椎节脱位外,胸、腰段的椎节脱位大多与各型骨折伴发,尤以屈曲型多见。由于上节段椎体下缘在下椎节椎体上缘向前滑动,使椎管内形成一个骨性的阶梯样致压物,可引起对脊髓或马尾神经的刺激或压迫,构成早期脊髓损伤的主要原因。同时,这也是妨碍脊髓功能完全恢复的重要因素之一。

(5)侧屈型损伤:其病理改变与屈曲型大体相似,主要表现为一侧椎体的侧方压缩,多见于胸、腰段。侧屈型损伤的脊髓受损程度,在同样的暴力情况下较前屈型为轻。

(6)其他类型:包括目前发现较为多见的急性椎间盘脱出(尤多见于颈椎)、单纯的棘突骨折和横突骨折等,病变大多较局限,受损程度亦轻。通过椎体中部至后方椎板的水平分裂骨折(chance fracture)等,近年来在临床上也不少见。

4.脊髓损伤的病理改变分型

由于脊髓组织十分娇嫩,任何撞击、牵拉、挤压及其他外力作用后,均可引起比想象更为严重的损伤,其病理改变主要表现为脊髓震荡、脊髓实质损伤及脊髓受压三种状态,但在临床上常将其分为以下六种类型。

(1)震荡:是最轻的一种脊髓损伤,与脑震荡相似,主要是传导暴力通过脊柱后部传到脊髓,并出现数分钟至数十小时的短暂性功能丧失,在临床上较为多见。这一类型的脊髓损伤在恢复时,一般先从下肢开始。由于脊髓组织形态上无可见的病理改变,因此其生理功能紊乱多可获得恢复,属可逆性。

(2)脊髓出血或血肿:指脊髓实质内出血,这在血管畸形者更易发生。其程度可从细微的点状出血到血肿形成不等。少量出血者,血肿吸收后其脊髓功能有可能得到部分或大部分恢复;严重的血肿易因瘢痕形成而预后不佳。

(3)脊髓挫伤:脊髓挫伤的程度有较大差别,从十分轻微的脊髓水肿、点状或片状出血到脊髓广泛挫裂(软化和坏死)不等,并随着时间的延长,由于神经胶质和纤维组织增生等改变,继而导致瘢痕形成、脊髓萎缩以致引起不可逆性后果。

(4)脊髓受压:髓外组织,包括骨折片、脱出的髓核、内陷的韧带、血肿及后期的骨痂、骨刺、粘连性束带、瘢痕等以及体外的异物(弹片、内固定物及植骨片等)可造成对脊髓组织的直接压迫。这种压迫可引起局部的缺血、缺氧、水肿及瘀血等,从而加重了脊髓的受损程度。

(5)断裂:除火器伤外,脊柱脱位超过一定限度时,脊髓也可出现部分或完全断裂,以致引起脊髓传导功能的大部或全部丧失,外形上看,硬膜囊大多保持完整;但骨折脱位十分明显的严重型,硬膜囊亦可同时断裂。

(6)脊休克:与脊髓震荡不同,脊休克不是暴力直接作用于脊髓所致。其临床表现为损伤椎节以下肌张力降低,肢体呈弛缓性瘫痪,感觉及骨骼肌反射消失,引不出病理反射,大便失禁及小便潴留等。这种表现实质上是损伤断面以下脊髓失去高级中枢控制的后果,一般持续2～4周,合并感染者持续时间延长。当脊休克消失后,脊髓的恢复因损伤程度的不同而有所差异。横断性脊髓损伤者的运动、感觉及浅反射功能不恢复,反射亢进,并有病理反射出现;不完全性损伤者的脊髓功能则可获得大部分、部分或少许恢复。

以上为脊髓损伤的类型,但脊髓内的病理改变则视伤后时间的长短而不同。脊髓实质性损伤一般可分为早、中、晚三期。早期指伤后2周以内,主要表现为脊髓的自溶过程,并于伤后48 h内达到高峰。中期为伤后2周至2年以上,主要表现为急性过程的消退及修复过程,由于成纤维组织的生长速度快于脊髓组织,而使断裂的脊髓难以再通。后期主要表现为脊髓组织的变性改变,其变化时间较长,一般从伤后2～4年开始,持续可达10年以上,其中微循环改变起着重要作用。

二、临床表现

1.脊柱脊髓伤的临床特点

视脊柱损伤的部位、程度、范围、时间及个体特异性不同,临床症状与体征差别较大,现就其共性症状进行阐述。

(1)一般特点:①疼痛:具有骨折患者所特有的剧烈疼痛,除昏迷或重度休克患者外,几乎每个患者均出现,尤以在搬动躯干时为甚,常感无法忍受,因此,患者多采取被动体位而不愿做任何活动,在检查与搬动时应设法减轻这一症状。②压痛、叩痛及传导痛:骨折局部均有明显的压痛及叩痛(后者一般不做检查,以免增加患者痛苦),并与骨折的部位相一致,单纯椎体骨折者,压痛较深在,主要通过棘突传导,椎板及棘突骨折的压痛较浅表,除单纯棘突、横突骨折外,一般均有间接叩痛,疼痛部位与损伤部位相一致。③活动受限:无论何型骨折,脊柱均出现明显的活动受限,在检查时,切忌让患者坐起或使身体扭曲,以防使椎管变形而引起或加重脊髓及脊神经根受损;也不应让患者做各个方向的活动(包括主动与被动),以免加剧骨折移位及引起副损伤,甚至造成截瘫。

(2)神经症状:这里的神经症状指脊髓、马尾或神经根受累的症状。①高位颈髓伤:高位颈髓伤指颈$_{1\sim2}$或枕颈段骨折脱位所引起的颈髓损伤,如该处的生命中枢直接受到压迫并超过其代偿限度时,患者多立即死亡,所幸该处椎管矢状径较大,仍有一定数量的存活者,但也可引起四肢瘫痪及因并发症而发生意外。②下位颈髓伤:下位颈髓伤指颈$_3$以下部位的颈髓伤,严重者,不仅四肢瘫痪,且胸部呼吸肌多受累,仅保留腹式呼吸,完全性瘫痪者,损伤平面以下呈痉挛性瘫痪。③胸段或腰段脊髓伤:胸段或腰段脊髓伤以完全性损伤多见,尤其是在胸段,损伤平面以下感觉、运动及膀胱和直肠的功能均出现障碍。④马尾伤:视受损的范围不同,马尾伤的症状差异较大,除下肢运动及感觉有程度不同的障碍外,直肠、膀胱功能也可受波及。⑤根性损害:根性损害多与脊髓症状同时出现,常因神经根受压而引起剧烈疼痛,尤以完全性脊髓伤者多见,且常常成为该类患者要求手术的主要原因之一。

(3)脊髓损伤平面的临床判定:脊髓损伤平面一般与骨折平面相一致,但其顺序数却因成人脊髓末端止于第1腰椎下端的解剖特点而与脊髓损伤平面顺序数不同,脊髓损伤时其椎节平面应该是:颈椎+1,上胸椎+2,下胸椎+3,圆锥位于胸$_{12}$与腰$_1$之间处,此外,临床上尚可根据受累肌肉的部位来推断脊髓神经根的受损平面。

(4)其他症状:根据骨折脱位的部位、损伤程度、脊髓受累情况及其他多种因素不同,脊髓损伤患者尚可出现某些其他症状与体征,其中包括:①肌肉痉挛:指受损椎节椎旁肌肉的防御性挛缩,实际上,它对骨折的椎节起固定与制动作用。②腹肌痉挛或假性急腹症:常见于胸、腰段骨折,主要原因是由于椎体骨折所致的腹膜后血肿刺激局部神经丛,造成反射性腹肌紧张或痉挛,个别患者甚至可出现酷似急腹症样的症状与体征,以致因被误诊而行手术探查,最后在术中才发现系腹膜后血肿所致。③发热反应:多见于高位脊髓伤者,主要因全身的散热反应失调所致,也与中枢反射,代谢产物的刺激及炎性反应等有关。④急性尿潴留:除脊髓伤外,单纯胸、腰段骨折患者也可发生急性尿潴留,后者主要是由于腹膜后出血所致的反射性反应。⑤全身反应:除全身创伤性反应外,其他如休克、创伤性炎症反应及其他各种并发症等均有可能发生,应全面观察。

2.脊髓损伤程度的判定

(1)一般判定的标准:关于脊髓损伤程度的一般判定标准各家意见不一,国内曾按伤者的运动、感觉及大小便功能,依据是属于部分障碍还是完全障碍,将脊髓损伤程度分为6级,这种分法虽简单易行,但难以确切反映出患者的致伤程度,有待进一步改进与完善。国外多采用Frank分类标准,共分五级,即:A级:受损平面以下无感觉及运动功能。B级:受损平面以下有感觉,但无运动功能。C级:有肌肉运动,但无功能。D级:存在有用的运动功能,但不能对抗阻力。E级:运动与感觉基本正常。也有人主张将其分为:脊髓完全性损伤、Brown-Séguard综合征、急性脊髓前部损伤及急性颈髓中央综合征四大类。

(2)完全性与不完全性脊髓损伤的鉴别:一般多无困难。

(3)对严重的不完全性脊髓损伤与脊髓横断性损伤的鉴别:这种鉴别在临床上为一大难题,用MRI、脊髓造影等特殊检查也难以区分,作者认为,在临床检查时,以下几点可能有助于两者的鉴别。

1)足趾有自主性微动者表明属不完全性脊髓损伤。

2)马鞍区有感觉者属不完全性脊髓损伤。

3)缩肛反射存在者在急性期时多为不完全性脊髓损伤。

4)有尿道球海绵体反射者多属不完全性脊髓损伤。

5)足趾残留位置感觉者系不完全性脊髓损伤。

6)刺激足底,足趾有缓慢屈伸者多系脊髓完全性损伤。

3.不同损伤平面时的瘫痪特点

从大脑至马尾,不同平面受损时的受累范围及特征各异,尤其是运动神经系统的症状与体征更有利于对受累部位的判定。

4.上运动神经元与下运动神经元所致瘫痪的鉴别

每位临床医师都应对上神经元及下神经元受损所表现出的不同瘫痪特征有一个明确认

识，以便于鉴别。

三、检查

1. X 线和 CT 检查

X 线检查为最基本的检查手段，正位应观察椎体有无变形，上下棘突间隙、椎弓根间距等有无改变；侧位应观察棘突间隙有无加大。测量：①椎体压缩程度。②脱位程度。③脊柱后弓角，正常胸椎后弓角不大于 10°，在颈椎及腰椎为生理前突。

根据 X 线片脱位程度间接来估价脊髓损伤程度。在胸椎，脊椎脱位达Ⅰ度以上，多为完全脊髓损伤，鲜有恢复；而在颈椎及腰椎，则 X 线片上严重程度与脊髓损伤程度可以不完全一致。

在急性期过后，为检查脊柱的稳定性，应拍照前屈和后伸脊柱侧位片，如上下相邻椎体的前缘或后缘前后移位＞3 mm 即为不稳定的征象。

CT 检查可见有无椎板骨折下陷，关节突骨折，爆裂骨折骨折块突入椎管的程度，以该骨折块占据椎管前后径的比值，占 1/3 以内者为Ⅰ度狭窄，1/2 者为Ⅱ度狭窄，大于 1/2 者为Ⅲ度狭窄。Ⅱ度、Ⅲ度狭窄多压迫脊髓。

2. 磁共振成像（MRI）检查

该检查可清晰显示脊椎、椎间盘、黄韧带、椎管内出血及脊髓的改变。脊椎骨折脱位、脊髓损伤行 MRI 检查的意义有以下三个方面。

（1）显示压迫脊髓的因素及部位：常见的压迫因素有：①爆裂骨折向后移位的骨折片或脱位椎下方的椎体后缘。②椎间盘突出。约有一半患者其压缩骨折椎体的上位椎间盘向后突出压迫脊髓。③压缩骨折椎体的后上角突入椎管压迫脊髓。常系不全截瘫，解除压迫有助于恢复。④椎板下陷压迫脊髓，极少见到。

（2）显示椎管狭窄程度：在矢状位横扫，可见椎管狭窄程度亦即对脊髓压迫程度，特别是脊柱后弓角对脊髓的压迫，并显示出压迫的长度及范围，作为减压的指导。

（3）显示脊髓损伤改变

1）急性脊髓损伤的 MRI 表现有三型：①出血型：脊髓成像中有较大的中心低信号区，表明灰质出血细胞内的去氧血红素，周围绕以高信号区，表示脊髓水肿。②水肿型：脊髓伤区呈现一致高信号。③混合型：表现为脊髓内混杂高低不匀信号。上述三型中，水肿型损伤较轻，有较高的（60％以上）恢复率，而混合型的明显恢复在 38％，出血型恢复率最低，仅 20％。

2）陈旧性脊髓损伤：脊髓损伤晚期其组织学改变，在 MRI 的表现不同。脊髓中囊腔，MRI 亦显示囊腔；脊髓内坏死软化，胶质组织疏松，MRI T_1 为低信号；脊髓内白质组织胶质化与软化灶混在者，MRI 为斑点不匀信号；脊髓缺血胶质化萎缩，MRI 表现为近正常稍高信号，但较正常脊髓为细。

脊髓损伤 MRI 表现与治疗预后之关系：脊髓信号正常但受压迫者，于减压后可大部分恢复；脊髓信号不匀者，减压治疗可恢复 Frank Ⅰ级；低信号增粗，很低信号，脊髓萎缩变细者均无恢复；囊腔不论大小治疗后亦无明显恢复。

对脊髓损伤程度的判断及对预后的估价，以临床神经学与诱发电位及 MRI 检查三者结合，最有参考及指导意义。

四、诊断与鉴别诊断

(一)诊断

1.脊柱脊髓伤的诊断

在当前的设备条件下,对任何类型的脊柱骨折的诊断都应无太大困难,由于 MRI 的出现,使脊髓损伤与脊休克的鉴别诊断问题已有可能获得解决,但无论如何,临床诊断仍应放在首位,因此,对每位受伤者均要求按正规的临床检查顺序进行检查,在获取初步印象后再去做更进一步的特殊检查,这样更有利于诊断的准确性和及时性。

(1)临床检查:对伤后早期来诊者,应按顺序快速做出以下判定:①外伤史:应简单询问患者或陪送者有关患者致伤机转,着地部位及伤后情况等,对全身情况不清者应边检查边收取病史。②意识情况:意识不清者表示颅脑多合并损伤,且危及生命,应优先处理,同时迅速检查双眼瞳孔及对光反应,并注意双耳及鼻孔有无脑脊液样物及鲜血流出。③心肺功能:检查有无胸部合并伤,膈肌麻痹者,有可能系颈₄以上损伤所致;血压升高者多伴有颅脑伤;血压过低者,则多合并有内脏,骨盆及严重的四肢伤,应迅速找出原因。④脊柱局部:包括局部压痛,双侧骶棘肌紧张度,棘突向后方突出的部位及程度以及传导叩痛等均易于发现及确定诊断,检查时切忌将患者任意翻动,以防加重损伤的程度。⑤感觉与运动:应对上肢、躯干及下肢的感觉,主动运动做全面检查,以推断有无脊髓受损,受损平面及受损的程度等,对每例患者均不应遗漏。⑥会阴部和足趾的感觉、运动及反射:对脊髓受累者,尤其是严重型患者,均应对肛门周围的感觉及缩肛反射,足趾的感觉与运动等做出判定,即使有少许功能残留,而肢体的感觉运动基本消失者,也仍属不全性脊髓损伤,因此,对脊髓受损程度的判定及与完全性损伤的鉴别至关重要,切勿忽视。

(2)影像学检查:原则上以 X 线片为主,再酌情辅以 CT 或 MRI(见其他辅助检查)。

(3)其他检查:在临床上还常用脊髓造影(包括脑脊液检查)、椎间盘造影、血管造影、硬膜外及脊神经根造影,脊髓内镜数字减影等影像学检查,以及肌电图、脑血流图等,均可用于诊断及鉴别诊断。

2.脊柱损伤的定位诊断

对每例脊柱损伤均应进行受损椎节的定位,尤应注意脊髓受累节段的判定。

(1)椎骨的一般定位:当对患者完成临床检查后,依据椎骨的特点及其体表标志,一般不难做出对受累椎节的定位,个别困难者可依据常规 X 线片或其他影像学检查进行定位。

(2)脊髓受累节段的定位:椎骨有外伤存在时,其受损节段与脊髓受累节段多相一致,但如波及脊髓的大动脉时,则脊髓受累的实际节段明显高于受伤平面,因此,临床判定脊髓受累平面时,切忌仅凭 X 线片来决定,以防片面。

(二)鉴别诊断

1.完全性与不完全性脊髓损伤的鉴别

完全性与不完全性脊髓损伤的鉴别一般多无困难。

2.对严重的不完全性脊髓损伤与脊髓横断性损伤的鉴别

这种鉴别在临床上为一大难题,用 MRI、脊髓造影等特殊检查也难以区分,作者认为,在临床检查时,以下几点可能有助于两者的鉴别。

(1)足趾有自主性微动者表明属不完全性脊髓损伤。

（2）马鞍区有感觉者属不完全性脊髓损伤。

（3）缩肛反射存在者在急性期时多为不完全性脊髓损伤。

（4）有尿道球海绵体反射者多属不完全性脊髓损伤。

（5）足趾残留位置感觉者系不完全性脊髓损伤。

（6）刺激足底,足趾有缓慢屈伸者多系脊髓完全性损伤。

3.上运动神经元与下运动神经元所致瘫痪的鉴别

每位临床医师都应对上神经元及下神经元受损所表现出的不同瘫痪特征有一个明确认识,以便于鉴别。

五、治疗

1.脊柱脊髓伤的院前急救及治疗原则

对脊髓损伤的治疗仍应遵循骨折的基本原则实施,即急救、复位、固定及功能锻炼这一顺序。对开放性脊柱脊髓伤应首先将其变成闭合性骨折,再按上述原则处理;对有严重合并伤及并发症者,应视危及生命的程度,择严重者优先处理。

（1）院前急救:像对任何骨折的急救一样,脊柱骨折患者的院前急救必须及时,措施得当,急救顺序正确。这对治疗后果有着至关重要的影响。因此,必须重视对现场急救人员的平时训练及素质培养。

1)现场处理:除合并有窒息、大出血等情况时需紧急采取相应措施外,一般情况下主要判定损伤部位、有无瘫痪、维持呼吸道通畅及予以固定。①受损部位:可根据患者主诉及对脊柱由上而下的快速检查决定。在检查时,切勿让患者坐起或使脊柱前屈,仅就地左右翻动即可。②有无瘫痪:主要依据患者伤后双侧上、下肢的感觉、运动及有无大小便失禁等检查结果进行判定。③临时固定:最好选用制式急救器材,如用于颈椎损伤的充气式颈围、制式固定担架(指配备于救护车上的担架,这种质硬,适用于脊柱骨折等)或其他设计成品。无专门器材时,应选择硬质担架或门板、床板等能保持胸腰部稳定的材料将脊柱予以临时固定。在将伤者搬向担架上时,应采取 3～4 人平托法,切忌两人或一人抱起的错误搬法,后者可能引起或加重脊髓损伤。

2)快速后送:视患者的伤情及附近医院情况,迅速将患者送到有进一步治疗能力的综合性或专科医院。途中应密切观察病情,对出现生命体征危象者应及时抢救。对颈椎损伤者应尽可能在利用充气式颈围、一般颈围、沙袋或在一般牵引带的牵引下后送。切忌因脊柱的过屈、过伸或旋转等异常活动而引起或加重脊髓损伤。在输送过程中,应尽量让患者的躯干随救护车的起伏而同步运动。

3)急诊室快速检查:患者抵达急诊室后,在除外其他更严重的颅脑和胸、腹伤后,就脊柱而言,尤应注意呼吸、膀胱充盈状态、双下肢感觉、膝跳反射及足踝部肌力,这均有代表性。拍 X 线片时,应保持患者的平卧位,切忌过多翻动。

（2）脊柱脊髓伤的治疗原则:对各种脊柱损伤的治疗均应遵循以下原则。

1)单纯性脊柱骨折脱位:按骨折脱位的一般原则予以复位、固定及功能活动。并注意避免引起脊髓损伤。

2)伴有脊髓损伤的脊柱骨折脱位:首先应以有利于脊髓功能恢复与重建作为基本着眼点来进行处理。

3)脊髓损伤的治疗原则:①脊髓周围有致压物者应通过手法或手术消除对脊髓的压迫。②对脊休克患者以非手术疗法为主,密切观察病情变化,切忌随意手术。③对脊髓完全横断者,减压术虽无效,但对不稳定骨折脱位者可在减压、消除局部坏死组织及减轻继发性损伤的同时,对受损椎节局部做内固定,将能获得早期翻身活动的机会,从而减少局部的再损伤。④损伤早期应予以脱水治疗,包括地塞米松及高渗葡萄糖溶液静脉注射等。但应注意胃肠道应激性溃疡等并发症。⑤积极预防各种并发症,应注意呼吸道和尿道感染、压疮及静脉血栓形成等并发症。⑥对颈髓伤者,应注意保持呼吸道通畅,对颈$_5$以上的脊髓损伤,原则上均应做气管切开,其他椎节酌情处理。⑦全身支持疗法对高位脊髓损伤者尤为重要。⑧对四肢的功能活动与功能重建应采取积极的态度及有效的措施。⑨其他非手术疗法包括低温疗法、高压氧及各种促神经生长药物等均可酌情选用,但不可代替手术疗法。

2.当前脊髓损伤在治疗方面的进展

(1)概述:随着世界各国经济建设及高速公路的发展,脊髓损伤(SCI)的发生率日益增多,美国每年约有 11 000 名脊髓损伤患者,日本的发生率为 39.4/100 万,尽管中国尚无全国性统计报道,但由于我国当前的工农业发展速度及交通运输业的突飞猛进,其发生率不会低于以上数据。

目前,脊髓损伤的治疗有两个基本策略:一是减轻受伤脊髓的继发性损伤;二是促进受伤脊髓神经的再生。前者适用于损伤早期,其疗效取决于伤后开始治疗的时间及损伤程度。此时是通过药物拮抗继发性损伤因子而获得治疗目的,主要药物包括甲泼尼龙(Methyl prednis-olone,MP)、阿片受体拮抗药、钙离子通道阻滞药、NMDA 受体拮抗药等。而促进脊髓神经再生治疗的研究,主要是对神经营养因子(Neurotrophic factor,NTF)及神经节苷脂的应用以及通过组织或细胞移植、电刺激、基因治疗等方面进行,分述于后。

(2)减轻脊髓继发性损伤的药物疗法:减轻脊髓损伤为当前临床上最为多用的措施,常用的药物包括以下数种。

1)甲泼尼龙:动物实验已经证明甲泼尼龙(MP)对脊髓损伤具有治疗作用。早于 1990 年,Bracken 等报道采用多中心、双盲、对照的试验方法对 162 名脊髓损伤患者进行大剂量甲泼尼龙治疗的临床研究。6 周和 6 个月后的结果表明:损伤后 8 h 以内治疗的脊髓损伤者,运动和感觉功能在 6 个月时明显恢复,而超过 8 h 的患者则无效。这是首次成功地证明药物对脊髓损伤具有治疗作用的临床试验。Bracken 等于 1997 年介绍了其进行的第 3 次国家急性脊髓损伤的研究,结果表明,脊髓损伤后 3~8 h 开始给予大剂量 MP 治疗、48 h 连续静脉滴注的脊髓损伤患者,其恢复效果优于单纯大剂量治疗组患者。于伤后 48 h 连续静脉滴注非糖皮质激素 21-氨基类固醇(U74006F)同样可以显示出疗效。此后,Pettersson 等(1998 年)采用大剂量 MP 在 8 h 之内对颈部挥鞭样损伤患者进行治疗,6 个月后也显示有效。基于这一长达十多年的临床研究,美国脊髓损伤学会(ASIA)提出建议:对脊髓损伤后 3 h 以内抵达的患者,连续 24 h MP 治疗。目前临床上通常的做法是在第一个 15 min 内按 35 mg/kg 剂量快速静脉滴注,间隔 45 min 后,按 5.4 mg/(kg·h)剂量连续维持 23 h 静脉滴注。而于 3~8 h 来诊者,亦应及早开始 MP 冲击疗法,并应维持 48 h。

2)纳洛酮和促甲状腺激素释放激素:20 年前,Faden 等已经证明纳洛酮和促甲状腺激素释放激素(TRH)对动物脊髓损伤后脊髓血流量的增加和运动功能的恢复具有促进作用,此两者均为阿片受体拮抗药,尤其是后者为生理性拮抗药,不阻断镇痛效应。但同时也有研究证明,纳洛酮对大鼠脊髓压迫性损伤模型无治疗作用,并在临床试用中证明该药物对人类的脊髓损伤也无显效。实验表明,TRH 对脊髓损伤的疗效明显,其剂量>0.02 mg/kg 时即产生明显的作用,且剂量与效应呈正相关作用,但最佳剂量为 2 mg/kg。其临床治疗作用也已被 Faden 等学者证实。

3)尼莫地平:尼莫地平对脊髓损伤的作用已受到重视。加拿大截瘫学会脊髓损伤研究室对此进行了系统研究,证明单独应用此种钙离子通道阻滞剂对改善大鼠胸髓压迫性损伤后脊髓血流量以及恢复运动和感觉诱发电位无作用;但是与肾上腺素或右旋糖酐联合应用则出现疗效。这一结果表明,只有动脉压维持在一定水平状态下,尼莫地平才会发挥其疗效。在血管扩容的情况下,尤其是受损局部的微细血管流量增加状态下连续应用该药物可促进受损动物运动功能的恢复。

4)非选择性 NMDA 受体拮抗药 MK-801:MK-801 是一种非选择性 NMDA 受体拮抗药,最先由 Faden 等应用此药物治疗大鼠实验性胸髓损伤,结果证明该药物可以促进神经功能的恢复,并使受损脊髓的病理改变减轻;并由此提出了兴奋性神经毒素是脊髓损伤的致伤因素;结果同时也表明,如能及早地应用 NMDA 受体拮抗药治疗,则可减轻脊髓的受损程度。相继的研究亦证明,MK-801 对于脊髓缺血性改变同样有效,但对于脊髓损伤后期病变的治疗则无显效。近来,Gaviria 等(2000 年)研究证实,新的 NMDA 受体拮抗药 GK11 的神经毒性明显低于 MK-801,在形态学、运动功能及电生理等方面已显示出对脊髓损伤的治疗作用。

5)其他有效药物:目前较为明确的药物有自由基清除剂维生素 E、奥古蛋白(超氧化物歧化酶)、聚乙二醇和二甲基亚砜等,均具有减轻脊髓损伤程度的作用,但有待临床上更进一步的观察。

前列腺素抑制剂吲哚美辛可改善损伤脊髓的电生理状态,并兼具减轻脊髓水肿的疗效。

此外,下列药物与脊髓损伤的治疗相关:蛋白质合成抑制剂放线菌酮对脊髓缺血后神经元的坏死和凋亡具有减缓作用;α-黑色素细胞刺激素可促进运动功能的恢复;钠离子通道阻滞药河鲀毒素可保护损伤后的脊髓白质,并可促进大鼠后肢运动和反射的恢复。Bavetta 等(1999 年)研究表明,免疫抑制剂 FK506 对实验运动脊髓轴突有保护作用。Zeman(1999 年)等学者证实,β_2-肾上腺素受体促效剂克仑特罗(氨哮素)具有促进实验性脊髓损伤后运动功能恢复的作用。Wolfe 等(2001 年)发现,4-氨基吡啶可促进慢性不完全性脊髓损伤患者神经传导功能的恢复。

(3)促进脊髓神经再生的治疗措施

1)神经营养因子的应用:神经营养因子(NTF)为具有促进和维持特异神经元存活、生长和分化,并影响突触可塑性的可溶性多肽因子。自半个世纪前发现第一个神经生长因子(Nerve growth factor,NGF)以来,各种新的 NTF 相继被发现。当前主要集中在 NGF、脑源性神经营养因子(Brain-derived neurotrophic factor,BDNF)、神经营养素-3(Neurotrophin-3,NT-3)和神经营养素-4/5(Neurotrophin-4/5)等。10 年前,Fernandez 等(1993 年)在成年鼠脊髓损伤(横断)后通过微泵局部注入 NGF,结果显示轴突生长明显优于对照组。次年,Shnell 等(1994 年)证明 NT-3 亦能促进轴突的再生,且效果优于前者和 BDNF,如与髓鞘相关轴突生长抑制蛋白抗体(IN-1)并用,其疗效更为明显。之后,又发现 NT-4/5 是一种神经营养素,由于它先后两次被发现,因此目前多用 NT-4/5 表示。研究证实,NT-4/5 对某些神经元具有促进存活、生长和分化作用,并对神经肌肉接头的形成具有促进作用,且可诱导正常运动神经元发芽。

2）神经节苷脂的应用：神经节苷脂是位于细胞膜上含糖脂的唾液酸，在中枢神经系统中含量较为丰富。Geisler 等 1991 年即采用双盲、随机对照试验评价单唾液酸神经节苷脂的临床效果。37 例颈段及胸段脊髓损伤患者按 Frankel 分级和美国脊髓损伤学会运动评分进行疗效分析，一年后的结果证明，此种药物可以明显改善患者的神经功能。

3）周围神经移植：周围神经移植是已研究多年的课题。1996 年及 1997 年，Cheng 等学者先后报道了其研究成果，他们选用多根肋间神经，先用纤维蛋白胶加以黏合，再移植到成年大鼠胸髓完全横断处，在 6 个月内发现后肢运动功能明显改善，再生轴突通过移植区抵达腰膨大；但临床疗效尚需进一步探索。国内于 20 世纪 70 年代曾广泛开展此项临床研究，虽可使症状有所改善，但从未出现具有临床意义的功能恢复。

4）神经膜细胞移植：神经膜研究近年来有所进展。Paino 等（1997 年）选用培养的神经膜细胞（schwann cell，SC）封入多聚胶原管后直接移植入成年实验鼠脊髓损伤局部，2 周后发现有轴突长入移植物中，4 周时有髓和无髓轴突的再生现象明显。2 年后，Xu 等（1999 年）在大鼠胸髓右侧半横断处植入 SC，之后缝合硬脊膜以维持脑脊液的正常循环，发现有再生的轴突穿越移植物的界面进入宿主脊髓；而对照组在移植物中仅有少许轴突生长，且无轴突穿越界面。此研究表明 SC 具有促进轴突再生的作用，其机制可能与其分泌神经营养因子相关。

5）胚胎脊髓移植：早于 20 世纪 80 年代即已开始这一研究，尽管在动物实验中有 80% 的移植组织存活，有再生的轴突，未见胶质瘢痕形成，其运动功能也有所改善，但在临床上尚需进一步研究。Falci 等（1997 年）曾将人的胚胎脊髓组织移植到患者脊髓损伤后空洞形成处，至术后 7 个月经 MRI 检查证实空洞消失。

第二节　颈椎过伸损伤

颈椎过度伸展性暴力造成的颈脊髓损伤，常常是较轻微或隐匿的损伤、挥鞭样损伤，如紧急刹车时，坐车者颈椎惯性屈曲后反弹或颈椎过伸也属此类。X 线检查常无异常征象，故易被疏漏，影响治疗。这种损伤并不少见，据报道，该损伤占全颈椎各类损伤的 29%～50%，并常常合并脊髓中央型损伤，且多见于老年人。

一、病因和发病机制

颈椎伸展超过生理极限时，后结构作为外力的支点，其中小关节受压最强，同时，颈椎前结构受到张力作用，最大受力点的椎间盘及前纵韧带可能被撕裂，或引起椎体前下缘撕脱骨折。尤其椎体后缘增生呈喙状者，更易发生。在颈椎向后猛烈伸展的一刹那，于遭受外力最强的水平上，同时伴有向后侧的剪切外力发生，使上位椎体向后移位，而下位椎体相对向前移动，椎体下缘常因前纵韧带牵拉造成撕脱骨折。明显的过伸损伤也多见于高处坠落、跌倒和交通事故等，头面撞击障碍物产生过伸性暴力。直接遭受打击者少见。

二、临床表现

颈椎过伸损伤的临床表现与损伤机制和神经根损伤有直接关系。临床症状的多少及严重程度有很大差别。

(1)额面及鼻部皮肤擦裂伤是最明显的遭受超伸展外力的临床表现,几乎所有病例都可发生。

(2)局部压痛及活动受限。颈椎后结构压痛少见,损伤节段的椎前压痛可能存在,即在损伤节段,推开气管和食管,手指触及椎体前部时疼痛。

(3)神经损伤多表现为脊髓中央综合征和前脊髓综合征,少数病例表现为部分和严重脊髓损伤。脊髓中央综合征的表现取决于脊髓中央管周围出血和水肿损害的程度和范围,典型的表现应为上肢瘫痪重于下肢,手部重于臂部,触痛觉受损重于深感觉。严重和部分脊髓伤并无明显的脊髓中央管损伤的特征性。必须充分认识这些错综复杂的神经症状。

三、诊断和鉴别诊断

不熟悉这种损伤而误诊者并非少见。缺乏对颈椎过伸性损伤基本病理变化和 X 线表现的认识,尤其是外伤较小、症状轻微者或老年人更容易误诊。对于诊断应注意以下几点。

(1)详尽病史的采集,常能提供损伤机制;颅脑伤患者常并有颈椎伤,应设法了解损伤时的姿势和暴力。

(2)对颅及面部损伤都应拍颈椎 X 线片,对任何有怀疑的患者,把颈椎拍片列为常规,以避免因其他部位损伤掩盖了颈椎伤。

(3)侧位 X 线片必须清晰显示上下位颈椎结构,上颈椎损伤而神经症状表现为低位时,必须注意观察下位颈椎有无变化。伸屈侧位 X 线片有一定价值。

(4)典型的脊髓损伤中央综合征,常能提示颈椎过伸性损伤,而对其他类型脊髓损伤,须结合其他各项再做出判断。

(5)考虑其他机制引起的颈椎脊髓伤,例如垂直压缩性骨折等也能造成脊髓中央综合征,颈椎伸展伤时椎体前下缘撕脱性骨折。

X 线表现,由于过伸暴力,椎体和小关节骨折脱位少见,而软组织损伤明显;骨性损伤小而隐匿,有时易将椎体前下缘撕脱骨折片误认为前纵韧带节段性骨化而被忽视。损伤节段椎体前下缘三角形撕脱骨折,颈椎间盘间隙和椎前软组织变化,发生率较高,可以认为是颈椎过伸性损伤的特征性表现。根据我们对正常 30 例的观察,C_4 以上椎前软组织较狭窄,为 $3\sim6$ mm,C_5 以下较宽,为 $10\sim15$ mm。当颈椎椎前损伤出血或水肿时,损伤处软组织可增宽。中老年人颈椎退行性变及椎管矢状径缩小,几乎都发生在 $C_{4\sim5}$ 和 $C_{5\sim6}$ 节段,并常有骨刺形成。但这些变化只能是老年人容易发生过伸性颈椎脊髓伤的病理基础。

四、治疗

颈椎过度伸展性损伤的机制和病理变化提示,该损伤并不存在椎管的外伤性骨性狭窄和需要复位的明显骨折脱位。

一经确诊,即常规应用 Glisson 带牵引,其重量为 $1.5\sim2.5$ kg。牵引位置宜采用颈椎略屈 15°。持续牵引 $2\sim3$ 周,然后采用头颈胸石膏或塑料颈托保护 $1\sim2$ 个月。在牵引期间,应用呋塞米(速尿)和地塞米松静脉点滴,以利尿脱水并提高机体应激能力。其牵引目的是使颈椎损伤节段得到制动。略屈曲位能使颈椎椎前结构（韧带等）愈合，后结构例如皱褶的黄韧带舒展恢复常态。无选择性地对牵引治疗后的病例施行手术治疗，其结果并非满意。只有极少数损伤后表现节段性不稳、症状加重并确有致压物存在者方可考虑手术。通常取前路减压同时应用植骨融合。

过伸性颈椎损伤引起的脊髓中央综合征，预后通常比较良好，症状越轻恢复越快而完全。通常下肢最早于伤后 3 h 即见恢复，其次是膀胱功能，上肢恢复最迟，手部功能恢复最差，常因脊髓损伤波及前角细胞，致手内在肌萎缩，而残留某种功能障碍。其他类型脊髓损伤症状恢复的情况同样取决于损伤严重程度。

第三节　胸椎管狭窄症

本病多见于中年男性，其病因主要来自发育性胸椎椎管狭窄和后天退行性变所致的综合性因素。

一、病理学特点

1. 椎板增厚

骨质不仅坚硬，且厚度可达 8～10 mm，甚至更厚。

2. 黄韧带肥厚

正常人胸段黄韧带的厚度一般为 3～4 mm，而此类病例其厚度可达 6～10 mm。且在术中可发现黄韧带有不同程度骨化，而骨化后的黄韧带常与椎板融合成一整块骨板，以致椎板增厚到 12 mm 以上。

3. 关节突起变异

可有增生、肥大、向椎管内聚，特别是上关节突向椎管内增生前倾，以致对脊髓后侧方形成压迫。

4. 椎板夹角变小

在椎板增厚的同时，左右两侧椎板在棘突前方形成的夹角明显为小，严重时可达 80°～90°，从而加重了椎管狭窄的程度。

5. 硬膜外间隙消失

胸椎硬膜外脂肪本来较少，于椎管狭窄后硬膜外脂肪消失而易引起椎管内的静脉丛瘀血，从而更加剧了椎管狭窄的程度。

二、发病机制

从前述的病理改变可以看出，构成胸椎椎管后壁及侧后壁（关节突）的骨及纤维组织，均有不同程度增厚，以致向椎管内占位而使椎管狭窄，压迫脊髓及其血管等。在多椎节胸椎管狭窄病例中，每一椎节的不同部位，其狭窄程度并不一致。以上关节突的上部最重，在下关节突起部位则内聚及向椎管内占位较少，压迫脊髓较轻。多椎节病例则显示蜂腰状或冰糖葫芦状压迫（亦可称为佛珠状压痕）。MR 及脊髓造影可清晰地显示此种狭窄形态。除上述胸椎椎管狭窄退变的病理改变外,还可发现椎间隙变窄,椎体前缘、侧缘及后缘有骨赘形成,并向椎管内突出加重对脊髓的压迫。此外,胸椎后纵韧带骨化亦可引起胸椎管狭窄,其特点是增厚并骨化的后纵韧带可达数毫米,并向椎管方向突出压迫脊髓。其可以是单节,亦可为多椎节。

脊柱氟骨症亦可致胸椎椎管狭窄;患者有长期饮用高氟水史,血氟、尿氟增高,血钙、尿钙、碱性磷酸酶亦增高;且检查时可发现其骨质变硬,韧带退变和骨化,可引起广泛严重椎管狭窄,X 线片显示脊椎骨质密度增高而有助诊断与鉴别诊断。

原发的先天性胸椎椎管狭窄的病例较少见,其病理解剖显示椎弓根短粗、椎管前后径(矢状径)狭小。于年幼时脊髓在其中尚能适应,成年后可因轻微胸椎管退变或其他致胸椎损伤等诱因,均可构成压迫脊髓的诱因而出现症状,且症状较重,治疗上难度大。

三、临床表现

(一)一般症状

胸椎椎管狭窄症发病年龄多在中年。其好发部位为下胸椎,主要位于胸$_{7\sim11}$节段,但上胸段,甚至胸$_{1\sim2}$段亦可遇到。本病发展缓慢,起初多表现下肢麻木、无力、发凉、僵硬及不灵活。双侧下肢可同时发病,也可一侧下肢先出现症状,然后累及另一下肢。约半数患者有间歇跛行,行走一段距离后症状加重,需弯腰或蹲下休息片刻方能再走。较重者站立及行走不稳,需持双拐或扶墙行走,严重者截瘫。胸腹部有束紧感或束带感,胸闷、腹胀,如病变平面高而严重者,有呼吸困难。半数患者有腰背痛,有的时间长达数年,仅有 1/4 的患者伴腿痛,疼痛多不严重。大小便功能障碍出现较晚,主要为解大小便无力,尿失禁少见。患者一旦发病,多呈进行性加重,缓解期少而短。病情发展速度快慢不一,快者数月即发生截瘫。

(二)体格检查

物理检查可发现多数患者呈痉挛步态,行走缓慢。脊柱多无畸形,偶有轻度驼背、侧弯。下肢肌张力增高,肌力减弱。膝及踝反射亢进。髌阵挛和踝阵挛阳性。巴彬斯基(Babinski)征、奥本海姆(Oppenheim)征、革登(Gordon)征、察多克(Chad-dock)征阳性。如椎管狭窄平面很低,同时有胸腰椎管狭窄或伴有神经根损害时,则可表现为软瘫,即肌张力低,病理反射阴性。腹壁反射及提睾反射减弱或消失。胸部及下肢感觉减退或消失,胸部皮肤感觉节段性分布明显,准确的定位检查有助于确定椎管狭窄的上界。部分患者胸椎压痛明显,压痛范围较大,棘突叩击痛并有放射痛。伴有腿痛者直腿抬高受限。

四、影像学检查

(一)X 线片检查

X 线片上可显示不同程度的退变性征象,其范围大小不一。椎体骨质增生可以很广泛,亦可 1～2 节;椎弓根短而厚;后关节大多显示增生肥大、内聚、上关节突前倾;椎板增厚,椎板间隙变窄。有时后关节间隙及椎板间隙模糊不清,密度增高。部分平片显示椎间隙变窄,少数病例有前纵韧带骨化、椎间盘钙化,椎管内钙化影或椎管内游离体。其中侧位片上可发现肥大增生的关节突入椎管,这是诊断本症的重要依据。平片上较为突出的另一征象为黄韧带骨化和后纵韧带骨化。在正位片上显示椎板间隙变窄或模糊不清、密度增加。侧位片,特别是断层片可显示椎板间隙平面由椎管后壁形成向椎管内占位的三角形骨影;轻者呈钝角,由上下椎板向中间骨化,中间密度较低;重者近似等边三角形,密度高,接近关节的密度。数节段黄韧带骨化时,椎管后壁呈大锯齿状,"锯齿"尖端与椎间隙相对,椎管在此处狭窄严重。约半数患者平片有后纵韧带骨化征象,椎间隙与椎体后缘有纵行带影突入椎管。黄韧带和后纵韧带骨化可发生于各节段胸椎,但越向下,其发生率越高,且病变程度也越重。

此外,有个别患者可显示脊椎畸形,包括圆背畸形、脊髓分节不全、脊椎隐裂、棘突分叉及侧弯畸形等。颈椎及腰椎 X 线片有时也有退行性变征象,以及后纵韧带、黄韧带、颈韧带或前纵韧带等骨化征。

(二)CT 检查

CT 扫描对本病的诊断与定位至关重要,但定位要准确,范围要适当,否则易漏诊。CT 扫描可清晰显示胸椎椎管狭窄的程度和椎管各壁的改变。椎体后壁增生、后纵韧带骨化、椎弓根变短、椎板增厚、黄韧带增厚及骨化等,均可使椎管矢状径变小;椎弓根增厚内聚使横径变短;后关节增生、肥大、关节囊增厚骨化使椎管呈三角形或三叶草形。但在检查中应避免假象,CT 扫描应与椎管长轴成垂直角度,尤其是对多节段扫描时,如与椎管长轴不成垂直而稍有倾斜时,则显示的椎管矢状径较实际情况更为狭窄。

(三)其他检查

1.奎肯试验及化验检查

腰穿时可先做奎氏试验,多数呈不全梗阻或完全梗阻,小部分患者无梗阻。脑脊液检查时,蛋白多数升高、细胞计数偶有增多、葡萄糖和氯化物正常、细胞学检查无异常。本项检查大多与脊髓造影同时进行。

2.脊髓造影

脊髓造影可确定狭窄的部位及范围,为手术治疗提供比较可靠的资料。常选用腰穿逆行造影,头低足高位观察造影剂流动情况。完全梗阻时只能显示椎管狭窄的下界,正位片常呈毛刷状,或造影从一侧或两侧上升短距离后完全梗阻。侧位片呈鸟嘴状,常能显示主要压迫来自后方或前方。不完全梗阻时可显示狭窄的全程,受压部位呈节段状充盈缺损。症状较轻或一侧下肢症状重者,正侧位观察或摄片难以发现病变时,从左右前斜位或左右后斜位水平观察或投照可显示后外侧或前外侧充盈缺损,即病变部位。小脑延髓池穿刺亦可酌情选用。

3.磁共振成像(MRI)检查

这是一种无损害性检查。现有取代脊髓造影的趋势。其显示脊髓信号清晰,可观察脊髓受压及有无内部改变,以便与脊髓内部病变或肿瘤相鉴别。胸椎椎管狭窄在 MRI 上的改变,纵切面成像可见后纵韧带骨化、黄韧带骨化、脊髓前后间隙缩小甚或消失,并有椎间盘突出者,可显示突出部位压迫脊髓,横切面则可见关节突肥大增生与黄韧带增厚等,但不如 CT 清晰。

4.大脑皮质诱发电位(CEP)检查

刺激双下肢胫后神经或腓总神经,头皮接收。不完全截瘫或完全截瘫病例,其 CEP 均有改变,波幅峰值下降以致消失,潜伏期延长。椎板减压术后,CEP 出现波峰的恢复,截瘫明显好转。因此,CEP 不但可以用于术前检查脊髓损害情况,且术后 CEP 波峰的出现,预示着脊髓恢复较好。

五、诊断与鉴别诊断

(一)诊断

本症诊断主要依据下列各点。

1.一般症状

多为中年人,发病前无明确原因,逐渐出现下肢麻木、无力、僵硬不灵活等早期瘫痪症状,呈慢性进行性,可因轻度外伤而加重。

2.清晰的 X 线片

清晰的 X 线片显示胸椎退变、增生,特别注意侧位片上有关节突起肥大、增生、突入椎管,侧位断层片上有无 OYL 及(或)TOPLL。并排除脊椎的外伤及破坏性病变。

3.CT 扫描

CT 扫描可见关节突关节肥大向椎管内突,椎弓根变短,OYL 或 TOPLL 致椎管狭窄。

4.MR 检查

MR 检查显示椎管狭窄,脊髓受压征。

5.脊髓造影

脊髓造影呈不完全梗阻或完全梗阻。不完全梗阻者呈节段性狭窄改变,压迫来自后方肥大的关节突及(或)OYL,或前方的 OPLL。

(二)鉴别诊断

本病需与以下疾患进行鉴别。

1.(单纯)胸椎椎间盘突出症

其临床症状基本相似,唯本病发病快,多呈急性状态,但 X 线片、CT 及 MR 等检查后,易于鉴别。

2.脊髓空洞症

本病多见于青年人,好发于颈段及上胸段,其发展缓慢,病程长,有明显而持久的感觉分离,痛温觉消失,触觉和深感觉保存,蛛网膜下隙无梗阻、脑脊液蛋白含量一般正常,MR 显示脊髓内有破坏灶。

3.脊髓侧索硬化症

主要表现为较为严重的上运动神经元和下运动神经元损害症状,却无感觉障碍。

4.胸椎间盘突出症

本病患者的症状与体征与胸椎椎管狭窄症的症状相似,但临床表现多变,发病较急,常呈突发性、无典型的综合征。CT 脊髓造影(CTM)及磁共振(MR)均有利于两者的鉴别。一般不难做出正确的诊断。

六、治疗

(一)基本原则

胸椎椎管狭窄至今尚无有效的非手术疗法,因此,症状明显、已影响患者生活工作者,大多数学者认为手术减压是解除压迫恢复脊髓功能的唯一有效方法。因此,诊断一经确立,即应尽早手术治疗,特别是对脊髓损害发展较快者更需及早手术;一旦脊髓出现变性,则后果不佳,且易造成完全瘫痪。

(二)手术治疗

手术途径的选择如下。

(1)后路全椎板切除减压术是首选方法,可直接解除椎管后壁的压迫,减压后脊髓轻度后移,间接缓解前壁的压迫。减压范围可按需要向上下延长,在直视下手术操作较方便和安全,合并有旁侧型椎间盘突出者可同时摘除椎间盘。

(2)以后纵韧带骨化为主要因素的椎管狭窄,尤以巨大孤立型后纵韧带骨化者,后路手术效果不佳,会引起症状加重,应从侧前方减压切除骨化块,可解除脊髓受压。

(3)胸椎管狭窄合并中央型椎间盘突出时,从后路手术摘除髓核很困难且易损伤脊髓及神经,因此,以采用侧前方减压为宜。侧前方入路可切除后纵韧带骨化块、严重椎体后缘增生物和摘除突出的髓核,还可以切除一侧椎弓根后关节突、椎板及黄韧带以充分减压,一般选择右侧入路。

有的胸椎管狭窄症患者同时存在严重的颈椎或腰椎管狭窄,均需手术治疗。若狭窄段相连续可一次完成手术,若狭窄段不连续,一次手术难以耐受者,可分次完成手术,先行颈椎手术后行胸椎手术,或者先行胸椎手术后行颈椎手术。

第四节　第三腰椎横突综合征

第三腰椎横突综合征是腰部肌肉在第三腰椎横突处反复摩擦,造成其周围组织损伤,产生炎症反应,刺激周围神经,出现以第三腰椎横突处压痛为主要特征的慢性腰痛疾病,又称"第三腰椎横突滑囊炎""第三腰椎横突周围炎"等。好发于中青年体力劳动者,多因第三腰椎横突部急性损伤或慢性劳损致局部发生炎性肿胀、充血、液体渗出等病理变化,产生骨膜、纤维组织、纤维软骨等增生,引发横突周围瘢痕粘连、肌腱挛缩等病理改变。初期可见患侧腰部及臀部肌肉痉挛,表现为局部隆起、紧张,病程长者出现患侧肌肉萎缩,继发对侧肌紧张,导致对侧第3腰椎横突受累、牵拉而发生损伤。

西医学治疗有内服、外用非甾体抗炎药物,局部封闭治疗或腰背筋膜松解加横突部软组织剥离术。

本病属于中医学"腰痛""痹证"范畴,中医学认为本病多与风寒侵袭、跌打损伤、气滞血瘀、肝肾亏虚相关。治疗以疏通经络,行气活血为原则。常用中医外治法有贴敷、热熨、针刺、针刀、推拿等疗法。

一、贴敷疗法

1.适应证

第三腰椎横突综合征患者。

2.操作方法

选用活血止痛散,主要成分:生川乌、乳香、肉桂等,诸药打粉备用。协助患者取舒适体位,患处下垫中单,充分暴露患部,注意保暖。清洁皮肤,观察皮肤红斑及水疱情况。取药粉与白酒按比例混合调至稀糊状,取大小合适的敷料正确摊药,做到均匀、厚薄适中,部位准确,面积适中,均匀敷于患处,胶布固定,范围大的用绷带缠绕,松紧适宜,保持肢体功能位。

3.疗法特点

运用中药外敷患处,能够显著提高血管活性,促进血液循环,以达到通经活络、消肿止痛的作用。活血止痛散在临床运用 30 余年,疗效独特,能显著减轻疼痛。

4.注意事项

(1)皮肤红肿破溃、局部皮肤过敏者禁用。

(2)用药后如皮肤有丘疹、瘙痒或局部肿胀等过敏现象,应立即停止用药,并将药物擦拭干净或清洗。

5.临床应用

陈刚用树脂型复方灵仙膏(威灵仙、血竭、乳香、没药、甘遂、地龙、地鳖虫、姜黄、羌活、独活、桃仁、红花、冰片、樟脑、远红外陶瓷粉等)治疗 60 例第三腰椎横突综合征患者,3 贴 1 个疗程,一般治疗 2~3 个疗程,总有效率为 96.67%。董清平等用发热止痛贴(赤芍、制南星、制草乌、肉桂、干姜各 6 g)与狗皮膏作对比,治疗第三腰椎横突综合征各 48 例,其中发热止痛贴有效率为 93.75%,狗皮膏有效率为 77.08%。融恺等将 60 例第三腰椎横突综合征患者随机分为两组,分别给予伤科黑药膏贴敷+TDP 治疗和封闭法治疗,结果治疗后 6 个月随访两组中医症状评分,贴敷组症状改善明显,有效率高于封闭组,有效率有统计学意义,说明贴敷治疗可以及时改善第三腰椎横突综合征的临床症状,远期疗效稳定。

二、热熨疗法

1.适应证

第三腰椎横突综合征患者。

2.操作方法

中药包成分:红花 10 g,海桐皮 10 g,桃仁 10 g,透骨草 10 g,伸筋草 10 g,乳香 10 g,没药 10 g,防风 10 g,威灵仙 15 g,川芎 10 g。患者俯卧位在治疗床上,显露腰背部,将中药包放入 50 ℃~70 ℃的水中蒸煮 5 min,取出后待药包温度<45 ℃时贴于患处,直至中药包温度 37 ℃左右时更换。每次 15 min,每天 1~2 次,1 周为 1 个疗程。

3.疗法特点

中药热熨有缓解腰背筋膜痉挛,改善组织微循环,提高局部免疫功能,促进炎症吸收,达到消炎止痛效果,有助于局部组织修复及功能恢复。

4.注意事项

注意药包移动速度不要太慢,以免烫伤皮肤。1 包可反复用 3~4 次。腰部皮肤有破损或炎症者忌用此法。

5.临床应用

李淑文采用中药热熨等综合外治法治疗 132 例第三腰椎横突综合征患者,总有效率为 96.21%,说明中药热熨等综合中医外治法治疗第三腰椎横突综合征患者临床效果显著。王章以自拟四子舒腰方(白芥子、菟丝子、莱菔子、吴茱萸、粗生盐等)炒热外熨烫腰部疼痛部位,特别是第三腰椎横突处,治愈 35 例,好转 18 例。陈兵将 120 例病例随机分成治疗组 60 例和对照组 60 例,分别用威灵仙药袋热敷和封闭疗法治疗。1 个疗程后,治疗组总有效率 96.7%,对照组总有效率 76.7%,有显著性差异。威灵仙药袋热敷法明显优于封闭疗法。

三、针刺疗法

1.适应证

第三腰椎横突综合征患者。

2.操作方法

患者俯卧位,穴位常规消毒后,采用第三腰椎横突尖痛点齐刺,即用 0.30 mm×50 mm 1 次性毫针于痛点直刺一针达横突尖,在距痛点上、下各 1.5 cm 处斜行刺入痛点两针,捻转得气后上下接电极,余穴取环跳、风市、委中、阳陵泉,捻转得气,20 min 后起针,每天治疗 1 次,7 次为 1 个疗程。

3.疗法特点

针灸治疗可松解局部粘连,解除局部神经血管和肌肉的压迫症状,并通过刺激对组织细胞的调节作用改善局部血液循环。

4.注意事项

局部皮肤破溃者患处避免进针。

5.临床应用

顾国群治疗第三腰椎横突综合征患者 32 例,采用 2 寸或 3 寸 30 号毫针,于压痛点与腰部呈 45°角斜刺,进针后保持针的斜行走向,缓慢进针,感知针尖在横突尖处,有较强针感为止,留针 20 min,并随症取巨髎、委中等穴,总有效率为 100.0%。

陈华远等将 100 例患者随机分为齐刺法组和普通针刺组。普通针刺组取肾俞、阿是穴、环跳、次髎、委中等穴位进行针刺,配合电针治疗,齐刺组在普通针刺组基础上在肾俞、阿是穴上进行齐刺法治疗。治疗 2 个疗程后普通针刺组有效率为 86.0%,齐刺法组为 96.0%。两组疗效对比,差别有统计学意义。

四、针刀疗法

1.适应证

第三腰椎横突综合征患者。

2.操作方法

患者俯卧位,常规消毒,在压痛明显的第三腰椎横突尖端以内 0.5 cm 处进针,针体与皮肤垂直,刀口线与脊柱纵轴平行,针刀到达骨面后,在横突尖端内侧 1 cm 处先纵向切开 2~3 刀,然后横行剥离,直至感觉横突尖端上的粘连全部松解为止。拔出针刀后,压迫针孔片刻,外敷创可贴。

3.疗法特点

针刀疗法能直接松解原发病灶和继发病灶处的软组织粘连和瘢痕,解除被卡压的血管和神经,改善局部血液循环,促进炎症吸收,缓解痉挛性疼痛。此外,由于小针刀的"针"对穴位的刺激,可起到宣通气血、疏通经络、通不痛的作用。

4.注意事项

严格无菌操作,避免局部感染。

5.临床应用

贺新铭采用针刀结合出针点拔罐放血治疗第三腰椎横突综合征,观察组 95 例,与对照组 85 例行常规推拿法治疗对比,观察组治愈率占 89.5%,对照组治愈率占 54.1%,差别有统计学意义。洪康斌采用针刀结合中药熏蒸治疗第三腰椎横突综合征 180 例,临床治愈 144 例,有效率占 96.7%。钟亚彬等将 80 例第三腰椎横突综合征患者随机分为针刀组、封闭组,每组各 40 例患者,两组患者治疗前后血清 IL-6、IL-10、TNF-α 水平均有不同程度改变。其认为针刀可有效缓解第三腰椎横突综合征疼痛,且比封闭远期效果明显,其镇痛机制可能与降低血清 IL-6、IL-10、TNF-α 水平有关。季喆将 60 例第三腰椎横突综合征患者随机分为推拿配合针刀组(治疗组)及推拿手法组(对照组),每组各 30 例。治疗组患者连续进行 5 次推拿治疗,1 次/天,第 6 d 行针刀治疗 1 次,后休息 2 d,此为 1 个疗程。对照组患者连续推拿治疗 6 次,每天 1 次,休息 2 d,为 1 个疗程,治疗 2 个疗程,治疗组总有效率为 93.33%,对照组总有效率为 76.67%。两组疗效比较,经统计学处理有显著性差异;两组患者的临床症状皆有所缓解与减轻,治疗前后的 JOA 腰痛疾患评分与简式 Me Gill 疼痛量表积分有显著性差异。研究显示推拿疗法对于治疗第三腰椎横突综合征有较好的临床效果,同时配合针刀治疗,显效更快,效果更优。

第五节　腰椎椎管狭窄症

腰椎椎管狭窄症是指腰椎椎管、神经根管或椎间孔狭窄并引起马尾或神经根受压迫产生的一系列综合征。腰椎椎管狭窄症的病因主要分为原发性和继发性两种。原发性多为先天性所致,是椎管本身由于先天性或发育性因素而导致的腰椎椎管狭窄;继发性多为获得性所致,退行性变是主要发病原因,中年以后腰椎发生骨质增生,黄韧带及椎板肥厚,使腰椎椎管内径缩小,椎管容积变小,达到一定程度后可引起脊神经根或马尾神经受挤压而发病。本病多见于老年人及体力劳动者,男性多于女性。腰椎椎管狭窄症的主要症状为缓发性、持续性的下腰部、骶部和腿部疼痛,间歇性跛行,腰部过伸活动受限。若失治误治,部分患者可出现下肢肌肉萎缩,以胫前肌及伸拇肌最明显,足趾背伸无力,小腿外侧痛觉减退或消失,跟腱反射减退或消失。

西医学治疗腰椎椎管狭窄症是根据其病情的轻重分为非手术治疗、手术治疗两大类,各有其适应证。

中医学认为本病发生的主要原因是先天肾气不足,后天肾气虚衰,以及劳役伤肾等;而反复外伤、慢性劳损和风寒湿邪的侵袭则为常见外因。其主要病机是肾虚不固、邪阻经络、气血运行不畅,以致腰腿筋脉痹阻而产生疼痛。治以活血通脉,滋补肝肾为法。目前常用的中医外治法有针灸疗法、中药熏蒸、中药贴敷及注射疗法。

一、熏蒸疗法

1.适应证

腰椎椎管狭窄症腰痛症状明显,伴或不伴下肢放射痛,间歇性跛行,行走困难的患者。

2.操作方法

选用腰痛宁,组方:虎杖 45 g,桂枝 20 g,红花 5 g,杜仲 10 g,艾叶 15 g,透骨草 20 g,当归 15 g,川芎 20 g,制川乌 20 g,制草乌 20 g。水煎取药液 200 mL,与 600 mL 热水共置入中药熏蒸仪。患者侧卧位,调整蒸汽喷口与腰部皮肤之间的距离为 25～30 cm,温度保持在 55 ℃左右,每天 1 次,每次 30 min,10 d 为 1 个疗程。

3.疗法特点

中药熏蒸主要借助药液的轻清氤氲之气，在温热的作用下直透腠理，促进腠理疏通、气血流畅，改善局部营养和全身机能，达到祛风散寒、活血通络、消肿止痛的目的。中药熏蒸通过温热效应、经络效应、药物渗透效应等使药物作用于患处，经皮肤吸收，促进局部血液循环及新陈代谢，缓解疼痛等以改善腰椎功能。

4.注意事项

(1)药液用完一定要用清水冲洗容器。

(2)每两周用肥皂水彻底清洗容器1次。

(3)熏蒸过程中防止局部皮肤烫伤。

(4)用药后观察局部皮肤，有无丘疹、瘙痒或局部肿胀等过敏现象，一旦出现即停止用药，并将药物擦拭干净或清洗，遵医嘱内服或外用抗过敏药物。

(5)室温要适宜，患者身体暴露部位注意保暖。

5.临床应用

李志强用中药熏洗(透骨草30 g，伸筋草30 g，威灵仙20 g，五加皮20 g，千年健20 g，三棱20 g等)配合腰椎牵引治疗腰椎椎管狭窄症71例，并与腰椎牵引、骶管注射组的27例对照，结果显示中药熏洗能取得较好的中期疗效，其中治疗组治疗后3个月时总有效率达98.6%，对照组为88.9%。杨晓莲等运用骨痹散(生乳香、生没药、生草乌头、生川乌头各15 g，骨碎补、川芎、鸡血藤、伸筋草各20 g等)熏洗配合低周波治疗本病200例，并与温热磁场配合低周波治疗组进行对照，结果治疗组优良率、总有效率分别为85.0%、96.0%，对照组分别为77.0%、87.5%，两组比较差异均有统计学意义。

二、贴敷疗法

1.适应证

腰椎椎管狭窄症腰痛症状明显，伴或不伴下肢放射痛、间歇性跛行、行走困难的患者。

2.操作方法

选用活血止痛散，组成：骨碎补、威灵仙、刺五加、赤芍、当归、川芎、防风、白芷、生川乌、生草乌、羌活、独活、乳香、没药、沉香、白芥子、细辛等。上药研磨，按比例混匀，用白醋或酒精适量调成糊状备用。协助患者取舒适体位，一般以侧卧位适宜，腰部以下垫中单，充分暴露腰背部位。采用中药敷贴，使用时将药摊涂于桑皮纸上，厚度0.5 cm，范围以覆盖病椎上下为宜，胶布固定，范围大的用绷带缠绕，松紧适宜，保持肢体功能位。贴敷时间每次2～3 h，每天1～2次，10 d为1个疗程。

3.疗法特点

中药贴敷法常采用性味辛散的单味或复方制剂敷贴于患病部位，以达到行气活血、通经活络的作用，能够显著提高血管活性，促进局部血液循环。

4.注意事项

皮肤破溃、局部皮肤过敏者禁用。用药后观察局部皮肤有无丘疹、瘙痒或局部肿胀等过敏现象，一旦出现即停止用药，并将药物擦拭干净或清洗。

5.临床应用

张贺民运用中药贴敷(透骨草、伸筋草、当归、牛膝、乳香、没药、白芍药等17味中药组成)

及骨刺宁胶囊、独活寄生合剂口服治疗 150 例腰椎椎管狭窄症患者,有效率为 87.33%。覃惠等采用中药贴敷治疗脊椎退变性腰椎椎管狭窄症 70 例,临床痊愈 12 例,显效 30 例,有效 22 例,无效 6 例,痊愈率为 60%,总有效率为 91.43%。

三、注射疗法

1. 适应证

腰椎椎管狭窄症腰痛症状明显,伴或不伴下肢放射痛、间歇性跛行、行走困难的患者。

2. 操作方法

指引患者选取俯卧位或侧卧位,将床头抬高 15°～20°,确定需要注射的部位,用碘伏或酒精进行常规消毒,用 2% 利多卡因 3 mL 实施局部麻醉,针头和皮肤之间形成 20°～35° 夹角,针尖向头端直接达到患者骶尾韧带,穿透骶尾韧带时会出现典型落空突破感,之后推进少许。回抽 3～5 次观看是否出现活动性出血和脑脊液,对于没有出现活动性出血和脑脊液的患者,注入 5～10 mL 空气,若没有出现明显阻力和皮下气串感,可缓慢将混合液(2% 利多卡因 5 mL＋左布比卡因 5 mL,维生素 B_{12} 1 mg,曲安奈德 15 mg＋生理盐水 5 mL)注入。一般情况下在 10～15 min 内推注完毕,之后将针头拔出,并用无菌纱布覆盖针眼,告知患者平卧休息 1 h,每周治疗 1 次,持续治疗 4 次。

3. 疗法特点

药物经骶管注入硬膜外腔,直接作用于硬膜和神经根,阻断疼痛的传导通路及恶性循环,解除病变部位的肌肉、血管痉挛,促进局部血液循环,促进炎性物质的吸收、排泄,起到消除炎症、解除疼痛的作用。近年来采用注射治疗该病报道较多,在硬脊膜外间隙注入类固醇药物可起到局部消炎作用。

4. 注意事项

在施行操作时应严格遵守无菌操作原则,避免局部感染。骶管进针后应回抽,抽出为血性液可将针加以转动,稍停片刻,待无血液抽出时,才可注入药液。以免造成局部损伤、感染和血肿等并发症。对老年病久者,注药时采取分段注射,即注射 5 mL 左右,暂停,询问患者有何反应,如有头晕、耳鸣、眼花、胸闷等不适症状,一般稍停后注药即恢复正常,再分次缓缓注射。如有可能,对这类患者在注射过程中可予以低流量吸氧。

5. 临床应用

杜艳等采用穴位注射与中药热敷治疗退变性腰椎椎管狭窄症 56 例,穴位注射药用维生素 B_1 100 mg,硫酸软骨素 40 mg,中药热敷药用当归尾、红花、苏木、泽兰、秦艽、牛膝、宽筋藤、两面针、乳香、没药。结果治愈 27 例,好转 25 例,无效 4 例,总有效率 92.8%。邹世昌用骶管封闭加手法治疗椎管狭窄症 86 例,用 1% 普鲁卡因 30 mL 和地塞米松 5 mg。结果:58 例效优,25 例效良,3 例无效,总有效率达 96.5%。程中华等采用丹参注射液骶管注射治疗腰椎椎管狭窄症 30 例。结果:治愈 3 例,显效 16 例,好转 8 例,无效 3 例,总有效率 90%。

第六节　腰椎间盘突出症

腰椎间盘突出症是指始发于椎间盘的损伤、破裂、突出或退行性病变的基础上,产生椎间盘和相应椎间关节及其附属组织一系列的病理变化,因而引起一系列的临床综合征。为临床常见病、多发病。椎间盘突出症的基本因素是椎间盘的退行性变,在外伤、过度负重、长期震动、不良体位等因素作用下诱发。从青少年到老年人均可发病。常规外科手术存在创伤大、恢复时间长、术后脊椎可能不稳等缺点。近年来,各种微创治疗手段的问世,收到了良好的治疗效果。椎间盘臭氧消融术是其中的一种有效、微创的治疗方法。

一、适应证

(1)经过影像学检查证实各种类型的腰椎间盘膨出、突出。

(2)经过 3～6 个月的非手术治疗无效者。

(3)间盘源性疼痛。

(4)腰椎间盘突出术后复发者。

二、禁忌证

(1)严重的心、肝肾功能不良或精神异常不能配合手术者。

(2)甲亢、葡萄糖-6-磷酸脱氢酶缺乏症(臭氧可以促进机体代谢,从而使甲亢症状加重;葡萄糖-6-磷酸脱氢酶缺乏症者因红细胞携带氧的能力下降,故臭氧可能增加红细胞的负担)。

(3)合并严重的黄韧带骨化、骨性椎管狭窄者(臭氧不能消除黄韧带骨化和骨性椎管狭窄)。

(4)椎体滑脱超过 Ⅱ 度者。

(5)突出物发生钙化者或髓核组织脱垂入、游离于椎管内者。

(6)临床检查示严重运动神经功能损伤者或马尾功能损害者。

三、穿刺角度

1.经皮穿刺

腰段脊神经根出硬膜囊后于椎弓根下方出椎管向前下斜行绕过椎间盘纤维环,与下位椎体的上缘及上关节突的前外侧面构成三角区,其内无重要神经及血管结构走行,为椎间盘经皮穿刺的理想途径。

经安全三角区的穿刺途径为临床腰间盘最常用的侧后路穿刺途径,根据患者体形及腹后壁的厚度,穿刺旁开距离在 6～10 cm,术前应在患者的 CT 或 MRI 片上进行精确的测量。方法是选取预穿刺间盘平面的 CT 图像,设定穿刺针经安全三角区的体表入路点,测量此点与脊突中点(人体正中矢状面)连线的长度即为穿刺旁开距离。

根据患者不同体形穿刺针与人体正中矢状面的角度在 40°～60°,附着于腰段脊柱的肌群有骶棘肌、腰方肌和腰大肌,穿刺针应通过此肌群经小关节突的外侧缘和神经根的内侧达间盘内,如果穿刺针在神经根的外侧进入盘内针尖常常位于间盘的前 1/3 处。穿刺角度过小则可能经过椎体的边缘刺入腰椎侧前方的主动脉、下腔静脉甚至肠管等结构;穿刺角度过大则可能将穿刺针穿入椎管甚至硬膜囊。

2.后路穿刺

髓核向后突出于椎管内时,穿刺针需经后路穿刺方能分别达突出物和间盘内,根据间盘突出的位置穿刺途径又分为经神经根外侧途径(小关节内侧缘途径)和神经根内侧途径。

旁中央型椎间盘突出由于突出物位于神经根内侧,穿刺为经神经根内侧途径入路:皮肤及皮下脂肪—骶棘肌—黄韧带—神经根内侧间隙—突出物—盘内。椎间盘突出位于神经根外侧者,穿刺针经神经根与小关节突内缘之间进入盘内:皮肤及皮下脂肪—骶棘肌—黄韧带—神经根外侧间隙—突出物—盘内。

四、设备与器械

1.C 形臂 X 线透视机

具备双向透视并能向头侧或足侧倾斜透视的功能。

2.CT 扫描仪

常规单层面 CT 或多层螺旋 CT 能满足穿刺导向的要求,具备透视功能的 CT 机更方便导向穿刺。

3.器械

20～22 G 穿刺针(端孔或侧孔均可),长度 10～20 cm,2 mL、5 mL 注射器,测量尺等。

五、术前准备

检查血常规、凝血功能、血生化、心肝肾功能。

六、定位方法

患者俯卧于手术台上,下腹部衬垫一软枕,使腰椎生理曲度变直。对于疼痛剧烈不能俯卧的患者,可以采取侧卧体位。首先行病变间盘常规扫描,层厚 3 mm,确定突出之间盘的部位和形态。于 CT 扫描显示器上利用测量软件标定表皮预穿刺点,并测量标定点至间盘的距离、穿刺进针角度及进针深度。

七、操作方法

1.麻醉与穿刺

常规消毒、铺洞巾,以 0.1% 的利多卡因做局部浅层麻醉,CT 导向下穿刺。O_3 与盘内和盘外髓核组织充分结合氧化是保障疗效的关键;选择合理的穿刺途径、精确穿刺使针尖达到理想注射位置可使 O_3 的弥散达到最佳状态。常用的穿刺途径为侧后方和后路经椎管途径。

(1)侧后方穿刺:按照预定穿刺角度及深度将针穿刺达间盘内,穿刺过程中应缓慢进针,注意穿刺皮肤、肌肉、间盘和骨骼的不同手感。当穿刺针深度接近间盘、患者感觉有同侧下肢放射性疼痛或麻木感觉时说明针尖接触到神经根,此时应当停止进针,并将穿刺针向足侧和背侧调整方可避开神经根,针尖达间盘时穿刺阻力增大有韧性感觉。穿刺过程中应当间断扫描观察穿刺针的位置,盲目过深的穿刺往往误穿到其他组织。

(2)后路穿刺:首先在 CT 显示屏上对预穿刺平面进行测量,根据突出物的位置穿刺点至棘突中点连线 5～10 mm,垂直进针,当穿刺针尖抵达黄韧带时有明显的韧性感,经 CT 扫描证实穿刺针尖位于黄韧带内,抽出针芯连接含 5 mL 过滤空气的注射器,进针时给予注射器轻度压力,针尖穿过黄韧带达硬膜外腔时注射阻力骤减遂将 3～5 mL 气体注入硬膜外腔,再次 CT

扫描证实硬膜囊被注射气体推移至对侧,穿刺针前方无障碍可将针经突出物刺入盘内,突出物位于患侧神经根内侧者,穿刺针经神经根与硬膜囊之间进入盘内;突出物位于神经根外侧者。穿刺针经神经根与小关节突内缘之间进入盘内。

(3)腰$_5$～骶$_1$间盘的穿刺:腰骶间隙的穿刺需要双向角度进针,纵向角度为向足侧平行于腰骶间盘的角度,横向角度为中线旁开角度。纵向角度的大小取决于腹部垫枕的效果,横向角度则取决于髂骨与骶骨的夹角。穿刺针往往通过狭小的缝隙穿入间盘内。

(4)弯针穿刺:弯针是 Coock 公司生产的三件套导向穿刺针,由 21 G 长 9 cm 的外套针和 22 G 长 15 cm 的弯形穿刺针组成,适用于部分中央型或旁中央型椎间盘突出由于后部骨性椎板阻挡无法进行后路穿刺者或腰$_5$～骶$_1$间盘突出因髂骨高位穿刺针受限于间盘前部者。首先经椎旁后外侧途径将套针穿刺达盘内,然后将针芯拔出,经套针穿入弯针、调整弯针与外套针使针尖达突出物处。

(5)双针穿刺:当单针穿刺注射臭氧后 CT 扫描发现臭氧分布不良,即低密度气体不能弥散到突出物处,常常需要双针穿刺来达到理想的气体弥散。双针穿刺又分为双侧路途径和侧、后路途径。

2.注射浓度与剂量控制

(1)常规浓度:腰间盘突出臭氧消融常规浓度盘内注射为 40～60 μg/mL,盘外椎旁注射采用 20～40 μg/mL。采用 5 mL 注射器抽取浓度为 40～60 μg/mL 的 O_2 或 O_3 气体,首先在椎间盘髓核腔内分次反复注射,经扫描观察盘内分布满意,然后将穿刺针退出针尖达椎旁软组织内注射 20～40 mg/mL O_2 或 O_3 气体。

(2)注射剂量:根据 CT 扫描观察臭氧的弥散情况确定,纤维环完整者注射剂量小,纤维环破裂者所注射的臭氧除了盘内与残留髓核组织结合,大部分经破裂口缓慢溢出达硬膜外腔。大量气体在硬膜外腔积聚可能对硬膜有压迫作用,引起马尾神经受压症状,因此,溢入椎管硬膜外腔的气体最好少于 30 mL。包容性突出在纤维环没有破裂的情况下,注入的臭氧数分钟后有时可以抽出,此时已经是浓度非常低的臭氧或氧气,可以反复注射和抽吸达到"灌洗"以便使髓核组织充分氧化。盘外椎旁注射剂量一般在 10～20 mL。

3.椎间盘内臭氧分布控制

根据纤维环退变程度、有无裂隙及破裂,注射臭氧后 CT 扫描显示低密度的气体充盈于盘内,其分布大致可以分为:局限性分布、环形裂隙样分布、纵向裂隙样分布、弥散状分布及大部溢出状。

(1)局限性分布:纤维环退变较轻,退变主要发生在纤维环的内层,其对髓核的束缚力减弱,髓核腔扩大。临床上见于椎间盘膨出的病例,注射臭氧后 CT 扫描常显示低密度气体局限于间盘中央或偏后方,纤维环内无裂隙形成,间盘轮廓饱满膨出,常伴有双侧神经根及硬膜囊压迫改变。

(2)环状裂隙分布:纤维环退变形成环状裂隙,根据退变程度环状裂隙可位于纤维环内层也可位于纤维环外层,临床同样见于椎间盘膨出或间盘源性疼痛的病例,注射臭氧后 CT 扫描常显示低密度气体呈同心圆状分布,环状裂隙往往呈断续状,纤维环内无纵向裂隙形成,间盘轮廓饱满膨出,可见压迫改变。

(3)纵向裂隙分布:纤维环退变形成纵向裂隙,裂隙常由间盘中央向后达纤维环边缘处,外层纤维环尚完整。临床常见于间盘源性疼痛及隐性椎间盘突出的病例。

（4）弥散状分布：纤维环退变严重形成广泛无定形裂隙，注射臭氧后 CT 扫描显示间盘广泛弥散低密度气体影，临床常见于间盘退变的老龄患者。

（5）大部分溢出盘外状：纤维环退变形成裂隙、外层纤维环破裂，注射臭氧后 CT 扫描显示盘内无明显低密度气体存留，椎旁及硬膜外腔可见溢出盘外的气体影。临床常见于非包容性椎间盘突出的病例，同时可见间盘突出情况。

八、临床治疗

1.包容性椎间盘突出症

包容性椎间盘突出是由于纤维环退变、裂隙形成、髓核组织沿纤维环裂隙到达外层纤维环引起局部间盘轮廓的突起并压迫邻近硬膜囊和神经根导致一系列临床症状。此种类型的椎间盘突出由于纤维环尚未完全破裂，注入的 O_2 或 O_3 气体易于滞留在盘内对髓核组织进行充分的氧化。臭氧消融治疗的要求如下。

（1）患侧穿刺，针尖最好接近突出部。

（2）注射中等浓度臭氧（一般采用浓度 60 $\mu g/mL$）。

（3）臭氧应分布到外层纤维环突出部。

（4）注射技术要求少量多次，不可一次加压大量注射以免造成人为的纤维环破裂引起术后患者症状反复。掌握以上 4 个要点，方能获得良好的疗效。

2.非包容性腰椎间盘突出症

非包容性椎间盘突出由于纤维环完全破裂，髓核经裂口突出于盘外形成大小不等的突出物，根据突出物的位置可分为中央型、旁中央型和外侧型；根据髓核溢出间盘的程度可分为突出和脱出，后者髓核穿过后纵韧带在硬膜外腔形成突出物。臭氧消融治疗非包容性椎间盘突出除了盘内注射之外，更强调突出物内注射。术中常规扫描确定间盘突出的类型和部位，选择经突出物达间盘内的穿刺途径。首先将穿刺针经突出物穿刺到盘内，注入的 O_2 或 O_3 气体 5～10 mL 后，行 CT 扫描测量针尖至突出物中央的距离，然后缓慢将针退到突出物中央，再次扫描确定针尖位置，缓慢注射 O_2 或 O_3 气体 5～10 mL。

髓核破出盘外形成突出物常包绕压迫神经，对于新鲜的突出物，穿刺针于突出物中央注射臭氧时可以使神经根轮廓得以显示。臭氧注射后由于氧化作用、气体推压分离作用使神经根轮廓全部显露、"淹没征"消失，或神经根大部分显露、"淹没征"部分消失。

而对于病程长、突出物较大且与神经根粘连紧密者，特别当突出物的 CT 值超过 60 Hu 者，治疗时应首先在突出物内注入 10% 的高渗盐水 2 mL，再行臭氧注射方可使神经根显露。

非包容性椎间盘突出常伴有神经根的炎症，CT 扫描可以显示增粗的神经根，应将针尖退出达神经根周围注入 40 $\mu g/mL$ 的臭氧 5 mL 及得保松 1 mL。再次 CT 扫描观察间盘、突出物、硬膜囊及神经根的情况，拔针、局部穿刺点粘贴。

3.隐形椎间盘突出症

部分包容性腰椎间盘突出患者具有典型的腰间盘突出症状和定位体征，但术前 CT 检查显示间盘突出不明显，即所谓"隐形椎间盘突出"。此种类型椎间盘突出系由于纤维环退变、裂隙形成，患者在站立、行走给予间盘重压负荷时，间盘形态呈不等圆形，并于间盘后部形成局限性包容性突出，此时患者有典型的神经根受压症状。然而，当患者平卧休息施加于间盘的负荷消失时，突出便可还纳。CT 扫描时因患者采取平卧位，常常不能显示典型的间盘突出，当注射臭氧时由于盘内压力增高突出物再显示。此种情况注射臭氧时应适当增加压力使臭氧经退变的纤维环裂隙达突出物外侧的纤维环边缘,使腔内的髓核得到充分的氧化方可达到理想的效果,但注射压力不易过大以免造成人为的纤维环破裂。

4.腰椎间盘源性疼痛

腰椎间盘源性疼痛是指椎间盘退变、纤维环及终板的急慢性损伤刺激椎间盘内疼痛感受器引起的下腰部疼痛。主要病理变化是椎间盘内裂隙呈放射状向纤维环周围(主要为侧及后方)延伸至纤维环外层,同时伴有髓核退变。椎间盘退变或损伤过程中产生大量炎症介质或退变产物,分布于纤维环裂隙、硬膜腹侧、后纵韧带、纤维环背侧以及间盘内的腰椎神经末梢,引起疼痛,并使神经组织处于超敏状态,在脊柱运动负荷时引起疼痛。临床上常常没有典型的神经根性症状和体征、无椎间盘突出的影像学证据。

臭氧注射的目的是氧化和消除间盘裂隙内的 P 物质、炎症介质和炎性细胞因子,同时也消除间盘外硬膜周围的化学性炎症。臭氧注射造成的盘内压力增高可以诱发患者的原有的疼痛,其疼痛程度较前略重,随时间延长疼痛逐渐减轻。CT 扫描可以监测到间盘内有不规则的裂隙通向外层纤维环,间盘轮廓并无突出或膨出改变。尽管 CT 图像上看不到纤维环完全破裂,但可见气体溢出盘外达硬膜外腔和椎旁间隙,说明纤维环内有潜在的微小间隙与间盘外结构相通。盘内注射压力不宜过高以免导致人为的纤维环破裂,盘内注射完成后常规盘外注射以使盘内外结构得到充分氧化。

第七章 下肢骨折

第一节 骨盆骨折

骨盆骨折占全身骨折的 3%,并发症和病死率仅次于颅骨骨折。这类骨折包括低能量稳定性骨折到高能量不稳定性骨折。高能量骨盆骨折中病死率为 10%～20%,但在血流动力学不稳定或开放性骨折的患者中病死率可达到 50%。车祸致伤占所有骨盆骨折的近 2/3。行人被汽车撞伤占所有病例的 15%。挤压伤、摩托车碰撞和坠落伤分别占 5%。

耻骨支骨折是骨盆骨折中最常见的类型,耻骨上支骨折比耻骨下支骨折常见。耻骨骨折在骨盆骨折中占 70%。其他骨盆骨折发生率由高到低顺序分别是髂骨、坐骨和髋臼。骶髂骨(SI)骨折常出现大出血。损伤机制和影像学检查表现出的骨折形式对预测合并伤有重要作用。

一、基本解剖

骨盆环由两块骨连接组成:髋骨(由坐骨、髂骨和耻骨组成)和骶骨组成。尾骨是第三块骨,但是它不参与构成骨盆环。两块髋骨和一块骶骨通过三个关节(耻骨联合和两个骶髂关节)构成一个环。构成骨盆环的韧带是全身最结实的韧带。

规则:骨折通常在不涉及负荷传递的区域使骨盆环中断。使骨盆的负重区域发生骨折则需要更大的力量。

处理移位的骨盆骨折时,从解剖学上把骨盆看作一个环形结构有重要含义。导致骨盆环骨折移位至少要出现两处骨折或一处骨折和一处关节脱位。骨盆环单处破裂不很常见,且通常无移位,多发生在一个关节(骶髂关节或耻骨联合)或附近。

规则:骨盆环移位骨折提示至少有两处骨折或一处骨折加一个关节脱位,最常见的关节是骶髂关节。

人类骨盆环有两个重要功能:负重(稳定)和保护脏器。行走和坐立时骨盆稳定性由韧带和骨联合维持。在前面,耻骨间的韧带连接两耻骨形成耻骨联合。骨盆前方结构(耻骨联合和耻骨支)负责 40%的骨盆环的稳定性。在后面,有一系列的强大韧带支持骶髂关节,它是骨盆环的主要稳定装置。骶髂关节破坏将会改变骨盆环的正常负重功能。

耻骨间韧带的破裂可导致耻骨联合分离达到 2.5 cm。未遭损伤的骶髂关节间的韧带,特别是骶棘韧带、骶结节韧带和骶髂前韧带,使分离的程度受到限制。如果这些韧带被撕裂,就会造成骨盆"开书样"旋转性不稳定。只要骶髂关节后方韧带(骶髂骨间韧带和骶髂后韧带)仍然完整,这半骨盆就仍会保持垂直方向的稳定性。如果骶髂关节后方韧带也遭到损伤,就会导致骨盆在旋转方向和垂直方向不稳定。

附着在骨盆上的肌肉起着支持肢体直立和保证下肢稳定性的作用。鉴于本文的目的,肌肉的解剖仅涉及那些导致撕脱性骨折的肌肉。

(1)缝匠肌起自髂前上棘。

(2)股直肌起自髂前下棘。

(3)腘绳肌起自坐骨结节。

脊神经从椎间孔或骶孔离开脊柱的保护后走行在骨盆的后面。骨盆骨折特别是那些累及骶骨的骨折,可能伴随神经损伤。完全的下肢和括约肌神经病学检查对骨盆骨折评估是必需的。

腹主动脉在腰$_4$中线偏左的位置分为两髂总动脉。在骶髂关节处髂总动脉分出髂外动脉和髂内动脉。髂内动脉进一步分为前支和后支。后支发出臀上动脉,发出位置分叉较垂直,暴露于该区域骨折的剪切力,易遭受损伤。前支营养盆部的内脏。骨盆后壁(髂骨和骶髂关节)骨折比骨盆前壁骨折伴随更广泛出血。

直肠、肛门、乙状结肠和降结肠都包含在骨性骨盆内。这些结构损伤可以出现在任何骨盆骨折,但在骨盆骨折伴随穿透伤时最常见。泌尿生殖系统在骨盆骨折时由于钝性或穿透创伤也常伴有损伤。膀胱紧邻耻骨联合后面,当骨盆骨折累及到耻骨时常伴随损伤。前骨盆骨折也常伴随尿道损伤。如果尿道在尿生殖膈下面破裂,尿液会渗入阴囊、会阴浅隙和腹壁。

二、查体

所有创伤患者的评估都应进行全面的初步检查以利于治疗挽救生命。骨盆骨折可能导致大出血,因此,必须准备两静脉通道和交叉配血以备需要。在第二步检查中,评估骨盆损伤和稳定性。除非被证实,所有多发性损伤的患者应怀疑有骨盆损伤。

应充分暴露,检查者仔细观察骨盆周围软组织,这些在骨盆或下肢畸形时出现的特别是软组织表象可提示骨盆骨折。检查者应继续寻找破裂口,它可能暗示一个开放性骨折。这包括仔细检查那些易被错过的臀部皱褶和会阴部损伤。肉眼可见的直肠或双合诊出血暗示开放性骨盆骨折。对可疑骨盆骨折的患者的检查要直接触诊整个骨盆环,特别是耻骨联合、骶髂关节和骶骨。两侧髋关节活动范围的检查可帮助排除髋臼损伤。

体检可以发现骨盆不稳定。向外和向内轻压两边髂前上棘时引起骨盆明显活动提示骨盆旋转不稳定。骨摩擦音也可以被察觉到。骨盆垂直运动检查骨盆垂直不稳定性,检查者一只手扶着髂前上棘而另一只手牵拉下肢提供垂直方向牵引力。每一项稳定性检查应在许可的情况下进行,这是非常重要的,因为重复检查可能使血肿加重或导致血流动力学不稳定。为了避免加重出血或诱导严重并发症。对这些患者应该尽可能少的搬运或操作。

泌尿生殖系统常因骨盆骨折而损伤,血尿、无力、最后一次月经和阴道出血都应该被记录到病史。通过直肠指检可以评估前列腺位置。前列腺移位、阴囊淤血或尿道口出血暗示尿道膜部可能破裂。遗憾的是,超过50%有尿道损伤的患者缺乏这些体检体征。

全面检查下肢神经功能非常重要。要特别关注腰$_1$和腰$_5$神经根的支配区。记录运动和感觉功能情况。骶骨骨折可能损伤骶神经根、闭孔神经和腰$_5$神经根。坐骨神经损伤常见于髋臼损伤。

潜在性骨盆骨折次要征象包括以下。

Destot 征——阴囊或腹股沟韧带出现表面血肿。

Roux 征——测量一侧股骨大转子到耻骨嵴距离,相比另一侧时距离减小,可能是因前环骨折发生重叠。

Barle征——巨大血肿时扪及异常骨性突起,或者直肠检查时察觉微细骨折线。

三、影像学检查

所有可疑骨盆骨折患者应先行骨盆AP位X线片评估。它能察觉大部分的骶骨翼、髂骨、坐骨和耻骨损伤。X线片上明显骨折线可以确诊,疑似骨折区域需要进一步影像学检查。在90%的病例中,在最初的骨盆AP位X线片可以对骨盆骨折进行分类,指导复苏和急性骨盆固定。如果AP位X线片显示骨盆环明显不稳定,对于血流动力学上不稳定的患者,单纯基于这张X线片就可制订治疗方案。

入口(AP位X线束向尾端倾斜45°)和出口(AP位X线束向头部倾斜45°)影像可以帮助对血流动力学稳定的患者诊断骨盆环骨折。入口影像显示真实骨盆入口。这个视角很容易发现前环损伤,而后环损伤的显示可能仍不清晰。出口视角垂直骶骨前,因此很容易地发现耻骨骨折。这种投影也能察觉出任何骨折在矢状平面上发生的位移。入口和出口位片都已大部分被计算机断层扫描(CT)所替代。斜位(judet)投照对髋臼骨折诊断非常有用,但CT对髋臼、骶骨骨折诊断更敏感,因此可作为成像检查的选择。

骨盆的CT扫描还有其他优点。可以观察骨盆后部结构完整性,有助于更准确评估骨盆损伤和稳定性。CT对确定血肿大小和位置非常有用,也有助于对骨盆骨折患者的内脏损伤的诊断。三维CT成像应用更频繁,可以帮助确定所有骨盆环损伤。

对于受到低能量创伤后骨盆疼痛,骨量减少的老龄患者,普通X线片阴性时,行放射性核素扫描可能更准确。建议在创伤发生3 d后进行扫描。

高能量导致的骨盆创伤,常需要另外的X线检查。在血流动力学不稳定的患者,盆腔造影如果能堵塞出血动脉,它可能是可以救命的。男性患者,发现尿道口出血、血尿或高位前列腺,应怀疑尿道撕裂,在放置Foley导管前应先行逆行尿道造影。如果尿道造影检查结果正常,会得到一个逆行膀胱造影,可对膀胱完整性进行评估。由于这个检查会干扰血管造影诊断的正确性,患者要进行盆腔造影时,应该推迟逆行膀胱造影。

第二节　髋部骨折

一、概述

本节讨论的内容包括股骨头骨折、股骨颈骨折、转子间骨折以及小转子下5 cm以内的骨折。本节讨论的重点放在比较常见的骨折及其处理方法。

1.基本解剖

髋关节是球臼关节,由股骨头和髋臼组成。该关节有很多明显的骨性标志。前上方的髂骨和侧方的大转子容易触摸到,耻骨联合和耻骨结节(耻骨联合侧方3.3 cm)在中间容易触到。髋关节有很大的活动度。

包裹关节的关节囊到达髋臼边缘和股骨颈,三束韧带由增厚的关节囊形成:髂股韧带在前方,是三束韧带中最厚最强壮的一束;耻股韧带位于下方;坐股韧带位于后方,是三束韧带中最宽的一束。髂股韧带分成上下两束,靠下的那束斜向下方。关节外展时,韧带拉紧。额外的支持由髋臼唇提供,髋臼唇由环绕髋臼的厚软骨环构成,它从髋臼里面延伸出来,增加了关节腔的深度。细薄的小圆韧带连接着股骨头和髋臼中央。

髋关节周围的肌肉多而有力,为股骨头的运动提供强大的力量。可分为三组肌肉群——前、内、后三组。前群肌肉包括髂腰肌、阔筋膜张肌、缝匠肌以及股四头肌。内群肌肉包括耻骨肌、股薄肌、闭孔外肌及大收肌、短收肌、长收肌。内侧肌群的主要作用是内收大腿。

后侧肌群包括半膜肌、半腱肌以及股二头肌。后群肌肉的作用是伸髋。

需要强调说明的是滋养股骨近端的血管很重要。这些血管在解剖上有三个来源,按重要性依次排列如下。

(1)旋股动脉和支持动脉。

(2)骨髓血管。

(3)圆韧带血管。

旋股动脉环绕股骨颈基底部,并形成支持带血管,这些血管上升滋养股骨头。在84%的病例中,支持带血管的破坏会导致股骨头缺血性坏死。在隐性和无移位的股骨颈骨折中,支持血管不会破坏,早期诊断可以避免并发症。

2.影像学检查

前后位和内旋、外旋位的常规摄片通常可以满足需要。如果骨折不能确定,应该拍摄垂直于股骨颈长轴的侧位片。对侧髋部对照片有助于对难分辨骨折的诊断。对所有怀疑髋部损伤的患者都要仔细查看 Shenton 线,这条线的中断表明股骨头的位置不正常。另外,怀疑骨折的患者都要测量颈干角,正常值是 130°。颈干角可以通过测量股骨干的轴线和股骨颈的交角而获得,正常值是 120°~130°。在有创伤史、髋部疼痛以及初次摄片阴性的患者中隐匿骨折的发生率为 4.4%。当 X 线片不能确定,怀疑隐匿骨折时,可选择 MRI 检查,它的灵敏性和特异性可达到 100%。CT 可发现大部分的隐匿骨折,但当骨折线与轴平面平行时有可能漏掉非移位骨折。漏掉的隐匿性股骨颈骨折,有可能导致后期的骨折移位,破坏血管,并最终出现缺血坏死。更有挑战性的是有髋部疼痛但无急性创伤史的患者可能存在应力性骨折。

3.分类

股骨近端骨折和髋部骨折依据解剖分型。关节囊内骨折包括股骨头和股骨颈骨折。囊外骨折包括转子间骨折、转子骨折以及转子下骨折。这五个主要分型如下。

(1)股骨头骨折。

(2)股骨颈骨折。

(3)转子间骨折。

(4)转子骨折。

(5)转子下骨折。

二、股骨头骨折

这种骨折比较少见,可能伴发脱位或者没有任何明显的畸形。股骨头骨折可分为单一骨折片骨折和粉碎性骨折。

(一)损伤机制

骨折类型取决于不同的受伤机制。单一碎片的骨折由垂直方向力量引起,经常发生在脱位过程中。股骨头上方骨折和前脱位有关,相反股骨头下方骨折与后脱位有关。粉碎性骨折通常是直接损伤的结果,而且和严重损伤有关。

(二)查体

患者在触诊和转动大腿时疼痛。大腿外侧通常存在撞伤痕迹,但是总体来说,除非伴有相关的脱位,骨骼畸形并不常见。

(三)影像学检查

通常常规的髋部摄片足以诊断。当 X 线片不能确诊时,建议使用 CT、MRI 或骨扫描。

(四)合并损伤

粉碎性骨折可能合并骨盆或同侧上肢骨折。后方骨折脱位可能伴有坐骨神经损伤、骨盆骨折以及同侧下肢损伤。前方骨折脱位可能导致血管损伤或血栓形成。

(五)治疗

1. 单一骨折片

这类骨折的急症处理包括制动、镇痛以及入院。如果伴有脱位,应复位后制动。小骨折片或上穹隆骨折需要手术切开摘除或关节成形术。

2. 粉碎性骨折

这类骨折的急症处理包括制动、镇痛、稳定相关损伤,入院行关节成形术,如果保守治疗,大部分患者会出现缺血性坏死。

三、股骨颈骨折

股骨颈骨折也称作头下骨折(subcapital fractures)。主要发病群体是老年人和骨质疏松患者,男女比例为 4∶1。股骨颈骨折在年轻人群体中很少见,一般都涉及高能量损伤机制。如果一位年轻患者在轻微损伤后被诊断为股骨颈骨折,应该高度怀疑为病理性骨折。

股骨颈骨折是很严重的损伤,可以导致长期的残疾,间接破坏血供,诱发缺血性股骨头坏死。

股骨颈骨折的分型系统有很多种,这些方法都基于解剖学和治疗预后。Pauwels 分型参照骨折线与水平面的交角。这种分类方法应用不广泛,因为 X 线光束的方向或者患者肢体的位置有可能改变这个角度。

Garden 依据骨折端在前后位 X 线片上的移位程度将股骨颈骨折分为以下四型。

Ⅰ型:不完全或嵌插骨折。

Ⅱ型:完全骨折,但没有移位。

Ⅲ型:部分移位或者骨折成角畸形。

Ⅳ型:移位骨折,骨折片之间没有接触。

(一)损伤机制

两种机制导致股骨颈骨折。直接作用于老年人的轻微损伤可以导致股骨颈骨折。但是,在骨质疏松的老年群体中,间接的创伤是比较常见的机制。股骨颈在负载状态下伴有扭力损伤可以导致应力、嵌插或者部分移位骨折。接着,患者摔倒,增加了移位或粉碎性损伤。应力性骨折常发生于股骨颈的上缘。

(二)查体

应力骨折或嵌插骨折的患者会有腹股沟轻微疼痛或大腿中间或膝关节疼痛的表现,主动活动或被动活动时疼痛加剧。患者可能没有受伤史，而且还可以走动。肢体常不伴短缩或外展畸形，因此，依据体检诊断变得困难。

移位骨折多有剧烈疼痛，常伴肢体短缩和外展畸形。

（三）影像学检查

这类骨折大多数在最初的 X 线片上有明显的表现。无移位或应力骨折急性期在 X 线片上很难发现。正常骨小梁的断裂或骨皮质的缺失可能是潜在骨折的唯一线索。在前后位片上下肢旋转 15°，可以完全呈现股骨颈，对诊断很有帮助。

怀疑患者存在骨折，但在 X 线片上显示正常，可采用 CT、骨扫描或 MRI 来进一步明确诊断。移位骨折在前后位片或侧位片上很容易发现。

（四）合并损伤

这类骨折通常不伴有其他严重损伤。

（五）治疗

这类骨折非常疼痛，急诊医师首要做的就是尽最大可能缓解疼痛。可以静脉注射麻醉镇痛药物或者采用股神经阻滞。另外，将枕头垫在膝下使髋关节轻微屈曲，是患者感到最舒服的体位。

保守治疗股骨颈骨折的方法很少采用。手术固定的费用比较低，且并发症的发生率较低。除了严重内科疾病不能手术或者长期卧床的患者均采用手术治疗。

1.非移位骨折

急症处理方法包括制动、镇痛和急症矫形科会诊。传统治疗，患者卧床休息并保持非承重状态。保守治疗的预后不如手术治疗，因此，手术修复是治疗的首要选择。不固定，10%～30%的骨折会发生移位。早期固定还可以避免晚期移位所带来的不良后果。

手术方法由多种因素决定，包括治疗医生的经验。最常见的手术固定方法是，用三枚空心螺钉从股骨外侧穿进股骨头，从而稳定骨折线。有些作者建议对年龄超过 80 岁的患者实施半关节置换术，术后需要二次手术的可能性较少。

2.移位的股骨颈骨折

这类骨折的急症处理方法包括制动、镇痛和急症矫形科会诊。对推迟手术的影响目前存在争议，但是很多人支持急症手术，因为推迟手术增加股骨头失血性坏死的概率。如果不治疗，受伤后 48 h 股骨头失血性坏死的概率为 40%，如果超过 1 周，股骨头失血性坏死的概率是100%。

此类骨折的确定性治疗取决于患者的年龄和活动水平。对于年轻患者，空心螺钉闭合或切开复位内固定是标准治疗，因为这种方法保护了股骨头。缺点包括较高的股骨头坏死（AVN）、骨不连和二次手术。半髋置换适用于对身体活动要求不高的老年患者，同样适用于确诊较晚的患者（>1 周），病理性骨折和髋关节炎患者。有的喜欢对老年患者实施全髋置换。

不考虑手术技术的影响，患者对手术的反应良好。手术患者的病死率为 10%；而卧床治疗的病死率为 60%；受伤 1 个月内，超过 84 岁的老年患者中，女性的病死率为 21%，男性的病死率为 37%。

（六）并发症

股骨颈骨折伴有严重而重要的并发症。

(1)股骨头缺血性坏死最常见,受伤后 3 年的发生率超过 35%。

(2)常见骨折后发生骨性关节炎。

(3)骨髓炎和固定钉退出是手术并发症。

(4)骨不连总的发生率低于 5%。

四、转子间骨折

这类骨折占股骨近端骨折的近一半。转子间骨折为囊外骨折,累及大小转子间的松质骨。像股骨颈骨折一样,常见于老年人,男女比例为 4∶1~6∶1。此处的血供很好,得益于周围大量肌肉包绕和松质骨的存在。髋部的内旋肌连接近端骨折块,而外旋肌连接远端骨折块。

急症专科医师应该把此类骨折分为稳定性骨折和不稳定骨折。有 50% 的转子间骨折为不稳定骨折。

1.稳定的转子间骨折

单一骨折线穿过大小转子间皮质,股骨干和股骨颈之间没有移位。

2.不稳定转子间骨折

多骨折线或粉碎性骨折,股骨干和股骨颈之间移位。骨折线可以延伸到转子下或逆向。逆向转子间骨折其骨折的最上部分在股骨内侧面。

(一)损伤机制

此类骨折间接损伤多于直接损伤,如摔倒时大转子着地或沿股骨长轴传导的力。随着暴力的增加,大转子或小转子本身可能会骨折。止于转子的肌肉作用于转子,使骨折块进一步移位。

(二)查体

患者具有髋部触痛、肿胀和皮下淤血症状和体征。由于髂腰肌的牵拉,常有明显的下肢短缩外旋畸形。

(三)影像学检查

诊断此类骨折需摄前后位及侧位片。像股骨颈骨折一样,无移位的股骨转子间骨折较难诊断,有时需借助先进设备(如 MRI、CT 及骨扫描)。

(四)合并症

转子间骨折因伤及血供丰富的松质骨,常引起大出血,失血量可达到 3 U/600 mL。

(五)治疗

其急症处理包括制动及镇痛,可采用静脉麻醉或股神经阻滞来达到镇痛效果。研究表明,皮肤牵引对此类骨折无任何益处,所以不推荐使用。

一般来说,此类患者的手术治疗常采用加压髋螺钉及侧钢板,术后患者可早期活动。若患者手术风险大,此时可采用外固定治疗。

(六)并发症

股骨转子间骨折,常可引起严重的并发症,致死率 10%~15%。但与股骨颈骨折不同的是,其引起股骨头缺血坏死及骨不连较少见。①骨髓炎,发生率为 50%~80%;术后螺钉脱出是另一个常见并发症。②此类骨折患者中,血栓形成很常见,尤其是在长期卧床的患者。

五、转子骨折

转子骨折不常见,主要发生在青年人中。其大转子及小转子骨折可分为无移位型及移位型。

(一)损伤机制

大转子骨折多由直接创伤引起,如坠落伤,少数可由撕脱伤引起。

小转子骨折多为由髂腰肌强力收缩引起的撕脱骨折。且小转子骨折多为病理性的。

(二)查体

大转子骨折多表现为疼痛,且主动外展髋关节时加重。小转子骨折一般也表现为疼痛,曲髋及旋转时加重。

(三)影像学检查

此类骨折的诊断须摄前后位及侧位片。为了准确判断此类骨折是否移位,常须摄外旋位及内旋位片。无移位的骨折较难发现,需借助 CT、MRI 或骨扫描。

(四)合并损伤

其主要合并伤为出血。老年人小转子骨折多为病理性的,需妥善处理。

(五)治疗

1.无移位骨折

此类骨折的治疗主要为对症处理,伤后 3~4 周须扶拐行走,这样可防止骨折块移位。在疼痛消失前限制负重。

2.移位骨折

对于年轻人,移位 1 cm 的大转子骨折及移位 2 cm 的小转子骨折需内固定治疗。此类骨折的老年人可对症处理。此类患者,尽管骨折有移位,但肌力最终可因骨折的骨性或纤维连接而恢复。

(六)并发症

常因肌肉萎缩而引起相关肌的功能丧失,此为这类骨折的长期并发症。

六、转子下骨折

转子下骨折为小转子下 5 cm 内的骨折。此类骨折多见于年轻人,且常由暴力致伤引起。可能为移位的螺旋形或粉碎性骨折,或为转子间骨折的扩大。

此类骨折的分类方法有多种,却没有一种可被普遍接受,但这不影响此类骨折的紧急处理。

(一)损伤机制

对老年人来说,最常见原因为坠落伤,由直接外力及旋转力联合所致。对于年轻人,多由高能量创伤所致。

(二)查体

髋部及股骨上段疼痛、肿胀。若骨折移位,则可见骨折部位的畸形。若为高能量损伤所致,可伴有同侧的膝关节损伤或下肢骨折。

(三)影像学检查

大部分的此类骨折,可凭 X 线片确诊。但为完善术前准备,可进一步行 CT 扫描。

(四)治疗

其急症处理包括夹板制动、冷敷、镇痛、输液扩容。若情况允许,可行切开复位内固定治疗。对严重的粉碎性骨折,最好行牵引治疗,尽管其为一种保守治疗方法。

(五)并发症

此类骨折可引起多种严重并发症。

(1)静脉血栓形成。

(2)骨折畸形愈合或不愈合。

(3)手术并发症:骨髓炎及钢板、螺钉断裂。

第三节　股骨干骨折

股骨干的范围是从小转子远侧 5 cm 至内收肌结节近侧 6 cm。股骨骨质强壮,有丰富的血液供应,良好的愈合潜能。这种骨折在儿童和青少年中较为常见。

以前股骨干骨折的致死率高达 50%,主要是由于长期的卧床所致。目前,治疗采用钢板和髓内钉固定,允许早期活动。股骨干骨折分为以下三类:①螺旋形、横行、斜行骨折。②粉碎性股骨干骨折。③开放性股骨干骨折。

螺旋形骨折、横断性骨折、斜行骨折之间的区别并不影响其诊断或治疗。根据粉碎性骨折的碎片大小和粉碎程度,Winquist 进行了进一步分类。Ⅰ级骨折仅有轻微的或没有粉碎,骨折碎片很小(少于股骨干宽度的 25%);Ⅱ级骨折骨折碎片占股骨干宽度的 25%～50%;Ⅲ级骨折有似蝴蝶状的大碎片(超过股骨干宽度的 50%);Ⅳ级骨折是骨端四周完全粉碎并与邻近骨皮质完全分离。

一、损伤机制

在 75% 的病例中,股骨干骨折继发于高能量外力,例如直接撞击或者通过屈曲的膝关节传导的间接外力。汽车碰撞是常见的原因,枪击伤发病率逐渐增长。由于低能量外力导致这种骨折的情况很罕见,一旦发生临床医生应该怀疑是否为病理性骨折。

在儿童中,要从相当高的高度坠落才能造成这种骨折。儿童股骨干损伤时,一定要考虑到虐待的可能,尤其是当病史不合常理或者是在就医前耽误太长时间。有研究发现,婴儿中虐待的发生率为 65%。年龄在 1～5 岁的儿童,受虐造成的股骨干骨折占 5%～35%。螺旋状骨折是儿童受虐造成的经典骨折类型,横行骨折有相同发生率。

二、查体

患者相应肢体存在着明显疼痛,通常可见畸形。肢体可能变短,可能有异常活动和骨摩擦音。伴随着出血和血肿的形成,大腿逐渐肿胀。应该进行神经检查来评估坐骨神经的功能。虽然动脉的损伤罕见,但是,在早期检查中必须首先排除这种情况。股骨干骨折时怀疑有动脉损伤的情况如下。

(1)血肿持续扩大。

(2)脉搏减弱或缺失。

（3）在闭合性损伤中出现进展性的神经症状。

三、影像学检查

对于典型的骨折，常规进行正、侧位拍片就足够了。股骨干的应力骨折在常规拍片中可能不被发现。拍片应该包含髋、膝关节，此两处往往合并有较高并发症。

股骨干周围大量的肌肉是移位的原因。股骨干骨折近段 1/3 骨折的近侧部分外展、屈曲和外旋。臀部肌肉牵拉大转子导致外展畸形，而髂腰肌牵拉小转子导致骨折近段外旋和屈曲。由于内收肌牵拉远侧部分、侧方肌肉牵拉近侧部分，中间骨折出现内收畸形。远 1/3 骨折向前成角是由于腓肠肌的牵拉。

四、合并损伤

因为严重的暴力伤，许多患者有多发损伤，需要早期系统检查。这些骨折可能合并同侧骨折、脱位和髋关节、膝关节的韧带组织伤。6% 的股骨干骨折患者合并有股骨颈骨折。

股骨干有丰富的血液供应。因此，骨折往往合并大量出血。股骨干骨折后平均失血量 1～1.5 L。但是，闭合性股骨干骨折的大腿内出血不足以造成低血压。股骨干骨折和低血压同时出现的患者，应该寻找另外的出血部位。

合并坐骨神经损伤少见，其发生仅次于周围肌肉损伤。在股骨干骨折中，钝性损伤造成坐骨神经和腓总神经损伤的占 2%，枪弹伤造成的占 9%。

五、治疗

损伤的急症处理从入院前开始。肢体应该采用牵引夹板或者充气抗休克服进行固定。我们采用的是 Sager 牵引夹板。牵引装置可以提供充足的固定，牵引骨折端，减少出血的潜在空隙。如果合并坐骨神经损伤，应该采用石膏夹板代替牵引夹板，以免造成神经的进一步损伤。

应该早期给予止痛药物，进行急症治疗和住院安排。必须牢记治疗失血患者，考虑到合并损伤的可能性。

股骨干骨折确定性治疗方法是采用闭合髓内钉。股骨干骨折髓内固定允许患者早期活动，减少并发症，包括脂肪栓塞综合征的发生。

大多数病例中，粉碎性骨折的治疗采用交锁髓内钉能够成功完成。粉碎的程度越严重，骨折短缩或者旋转的程度越严重。但是，多数外科医师采用螺钉将近远侧骨折部分固定在主钉上，以免移位。采用静态交锁髓内钉固定之后，即便 Winquist IV 型骨折也可以完全负重。

股骨干开放性骨折需要急症手术清创，I 型、II 型开放性骨折立即采用闭合股骨髓内钉进行治疗，感染率只有 2%。对于严重的 IIIB 型、IIIC 型开放性骨折，可以采用外固定架。

对于青春期前患儿，股骨干骨折的治疗比较复杂。低于 6 岁的患儿可以直接采用髋人字形石膏进行治疗，或者后期人字石膏牵引。>6 岁的患儿可以采用髋人字形石膏、弹性髓内钉或者外固定。>10 岁的患儿，治疗方法包括交锁髓内钉、弹性钉或者外固定。

六、并发症

股骨干骨折合并严重并发症。>60 岁的患者发生股骨干骨折，病死率为 16%～20%，并发症发生率为 46%～56%。

（1）骨不连或者感染的发生率<1%。畸形愈合或者延迟愈合更普遍。

(2)肢体旋转不良可能导致终生残疾。

(3)钉子和钢板的断裂,感染也是术后并发症。

(4)动脉损伤导致迟发性血栓、动脉瘤形成少见。

(5)腓总神经损伤可由牵引压迫造成。

(6)大腿筋膜间室综合征是罕见并发症。

第四节　股骨粗隆间骨折

随着人口老龄化髋部骨折呈日益增多的趋势,其中约半数的骨折是股骨转子间骨折。患者平均年龄为 80 岁,其中 75％ 患者为女性。国内髋部骨折的流行病学调查发现:髋部骨折男性高峰在 70～80 岁,女性在 60～80 岁,50 岁以上年龄组男女髋部骨折分布比为 1∶1.33,转子间骨折与股骨颈骨折分布比为 1∶1.151。女性 50 岁以后髋部骨折明显增加,其峰值较男性提前 10 年,高龄女性以股骨颈骨折为主,男性以转子间骨折多见。老年人骨质疏松明显,遇低能量创伤即可导致骨折发生,且多数患者合并内科疾病,如心血管系统疾病、脑神经、呼吸系统疾病、内分泌系统疾病等,大部分高龄患者并存 2 种以上内科疾病。老年患者的另一特点是术后易引起各种并发症,如肺部感染、心脑血管疾患、深静脉血栓、固定失败等,因此对老年转子间骨折应考虑患者对手术方式和内固定的耐受性,尽可能做到创伤小、固定可靠、手术时间短、尽早地进行康复功能练习。

一、受伤机制

从股骨颈的关节囊以外部分至股骨小转子下 5 cm 的所有骨折。股骨粗隆间骨折的发生率与性别、年龄、种族有相关性,大部分患者年龄超过 65 岁,3/4 的患者为女性。骨折有人认为必须具备四种条件:①跌倒会增加粗隆部或粗隆附近的压应力;②患者的保护反应不适当;③髋部软组织不能恰当地吸收跌倒的能量;④骨结构的强度不足以抵抗剩余的能量。所以在患者跌倒时,大转子附近的大腿或臀部着地比其他部位更容易导致髋部的骨折。

二、解剖

(一)骨性解剖

髋关节是有髋臼和股骨头组成的球窝关节,连接股骨头和股骨干的是股骨颈。

1.颈干角

股骨颈与股骨干之间成一角度,即颈干角或内倾角。颈干角可以增加下肢的运动范围,并使躯干的力量传达至较宽的基底部。此角在幼童为 160°,在成人为 125°,其范围在 110°～140°。从生物力学观点来看,男性由于通过骶股弓传来的负重力大于女性,股骨颈干角小于女性。股骨颈干角如＞140°为髋外翻,＜110°则为髋内翻。测量颈干角,可在正位 X 线片上于关节面上下缘做连线,其中点垂线与股骨干纵轴交角即为颈干角。髋内翻时股骨颈较正常为短,大转子的位置较正常为高,如自大转子尖端,画一水平线向内,它与股骨头关节面相交点位于股骨头凹之上,同时,股骨干也上移。在髋外翻时,股骨颈较正常为长,自大转子尖端向内所画的水平线,与股骨头关节面相交点在股骨头凹之下。在髋部矫形手术时,应维持正常颈干角,根据股骨力线的方向,这样的角度最适于负重。颈干角随着年龄增加而逐渐减少,75 岁以上老年人颈干角平均低于 125°。

2. 前倾角

自股骨头中点沿股骨颈画一条轴线与股骨下端两髁间的投影连线,并不在同一平面上。正常情况下,前者在后者之前,形成的角度称前倾角。也指股骨颈轴对膝关节横轴向前倾所形成的角度。股骨内旋时,股骨颈轴变水平位,前倾角消失;股骨外旋时,前倾角增大。股骨颈前倾角的产生系肌肉作用的结果,由新生儿至成人,由于髋关节的外旋力量大于内旋力量,肌肉向相反方向牵拉,但为关节囊的纤维张力所约束,并非由于妊娠后期子宫壁的压力所致。

股骨颈前倾角平均为 13.14°,其中男性为 12.20°,女性为 13.22°。女性较男性稍大,与女性骨盆倾斜度较接近于水平位、股骨干前弓较大及腰椎曲度较大有关。股骨颈前倾角亦可在侧位片上于关节面前后缘做连线,其中点垂线与股骨干纵轴交角即为前倾角。

3. Ward 三角

支持股骨头和股骨颈的是骨内的骨小梁支架系统,这个骨小梁图案最早是由 Ward 在 1838 年描述的顶扇形分开止于股骨颈内侧的骨小梁是压力骨小梁,这是股骨近端最致密的松质骨;自股骨头窝沿骨皮质外侧到大转子远侧的弧形结构是初级张力骨小梁组;次级压力和张力骨小梁组,也即大转子组,分布于股骨颈外侧皮质,Ward 三角中间是骨小梁结构相对缺乏的区域。

4. 骨小梁结构

初级及次级骨小梁结构的存在与否是判断骨皮质缺乏的标准,Singh 将股骨颈的松质骨分为 Ⅵ~Ⅰ 级。Ⅵ 级是 5 个骨小梁结构组都存在;Ⅴ 级是次要骨小梁减少而不连续;Ⅳ 级是主要抗张力骨小梁减少,次要骨小梁消失;Ⅲ 级主要抗张力骨小梁不连续;Ⅱ 级主要抗压缩骨小梁减少,抗张力骨小梁消失;Ⅰ 级只有少量主要抗压缩骨小梁。从而提出了 Singh 指数,来判断骨质疏松情况,选择不同的治疗方法。

5. 股骨距

股骨距为来自小转子下股骨干后内侧部的致密垂直骨板,向外侧放射至大转子,增强股骨颈后下方。股骨距内侧最厚,越往外侧越薄弱。

6. 顶尖距

正位和侧位 X 线片上,股骨头顶点至松质骨螺丝钉顶点之间的距离经矫正放大率后所得的数值。

7. 针顶距

髂转子前后线。前者是髂前上棘至股骨大转子的连线,它与双侧髂前上棘间的连线所成的角度正常为 30°,称为“髂转子角”。髂转子后线为髂后上棘至股骨大转子间之线,相当于臀中肌与梨状肌的分界,该线的内、中 1/3 交界处为寻找臀上动脉由骨盆穿出的最好标志。

8. 转子间线

转子间线是关节囊及髋关节的髂股韧带附着处,起自大转子前缘上内部,向下至小转子下缘,靠近下端常出现一结节,其下方延续为耻骨肌线。转子间线有关节囊前壁附着;髂股韧带上束和下束分别止于转子间线的外侧部和内侧部;骨外侧肌的最上方纤维起自线的上端,股内侧肌的最上方纤维起自线的下端。

9.转子间嵴

转子间嵴位于股骨颈与股骨干的结合处,起自大转子后上角,向内终于小转子,转子间棘的中部有一结节,为股方肌抵至,结节的上部、下部和股方肌本身,皆为臀大肌覆盖。

10.大转子

其上缘有梨状肌附着在后面,与髋关节的中心位于同一水平面,上缘后部凸向上内,内侧面前有闭孔内肌及上、下孖肌腱抵至,后面有一粗糙深窝,为转子窝,为闭孔外肌腱附着处。前缘供臀小肌附着,外侧面被一由后上斜向前下的斜嵴分成两部,斜嵴为臀中肌附着,其前上方骨面借臀中肌转子囊与臀中肌腱相隔,后方区域为臀大肌深纤维覆盖,有臀大肌转子囊介于其间。大转子下缘呈嵴状,称骨外侧肌嵴,有股外侧肌附着。

(二)肌肉解剖

髋部肌肉包括后群及前群,后群包括浅层(臀大肌、阔筋膜张肌)、中层(臀中肌、梨状肌、上孖肌、下孖肌、闭孔内肌、股方肌)及深层(臀小肌、闭孔外肌);前群包括髂腰肌。

髋关节的外展肌群主要包括臀中肌、臀小肌、阔筋膜张肌,其作用使肢体远端短缩并加重外旋畸形。如果大粗隆受累臀肌,臀肌可使大粗隆向近侧及内侧移位。阔筋膜张肌起于髂骨前外侧,止于髂胫束。

髋关节的内收肌群主要包括长收肌、短收肌、大收肌的后侧部和股薄肌,都起源于耻骨支或坐骨支,这组肌肉会导致骨折区内翻和外旋畸形。

髋关节的外旋肌群包括臀大肌和短外旋肌群,如梨状肌、上孖肌、下孖肌、闭孔内肌、闭孔外肌、股方肌和股四头肌,臀大肌止于股骨干和髂胫束,其他外旋肌止于转子内侧。

髋关节的伸肌群包括臀大肌和腘伸肌从来不会因为粗隆间骨折而分离,所以它们在骨折后会使远骨折端短缩,但不是髋关节的运动肌群,在一些粉碎骨折中股外侧肌依靠其作用限制了骨折块的移位。

阔筋膜为股部的深筋膜,其范围宽阔,致密坚厚。上方附着于髂嵴和腹股沟韧带,并与臀筋膜及会阴筋膜相续。下方与腘筋膜和小腿筋膜相续。阔筋膜在股外侧的上部分为两层包裹阔筋膜张肌,并与之紧密结合不宜分离,其下部的纵行纤维明显增厚呈扁带状,后缘于臀大肌肌腱相延续,即髂胫束。

髂胫束末端止于胫骨前方外侧面 Gerdy 结节,可分为浅层、深层和被膜骨性层。髂胫束是膝后外侧复合结构浅层的一部分,膝关节后外侧结构分为静力装置和动力装置。动力装置包括股二头肌腱、髂胫束、腓肠肌外侧头,其功能在膝关节运动时除了屈膝以外还协同静力装置限制胫骨外旋及膝内翻,大大加强了膝关节后外侧的稳定性。分离浅层后可见深层纤维紧密粘附于股骨外侧髁并续于骨外侧肌间隔,这些深在的纤维又叫做 Kaplan 纤维。其被膜骨性层起于外侧肌间隔和腓肠肌、跖肌后外侧筋膜,与股二头肌短头腱膜相延续,在膝关节前外侧形成吊带样结构。髂胫束止于胫骨前,部分前方纤维加入髌骨外侧支持带,即为髂髌束,部分后方纤维止于股骨外侧髁。髂胫束在接近完全伸膝时有微弱的伸膝功能,而在屈膝 30°后有很强的屈膝功能,此时髂胫束被绷紧于股骨外侧髁上。

(三)血管解剖

髋关节周围有髂内、外动脉及股动脉等的分支分布,通常所称的"臀部十字吻合",位于臀大肌深面,股方肌与大转子附近。十字吻合的两侧为旋股内、外侧动脉,上部为臀上、下动脉,下部为第一穿动脉等组成吻合丰富的动脉网。其次近髋关节的盆侧壁处,还有旋髂深动脉、髂腰动脉、骶外侧动脉、骶正中动脉等及其间的吻合支。

(四)神经解剖

股、膝部为第1~3腰神经前支分布,腹股沟区有髂腹下神经、髂腹股沟神经及生殖股神经的股支;股部外上至内下有股外侧皮神经及股神经前皮支(股中间皮神经与股内侧皮神经),股前内侧区的上份尚有闭孔神经皮支。

三、分型

粗隆间骨折的任何分类方法中,最重要的因素为骨折的稳定性。目前公认并得以应用的有以下十种:Evans 分型(1949),Boyd Griffin 分型(1949),Ramadier 分型(1956),Decoulx Lavarde 分型(1969),Ender 分型(1970),Tronzo 分型(1973),Jensen 分型(1975),Dehurge 分型(1976),Briot 分型(1980),AO 分型(1981)。所有分型可归为两类:一为解剖学描述(Evans、Ramadier、Decoulx Lavarde),另一为提示预后(Tronzo、Ender,Jensen 改良的 Evans 分型)。任何骨折分型必须应用简便,并能指导治疗,同时提示预后才能具有临床意义。就股骨粗隆间骨折分型而言,能够对于骨折的稳定性及复位、固定之后骨折部位能否耐受生理应力做出判断尤为重要。AO 分型、Evans 分型、Jensen 分型和 Boyd Griffin 分型为大家熟知并得以广泛应用,现介绍如下。

(一)AO 分型

AO 将股骨粗隆间骨折纳入其整体骨折分型系统中归为 A 类骨折。AO 分型便于进行统计学分析。既对于股骨转子间骨折具有形态学描述,又可对于预后做出判断。同时在内固定物的选择方面也可提出建议。

A1 型:经转子的简单骨折(两部分),内侧骨皮质仍有良好的支撑,外侧骨皮质保持完好。

A1.1:沿转子间线。

A1.2:通过大转子。

A1.3:经小转子下方。

A2 型:经转子的粉碎骨折,内侧和后方骨皮质在数个平面上破裂,但外侧骨皮质保持完好。

A2.1:有一内侧骨折块。

A2.2:有数块内侧骨折块。

A2.3:在小转子下延伸超过 1 cm。

A3 型:反转子间骨折,外侧骨皮质也有破裂。

A3.1:反向简单骨折。

A3.2:横行简单骨折。

A3.3:粉碎骨折。

(二)Evans 分型

Evans 根据骨折线方向分为顺转子间和逆转子间两大类。其中Ⅰ型又进一步分 4 个亚型。

Ⅰ型:骨折线从小粗隆向外、向上延伸。

Ⅰa 型:骨折无移位,小粗隆无骨折,骨折稳定。

Ⅰb型:骨折有移位,小粗隆有骨折,复位后内存骨皮质能附着,骨折稳定。

Ⅰc型:骨折有移位,小粗隆有骨折,复位后内存骨皮质不能附着,骨折不稳定。

Ⅰd型:粉碎骨折,至少包括大小粗隆4部分骨折块,骨折不稳定。

Ⅱ型:骨折线小粗隆斜向外下方,骨折不稳定。

顺转子间骨折约占转子间骨折的80%,其中不稳定骨折据文献报告为87.6%。转子周围部位骨质疏松,股骨头及颈部受力时,在转子间形成一较大的弯矩,特别是在Ⅰc和Ⅰd型骨折,内外侧骨性支撑遭到破坏,治疗起来比较困难。

Evans观察到稳定复位的关键是修复股骨转子区后内侧皮质的连续性,简单而实用,并有助于我们理解稳定性复位的特点,准确地预见股骨转子间骨折解剖复位和穿钉后继发骨折移位的可能性。

(三)Jensen 分型

Jensen对于Evans分型进行了改进,基于大小粗隆是否受累及复位后骨折是否稳定而分为六型。

Ⅰ型:单纯二部分骨折,为稳定骨折。

Ⅰa型:没有移位的骨折。

Ⅰb型:有移位的骨折。

Ⅱ型:为三部分骨折,骨折有移位。

Ⅱa型:有大粗隆分离骨折的三部分骨折,因为移位的大粗隆片段而缺乏后外侧支持。

Ⅱb型:有小粗隆分离骨折的三部分骨折,因小粗隆或股骨矩骨折缺乏内侧支持。

Ⅲ型:为合并有大粗隆和小粗隆骨折的四部分骨折,缺乏内侧和外侧的支持,稳定性最差。

Jensen研究发现,Ⅰ、Ⅱ型骨折94%复位后稳定;Ⅲ型骨折33%复位后稳定。Jensen指出大小粗隆的粉碎程度与复位后骨折的稳定性成反比。Jensen等在Evans分型的基础上改良,应用更广,研究表明,Jemen等改良的Evans分型为判断复位后的稳定性和骨折再次移位的风险提供了最为可靠的预测。

(四)Boyd-Griffin 分型

1949年Boyd和Griffin将股骨粗隆间骨折分为四型,包括了从股骨颈的关节囊以外部分至小粗隆下方5 cm的所有骨折。

Ⅰ型:同大粗隆至小粗隆沿着粗隆间线所发生的骨折,稳定无移位,没有粉碎,复位简单(占21%)。

Ⅱ型:骨折位于粗隆间线,同时伴有皮质骨的多处骨折,为粉碎性骨折,伴有移位,复位较困难,一旦复位可获得稳定。其中有一种特殊骨折——粗隆间前后线型骨折,骨折线只能在侧位片上看到(占36%)。

Ⅲ型:基本属于粗隆下骨折,至少有一骨折线横过近端股骨干小粗隆或小粗隆以远部位,有大的后内侧粉碎区域,并且不稳定,复位比较困难,手术期、恢复期并发症较多(占28%)。

Ⅳ型:粗隆区和近端股骨干至少两个平面出现骨折,股骨干多呈螺旋形、斜行或蝶形骨折,骨折包括粗隆下部分,不稳定。

(五)Tronzo 分型

参照Tnmzo和Evans的分类方法,可将粗隆间骨折分为5型。

Ⅰ型:为单纯粗隆间骨折,骨折线由外上斜向下内,无移位。

Ⅱ型:在Ⅰ型的基础上发生移位,合并小粗隆撕脱骨折,但股骨距完整。

Ⅲ型:合并小粗隆骨折,骨折累及股骨距,有移位,常伴有粗隆间后部骨折。

Ⅳ型:伴有大、小粗隆粉碎性骨折,可出现股骨颈和大粗隆冠状面的爆裂骨折。

Ⅴ型:为逆粗隆间骨折,骨折线由内上斜向外下,可伴有小粗隆骨折,股骨距破坏。

(六)Kyle分型

KyleRF提出改良Evans分类法,将粗隆间骨折从股骨颈囊外骨折中分离出来,按解剖部位分为颈基部、粗隆间、粗隆下三类。粗隆间骨折又分作四型。

Ⅰ型:粗隆间骨折,无移位,骨折稳定(占21%)。

Ⅱ型:粗隆间骨折伴小粗隆撕脱骨折,有移位,骨折较稳定(占36%)。

Ⅲ型:骨折呈粉碎性伴大、小粗隆撕脱骨折,有移位,骨折不稳定(占28%)。

Ⅳ型:Ⅲ型加骨折线延及粗隆下部,骨折最不稳定(占15%)。

无论选择哪一种分型,在术前对于骨折的稳定性做出判断十分重要。股骨粗隆间骨折稳定与否取决于两个因素:一是内侧弓的完整性(小粗隆是否累及);二是后侧皮质的粉碎程度(大粗隆粉碎程度)。另外,逆粗隆间骨折非常不稳定。小粗隆骨折使内侧弓骨皮质缺损而失去力学支持,造成髋内翻。大粗隆骨折则进一步加重其矢状面不稳定,其结果造成股骨头后倾。逆粗隆间骨折常发生骨折远端向内侧移位,如复位不良则会造成内固定在股骨头中切割。

骨折的不稳定是内固定失效(弯曲、断裂、切割)的因素之一。Palm等用DHS治疗股骨粗隆间骨折214例,经6个月的随访,结果发现168例股骨外侧皮质完好的病例中仅有5例(3%)需再次手术,而在46例股骨外侧皮质骨折的病例中有10例(22%)需再次手术,故认为股骨粗隆间骨折应按股骨外侧皮质的完整性分类。Fung等12位医生利用AO/OTA分型和Evans/Jensen分型对56张粗隆间骨折的X线片进行分类,进而比较他们的一致性,结果发现利用AO/OTA分型比利用Evans/Jensen分型的一致性高,然而没有哪种分型是非常可靠的,故建议应用AO/OTA分型来指导诊断和治疗。Jin等让5位有经验的医生分别用AO、Evans、Kyle和Boyd分型对40例粗隆间骨折进行分类,并用Kappa值来评估比较他们的差异,结果发现用AO分型的平均Kappa值为0.82,高于其他任何一种分型,然而用AO分型亚组分类平均Kappa值仅为0.4,故认为AO分型比其他分型更可靠,但AO分型亚组不令人满意。

综上所述,在目前现有的股骨粗隆间骨折分型中,AO分型在指导股骨粗隆间骨折的诊断、治疗及判断预后方面优于其他分型,但其可靠性尚存争议,更好的分型方法有待广大骨科医师进一步研究探讨。

四、临床表现

患肢局部肿胀、疼痛、功能受限,下肢外旋、短缩、畸形严重,皮下广泛淤血。

五、治疗原则

老年人股骨粗隆间骨折是否适合手术治疗,年龄不是决定性因素,患者的全身健康状况与内脏功能状态是影响预后的重要因素,后者与并发症、病死率有密切的相关性。对老年人粗隆间骨折治疗采用既慎重又积极的态度,详细询问病史,全面仔细的体格检查,对健康状况做出客观的评价,周密的术前准备和处理,根据骨折类型及医院、医师条件选择不同内固定方法,与其他科室合作,必要时行术中及术后的监测,及时发现和处理各种并发症,早期康复训练,制订综合的治疗计划及措施,均能使治疗取得理想的效果。手术内固定的方式较多,目前较为广泛使用的主要分为两大类:髓内固定和髓外固定。髓外固定主要指钉板系统,包括 DHS、动力髁螺钉、鹅头钉、角钢板等;髓内固定有 Gamma 钉、Ender 钉、PFN 等。其中以髓外固定的 DHS 和髓内固定的 PFN 最具有代表性。

股骨粗隆下骨折手术治疗除坚持骨折治疗的基本原则外,由于这个区域的骨折出现并发症较多,对手术设计要求更加细致,使操作更为精确。第一个原则是术前须严密的计划。在判断分析骨折类型后,要认真阅片,确定复位的方法,选择所用内固定材料。必须配备齐全配套手术专用特殊工具,术者必须明确,自己是否已掌握治疗这种类型骨折的技术与能力,否则,患者应转至专科中心治疗。有资料表明,早期内固定治疗,可降低手术并发症,因而应积极行术前准备,争取早期行手术治疗。第二个原则是应达到理想的固定。标准是:①恢复肢体长度;②恢复轴向旋转;③恢复正常生理性角度;④获得骨折愈合。要达到这一目的,必须考虑术中所用复位技术,选用合适的内固定物,同时要注意保持骨块的血运,因而骨块的解剖复位没有必要,不要为达到骨块的解剖复位而损伤了骨块与周围组织的附着,成为游离骨块。术者必须记住,保持骨块血运的重要性大于骨块的解剖复位。有血运的骨块,骨痂生长快,有利于骨折愈合,可早期负重,降低了内固定的失败率。若对骨块血运或成活的可能有怀疑时,应用时考虑自体骨移植。

(一)髓外固定系统

Jewett 钉板是一种固定角度的角钢板,无滑动加压装置,1939 年美国开始用于临床,在稳定型和不稳定型骨折中均产生较多的并发症,主要是钉或板的弯曲和断裂、钉切出股骨头或股骨颈入髋臼、骨折塌陷内翻畸形,在不稳定型骨折中可产生高达 0.51% 的并发症,现已经淘汰。以 Richard 钉为代表的加压髋螺钉由波兰 Pohl 于 1951 年设计,1955 年 Sdmmpelic 开始应用,1970 年以来在全世界普遍开展。后由瑞士内固定学会(AO/ASIF)改进,称为动力髋螺钉(DHS)。到 20 世纪 80 年代美国已经把 DHS 应用作为粗隆间骨折固定的金标准。至今 DHS 在粗隆间骨折治疗中仍应用最广泛。DHS 由较粗的拉力螺钉及带套筒的方钢板构成,具有加压和滑动双重功能,结构坚固,可有效防止髋内翻;钉可沿套筒滑动,允许近端粉碎骨折块压缩,使骨折端自动靠拢并获得稳定,骨折间隙减少,利于骨折愈合。这种动力化的特性也存在潜在的问题:严重粉碎和骨质疏松患者,轴向滑动压缩过多将使钉头穿出股骨头,且使股骨颈变短,外展肌力臂变小,同时远侧骨干向内移位,导致肢体短缩、影响功能恢复;滑动同时也意味着固定系统的相对不稳定,不仅是轴向的也包括横向和旋转方面的不稳定;对于反粗隆间骨折,远折端由于内收肌牵拉以及骨折线几乎平行于载荷力线,股骨干有向内侧移位的倾向,这种移位的倾向没有任何骨性阻挡,加压作用可使近侧端向外远侧端移位,导致骨折端分离。但对于不稳定骨折,后内侧皮质缺损,压应力不能通过股骨距传导,内植物上应力增大,螺钉切割股骨头、钢板疲劳断裂、骨折不愈合或畸形愈合等并发症的发生率可达 6%～19%,也有报道用于不稳定型粗隆间骨折失败率在 10%～20% 之间,甚至其失败率高达 24%～56%。1991 年 Medoff 等在 DHS 基础上,设计了一种新型钢板治疗不稳定粗隆间骨折,称为 Medoff 滑动加压钢板(MSP),它增加了侧方滑动加压功能,能提供较高的稳定性。MSP 拉力螺钉部分与 DHS 相同,侧钢板部分却为一滑动钢板样装置,允许沿股骨干和股骨颈双轴加压。Miedel 等研究表明:对稳定粗隆间骨折,MSP 与 DHS 相比无明显优势,而且 MSP 显露广泛、出血多、手术时间长;对不稳定粗隆间骨折,MSP 固定的失败率明显低于 DHS。国外仍有应用。但过分的压力传导使患者肢体比其他内固定有进一步缩短畸形的趋势。

DCS 初始设计主要用于股骨远端髁部骨折,随着多次改进而发展、普及并由 AO 学派首先倡导用于髋部骨折,主要用于骨折累及大粗隆、粗隆下骨折粉碎严重、进针点位于骨折线时可考虑使用 DCS,DCS 入钉位置较高可避开骨折线,但 DCS 也不是适应于所有粗隆部粉碎的髋部骨折。Haidukewych 等实践证明主要用于反粗隆间骨折,可起到牢固的固定作用,作用优于 DHS。但 Sandcwski 通过对比研究用于反粗隆间骨折时 DCS 不如 PFN 更具优势。20 世纪 90 年代中期有人用股骨近端解剖钢板治疗粗隆间骨折,它是根据股骨近端外侧形状设计的一种解剖型钢板,钢板近端呈勺状,可以很好地包容股骨大粗隆部骨折块,钢板近端有 3 个三角状排列的松质骨螺钉孔,允许螺钉在不同方向固定于股骨颈,早期能对股骨颈起到很好的防旋固定作用。而且对于涉及大小粗隆的骨折块可以很方便地用螺钉进行固定。但是由于螺钉在螺孔内有一定的活动范围,起不到稳定支撑作用,晚期固定的牢固性较差。用于稳定型粗隆间骨折效果尚可,用于不稳定型粗隆间骨折髋关节内翻畸形率很高,而且由于普通钢板对骨折的牢固固定是靠钢板与骨面之间摩擦力实现的,所以解剖钢板固定粗隆间骨折卧床时间长,需较长时间牵引患肢或穿防旋鞋,不能早期下地,不能早期进行肢体功能锻炼,容易产生卧床并发症,现较少应用。21 世纪初发明了股骨近端锁定解剖板,它是在锁定钢板的原理基础上,根据股骨近端解剖形态而设计的,靠螺钉帽的阳螺纹与钢板螺钉孔阴螺纹之间良好匹配使螺钉与钢板呈稳定的角度固定关系,螺钉在不同方向略呈放散状锁入股骨颈,可以很好地防控股骨颈旋转以及维持颈干角稳定,允许关节早期活动,最适合用于股骨近端粉碎骨折及骨质疏松患者。操作简便,其近期效果好,国内外均有应用。由于钢板螺钉的坚强角度固定关系,粗隆间部恰恰又处于颈干受力转接区、容易造成应力集中,近年不断出现近端螺钉和钢板断裂现象,其应用的优势得不到体现。

1. 动力髋螺钉(DHS)

DHS 结构特点为滑动和加压双重功能,即动力性和静力性加压,而套筒钢板则使股骨头颈骨折近端与股骨干骨折远端连接从而达到坚强固定,并能有效防止髓内翻畸形。DHS 力学性能合理,结构坚固,减少了长期卧床并发症。其操作方便,在 X 线机透视下,术前通过牵引使骨折复位,术中只需显露转子及其下方股骨外侧即可,故在国内得到广泛应用。但是,DHS 这种动力化特性也存在潜在的问题:一方面,轴向滑动可能使股骨颈长度缩短、肢体长度短缩;另一方面,固定系统存在轴向/横向及旋转方向的相对不稳定,不稳定性股骨转子间骨折的股骨颈内侧骨质缺损,易发生疲劳断裂、骨折不愈合或内翻畸形等并发症。

2. 动力髁螺钉(DCS)

动力髁螺钉是 20 世纪 70 年代末由美国 Neer 等最早推荐应用的。95°动力髁螺钉初始的设计是用于股骨远端的髁间骨折,随着多次改进而发展、普及,并由 OA 学派首先倡导用于髋部骨折。动力髁螺钉应用于转子间骨折有其自身的优点,它可根据骨折的具体情况正确选择螺钉的入点,动力加压拉力螺钉与钢板呈 95°角,符合髋部的生物力学要求。动力髁螺钉类似悬臂梁系统,负重时负重力首先加于钢板的短臂,然后再分散至各螺钉上,由于应力分散,骨折端不易变形,且借助长拉力螺钉使固定呈三角化,固定异常牢固。另外,动力髁螺钉入点高,固定时近端骨折块可由动力加压螺钉和另外一两枚松质骨钉或皮质骨钉固定,明显提高了骨折近端的抗曲度旋转能力,使远近骨折段固定的力量均衡,故骨折稳定性更好。通过临床应用,证实 DCS 在髋部粉碎性骨折治疗上具有独特的优越性,可视为粉碎性不稳定股骨转子间和转子下骨折的一种可靠手术方法。但 DCS 也不是适用于所有粉碎性髋部骨折,对转子上 1/2 欠完整的骨折就不适用,因为此处不完整影响到动力髁螺钉的置入。

3. 经皮加压钢板(PCCP)

PCCP 是一种微创固定方法,由 1 块钢板、3 枚股骨干皮质骨螺钉和 2 枚股骨颈动力螺钉构成,通过 2 个 2 cm 长的小切口经皮植入并在患者体内组装,置放股骨颈螺钉 2 个。固定角度钉孔提供符合生物力学优点的 135°颈干角,2 个细长平行、直径相同的股骨颈螺钉有效地防止股骨头的旋转和防止螺钉滑脱,具有静力加压和动力加压的作用,可允许患者早期部分或完全负重,解决了 DHS 螺钉切割并发症的发生,也最大限度地减少了对股骨外侧皮质的破坏。生物力学方面的试验研究证明,PCCP 的抗轴向应力及抗扭转力均优于 DHS。

4. 股骨近端锁定钢板

股骨近端锁定板属于钉板结构内固定物,是根据股骨近端特点干骺端—骨干解剖形态研制,考虑了股骨转子间骨折的解剖生物力学特点,适合股骨转子间骨折的大多数类型。该内固定系统结合了锁定和加压两个原则,其钢板的椭圆形结合孔内既可使用锁定螺钉,也可使用标准加压螺钉,具有成角稳定性和轴向稳定性的锁定螺钉能防止应力作用下的复位丢失,其近端与股骨大转子外侧骨隆起部紧密贴附,对骨壁起到良好的扶持支撑作用,钢板头端成三角形分布螺钉孔打入螺钉后使股骨颈头部成三维结构固定,防止股骨头颈部外移。重建内侧皮质的完整性,恢复了股骨近端内侧支撑,增强股骨近端负荷力量,有利于减少钉板张力。固定后螺丝钉与钢板已锁定成一体,骨折端的稳定依靠钉板之间的成角稳定,而不是依靠钢板与骨面之间的摩擦力。利用钢板螺钉的角稳定性使骨与钢板形成整体,构成所谓"内支架"稳定骨折端。同时,股骨近端锁定钢板的设计允许钢板与骨面较少接触,因此术中不需剥离骨膜,可最大限度保护骨折部位血运,缩短骨折愈合时间。

5. 外固定支架

外固定支架治疗粗隆间骨折是通过向股骨颈内与颈长轴平行拧入两枚半螺纹针、骨折远端的股骨干垂直固定两枚半螺纹针,然后通过连接杆进行四枚螺纹针固定,从而达到骨折部位的矫形及稳定固定。它适用于具有高手术风险的粗隆间及粗隆下骨折,如合并严重内科疾病、严重骨质疏松等。它是一种微创操作方法,有手术简单、切口小、出血少、手术时间短等优点。但是外固定架因螺钉经过阔筋膜和股外侧肌而阻碍了髋、膝关节的伸屈活动,活动时的牵涉痛和外固定架本身对患者产生的生理压力而妨碍了康复锻炼,患肢膝关节都存在不同程度的永久性伸屈受限,且钢钉外露也易合并钉道感染。

(二)髓内固定系统

髓内钉固定手术属于半开放半闭合手术,切口小、软组织损伤少。1970 年 Ender 首次应用 Ender 钉,其后 Ender 钉曾经在美国得到广泛的应用,因其位于髓腔内所具有的力学优势,内固定的弯矩减小、失血少、手术操作简单、可早期活动,延迟愈合和不愈合率较 Jewett 钉板明显降低,但用于不稳定型粗隆间骨折并发症发生率较高,如内固定力量不足、钉的移位脱出、感染、髓内翻发生率较高、股骨短缩外旋位畸形愈合、远端钉致膝关节疼痛等,二次手术率较高。有报道 Ender 钉固定不稳型粗隆间骨折 64% 发生再移位,42% 需要手术,故临床应用仅限于稳定型粗隆间骨折,而且应用范围有限。目前较常用于治疗股骨粗隆间骨折的髓内钉是 Gamma 钉、PFN、RN、PFNA。1990 年 Grosse 等首先报道应用 Gamma 钉治疗股骨粗隆间骨折。该钉是 DHS 与带锁髓内钉结合的产物,理论上有明显的力学优势:髓内固定符合生理载荷的传递,力臂短弯矩小,能有效防止髋内翻,通过远端自锁钉锁定髓内主钉可有效防止旋转和短缩。可早期下地,对骨质疏松和不稳定粗隆间骨折有明显的优势。而且为半开放式手术,剥离少,对骨折部血运影响小,符合微创原则。Gamma 钉存在诸多的术中术后并发症。Al-bareda 等认为有 8%～15% 的并发症发生率。Brink 等认为 Gamma 钉外翻角度过大形成三点固定,从而使髓内钉远端外侧有明显应力集中现象,可造成术后发生远端股骨干骨折的趋势。Grespo Hernaindez 回顾了 1 478 例 Gamma 钉固定的粗隆间骨折患者,发现有 8 例主钉断裂,11 例远端锁钉断裂,标准 Gamma 钉失败率 15%,而加长的为 3.4%。拉力螺钉从股骨头颈切出是 Gamma 钉固定的另一主要并发症。其最大缺点是术中术后钉尖附近的股骨干骨折,随机对照试验表明 Gamma 钉固定存在较高的股骨干骨折发生率高。基于 Gamma 钉设计上的不足,1996 年,AO 在 Gamma 钉的基础上设计出 PFN。PFN 的髓内钉外翻角度减小至 6°,远端交锁钉与主钉远端距离增长至 58 mm,主钉末端的双凹槽可屈性设计,可有效减少股骨干应力集中,因此大大减少了股骨干骨折发生率。主钉直径变细,减少了术中股骨近端骨折。不但继承了 Gamma 钉力臂短、弯矩小、滑动加压的优点,同时还增加了防旋螺钉,使股骨颈内双钉承载,增强了骨折端的防旋、抗拉及抗压能力。Simmermacher 等随访了 191 例 PFN治疗的不稳定股骨粗隆周围骨折患者,并发症发生率为 4.6%,无骨折端塌陷及股骨近端骨折发生,螺钉切割股骨头的发生率仅为 0.6%。但是国人身材矮小、股骨颈短细,髋螺钉直径粗达 11 mm 经常出现两枚螺钉置入困难,而且反复调整螺钉位置还可造成股骨颈骨量的丢失,加上老年骨质疏松性因素,造成了螺钉切割股骨颈或螺钉脱出的潜在风险。实际应用中仍见到了主钉近端断裂和钉尖端的股骨干骨折,同时 90 年代初期也正是基于 Gamma 钉的所有这些缺点而开发出了 RN,其长度可达整个股骨全长,主钉较细,近端两枚拉力螺钉直径均为 6.5 mm,具有拉力、滑动、防旋三重功能。主钉较长,使远端锁钉接近膝关节,通过膨大的股骨髁以缓冲分散应力,避免了应力集中,从而降低了股骨干发生骨折的危险。因重建钉主钉较细,避免了术中股骨近端骨折。其手术创伤小,轴心型固定,对骨折愈合干扰小,控制头颈旋转性强,固定方式更符合生物力学原理。基于 PFN 的弊端,近年 AO 设计了对 PFN 改良的股骨近端防旋交锁髓内钉(PFN-A),近端股骨颈以一枚螺旋刀片取代两枚螺钉,减少了手术时间,避免了股骨颈短细造成的螺钉置入困难;螺旋刀片通过敲击紧密填压股骨颈骨质,减少了骨量丢失,并增加了抗股骨颈切出的稳定性,防旋转稳定性和抗内翻畸形能力与两枚螺钉作用相似。广大学者认为,PFN-A 这种内固定最适合于老年骨质疏松性粗隆间骨折,而且适合于各种类型粗隆间骨折。临床上使用的便利和优势得到广泛公认,但缺乏长期大批量临床效果随访,而且费用太高,对手术人员的技术要求较高,应用并不普及。

1.Gamma 钉

Gamma 钉由主钉、加压拉力螺钉和内锁定螺钉组成,适当扩髓后主钉插入股骨髓腔,拉力螺钉打入股骨头颈内,远端锁钉锁定,对股骨内外均产生较大应压力,使骨折远/近段及髓内钉成为一个整体,更加稳定。Gamma 钉为髓内固定,力臂短,较钉板内侧方固定,重力可直接下传全骨,更符合生物力学要求。骨折一般闭合复位即可,置钉使软组织剥离少,机体创伤小。患者术后可早期下床活动,减少了并发症的发生,缩短住院时间。特别是对不稳定型的股骨粗隆间骨折,髓内固定较钉板系统更有优势。缺点是单枚股骨颈拉力螺钉防旋能力差,有螺钉切割股骨头脱出或髓内翻的可能。主钉远端应力集中,易出现局部疼痛或骨折。

2.股骨近端髓内钉(PFN)

股骨近端髓内钉(PFN)是针对 Gamma 钉的一些缺陷改良而成,具有主钉直径小、外翻角较前减少、利于主钉插入的特点。主钉长度增加后减少了顶端应力性骨折的发生。近端增加了防旋螺钉,钉体分别设计有动力/静力交锁孔,增加了稳定性。既保留了 Gamma 钉的优点,又降低并发症的发生,特别适用于不稳定的粗隆间骨折。缺点是股骨颈内的两个拉力螺钉平行插入要求精准,有时插入位置不理想,出现"Z"效应而切割股骨头,或破坏血液出现股骨头缺血性坏死的发生。

3.股骨近端抗旋髓内钉(PFN-A)

PFN-A 主钉有 6°外翻角,使进针点位于股骨大转子的顶端而不是在梨状窝,更符合股骨的解剖结构。相对螺钉,螺旋刀片移除的骨量少,具有更大的抗拔出力和更好的抗旋转及防塌陷能力;其末端宽大的表面能够尽可能地压缩骨质,具有很好的把持力;主钉末端和锁定螺钉的距离,尽可能长的 PFN-A 尖端及凹槽设计,使 PFN-A 插入更方便,避免了钉尾处的应力集中而易造成股骨干骨折的缺点。Mereddy 等研究认为,PFN-A 治疗不稳定性股骨转子间及转子下骨折具有手术时间短、创伤小、出血少、恢复快、骨折愈合率高、并发症少等优点。

4.微创短重建钉(TAN)

TAN 是 Gamma 钉的改进型,与传统 Gamma 钉的区别是股骨颈内有 2 枚同样直径的拉力螺钉,它的设计提供了抗旋转稳定性,并通过平行加压头颈而得到最小的股骨颈错位,微创技术的应用也使得手术时间短、出血少、风险小,可能存在较为乐观的应用前景。

5.人工关节置换

人工关节置换术在治疗股骨粗隆间骨折方面占有重要的位置,可应用于有移位、不稳定、骨质疏松严重和重症粉碎性股骨粗隆间骨折,是最直接有效的治疗手段。

术后行踝关节活动及股四头肌训练,预防废用性肌萎缩及下肢深静脉血栓形成,根据骨折是否稳定、是否合并骨质疏松以及内固定的置入质量制订康复指导计划,定期拍片了解内固定的位置和骨痂生长情况,出现骨痂生长行部分负重的功能锻炼,力求循序渐进。对于有技术缺陷的,如拉力钉短、入位偏高、骨质疏松的,可能固定减弱,要限制负重时间,可有效减少并发症的发生,相反即使内固定位置完好,锻炼不当或过早完全负重,反而易于出现相关的内固定并发症。老年粗隆间骨折多数合并骨质疏松,其一定程度增加了内固定切割松动的危险,也是造成术中骨折和内固定取出再骨折的原因。对于骨质疏松的患者由于一定时间的制动,以及内固定物的应力遮挡效应引起骨质的吸收,致骨质强度下降,其对内固定的支持力下降,如果为了预防长期卧床的并发症,早期负重易会引起内固定移位,骨折不愈合以及畸形愈合如髋内翻,所以对于此类患者我们常规术前术后按照邱贵兴等研究给予钙剂、维生素 D 和降钙素联合治疗,可获得满意疗效。

六、物理检查

(一)一般体格检查遵循的原则

1.检查的整体性

患者作为检查对象是一个整体,医生应在全身检查的基础上有重点地检查局部,以免遗漏诊断。如对高处堕落伤股骨骨折的患者应注意检查胸腰段脊柱损伤;对车祸创伤患者更应注意胸腹部的检查。在检查一侧肢体时,应与对侧进行对比。

2.检查的动态性

疾病是发展和不断变化的,医生应注意发现新出现的症状和体征,不断补充修改检查所见,并叮嘱患者定期复诊随访。如股骨颈应力(疲劳)性骨折,初诊 X 片不能清晰显示骨折线,可嘱患者 2 周后复查 X 片,此时由于骨折局部吸收,骨折线相对清晰。

3.检查的客观性

医生应根据患者的主诉决定检查项目,而检查结果的判定应客观真实,决不能主观臆断;对已在其他医疗单位诊断过的患者,更不能依赖他人的检查结论,防止先入为主的错误结果。

4.检查的安全性

各种检查方法应以不增加患者的痛苦,不加重损伤为原则。一些必需的检查可留等病情好转后补充进行或改用其他检查方法。检查应给患者以安全感受,医生的动作应轻柔,并提供一个安静舒适的环境。

(二)一般体格检查的顺序及项目

骨科各部位检查的顺序,目前尚无统一的规定和标准,但是必须遵循一个原则,即不遗漏重要的阳性体征和有意义的阴性体征,以保证得到尽可能全面、详尽和准确的资料。准确的诊断和治疗后的随访均有赖于详尽的检查。有学者建议按以下顺序检查:形态检查、功能检查、疼痛检查、特殊检查。我们结合自身临床经验,即视诊、触诊、关节活动、听诊、测量、肌力测定、特殊检查。

1.视诊

观察髋关节周围软组织有无出现肿胀、下肢畸形。无移位型股骨颈骨折一般无明显下肢短缩及旋转畸形。移位性股骨颈骨折患肢呈现内收、外旋 $45°\sim60°$、短缩畸形。粗隆间骨折后表现与股骨颈相似,但有两点不同:一是关节囊外骨折,没有关节囊的制约,出现的下肢外旋短缩、畸形比股骨颈骨折更为明显,典型者外旋畸形可达 $90°$;二是局部血肿相对严重,可有较广泛的皮下淤血。股骨粗隆下骨折则表现为大腿肿胀和短缩畸形,足处于内旋或外旋位。

2.触诊

内容包括触摸软组织肿胀、局部压痛和叩击痛。对局部压痛需做重点检查,包括产生疼痛时的体位或姿势。压痛对确定病变的位置及性质具有重要作用,是观察骨折时是否有垂直力量传导的局部疼痛。当检查者用手指按压患者某部位产生疼痛时,压痛点常提示某部位有病变。股骨颈骨折在腹股沟中点处压痛,下肢纵向叩击痛。股骨粗隆间骨折则在大粗隆处压痛并叩击痛。股骨粗隆下骨折则在相应骨折部位有压痛,并有下肢纵向叩击痛。

3.活动

内容包括诊查主动运动、被动运动异常活动情况,并注意分析活动与疼痛的关系。股骨近端骨折,多合并有髋关节活动功能障碍。

4.听诊

听诊在骨科检查应用时较少。检查骨折的骨传导试验目前已很少应用。骨擦音的出现由于对患者造成较大的痛苦,同时又可造成骨折移位、血管神经的损伤,故仅限于在搬动患者时医者的仔细感觉。

5.测量

(1)肢体长度:一定要肢体放在中立位,两侧按照同样的标准点进行测量。下肢的间接长度是从髂前上棘经髌骨中线到内踝下缘,也可从脐或剑突至内踝下缘;下肢的直接长度是从股骨大转子顶点至外踝下缘;大腿长度是从股骨大转子至膝关节外侧间隙中点;小腿长度是从膝关节内侧间隙中点至内踝下缘。有移位的股骨颈骨折及粗隆下骨折多合并有肢体短缩。

(2)周径测量:周径测量需在肢体两侧同一水平,否则毫无意义。大腿周径于髌骨上缘上10 cm 或 15 cm 处测量;小腿周径于髌骨下缘下 10 cm 或 15 cm 处测量。

(3)轴线测量:下肢正常轴线是由髂前上棘经髌骨中点止于拇趾与第 2 趾之间的连线,股骨骨折成角、旋转等移位时则发生变化。

(4)角度测量:主要用于检查关节的活动范围。检查方法最简单的是目测法,比较准确的是用量角规测,也可摄 X 线片测量两轴线夹角。记录角度的方法目前已统一采用中立位 0 度法,即以中立位为 $0°$ 计算,中立位一般为休息位。正常髋关节前屈 $130°\sim140°$,后伸 $10°\sim15°$,内旋 $40°\sim50°$,外旋 $30°\sim40°$,内收 $20°\sim30°$,外展 $30°\sim40°$。

6.肌力测定

肌力测定标准:0 级:肌肉无收缩;Ⅰ级:肌肉有轻微收缩,但不能够移动关节,接近完全瘫痪;Ⅱ级:肌肉收缩可带动关节水平方向运动,但不能够对抗地心引力(重度瘫痪);Ⅲ级:能够对抗地心引力移动关节,但不能够对抗阻力(轻度瘫痪);Ⅳ级:能对抗地心引力运动肢体且对抗一定强度的阻力(接近正常);Ⅴ级:能抵抗强大的阻力运动肢体(正常)。

7.特殊检查

(1)屈氏试验:患者背向检查者,健侧屈髋屈膝上提,用患肢站立,如健侧骨盆及臀褶下降即为阳性。提示股骨颈骨折,臀中、小肌麻痹,髋关节脱位或发育性髋关节脱位。

(2)髂坐线:患者侧卧,髂前上棘到坐骨结节的连线正通过大转子的最高点。否则为阳性,提示髋关节脱位或股骨颈骨折。

(3)大粗隆髂前上棘连线:左右大转子的顶点与同侧的髂前上棘做连线,其延长线交与腹正中线上。若大转子上移,则两线交与中线旁的健侧,提示髋关节脱位或股骨颈骨折。

(4)髂股三角:患者仰卧位,自髂前上棘垂直向下和大转子尖各划一线,再从大转子尖向近侧划一水平线,该三线构成的三角形即为髂股三角。大转子上移时,此三角的底边(水平线)比健侧短,提示髋关节脱位或股骨颈骨折。

(5)Allis:又称 Galeazzi sign。患者仰卧,屈髋屈膝,两足平行置放于床面,比较两膝高度。不等高则为阳性。提示髋关节后脱位、股骨或胫骨短缩。

(6)Kaplan 点:两侧 Shoemake 线向腹前壁的延长线相交之点称 Kaplan 点,正常此点应位于脐上正中线上,当髋关节脱位或股骨颈骨折后,该点常移至脐下,并且偏向健侧。

(7)髂转子前后线:髂转子前线为髂前上棘至股骨大转子的连线,它与双侧髂前上棘间的连线所成的角度正常为 $30°$,称为髂转子角。

髂转子后线为髂后上棘至大转子间之线,相当于臀中肌与梨状肌的分界,该线的内、中1/3交界处为寻找臀上动脉由骨盆穿出的最好标志。

七、影像学评价

粗隆间骨折标准的 X 线片检查应该包括骨盆的前后位像及受累髋关节的前后位及侧位像。后内侧的粉碎性骨折可以通过侧位像确认,拍摄 $15°\sim20°$ 的内旋位像可以很好地显示骨折的形状。

八、并发症

(一)固定失效

1.失效原因

(1)滑动钉未置在股骨颈内,系术中未透视好侧位片。

(2)骨折缺损,尤其是内侧小粗隆复位不良导致内侧皮质缺损。

(3)骨质疏松严重且骨质粉碎。

(4)过早负重活动。

(5)适应证选择不当。

2.预防措施

(1)术中应正确放置滑动钉在股骨颈内的位置。

(2)骨折的解剖复位,尤其是股骨小粗隆及其邻近位置骨折块的正确复位,不但有利于骨折的愈合,而且还可重建压力侧骨质的支撑力,分担内固定材料所承担的压应力,从而降低内固定的失败率。

(3)DHS固定逆粗隆间骨折时,由于远端骨折本身有向外移位的倾向,而DHS系统又是通过远端骨折块向外下移动加压获得稳定的,加压作用可导致骨折端的分离,因此极易导致内固定失效,Haidukewych等报道DHS固定逆粗隆间骨折的失败率高达56%(9/16),故DHS不适合用于逆粗隆间骨折。

(4)术后加强康复指导。术后不强调早期负重,任何坚强的内固定都不能代替骨性愈合,对骨质疏松严重、骨折粉碎的患者,更应避免早期负重。

(二)钢板断裂

断钉断板多见于相对较年轻的患者,主要原因有:粗隆部后内侧皮质粉碎性骨折、螺钉位置不正确、术后过早负重等。有学者认为适应证选择不当、骨折块复位不良、螺钉的位置及长度不佳以及骨质疏松等是DHS治疗股骨粗隆间骨折失败的原因,正确的病例选择和精确的手术操作是治疗成功的关键。

有学者认为内固定断裂松动可能的原因:与骨折稳定性差,骨折未愈合即过早负重有直接关系,此类失败见于年龄相对较年轻的患者。高能量损伤后骨折多为粉碎性且复位困难,但骨的机械强度尚好,有相当的把持力度,内固定后早期活动肢体的要求强烈,而此时术者也错误地将无疼痛定为活动、负重的监测指标,以至当患者早期负重无痛感,一切似乎正常时骨折端可能因为稳定性受到破坏,发生骨坏死吸收,一旦感到局部肿痛,骨折端坏死吸收往往已很明显,甚至已出现内固定物断裂、松动。因此术者要遵循骨折愈合的规律,根据实际情况指导患者康复练习。

(三)股骨头坏死

股骨头缺血性坏死为股骨粗隆间骨折的罕见并发症,在文献中鲜有报道。可能原因如下。

(1)骨折部位高,常涉及股骨颈。

(2)高能量损伤后骨折移位导致血运受损。

(3)旋入螺钉时股骨头异常旋转。

(4)内固定物置入股骨头内对血运的干扰。

(5)钻孔周围的骨热坏死。

后期给予内固定取出人工全髋关节置换术。

叶一林等报道,在 94 例股骨粗隆间骨折手术病例中,有 3 例出现手术后股骨头坏死,其中 2 例行 Gamma 钉治疗,1 例行 DHS 治疗患者最终发生股骨头坏死。3 例中均存在内固定物对股骨头内骨小梁,特别是负重区下骨小梁的破坏。负重区下骨小梁一旦受损,由于持续应力作用,骨小梁难以得到有效修复,遂逐渐被纤维组织所代替。从出现股骨头坏死患者的 X 线片来看,股骨头坏死均首先出现在负重区关节面下。另外,股骨头内上方骨质薄弱,内固定难以固定牢固,切割发生率较高。外侧髓动脉位于股骨头上方偏后,该动脉供应股骨头大部分血运,头钉内上方置放极易损伤外侧髓动脉,从而引起股骨头缺血性坏死。

(四)髋关节创伤性关节炎

常见原因为:合并股骨囊内骨折;螺钉穿过股骨头软骨面,关节面不光滑;患肢长时间制动及牵引等。老年人股骨粗隆间血供应丰富,骨折易愈合,发生骨不连、股骨头坏死的机会很少,此部位骨折的主要问题是高龄患者长期卧床所引起的并发症和后遗髋内翻畸形,造成跛行,并由于承重线的改变,可能在后期引起患肢髋关节创伤性关节炎。手术中应尽量在透视下准确定位,避免螺钉穿透股骨头关节面。患者下肢牵引期间鼓励患者有计划地做功能锻炼,如踝关节、足趾、股四头肌运动等。对高龄股骨粗隆间骨折预计其寿命在 10 年以内的病例,只要其身体情况可以耐受时,可以将骨水泥型人工假体置换手术适应于股骨粗隆间骨折晚期出现创伤性关节炎等并发症的病例。

(五)骨与软组织感染

股骨粗隆间骨折大多好发于老年人,一旦出现感染,容易导致骨折不愈合。感染的原因是多方面的,如机体抵抗力下降,术前内科疾病未得到有效治疗,术中无菌操作不严,手术时间过长及术后血肿形成等。

术后伤口感染可能原因为术中无菌操作不严,术中 C 臂 X 线机透视时污染,手术时间长及术后血肿形成增加感染机会,同时,术前血糖过高也易导致切口感染。故术中应严格无菌操作,缩短手术时间,术中彻底止血,术后置管引流,围手术期适当使用抗生素,且须做好围手术期准备,对糖尿病患者应在血糖控制后再手术。

预防应做到:①术前和术中预防应用广谱抗生素,使术时达到一定的血浓度并清除潜在病灶,术后继续使用 7~10 d;②术前严格备皮,最好连续 3 d 做皮肤准备,全身不应有任何感染病灶;③术前积极治疗内科疾病;④严格无菌手术操作,缩短手术时间,术中尽量减少创伤,及时补充血容量;⑤术后切口负压引流。

感染可引起骨不愈合,骨折复位不良可导致内固定失败,内固定失败导致髋内翻畸形甚至股骨头坏死,这些并发症在基层医院更易发生。手术操作过程中须严格遵循 DHS 操作常规,要求骨折复位、导针定位、加压螺钉、钢板安置一次完成。相反,反复多次穿针定位和扩充钉道,尤其对老年人,将直接影响加压螺钉的位置和稳定性,最后导致手术失败。

(六)患肢短缩

1.常见原因

(1)患者老年化及骨质疏松,老年人尤其是老年女性普遍存在骨质疏松,尽管手术内固定使骨折复位满意,但由于对内固定物的把持力降低,内固定物容易在股骨头颈内切割,难以达到牢固内固定的目的。Singh 指数在Ⅲ级以下时,骨折内固定失败明显增高,老年人常合并多种内科疾病特别是老年痴呆等精神障碍性疾病,不能配合术后的康复锻炼而使内固定失败,发生患肢短缩。

(2)内固定方法选择不当,文献报道 DHS 内固定在治疗稳定性股骨粗隆间骨折方面取得了良好的临床效果,失效率仅为5%。但在治疗不稳定性股骨粗隆间骨折合并严重骨质疏松患者时内固定失败率可达50%。在 Evans V 型逆粗隆间骨折,骨折线与头颈钉滑移的方向一致,使这种移位更加明显,导致患肢短缩、股骨颈干角变小和髋内翻畸形。

2.预防措施

(1)对老年患者采取手术治疗时,应充分认识骨质疏松对内固定效果的影响,积极治疗骨质疏松及其他合并症,正确指导患者进行术后康复锻炼。

(2)临床研究显示 PFN 内固定治疗不稳定性股骨粗隆间骨折的临床疗效优于 DHS,不稳定性股骨粗隆间骨折应首选髓内固定。对于稳定性股骨粗隆间骨折的患者,采用 DHS 和 PFN 等动态内固定物具有坚强的力学性能,可促进骨折愈合,有助于早期部分负重功能锻炼。

(七)髋内翻畸形

1.髋内翻的主要原因

拉力螺钉切割股骨头颈、粗隆部后内侧皮质粉碎性骨折、老年人骨质疏松、螺钉位置不正确、术后过早负重等。陆勇等指出该类问题主要见于老年及不稳定型骨折患者,尤以是否属稳定型骨折为关键,手术中往往出现骨折解剖复位困难,内固定后遗留小粗隆分离或骨折内侧皮质对位不良等情况。骨折内固定一定要固定压力侧骨碎块,否则易导致内固定失败。小粗隆及内侧皮质骨碎块为压力侧骨块,若不固定,肢体负重时压力侧失去支撑,支点内移,其结果是髋内翻或髋内翻同时伴有头钉切割股骨头颈。后者主要见于不稳定型骨折伴有骨质疏松者。因此应强调手术中的解剖复位。对于骨质疏松者延迟开始负重的时间。对于高龄伴有严重骨质疏松的不稳定型的骨折,如需尽早恢复伤前的日常活动,甚至可考虑放弃 DHS 治疗而改用人工髋关节假体,以避免内固定失败。

叶一林等认为内固定物在股骨头颈内切割和髋内翻是股骨粗隆间骨折术后最常见的并发症,两者发生存在一定的联系。导致 DHS 和髓内钉术后产生头颈内切割的主要因素不同。因此预防此类并发症所需注意点亦应不同,选择髓内钉固定时,应强调改善骨质疏松情况;选择 DHS 时应强调压力侧骨折块的复位固定,在未能对压力侧骨折块行有效的固定时,必须推迟负重行走的时间。发现无论任何内固定,如果内侧皮质骨不完整,其连续性中断,近端骨折块将发生旋转内翻,直到内侧皮质骨的两端相嵌连接为止。

2.预防方法

(1)术中用拉力螺钉将小粗隆或其内侧皮质骨块复位固定以恢复股骨颈内侧皮质骨支撑力。

(2)如有骨缺损予以植骨。

(3)术后加强康复指导,延长开始负重时间。

(4)定期拍片,观察加压螺钉是否有松动切割现象。

(八)髋关节活动功能丢失

在股骨粗隆骨折后,年龄、ASA 分级、骨折分型三因素可明显影响髋关节功能恢复。对该类骨折应尽早手术,选用稳定的内固定、术后早期功能锻炼提高疗效。

术后功能训练是 DHS 内固定的延续,是达到满意手术疗效的必要条件。术后负重时间可参考下述因素。

(1)术前患者行走能力。

(2)骨质疏松程度。

(3)骨折稳定与否与复位质量。

(4)手术质量。

术后功能锻炼应延伸到患者出院至骨折完全愈合时,在此期间应指导患者做髋膝关节功能锻炼,以进一步巩固术后疗效,尽可能减轻髋关节功能的丧失。

(九)围手术期肺部、泌尿系及压疮感染

股骨粗隆间骨折,骨折切口感染在临床上极为罕见,但是在围手术期并发肺部、泌尿系及压疮感染者屡见不鲜,早期症状皆以低烧为主,体温徘徊在 37 ℃~38.7 ℃多见。肺部感染者以长期的呼吸道疾患、吸烟及老年患者为主;泌尿系感染者以女性多见,尿频、尿急、尿痛伴低热;压疮感染以老年及中枢神经有障碍者为多见,其中主要因素是临床医护不到位所致。一旦出现上述情况,建议专科及时会诊,清洁换药,我们应用自制的黄连酊、生肌散、玉红膏外敷并蛇皮灯烘烤。

(十)创伤性深静脉血栓(traumatic deep venous thrombosis,DTVT)

DTVT 是指创伤后血液在静脉内不正常地凝结,使血管完全或不完全阻塞,属静脉回流障碍性疾病。包括深静脉血栓形成(deep vein thrombosis,DVT);肺动脉血栓栓塞症(pulmonary thromboembolism,PTE);是静脉血栓栓塞症在不同部位和不同阶段的两种临床表现形式。

静脉血栓栓塞一旦形成即出现肿胀、疼痛、活动后加重,抬高患肢后好转;血栓远端肢体或全肢体肿胀是主要特点;Homans 征(+);腓肠肌压迫实验,Neuhos 征(+)等。顺行性静脉造影被认为是诊断下肢深静脉血栓的"金标准",肺动脉造影是目前肺栓塞(PE)诊断的"金标准",也是诊断静脉血栓形成最准确的方法。

基本预防措施:手术操作要轻柔、精细,避免静脉内膜损伤;规范使用止血带;术后抬高患肢,防止深静脉回流障碍;常规进行静脉血栓知识宣教,鼓励患者勤翻身、早期功能锻炼、下床活动、做深呼吸及咳嗽动作;术中和术后适度补液,多饮水,避免脱水;建议患者改善生活方式,如戒烟、戒酒、控制血糖及控制血脂等。

物理预防措施:使用足底静脉泵、间歇充气加压装置(intermittent pneumatic compression,IPC)、梯度压力弹力袜(graduated compression socks,GCS)等。

药物预防注意事项:药物预防过程中只能使用一种药物,不能换用;肾功能、肝功能损害的患者,应注意药物剂量;椎管内操作(如手术、穿刺等)前、后的短时间内,应避免使用抗凝药物;对使用区域阻滞麻醉或镇痛(腰丛等)者,应注意用药、停药及拔管时间。

手术治疗:DVT 手术治疗的指征主要是发病 72 h 以内的急性期血栓,最多不超过5~7 d。现在一致认为,取栓时机越早越好,即使病期已达 10 d 以内,仍应积极取栓。

介入治疗:通过低频、高功率超声的机械振动、超声波空化作用等生物学效应,裂解动脉硬化斑块和消融血栓、恢复闭塞血管的血液循环。

预防深静脉血栓形成的开始时间和时限:骨科围手术期深静脉血栓形成的高发期是术后24 h 内,所以预防应尽早进行。但术后越早进行药物预防,发生出血的风险也越高。因此,确定深静脉血栓形成的药物预防开始时间应当慎重权衡风险与收益。骨科手术后凝血过程持续激活可达 4 周,术后深静脉血栓形成的危险性可持续 3 个月。与人工全膝关节置换术相比,人

工全髋关节置换术后所需的抗凝预防时限更长。对施行全髋关节、全膝关节置换及髋部周围骨折手术患者，推荐药物预防时间最短 10 d，可延长至 11～35 d。

伤后 12 h 内开始手术者：术后 12～24 h 硬膜外腔导管拔除后 2～4 h，皮下给予常规剂量低分子肝素；或术后 4～6 h 给予常规剂量的一半，次日恢复至常规剂量；磺达肝癸钠 2.5 mg，术后 6～24 h 皮下注射；术前或术后当晚开始应用维生素 K 拮抗剂（华法林），监测用药剂量，维持 INR 在 2.0～2.5，勿超过 3.0。

延迟手术自入院之日开始综合预防：术前 12 h 停用低分子肝素；磺达肝癸钠半衰期长，不建议术前使用。若术前已用药物抗凝，手术应尽量避免硬膜外麻醉。术后预防用药同伤后 12 h 内开始手术者。对有高出血风险的髋部周围骨折患者，推荐单独采取足底静脉泵或间歇充气加压装置物理预防，当高出血风险下降时再采用与药物联合预防。

第五节　髌骨骨折

髌骨骨折占人体骨折的 1%。该骨折常见于 20～50 岁的患者。髌骨骨折最常见的类型为横形骨折，约占 50%。横行骨折可发生于髌骨的中部、近端或远端。粉碎性骨折是第二大常见类型，占髌骨骨折的 1/3。纵行骨折占髌骨骨折的 10%～20%。亦可发生髌骨内面的骨软骨骨折。

一、损伤机制

髌骨骨折的机制有两种。直接作用于髌骨的暴力可致横行、粉碎性、垂直或骨软骨骨折。随后股四头肌的牵拉可致骨折块移位。直接损伤为最常见的机制，可发生于坠落或车祸。当股四头肌剧烈收缩超过髌骨的强度可间接导致髌骨撕脱骨折。此损伤可发生于低位坠落后，并很可能导致横行骨折移位。

二、查体

患者表现为膝关节压痛及肿胀。如怀疑骨软骨骨折必须触诊髌骨下面。应检查膝关节的主动活动度。如伸膝受限，股四头肌装置可能被损伤。髌骨下极触诊有缺失提示伸肌装置远端断裂。

三、影像学检查

前后位、侧位、轴位（膝关节屈曲切线位）通常足以诊断该骨折。有时二分髌骨与骨折很难区分。二分髌骨表面光滑尤其是外上部。对比健侧 X 线片有利于区分这两种情况。骨软骨骨折通常在 X 线片上不易发现，即使髌骨表面下的缺陷可以看到。伸肌装置远端断裂可使髌骨骑跨形成高位髌骨。MRI 可有助于检查骨和软组织损伤的程度。

四、合并损伤

直接的髌骨骨折可能伴有膝关节其他骨折或韧带损伤及创伤性软骨骨化。

五、治疗

该骨折的紧急处理包括抽出关节积血并全范围制动。可选用长腿后托夹板或膝关节固定器实现膝关节制动。应定期随访患者并嘱其早日行股四头肌锻炼。非手术治疗适宜于移位<2 mm的横断骨折、粉碎性骨折和纵行骨折，且关节面完整伸膝功能良好。非手术治疗包括从腹股沟到踝部长腿管型石膏固定。围绕膝关节制作管型，且膝关节必须完全伸直。可全范围锁定的铰链式膝关节支架可以用于控制膝关节的早期活动。纵行骨折（无论有无移位）与无移位的髌极骨折可用可调节角度的支架控制活动3～6周。

手术适应证为移位>3 mm，关节面缺损>2 mm，或伸膝功能缺如的横断骨折和粉碎性骨折。根据骨折分型和临床情况，应用张力带固定、环型捆扎和螺钉固定。骨软骨骨折须摘除游离骨块，修复软骨损伤。

严重的粉碎性骨折通常需行髌骨切除术，因为其可致较高的创伤性关节炎的发生。粉碎性髌骨骨折部分髌骨切除术如保留3/5以上的髌骨可获得满意的结果。有时不需髌骨全切。

六、并发症

髌骨骨折可伴有若干严重的并发症。

（1）创伤性关节炎常见，尤其是骨软骨骨折和粉碎性骨折。

（2）术后固定不牢固和制动不充分导致骨折片移位。

（3）髌骨的血供来自于中央和末梢血管。髌骨横断骨折和极部骨折可干扰髌骨的血供，导致其缺血性坏死的发生。

第六节　跟骨骨折

跟骨是人体最大的跗骨，即是运动的跳板，又有弹性支承体重，是最常发生骨折的跗骨。总的来说，跟骨骨折约占所有跗骨骨折的60%和全部骨折的2%。

跟骨的前部分是体部。体部骨折可能是关节内骨折或关节外骨折。跟骨的后部是跟骨结节，结节基底部内外侧的突起为距腱膜在跟骨上的附着点。跟腱附着在跟骨结节的后部。跟骨主要与距骨成关节，构成距跟关节。有3个关节面——前、中、后关节面。载距突是跟骨向内侧的延展部分，支撑前、中关节面。腓骨结节位于跟骨外侧面，容纳腓骨肌腱的沟和腓骨下支持带的止点。

跟骨的任何部位均可发生骨折，除撕脱骨折外，75%的骨折是关节内骨折（包括距下关节），且75%的关节内骨折为压缩性骨折。

骨折分型以治疗和预后为基础，并以骨折是否涉及关节进行分型。

（1）关节内骨折（75%）。跟骨体部。

（2）关节外骨折（25%）。①前突。②载距突。③跟骨外侧突和腓骨结节。④跟骨内侧突。⑤跟骨结节。⑥跟骨体。

一、关节内骨折

跟骨体关节内骨折不仅最常见，占跟骨骨折的75%，而且最有可能导致患足长期残疾。

1. 损伤机制

最常见的损伤机制是当从高处坠落时身体的重量被足跟吸收。对大多数人来说，需要2.3 m或更高的高度才会导致跟骨体骨折，而老年人或骨质疏松症的患者，即使低于这个高度也可导致骨折的发生。

2. 查体

患者可出现足底的疼痛、肿胀、足底淤斑及跟腱两侧正常凹陷的消失。24～48 h常出现张力性水疱，可以是水疱或血疱。如果病变广泛，需要延迟手术，否则术后感染的概率明显增加。

尽管有这些表现，患者和临床医生的注意力可能被明显的合并伤误导而导致跟骨骨折的漏诊。跟骨骨折往往非常疼痛，但偶有患者主诉无明显足跟痛，甚至可以负重行走。

3. 影像学检查

通常正位（AP）、侧位、Harris位X线片检查就足以对跟骨骨折做出诊断。正位用于评估跟骰关节的累及情况；Harris位是踝关节背曲时，X线呈一定角度倾斜穿过足跟的跖侧面。此位置有助于明确关节受累的范围和骨折压缩的程度。

目前，计算机断层摄影术（CT）已成为全面评估跟骨骨折程度的常规性检查。CT特别有助于外科医生制订手术方案。仅凭普通X线片，近50%的病例不能明确骨折累及的程度。

4. 合并损伤

50%以上的跟骨骨折都伴有其他合并损伤。26%跟骨骨折合并下肢的其他损伤。双侧跟骨骨折占胸腰椎压缩性骨折患者中有10%的患者合并跟骨骨折。10%的跟骨骨折患者可发生筋膜室综合征，半数筋膜室综合征的患者将会导致足明显畸形。

5. 治疗

这类骨折的急症处理包括冷敷、抬高患肢、松软厚敷料加压包扎并用后方夹板制动。冷敷和松软厚敷料包扎对预防软组织的损伤是非常重要的，如骨折引起的大水疱和皮肤脱落，这些最终会延迟手术治疗时间。有关节内骨折的患者要请矫形外科会诊制订最佳治疗方案。

肿胀明显和有可能发展为筋膜室综合征的患者可住院治疗。

最终治疗方案的选择取决于骨折移位的程度。无移位的骨折不负重6～8周，逐渐增加活动量。有移位骨折的治疗方法有争议，有保守治疗和手术修复多种治疗方案。因此，对待这类损伤，强烈建议要早会诊和专科医师治疗。实践证明，该型骨折不需急症外科手术（除非筋膜室综合征需行筋膜切开减压术），通常在损伤后的7～10 d时进行，但是如果有明显肿胀可以推迟到几周后手术。

对于粉碎、移位或压缩的关节内骨折的患者，需要重建关节完整性和恢复压缩骨折块高度，才能取得好的疗效，对这部分患者推荐行切开复位内固定术。

6. 并发症

约有10%的跟骨骨折患者合并足的筋膜室综合征。症状包括明显肿胀、皮肤紧张、严重疼痛或伴有晚期病变，如爪形趾、关节僵硬、慢性疼痛、无力、感觉改变、肌肉萎缩、前足畸形。急性期测量筋膜室压力可做出诊断。治疗行筋膜切开减压术。

这类骨折的远期并发症可导致患者残疾。最常见的并发症是创伤性关节炎,导致患者关节僵硬和慢性疼痛。骨刺形成、慢性疼痛或神经压迫,使这类骨折的治疗变得复杂。尽管采取最佳的治疗措施,跟骨关节内骨折仍预后不良,接近 50% 患者发生晚期并发症。

二、跟骨关节外骨折

跟骨关节外骨折是指没有累及后关节面的骨折。这类骨折约占全部跟骨骨折的 25%,包括以下骨折:①前突。②载距突。③跟骨外侧突和腓侧结节。④跟骨内侧突。⑤跟骨结节。⑥跟骨体。

1.损伤机制

这类骨折发生系较低坠落伤、扭伤,或肌肉强力收缩导致撕脱骨折。导致跟骨关节外骨折的暴力一般较关节内骨折的暴力要小。

2.查体

疼痛可位于病变特定区域,尝试承重时可出现弥散性疼痛。

3.影像学检查

常规 X 线片通常能明确骨折类型。后足的侧位片特别有助于发现细微的骨折。CT 检查用于分辨在普通 X 线片上看不清楚的损伤部位。

跟骨疲劳骨折通常发生在后部,患者尽管已有数个月的症状,在普通 X 线片也可能很难被发现。骨扫描有助于诊断这类损伤。

4.合并损伤

跟骨关节外骨折较跟骨关节内骨折合并伤发生率低。

5.治疗

(1)前突骨折。这类骨折约占全部跟骨骨折的 15%。它是继发于足跖屈时外翻应力所致的撕脱骨折。此体位时分歧韧带紧张,它附着于跟骨、骰骨和足舟骨,强烈的应力可导致韧带撕裂或者跟骨撕脱骨折。患者通常有足"扭伤"病史,并主诉疼痛、肿胀和外踝远端的触痛。

这种损伤的治疗包括冷敷、抬高患肢和可耐受疼痛的负重。可拆装的石膏靴固定 4~6 周。骨折块较大时可考虑行切开复位内固定,并由矫形外科医师进行随访观察。

(2)载距突骨折。单纯载距突骨折比较少见,最常见的损伤机制是足极度内翻时足跟后部的轴向压缩力所致。患者可表现为疼痛、触痛和仅有内踝下方及足跟内侧的肿胀。

足内翻或拇趾过度背伸时,因牵拉载距突下方的拇长屈肌会导致疼痛加剧。

这类骨折的治疗措施包括冷敷、抬高患肢、敷料加压包扎固定 24~36 h。然后,无移位的骨折采用石膏固定不负重维持 8 周。当有慢性疼痛时请矫形外科医生会诊治疗。移位的载距突骨折可请矫形外科医生会诊,行急症切开复位手术治疗。建议行 CT 扫描辨析骨折块准确位置。之后应行手术治疗,手术应在 3 周内完成(最好在 10 d 以内),这时足和踝的肿胀已消退。

(3)跟骨外侧突和腓侧结节骨折。这类骨折很少见,系由跖屈和内翻的暴力或直接创伤所引起。表现为局部的压痛和足跟外侧的肿胀。治疗措施主要是对症处理,踝关节套保护 4~6 周,可承重活动。

(4)跟骨内侧突骨折。这种骨折的损伤机制系直接打击所致。疼痛和肿胀局限于足后跟的内侧。治疗包括软性敷料加压包扎和后方夹板固定。肿胀消退后在可耐受的情况下负重。

一些作者推荐早期行切开复位内固定术。这样需要早期请矫形外科医师会诊。

(5)跟骨结节骨折。这种类型的骨折最常见损伤机制是跟腱附着点的撕脱骨折所致,发生在膝伸直和足背屈位坠地或跳跃落地的瞬间。患者表现为疼痛、肿胀和骨折处的压痛;不能行走;足跖屈无力。

无移位骨折治疗采用非负重管型石膏固定足于轻微跖屈位6～8周。建议应尽早会诊和转诊。有移位的骨折可考虑行切开复位治疗。如骨折块卡压皮肤,手术应尽早进行,以尽可能减小软组织损伤的危险。

(6)跟骨体骨折。该型骨折临床少见,是指未累及跟距关节面的跟骨体骨折。这种骨折预后比跟骨关节内骨折好,因为关节内骨折改变了跟骨关节的外形,从而导致远期并发症。其损伤机制很像关节内骨折,常见于坠落伤或车祸伤,通常是高能量损伤。这类骨折可合并腓肠神经的压迫,除此以外,还可出现其他并发症,如先前讨论跟骨体骨折的合并症。

紧急治疗包括冷敷、抬高患肢、大量敷料包扎固定和早期的转诊治疗。

无移位骨折包括不负重、冰敷疗法和至少4～6周不行走。移位骨折的处理原则同关节内跟骨体骨折移位的治疗相似。早期的冷敷和抬高患肢对避免水疱的形成是非常重要的。手术治疗是首选。

第七节　距骨骨折

距骨是第二大跗骨,也是第二位易于骨折的跗骨。尽管如此,距骨骨折仍不常见,只占不到全部骨折的1%。距骨在解剖上分为三部分——头、颈和体部。距骨无肌肉附着点,通过周围韧带来维持其位置。

另外,距骨60%的表面被关节软骨覆盖。血管不能穿过关节软骨供应距骨,仅能通过内侧的三角韧带、外侧的跟距韧带、前关节囊和跗骨窦等途径进入距骨。因此,距骨的血液供应非常薄弱,距骨骨折移位易发生缺血性坏死。距骨的近端骨折特别易发生近端骨折碎片的缺血坏死。

距骨最常见的骨折是劈裂或撕脱骨折,依次是距骨颈骨折、距骨体骨折,最后是距骨头骨折。踝关节内翻或外翻损伤可导致典型的距骨骨软骨骨折。

下述骨折分型将距骨骨折分成小骨折和大骨折两种类型。它是依据X线片和临床表现,由Coltart学者改良的骨折分型。

1.距骨小骨折

①撕脱骨折。②后小关节面骨折。③骨软骨骨折。

2.距骨大骨折

①距骨头骨折。②距骨颈骨折。③距骨体骨折。

一、距骨小骨折

撕脱骨折是距骨骨折最常见的骨折类型。

1.损伤机制

撕脱骨折往往是足极度跖屈或背伸基础上加旋转暴力撕脱所致;而后关节面骨折常是足极度屈曲时,关节面与胫骨后部和跟骨撞击的结果。

2.查体

距骨撕脱骨折的患者有典型的严重扭伤史,往往能听到撕裂的响声。患者出现局部肿胀、压痛和深部疼痛,疼痛点不明确。活动时疼痛加重,骨块发生移位时可继发关节交锁。足背距骨处压痛最明显。后关节面骨折典型表现是后外侧疼痛、压痛和肿胀。

3.影像学检查

距骨小骨折典型表现是仅在普通 X 线片上有细微的发现。异常表现是在受累部位有局限性的小撕脱骨折块。特殊的斜位片或 CT 对于明确这类骨折的诊断可能是必需的。外形光滑的圆形籽骨或跗三角骨有时可能与骨折混淆,但它们的特殊位置和形状有助于防止误诊。

4.治疗

撕脱骨折的治疗包括冷敷、抬高患肢、短腿夹板踝关节中立位固定和专科随访治疗。直径>0.5 cm 的撕脱骨片需要切除或内固定,以防止骨折块移位导致关节交锁。除了将足用夹板固定在跖屈 15°外,后关节面骨折其他治疗同上面所述。骨软骨的损伤要求行关节镜取出碎片,以避免创伤性关节炎的发生。

5.并发症

撕脱骨折和后关节面骨折通常不合并远期的功能障碍。如果骨折块较大,骨折不愈且有移位者可导致关节交锁,最终导致创伤性关节炎。骨软骨骨折未得到治疗者通常会导致创伤性关节炎。

二、距骨大骨折

1.距骨头骨折

距骨头骨折占全部距骨骨折的 5%～10%。

(1)损伤机制。这类损伤通常是直接撞击所致,如坠落时足过伸着地。暴力从前足传递到距骨,致距骨撞击胫骨前缘所致。

(2)查体。患者通常表现为疼痛、肿胀、淤斑、距骨头和距舟关节处压痛。虽然足内翻时距舟关节疼痛加剧,但踝关节活动可正常。

(3)影像学检查。常规 X 线片通常不能发现该骨折。斜位 X 线片或 CT 扫描对充分评价该类型骨折可能是必需的。

(4)治疗。该型骨折的急症处理应包括冷敷、抬高患肢、固定和早期会诊。部分骨科医生喜欢短腿行走管型石膏固定 6～8 周,然后纵弓支持保护 12 周。另一些骨科医生建议用不承重管型石膏固定 6～8 周作为首选治疗方案。如果骨折块出现以下情况则需行切开复位内固定术:①骨折致距舟关节不稳者。②骨折移位导致关节面出现台阶。③骨折超过 50%的关节面者。

(5)并发症。距骨头骨折可并发距舟关节的骨性关节炎和软骨软化症。

2.距骨颈骨折

这类骨折占距骨大骨折的 50%。Hawkins 将距骨颈骨折分为四型。Ⅰ型为无移位骨折。Ⅱ型为骨折移位伴距下关节半脱位或移位。Ⅲ型为骨折移位并伴距骨从距下关节和踝关节中脱位。Ⅳ型为骨折移位并距骨头从距下关节中脱位。

（1）损伤机制。距骨颈骨折的典型损伤机制是踝关节的急剧背伸，常见于车祸伤或高处坠落伤。随着过度伸，致距骨颈撞击胫骨前缘。持续的暴力可导致韧带撕裂、骨折块移位或距下关节和距骨体的脱位。而骨折脱位往往需要更强大的过伸暴力。

（2）查体。距骨颈骨折的患者表现为有急性足过度背伸的病史，随后出现疼痛、肿胀、明显压痛。距骨颈骨折并脱位的患者可表现为足交锁在过度背伸位。

（3）影像学检查。常规的侧位 X 线片上能很清楚地显示骨折。斜位片有助于发现轻微的脱位或半脱位。

（4）合并损伤。距骨颈骨折经常合并腓骨肌腱的脱位。26％的患者合并有内踝骨折。

（5）治疗。距骨颈骨折的急症处理包括冷敷、抬高患肢、镇痛、制动和早期会诊。无移位骨折采用短腿非行走管型石膏固定 6 周，然后部分负重 3 周。而移位骨折或合并脱位的骨折要求进行急诊手术，行骨折解剖复位，探查血管和神经，以减少距骨缺血性坏死的高发率。延迟复位将增加皮肤和距骨缺血性坏死的发生率。

（6）并发症。距骨颈骨折的处理不当可发生很严重的并发症：①腓骨肌腱的脱位。②距骨的缺血性坏死。有骨折—脱位的患者特别易于发生该并发症。③延迟愈合。

3.距骨体骨折

距骨体骨折占全部距骨骨折的 15％。

（1）损伤机制。无移位距骨体骨折是足急剧过度背伸损伤所致。典型的粉碎性或移位的骨折是足过度背伸合并轴向压缩损伤所致。

（2）查体。患者有足强烈过度背伸损伤的病史，还可出现弥散性的踝关节的剧痛、压痛和肿胀。

（3）治疗。无移位的距骨体骨折急症处理包括冷敷、抬高患肢、镇痛和制动，彻底的治疗采用短腿非行走管型石膏固定 6～8 周。这种损伤的预后很好。移位的或粉碎的骨折需要解剖复位，及早会诊和专科治疗。

（4）并发症。移位的或粉碎的距骨体骨折经常合并距骨缺血性坏死的发生。

第八节　中足骨折

中足是整个足中活动最少的部分，它包括足舟骨、骰骨和三块楔骨，这些骨的骨折很少见，一旦出现，多系多发性骨折或骨折合并脱位。

中足骨折按解剖部位分型。

1.足舟骨骨折

①背部撕脱骨折。②舟骨结节骨折。③舟骨体骨折。④压缩性骨折。

2.骰骨骨折和楔骨骨折

①骰骨骨折。②楔骨骨折。

一、足舟骨骨折

最常见的中足骨折是足舟骨骨折。在足舟骨骨折中，背侧撕脱骨折发生率最高。其次是足舟骨结节骨折，再次是足舟骨体骨折，体部骨折可为横断或水平骨折。足舟骨体骨折和压缩性骨折是罕见的损伤。足舟骨也可发生疲劳性骨折。

1.损伤机制

背侧撕脱骨折通常是在足内翻位时急剧跖屈所致。此位置距舟关节囊紧张，从而撕脱足舟骨近端背面。

足舟骨结节骨折也是撕脱骨折，典型机制是足的急剧外翻暴力所致。足的外翻导致胫骨后肌肌腱的张力增加，导致撕脱足舟骨结节。先前报道的损伤机制包括急剧过度背伸并压缩、直接损伤或过度跖屈并旋转。

2.查体

患者表现为疼痛、肿胀、损伤部位的压痛。背侧撕脱骨折时，中足的背侧和内侧面均有压痛。足舟骨结节骨折患者有局限于内踝下方和前方的疼痛，患足外翻时疼痛加剧。

3.影像学检查

正位、侧位和斜位X线片常用于诊断这类损伤。无移位和轻微移位的骨折有时诊断困难，需要与健侧对比、随访X线片或CT扫描来确诊。跗骨以及副舟骨经常与足舟骨撕脱骨折混淆。足舟骨疲劳性骨折有时需要骨扫描、CT或MRI检查才能发现。

4.合并损伤

背侧撕脱骨折经常合并腓侧副韧带损伤；结节骨折常伴随骰骨骨折。足舟骨骨折的患者常合并邻近结构损伤，应认真查找。

5.治疗

(1)背侧撕脱骨折。背侧小的撕脱骨片对症治疗包括冷敷、抬高患肢、敷料加压包扎。患者扶拐负重2周或到疼痛消失。敷料加压包扎应从中跗骨到踝上整个区域，包括足跟。撕脱骨折块>25%关节面的患者，彻底治疗应行复位克氏针固定。

(2)结节骨折。小的无移位撕脱骨折可采用敷料加压包扎和短腿夹板固定。肿胀消退后，用塑形好的短腿管型石膏固定患足于内翻位6周。该位置能避免胫骨后肌肌腱的牵拉。明显移位的撕脱骨折需要急症骨科治疗，考虑行外科手术治疗。

(3)足舟骨体骨折。这类骨折的紧急处理包括冷敷、抬高患肢和后方夹板固定。无移位的足舟骨体骨折彻底治疗包括塑形好的膝下行走管型石膏固定6～8周。然后，用纵弓鞋垫支持保护。对于活动量大的患者，舟骨体骨折移位需要行切开复位内固定术。不活跃的患者可行敷料加压包扎等对症处理。舟骨骨折—脱位的患者需要行切开复位内固定。

(4)足舟骨压缩性骨折。这类骨折治疗同足舟骨背侧撕脱骨折。

6.并发症

足舟骨结节骨折经常发生骨折不愈合。舟骨体骨折可导致足舟骨缺血性坏死或创伤性关节炎。

二、骰骨和楔骨骨折

骰骨骨折和楔骨骨折常联合发生。骰骨或楔骨的单纯骨折较少见。对这类损伤的患者，临床医生要考虑到有跗跖关节(lisfranc joint)损伤的可能。

1.损伤机制

骰骨和楔骨的骨折多系患足直接挤压伤所致。骰骨和楔骨脱位少见,多为患足的急剧内翻或外翻所致。

2.查体

患者可表现为患处的严重疼痛、压痛和肿胀。中足活动时疼痛加剧。脱位时可出现患处明显的畸形和重度疼痛。

3.影像学检查

正位、侧位和斜位 X 线片通常用于诊断这类骨折。若要诊断微骨折或累及关节面的骨折是否移位,有必要行健侧 X 线片对比或 CT 扫描。可疑脱位经常需要行健侧 X 线片对比来明确诊断。

4.合并损伤

骰骨和楔骨骨折可合并明显的软组织损伤。骰骨骨折可合并跟骨骨折。骰骨和楔骨骨折也可并发距骨骨折或跗跖骨骨折—脱位。

骰骨远端或楔骨骨折合并跗跖关节脱位后可以自行复位。在没有充分证据能够明确排除的情况下,应假定这类损伤存在。

5.治疗

骰骨和楔骨的治疗措施是冷敷、抬高患肢、有支撑的夹板固定。

无移位骰骨或楔骨骨折的确定性治疗包括塑形好的短腿管型石膏(不承重)固定 6～8 周。去除管型石膏后,继续用纵弓支持保护 5～6 个月。移位的骨折要求手术固定。粉碎性骰骨骨折行外固定架固定已成为最佳治疗方案。

骰骨或楔骨的脱位或骨折—脱位复位后通常是不稳定的,强烈建议早期的骨科治疗。

第九节 跖骨骨折

跖骨骨折依据解剖学和治疗进行分型。

(1)第一跖骨骨折。

(2)中间(第二、三、四)跖骨骨折。

(3)第五跖骨骨折:①第五跖骨近端骨折。②第五跖骨结节撕脱骨折。③Jones 骨折。④第五跖骨干疲劳骨折。

一、第一跖骨骨折

骨折是由于行走时强大暴力作用于第一跖骨所致,第一跖骨在解剖学上的独立性使其与其他跖骨有本质的不同。与第二跖骨至第四跖骨不同的是,第一跖骨与其他跖骨间没有骨间韧带相连,因此可以单独活动。

1.损伤机制

大多数的跖骨骨折是直接挤压损伤的结果,如重物砸在足上。间接的扭伤也可引起这种骨折。

2. 查体

第一跖骨骨折通常表现为疼痛、肿胀、足背侧和内侧局部压痛。纵向挤压第一跖骨时疼痛加重。所有患者的足背动脉搏动将减弱。

3. 影像学检查

正位、侧位和斜位 X 线片通常用于这种骨折的诊断。

4. 合并损伤

第一跖骨骨折可合并趾骨、第二到第四跖骨或跗骨骨折。另外，软组织肿胀明显的患者可发生筋膜室综合征。

5. 治疗

第一跖骨骨折治疗包括冷敷、抬高患肢、镇痛和制动。要特别注意将跖趾关节保持于中立位。患者应使用拐杖，教育患者避免负重。无移位稳定的骨折最佳治疗包括管型石膏固定4～6周。在承重（应力性 X 线片）检查骨折无移位才能证实骨折的稳定性。移位的第一跖骨颈骨折要求早期切开复位内固定。严重的粉碎性骨折可行外固定架固定。

6. 并发症

第一跖骨骨折可发生骨折不愈合和畸形愈合。关节内骨折可并发退变性关节炎。

二、中间跖骨骨折

第二、三、四跖骨之间通过数条韧带连成一体，从而提供了这些跖骨内部的稳定性。中间跖骨骨折比第一跖骨骨折更常见。骨折可发生在跖骨干、头、颈或基底部。一旦基底部发生骨折，急诊医生应考虑到跗跖关节不稳的存在。

1. 损伤机制

大多数中间跖骨骨折是直接挤压损伤所致，如重物砸在足上。间接扭伤也可导致中间跖骨骨折。前足的反复创伤可导致疲劳骨折，第二和第三跖骨常见。

2. 查体

中间跖骨骨折患者通常表现为疼痛、肿胀和足背中部局限的压痛。纵向挤压受累的跖骨时疼痛加重。

3. 影像学检查

正位、侧位和斜位 X 线片通常用于该种骨折的诊断。因足屈肌腱的牵拉，远端骨折块往往向跖侧和近端移位。

4. 合并损伤

中间跖骨骨折常伴有趾骨骨折。应注意检查跖跗关节诸骨的对线情况，特别是当跖骨近端骨折时。

5. 治疗

这类骨折的急症处理包括抬高患肢、冷敷和镇痛。因邻近跖骨的稳定效应，单纯的中间跖骨骨折通常不会移位。一般情况下无移位的骨折愈合良好，可应用硬底靴治疗。硬底靴的功能是平均分散重力，防止跖趾关节的活动。能耐受的情况下承重训练。

第二至五跖骨骨折移位（＞3 mm）或成角（＞10°）应行闭合复位。移位或成角的存在，将破坏前足的正常承重。在适当镇痛后，用指套悬吊足趾，远端胫骨处做对抗牵引进行复位。复位后复查 X 线片。复位后行不负重夹板固定。不稳定的骨折和闭合复位失败的骨折须行手术治疗。多发性跖骨骨折因失去邻近跖骨间的稳定效应,多需要手术切开复位。

6.并发症

这类骨折可发生骨折不愈合和骨折畸形愈合。关节内骨折并发退行性关节炎。

三、第五跖骨骨折

第五跖骨远端骨折与相应的中间跖骨骨折治疗方案相似。而第五跖骨近端骨折治疗方案是不同的,需要慎重考虑。

1.损伤机制

结节撕脱骨折发生于内翻暴力致足踝屈时。造成结节撕脱的机制是腓骨短肌腱和足底腱膜外侧束的牵拉。这两个结构均附着于结节。

Jones 骨折最常发生于足跖屈时前足外侧直接暴力的打击。这种损伤常见于篮球或足球比赛中。

应力性骨折常在骨折发生前几天就有症状,不像 Jones 骨折和撕脱骨折是急性损伤,易于鉴别。该型骨折发生于从事高强度体力活动的患者。

2.查体

第五跖骨近端骨折常表现为累及区域的触痛,轻微肿胀。急性损伤患者可出现淤斑。

3.影像学检查

正位、侧位和斜位片可用于该类骨折的诊断。在第五跖骨底的 Vesalianum 骨(次级骨化中心)有时可能与骨折混淆。次级骨化中心的典型特点是光滑、圆形、双侧存在,并常有硬化缘。

4.合并损伤

跖骨骨折经常伴有趾骨骨折。

5.治疗

结节撕脱骨折:无移位的第五跖骨基底部撕脱骨折需要加压包扎,硬底或管型靴固定,能耐受的情况下承重训练。大多数病例在 4～6 周愈合,且预后良好。后方夹板支撑固定或短腿行走石膏固定对于疼痛严重的患者有益。3 周后用足底跖骨垫支持足弓。粉碎性骨折或骨折累及关节面＞30％且有明显台阶时应考虑行手术治疗。当出现任何一种情况时,都须应用有支撑的后方夹板固定并请矫形外科医师会诊。

注意:第五跖骨基底部的横行骨折不可与累及结节的骨折相混淆。两者的治疗和预后是完全不同的。

Jones 骨折:该型骨折的急症处理包括冷敷,抬高患肢,制动,并避免负重。确定性治疗包括应用短腿非负重管型石膏固定 6～8 周。移位的骨折考虑手术固定。对预后的判断须谨慎,因为该处的血供不良,延迟愈合和不愈合的发生率较高。

早期手术应用螺钉固定治疗越来越普遍,并取得了很高的一期愈合率。该技术经常在运动员中应用,以减少愈合时间尽快恢复运动。多达 50％的骨折最初通过制动治疗,随后因骨折不愈合或再次骨折必须行手术治疗。

骨干应力骨折:急性骨干应力性骨折可与急性 Jones 骨折采用相似的方法处理,如制动和避免负重 6～10 周。该类骨折与 Jones 骨折相比更不易愈合,常需要更长时间的非负重制动。

在一些病例中,制动多达 20 周但是不愈合的情况仍有发生。因此,骨干应力性骨折的治疗常需要螺钉固定或骨移植治疗。

6.并发症

Jones 骨折和应力性骨折因其不愈合的发病率高常需要手术治疗。

第十节　足趾骨折

趾骨骨折是最常见的前足骨折。拇趾骨折更为常见。

一、损伤机制

大多数趾骨骨折是因为直接的打击,如重物砸在足上。由踢到足趾而产生的轴向作用力也可引起该类骨折。突然的外展暴力常造成第二至第五趾骨骨折。这种损伤称为"夜行者"骨折。足趾过伸时,通过间接机制造成螺旋形或撕脱性骨折的情况比较少见。

二、查体

趾骨骨折 2～3 h 可表现疼痛、肿胀和淤斑。检查时有触痛点,亦可有足趾畸形表现。12 h内也可出现甲下血肿。

三、影像学检查

在正位和斜位片上,趾骨骨折易于被发现。由于多个趾骨显影重叠,侧位片不易分辨。

四、治疗

大部分趾骨骨折无错位或轻微错位。第二至第五趾骨的无错位骨折可应用动力夹板和硬底敞口鞋来制动。应用动力夹板时在受伤的趾骨和其相邻的趾骨之间填充棉质衬垫。然后将受伤的趾骨与邻近未受伤的趾骨绑在一起。夹板应每隔几天更换一次,并应用 2～3 周。严重的甲下积血可应用电烙器或 18 号针头引流。

因为拇趾在承重和保持平衡中的重要性,所以拇趾骨折较其他足趾骨折有更多的概率需要专科医生会诊。如果骨折涉及 25% 以上的关节面,则要考虑请矫形外科治疗。无错位的拇趾骨折可用邻趾捆绑和硬底鞋治疗,即使疼痛明显,后方夹板固定也是首选的方法。拇趾粉碎性骨折时,若动力夹板不能提供适当的制动,则需应用行走管型石膏。

在受伤的足趾和其相邻的足趾之间放置棉垫,然后将受伤的足趾绑在邻近足趾上固定。绷带应绑扎到趾甲以保证足够的固定。趾骨骨折移位可由急诊科医师复位。

足趾行趾根麻醉,手法牵引复位。利用趾甲的对线情况判断有无小的旋转移位。在拇趾复位中,最大限度的解剖复位很重要。复位后要复查 X 线片,如果骨折稳定可通过绷带邻趾并绑和应用开口硬底鞋固定。

第八章 关节疾病

第一节 肩关节脱位

一、概述

在关节脱位中，肩关节脱位最常见，约占全身关节脱位的 50%。这与肩关节的解剖和生理特点有关，如肱骨头大，关节盂浅而小，关节囊松弛，其前下方组织薄弱，关节活动范围大，遭受外力的机会多等，肩关节脱位多发生在青壮年，男性较多。

肩关节脱位按肱骨头的位置分为前脱位和后脱位。肩关节前脱位者多见，常因间接暴力所致，如跌倒时上肢外展外旋，手掌或肘部着地，外力沿肱骨纵轴向上冲击，肱骨头自肩胛下肌和大圆肌之间薄弱部撕脱关节囊，向前下脱出，形成前脱位。肱骨头被推至肩胛骨喙突下，形成喙突下脱位，如暴力较大，肱骨头再向前移至锁骨下，形成锁骨下脱位。后脱位很少见，多由于肩关节受到由前向后的暴力作用或在肩关节内旋位跌倒时手部着地引起。肩关节脱位如在初期治疗不当，可发生习惯性脱位。

二、诊断

1.病史

外伤性肩关节前脱位均有明显的外伤史，肩部疼痛、肿胀和功能障碍。

2.查体

伤肢呈弹性固定于轻度外展内旋位，肘屈曲，用健侧手托住患侧前臂。外观呈"方肩"畸形，肩峰明显突出，肩峰下空虚，在腋下、喙突下或锁骨下可摸到肱骨头。伤肢轻度外展，不能贴紧胸壁，如肘部贴于胸前时，手掌不能同时接触对侧肩部（Dugas 征，即搭肩试验阳性）。

后脱位临床症状不如前脱位明显，主要表现为喙突明显突出，肩前部塌陷扁平，在肩胛下部可以摸到突出的肱骨头，上臂略呈外展及明显内旋的姿势。

3.影像学检查

X 线检查可明确脱位类型和确定有无骨折情况。

4.诊断标准

(1)患者多有明显外伤史，肩部疼痛、肿胀和功能障碍。

(2)查体伤肢呈弹性固定于轻度外展内旋位，外观呈"方肩"畸形，Dugas 征阳性。

(3)X 线明确脱位类型。

三、治疗

1.保守治疗

脱位后应尽快复位，选择适当的麻醉方法（臂丛麻醉或全身麻醉），使肌肉松弛并使复位在无痛下进行，注意防止在复位过程中造成医源性骨折，习惯性脱位可不用麻醉。复位手法要轻柔,禁用粗暴手法以免发生骨折或神经损伤等附加损伤。常用复位手法如下。

（1）手拉足蹬法（Hippocrate 法）。患者仰卧,术者位于患侧,双手握住患肢腕部,足跟置于患侧腋窝,两手用稳定持续的力量牵引,牵引中足跟向外推挤肱骨头,同时旋转、内收上臂即可复位,复位时可听到响声。

（2）科氏法（Kocher 法）。此法在肌肉松弛下进行容易成功,切勿用力过猛,防止肱骨颈受到过大的扭转力而发生骨折。手法步骤:一手握腕部,屈肘到 90°,使肱二头肌松弛,另一手握肘部,持续牵引,轻度外展,逐渐将上臂外旋,然后内收使肘部沿胸壁近中线,再内旋上臂,此时即可复位,并可听到响声。

（3）牵引推拿法。伤员仰卧,第一助手用布单套住胸廓向健侧牵拉,第二助手用布单通过腋下套住患肢向外上方牵拉,第三助手握住患肢手腕向下牵引并外旋内收,三方面同时徐徐持续牵引,术者用手在腋下将肱骨头向外推送还纳复位。

后脱位可用足蹬法或牵引推拿法复位。

复位后肩部即恢复圆钝丰满的正常外形,腋窝、喙突下或锁骨下摸不到脱位的肱骨头,搭肩试验变为阴性,X 线检查肱骨头在正常位置上。如合并肱骨大结节撕脱骨折,因骨折片与肱骨干间多有骨膜相连,在多数情况下,肩关节脱位复位后撕脱的大结节骨片也随之复位。

复位后处理:肩关节前脱位复位后应将患肢保持在内收内旋位置,腋部放棉垫,再用三角巾、绷带或石膏固定于胸前,3 周后开始逐渐做肩部摆动和旋转活动,但要防止过度外展、外旋,以防再脱位。后脱位复位后则固定于相反的位置（外展、外旋和后伸位）。

2.手术复位

有少数肩关节脱位需要手术复位,其适应证为:肩关节前脱位并发肱二头肌长头肌腱向后滑脱阻碍手法复位者;肱骨大结节撕脱骨折,骨折片卡在肱骨头与关节盂之间影响复位者;合并肱骨外科颈骨折,手法不能整复者;合并喙突、肩峰或肩关节盂骨折,移位明显者;合并腋部大血管损伤者。

3.陈旧性肩关节脱位的治疗

肩关节脱位后超过 3 周尚未复位者,为陈旧性脱位。关节腔内充满瘢痕组织,与周围组织粘连,周围的肌肉发生挛缩,合并骨折形成骨痂或畸形愈合,这些病理改变都阻碍肱骨头复位。

陈旧性肩关节脱位的处理:脱位在 3 个月以内,年轻体壮,脱位的关节仍有一定的活动范围,X 线片无骨质疏松和关节内、外骨化者可试行手法复位。复位前,可先行患侧尺骨鹰嘴牵引 1~2 周;如脱位时间短,关节活动障碍轻亦可不做牵引。复位在全麻下进行,先行肩部按摩并做轻轻的摇摆活动,以解除粘连,缓解肌肉痉挛,便于复位,复位操作采用牵引推拿法或足蹬法,复位后处理与新鲜脱位者相同。必须注意,操作切忌粗暴,以免发生骨折和腋部神经血管损伤。若手法复位失败,或脱位已超过 3 个月者,对青壮年伤员,可考虑手术复位。如发现肱骨头关节面已严重破坏,则应考虑做肩关节融合术或人工关节置换术。肩关节复位手术后,活动功能常不满意,对年老患者,不宜手术治疗,鼓励患者加强肩部活动。

4.习惯性肩关节前脱位的治疗

习惯性肩关节前脱位多见于青壮年,究其原因,一般认为首次外伤脱位后造成损伤,虽经复位,但未得到适当有效的固定和休息,由于关节囊撕裂或撕脱、软骨盂唇及盂缘损伤没有得到良好修复,肱骨头后外侧凹陷骨折变平等病理改变,关节变得松弛,以后在轻微外力或做某些动作,如上肢外展、外旋和后伸动作时可反复发生脱位。肩关节习惯性脱位诊断比较容易,

X线检查时,除摄肩部前后位片外,应摄上臂60°～70°内旋位的前后X线片,如肱骨头后侧缺损可以明确显示。

对习惯性肩关节脱位,如脱位频繁宜用手术治疗,目的在于增强关节囊前壁,防止过分外旋外展活动,稳定关节,避免再脱位。手术方法较多,较常用的有肩胛下肌关节囊重叠缝合术和肩胛下肌止点外移术。

四、预后评价

无并发症的肩关节脱位很少需要手术复位,大多预后良好。复位后应当外固定,以减少复发率。但Rowe等报道,年龄小于20岁组复发率高达94％,20～30岁组亦达79％,随年龄增大复发率呈下降趋势。

第二节　肩锁关节脱位

一、概述

肩锁关节脱位(dislocation of the acromioclavicular joint)占肩部所有脱位的12％。肩锁关节由锁骨外侧端和肩峰组成,内有关节盘,外形为盘状或半月形状,对关节的活动与稳定起一定作用,年龄超过40岁以后,逐渐发生退变。肩锁关节的稳定主要依赖肩锁韧带和喙锁韧带,此外,附着于肩峰及锁骨的三角肌及斜方肌也有加强稳定肩锁关节的作用。肩锁韧带是包绕肩锁关节的关节囊增厚部分,肩锁韧带上部最为坚固,并与三角肌及斜方肌的肌纤维相混合。喙锁韧带是一直径较粗、坚强的韧带,起自锁骨外端下面,止于喙突基底,喙锁韧带分为两组,内侧为锥形韧带,外侧为斜方韧带,能加强关节囊,使关节更加稳定。

肩锁韧带主要维持肩锁关节水平方向的稳定,切断肩锁韧带及关节囊只发生锁骨外端水平方向前后的移位,锁骨外端没有明显的向上移位,而喙锁韧带主要是维持锁骨外端垂直方向的稳定,切断喙锁韧带后,锁骨外端发生明显的向上移位。

肩锁关节脱位的损伤机制通常是暴力直接作用于肩峰所致,也可通过间接机制引起,如跌倒时外伤暴力通过手或肘部向上传导致肩锁关节引起损伤。

二、诊断

1.病史

外伤后肩部疼痛肿胀、肩活动受限。

2.分型

(1)按损伤程度分类。

1)肩锁关节半脱位:仅关节囊及肩锁韧带断裂,锁骨外端向上移位轻。

2)肩锁关节完全脱位:伴有喙锁韧带断裂,锁骨外端与肩峰完全分离。

(2)Rockwood分类。

Ⅰ型:肩锁和喙锁韧带均拉伤未断裂。

Ⅱ型:肩锁韧带断裂而喙锁韧带拉伤。

Ⅲ型:肩锁和喙锁韧带均断裂。

Ⅳ型:韧带全部断裂,锁骨的远端向后移位进入或穿过斜方肌。

Ⅴ型:韧带和肌肉附着点全部断裂,肩峰与锁骨严重分离。

Ⅵ型:韧带全部断裂,远端锁骨脱位至喙突下方、肱二头肌及喙肱肌后面。

3.查体

体检时如患者全身情况允许,应采取坐位或站立位检查。患肢受重力的牵引作用,可使畸形表现得更为明显。

Ⅰ型损伤时,肩锁关节部位有轻度到中等程度的肿胀及压痛,锁骨外端没有移位及不稳定的表现,喙锁韧带部位没有压痛。

Ⅱ型损伤时,肩锁关节部位疼痛、肿胀较重,锁骨外端上翘高于肩峰,局部有压痛,按压锁骨外端有浮动感,锁骨外端水平方向前后移动范围增大,喙锁间隙可有压痛。

Ⅲ型损伤时,患者疼痛、肩部肿胀更为明显,患者常以健手托住患肢肘部,以减轻疼痛,锁骨外端明显上翘,从而使肩部外形成阶梯状畸形,由于喙锁韧带、斜方肌及三角肌在锁骨的附着处也有损伤,因此,锁骨外 1/4 均有压痛,锁骨外端按压时上下浮动,可出现"钢琴键"体征。

Ⅳ型损伤临床表现与Ⅲ型损伤相似,唯锁骨外端明显向后方移位,有时锁骨外端卡入斜方肌肌腹内,肩活动时疼痛症状明显。

Ⅴ型损伤是更为严重的Ⅲ型损伤,由于软组织损伤严重,上肢下坠,从而使锁骨外端上移更为明显,有时可引起臂丛神经受牵拉的症状。

Ⅵ型损伤时,由于锁骨外端向下方移位,因此不显示有阶梯状畸形。由于肩部软组织损伤重,因此肩部肿胀、疼痛明显,可合并锁骨、肋骨骨折以及臂丛神经损伤。

4.辅助检查

正位摄双肩 X 线片时,锁骨、肩胛冈、肩峰的影像有时会重叠,影响诊断,因此建议拍摄向头倾斜 10°的双肩正位 X 线片,以便清楚显示双侧肩锁关节间隙。

Ⅰ型损伤双肩锁关节对比 X 线检查,锁骨外端无移位,肩锁关节、喙锁间隙无增宽表现。

Ⅱ型损伤时,X 线检查显示锁骨外端轻度上移,肩锁关节间隙轻度增宽,可伴有锁骨外端或肩峰的骨折,肩关节应力 X 线检查喙锁间隙无明显增宽现象。

Ⅲ型损伤 X 线片显示锁骨外端明显上移,喙锁间隙增宽,对不能肯定诊断是否为Ⅲ型损伤时,可拍双肩应力 X 线片,如显示喙锁间隙增宽,则有助于诊断。

Ⅳ型损伤 X 线片显示有锁骨外端上移,喙锁间隙增宽,在腋位 X 线片显示有锁骨外端明显向后移位,不能拍摄腋位片时,可行 CT 检查,帮助诊断。

Ⅴ型损伤 X 线片显示锁骨上移明显,喙锁间隙较正常增加 2～3 倍,锁骨外端上移的表现主要是由于肩胛骨下坠移位所致。

Ⅵ型损伤时,X 线片显示锁骨外端向下方移位,可分为肩峰下脱位及喙突下脱位两种,肩峰下脱位表现为喙锁间隙变窄,而喙突下脱位时,使喙锁间隙变成相反方向的间隙。

为了显示锁骨外端前、后移位,应拍摄肩胛腋位片。

5.诊断标准

(1)患者多有明显外伤史,患肩疼痛,活动受限。

(2)查体局部疼痛、肿胀,锁骨外端上翘高于肩峰,局部有压痛,按压锁骨外端有浮动感。

(3)X 线显示脱位情况,必要时双侧对照。

三、治疗

(1)Rockwood Ⅰ 型、Ⅱ 型脱位行保守治疗,使用三角巾或吊带保护,上肢悬吊 5～7 d 症状减轻后早期进行肩关节功能训练。

(2)Ⅲ 型脱位治疗尚有争议,有人认为手术治疗与保守治疗效果相似,一般对年老体弱或非体力劳动者可采用非手术治疗,任何外固定方法都难以维持数周的复位,因此非手术治疗实际上意味着接受锁骨外端的移位,一般可用三角巾或颈腕吊带保护患肩,待症状减轻后开始进行肩关节功能训练。对年轻患者或体力劳动者可采用手术治疗,常用的手术方法为切开复位,以克氏针固定肩锁关节,同时修复肩锁韧带及喙锁韧带,或以拉力螺钉固定锁骨及喙突,同时修复肩锁及喙锁韧带,术中注意清除肩关节内破损的纤维软骨板,修复关节囊。

(3)Ⅳ 型、Ⅴ 型、Ⅵ 型脱位行手术治疗,手术方法很多,关节修补及韧带缝合方式有肩锁关节切开复位内固定、韧带修补重建、钢丝张力带或用钢丝缝合固定、锁骨外端切除等。

术后采用颈腕吊带保护 1～2 周,如内固定较为牢固,可早期使用患肢进行日常活动,2 周后可间断去除吊带进行功能锻炼,3 个月内避免患肢用力进行提拉活动。

四、预后评价

肩锁关节脱位及时诊断、早期治疗一般预后良好,少数患者可能遗留肩锁关节疼痛、肩锁关节炎。对于陈旧性肩锁关节脱位患者,如有肩部疼痛、肩锁关节炎,一般应行锁骨外端切除,同时重建喙锁韧带并用拉力螺钉固定锁骨和喙突。

五、最新进展

有人采用肩关节镜手术治疗陈旧性 Ⅱ 型肩锁关节脱位及遗留肩锁关节痛的患者,在关节镜下行锁骨外端切除术,手术创伤小、恢复快,疗效与切开手术相当。

第三节　肘关节周围骨折

一、前臂近端骨折

(一)尺骨鹰嘴骨折

尺骨鹰嘴骨折时肘关节的完整性受到破坏,故应当被看做为关节内骨折。因此解剖复位对关节屈伸等功能恢复至关重要。

1.损伤机制

尺骨鹰嘴骨折通常有两种机制:坠落伤或直接打击暴力,可造成粉碎性骨折,肱三头肌的紧张程度和肱三头肌腱膜的完整性决定着骨折块的移位情况。坠落导致的肘关节骨折,为间接暴力,发生在肘关节屈曲、手掌张开和肱三头肌激烈收缩时,可造成横断或斜行骨折。同样,骨折的移位程度取决于肱三头肌的紧张度、肱三头肌腱膜和骨膜的完整性。

规则:所有移位性尺骨鹰嘴骨折均伴有肱三头肌腱膜或骨膜的断裂。

2.查体

尺骨鹰嘴处疼痛、肿胀,一般为患处的血性渗出所致。由于肱三头肌功能障碍,患者肘关节不能主动伸直。注意查体时务必检查尺神经功能情况,尤其是粉碎性骨折,尺神经损伤并不少见。

3.影像学检查

肘关节屈曲90°的侧位X线片可以清楚地显示尺骨鹰嘴骨折以及骨折的移位情况。伸直位X线片上的无移位骨折并不充分可靠,因为有时骨折块只有在肘关节屈曲时才发生移位。骨折移位超过2 mm即被定义为移位性骨折。在儿童,10岁时鹰嘴骺骨化,16岁时融合。因此,对儿童尺骨鹰嘴骨折的诊断相对困难,必要时可以双侧拍片对照,以做出正确诊断。另外,肘后脂肪垫的出现和膨出的肘前脂肪垫均是尺骨鹰嘴骨折的征象。

4.合并损伤

尺骨鹰嘴骨折的常见合并损伤有:尺神经损伤、肘关节脱位、尺桡关节前脱位、桡骨小头骨折、桡骨干骨折和肱骨远端骨折等。

5.治疗

(1)无移位骨折的治疗。无移位骨折是指骨折块移位<2 mm的骨折。治疗多采用长臂石膏夹板制动固定,保持肘关节屈曲50°~90°,前臂中立位。石膏固定更加可靠,能够很好地塑形。手指和肩关节活动在固定完毕后即可进行,注意外固定后5~7 d拍X线片复查,除外可能的移位发生。骨折一般在6~8周愈合。对成人而言,石膏可提前1周去除,以防止关节僵硬的发生。

任何移位>2 mm的骨折都应当做移位骨折处理。针对稳定性骨折,有的医生选择后侧长臂夹板固定肘关节于90°屈曲位,不再进一步应用石膏管型固定。3~5 d即开始旋前、旋后活动,1~2周进行肘关节屈伸活动。骨折愈合后去除(通常为6周)。

(2)移位性骨折的治疗。尺骨鹰嘴移位性骨折包括:移位性横断骨折、粉碎性骨折、撕脱骨折及骨骺骨折。由于此类骨折均为关节内骨折,通常需要手术方法以达到解剖复位和固定之目的。另外,早期的急诊处理也十分重要,包括夹板固定制动肘关节于屈曲50°~90°位,患处冰敷,抬高患肢和止痛处理等。

6.并发症

最常见的并发症是肘骨性关节炎和肘关节活动障碍。骨折不愈合的发生率较低(5%)。

(二)桡骨头、颈骨折

桡骨头和桡骨颈骨折多发于成人,约占肘关节骨折的1/35。正常情况下,桡骨头的旋转是保证前臂旋前和旋后活动的基础,如果发生桡骨头骨折或是移位,则造成上述活动功能障碍,久而久之形成创伤性关节炎。因此,针对此类骨折的治疗,应着眼于旋转功能的恢复。根据治疗的目的,将桡骨头和桡骨颈骨折分为三类:①边缘性骨折(关节内骨折)。②颈骨折。③粉碎性骨折。对于无移位骨折,一般可尝试采用保守治疗措施;而对于大多数移位性骨折,大都要采取手术切开复位的方法。但是针对治疗方法,尤其是对损伤后开始活动的时间,依然存在争议。本章与其他的章节一样,无论是哪种观点,我们尽可能提供更加合理的治疗方法。

1.损伤机制

最常见的损伤机制是坠落伤,双手伸展位扑地,造成肘关节间接损伤。当肘关节处于伸直位时,暴力通过桡骨撞击肱骨小头,造成边缘性或桡骨颈骨折。当暴力进一步加大时,可导致粉碎性骨折、脱位和移位性骨折。

由于近端桡骨受到的暴力大小差异,成人和儿童的骨折是有所不同的。在成人,桡骨头和桡骨颈的边缘性或粉碎性骨折造成关节内骨折较常见;在儿童,移位性的桡骨骨骺损伤更为常见,而关节内骨折少见。

2.查体

当发生骨折时,局部疼痛、血肿性肿胀明显。前臂旋后时疼痛加重,可随活动减少而疼痛减轻。儿童骨骺损伤肿胀不明显,但有显著的触痛和活动时疼痛。如果患者合并有腕关节疼痛,还应高度怀疑远端尺桡关节的分离,以免漏诊。

规则:桡骨小头骨折合并有腕关节疼痛,提示远端尺端桡关节和骨间膜的分离(Essex-Lopresti 骨折脱位)。

3.影像学检查

肘关节斜位 X 线片对桡骨头和桡骨颈骨折具有重要的诊断价值。桡骨颈的压缩骨折在侧位片上能够更好地显示。若怀疑骨折,但不能最后确诊,则需要提供桡骨不同旋转角度下的 X 线片。另外,还应在肘关节侧位片上测量肱桡线(自桡骨中部通过肱骨小头中心的连线),注意隐匿性骨折和桡骨小头脱位的存在。

对于儿童桡骨小头骨骺损伤,肱桡线偏离肱骨小头中心,而且肱桡线走行的改变往往是儿童型骨折的唯一征象。另外,桡骨小头骨折和桡骨颈骨折容易合并肱骨小头骨折,检查时应高度重视。前侧或后侧脂肪垫的膨出也是关节囊肿胀的重要指征。

(1)前脂肪垫征。前脂肪垫位于肱骨冠状窝,大多数情况下可在正常 X 线片上发现。当发生骨折时,由于出血和关节囊肿胀,前侧脂肪垫则离开冠状窝向前移位。

(2)后脂肪垫征。后脂肪垫位于肱骨鹰嘴窝。由于鹰嘴窝较深,正常情况下 X 线透照不能被发现。当有外伤时,例如关节内骨折合并血肿形成,由于关节囊肿胀,后脂肪垫就可以被发现。在儿童,由于软骨发育和骨化中心等情况,对骨折的诊断就有困难。在这种情况下,后脂肪垫征就成为诊断关节内骨折的重要指征。有学者对肘部脂肪垫抬高患者进行了随访研究,以期明确隐形骨折的真实发生率。研究发现,重复 X 线片检查显示隐匿性占 6%～17%,MRI 检查则显示隐匿性骨折占到此类骨折的 75%。尤其是桡骨小头骨折,隐匿性骨折占 87%。其他常见的骨折类型为尺骨鹰嘴骨折和肱骨外上髁骨折。研究证实,对骨折做出诊断是选择正确治疗方法的基础。

规则:对于 X 线片无阳性发现的肘关节外伤,后脂肪垫征是隐匿性骨折的重要征象。

4.合并损伤

所有桡骨近端骨折都应当考虑合并肱骨小头骨折的可能性。另外,桡骨和尺骨之间骨间膜的破裂,以及远端桡尺关节损伤都是可能的合并伤。外翻应力可造成内侧副韧带的损伤或断裂;肱骨内上髁撕脱骨折在成人和儿童均较常见。

5.治疗

总之,对桡骨小头骨骺骨折,成角<15°者,可用长臂夹板悬吊制动 2 周,随时间可再塑形。若成角>15°,应实施复位;若成角>60°,则需要手术切开复位。

以下讨论成人桡骨小头骨折和桡骨颈骨折的治疗。

(1)边缘性骨折(关节内骨折)。

1)无移位骨折:桡骨小头边缘性骨折,若移位＜2 mm,或仅有轻度的压缩,可应用长臂夹板悬吊固定。若应用夹板固定,一般不要超过3～4 d,鼓励早期关节功能练习。

2)移位性骨折:当超过1/3的关节软骨面骨折且骨折移位或压缩超过2 mm,则需要手术方法进行治疗。急诊处理包括穿刺抽吸血肿以减轻疼痛,应用长臂夹板固定患肢于屈肘90°位和前臂中立位。移位性骨折累及关节软骨面不超过1/3时,复位后主张早期活动。所有该类骨折者应早期转诊。对于年轻患者,不建议做桡骨小头切除术。通过良好的手术技术把桡骨小头回置修复是治疗桡骨小头骨折的首选。

(2)桡骨颈骨折。

1)无移位骨折:无移位骨折和成角＜30°的骨折,可应用悬吊固定,或长臂夹板固定。目前,对治疗的选择依然存有争议,但不支持桡骨小头切除术。

2)移位性骨折:先应用长臂夹板固定。对骨折成角＞30°,或明显移位者,是手术复位固定的指征。

(3)粉碎性骨折。

1)无移位骨折:粉碎性,但没有明显移位的桡骨头和桡骨颈骨折,可采取保守治疗,即应用长臂夹板外固定。鼓励早期功能锻炼。

2)移位性骨折:先应用长臂夹板实施固定制动,若局部肿胀严重,早期行局部穿刺抽吸可减轻疼痛等症状。对重度桡骨头粉碎性骨折,可实施骨折块切除或桡骨头假体置换术。技术如下:①肘关节外侧消毒。②选择肘外侧三角区,即桡骨小头,肱骨外上髁和尺骨鹰嘴连线。此部位除关节囊外,只有肘肌和皮肤覆盖,而且无重要神经血管走行。③应用利多卡因实施局麻。④应用20 mL空针和18号针头进行穿刺。垂直皮肤直接进针,穿透关节囊后即可抽得积血(一般为2～4 mL)。

二、尺骨冠状突骨折

尺骨冠状突骨折分为三类:①无移位骨折;②移位性骨折;③移位性骨折合并肘关节后脱位。单纯的尺骨冠状突骨折较少见,大多伴有肘关节后脱位。

1.损伤机制

单纯尺骨冠状突骨折多为肘关节过伸伴有关节囊张力增大,导致撕脱。若尺骨冠状突骨折伴有肘关节后脱位,多为远端肱骨的"推出"机制所致。

2.查体

查体显示肘前窝肿胀和压痛。

3.影像学检查

侧位X线片可清楚显示尺骨冠状突骨折,但有时需加拍斜位片。移位性骨折,如撕脱骨折或与肱骨滑车撞击,往往为骨折并脱位。

4.治疗

尺骨冠状突骨折常合并肘关节脱位,治疗方法将在以下详述。

(1)无移位骨折。单纯无移位骨折可应用长臂夹板外固定加悬吊,保持肘关节屈曲90°和前臂旋后位。鼓励患肢主动活动练习。当然,对此类骨折的治疗仍然存有争论。但早期治疗很重要。

(2)移位性骨折。移位性骨折需要急诊处理,如果有肱尺关节不稳出现,须固定骨折块。

有学者主张应用牵引装置达到稳定关节之目的。若骨折块较小的移位性骨折，一般采用保守治疗措施，即选用长臂夹板外固定（类似无移位骨折治疗）。

（3）移位性骨折合并肘关节后脱位。关于移位性骨折合并肘关节后脱位的治疗，将在肘关节脱位中讲述。

5. 并发症

尺骨冠状突骨折可并发肘关节骨性关节炎，但发生率较低。

三、肱骨远端骨折

肱骨远端骨折是儿童最常见的骨折，好发于 3～11 岁；同时，在年龄超过 50 岁的骨质减少成人中也较常见。在儿童，60％的肘关节骨折为肱骨髁上骨折；在成人，此类骨折占骨折总量的 0.5％，而且往往为粉碎性。

肱骨远端由肱骨内髁和肱骨外髁组成。肱骨冠状窝是非常薄弱的区域，有时可发现该区域仅有透明的骨质连接内外侧髁。肱骨内髁关节面称作肱骨滑车，而外侧关节面称作肱骨小头。肱骨远端内外侧非关节面的部分称作肱骨内外上髁，肱骨内上髁为前臂屈肌群止点，肱骨外上髁为前臂伸肌群止点。肱骨内外上髁近端分别为肱骨内外上髁嵴，也是前臂肌肉的附着点。包括肱骨内外上髁嵴的远侧部分解剖学上即为肱骨远端。如果发生骨折，由于这些肌肉的牵拉作用，易造成骨折移位，甚至复位困难。

充分认识该部位的神经血管束对骨折评价和治疗很重要。详细内容将在"特殊类型骨折"中描述。

1. 损伤机制

肱骨远端骨折有两种常见机制。

直接损伤机制：肘关节屈曲，直接的暴力导致肱骨远端骨折。骨折块位置取决于暴力大小和方向，以及肘关节和前臂的原始体位（例如前臂屈曲旋后位），和肌肉的紧张度。

间接损伤机制：手处于伸展位，间接暴力通过传导导致肱骨远端骨折。同样，暴力的大小和方向，以及肘关节和前臂的原始体位，和肌肉的紧张度，决定着骨折块的位置。超过 90％的肱骨远端骨折由间接暴力造成。典型的骨折为伸直型骨折，即骨折块向后移位。对于屈曲型骨折，即骨折块向前移位，仅占肱骨远端骨折的 10％。当然，无论是直接损伤机制，还是间接损伤机制，都可以导致屈曲型骨折。

2. 查体

急诊接诊医生应进行详细的查体，尤其应检查并记录肱动脉、桡动脉和尺动脉的搏动情况，以及正中神经、桡神经和尺神经的功能，并和对侧未受伤肢体做比较。

（一）肱骨髁上骨折

肱骨髁上骨折，好发于 3～11 岁儿童。该骨折是肱骨远端的横断骨折，位于关节囊之上，造成肱骨干与肱骨髁分离，为关节外骨折。依据肱骨远端骨折块的位置，将肱骨髁上骨折分为：①伸直型（后脱位）。②屈曲型（前脱位）。大多数肱骨髁上移位性骨折（95％）为伸直型。无移位性和轻度移位性骨折仅占全部骨折的 25％。对此类骨折，X 线片诊断显得困难，应特别注意一些微小的变化，例如后脂肪垫征和异常的肱骨前线等，有时是唯一的诊断线索。肱骨前线为侧位 X 线片上，自肱骨前面通过肘关节的连线。正常情况下，肱骨前线通过肱骨小头中 1/3。当发生伸直型骨折时，该线将通过肱骨小头的前 1/3 处，或是直接位于肱骨小头前方。另外一个判断儿童肱骨髁上骨折的方法则是测量提携角角度,即侧位 X 线片上,自通过肱骨干中段的直线与通过尺骨干中段的直线的交角。正常提携角为 $0°\sim12°$,当 $>12°$ 或双侧不对称,则提示骨折存在。

(二)伸直型肱骨髁上骨折

1.损伤机制

最常见的损伤机制为坠落伤,上肢伸展伴肘关节伸直位(间接损伤机制)。儿童肘关节前方关节囊和侧副韧带相对于骨骼更健壮,因而经常发生骨折,却没有韧带结构损伤。20 岁以上成年人,常见的是骨折伴有韧带结构损伤。其次的损伤机制为直接损伤机制,即直接的暴力作用于肘关节造成的损伤。

2.查体

新鲜损伤往往肿胀不显著,但疼痛明显。由于肱三头肌的牵拉,肱骨远端骨折块可于肘关节后方和上方触及。对局部肿胀明显的病例,由于尺骨鹰嘴突出和关节后方凹陷的出现,应注意和肘关节后脱位鉴别。另外,与未受伤的对侧相比,患侧前臂可出现缩短。

3.影像学检查

肘关节正侧位 X 线片是重要的影像学检查方法。在儿童,还可与对侧对比。后脂肪垫征、肱骨前线异常和提携角 $>12°$ 时,提示隐匿性骨折可能。必要时还应加拍斜位片。

4.合并损伤

肱骨远端骨折常伴有神经血管损伤,有时无移位骨折也可伴有此类并发症。常见的合并损伤有正中神经和肱动脉损伤。对后内侧移位的骨折,更易造成正中神经损伤。查体时应记录桡动脉、尺动脉和肱动脉的搏动情况,也可应用脉搏血氧计记录脉率和血红蛋白饱和度,进一步确证临床发现。即使动脉有搏动存在也不能排除严重的血管损伤,该类情况有 3 种:①动脉壁挫伤。②内膜撕裂。③动脉裂伤。另外,检查和记录桡神经、尺神经和正中神经的运动和感觉支配情况。因此,遇到肱骨远端骨折,应实施细致的查体,明确是否有神经血管的伴发损伤,并做好记录。另外,还应尽量避免实施手法复位时造成的神经血管损伤。

5.治疗

患者应及早就诊。对此类骨折,有时手法复位十分困难,并能造成并发症发生。如果移位性骨折合并血管损伤,应及时急诊处理,以免造成肢体坏死等并发症。还应注意骨筋膜室综合征和神经血管损伤的诊断。

(1)无移位骨折。对无移位性和成角 $<20°$ 的伸直型肱骨髁上骨折,可应用长臂夹板固定制动,固定范围自腋窝到掌骨头近侧,夹板至少环绕上肢直径的 3/4,肘关节屈曲 90°,患肢悬吊,并应用冰敷减轻肿胀。注意肢体远端动脉的搏动情况,若发现脉搏缺失,应将肘关节伸直 $5°\sim15°$,或直至搏动出现为止。患者应留院观察,进一步判定神经血管的功能。

规则:对肱骨髁上骨折,最初先不要应用石膏外固定。

对于无移位性伸直型肱骨髁上骨折,成角 $>20°$,急诊处理可应用夹板固定、冰敷、抬高患肢等措施,请骨科医生会诊,并在全麻或局麻下实施复位。有作者主张应用钢针固定肱骨髁上骨折。严重的肿胀会影响复位效果,此时则需要经皮钢针固定,或是切开复位内固定。

(2)移位性骨折。对于移位骨折,不伴有神经血管损伤者,可请有经验的骨科医生尝试复位。对造成血管损伤和患肢缺血者,如无条件请骨科医生会诊,也应该由急诊医生立即实施骨折的复位,可以早期解除对血管的压迫。

1)第一步进行复位准备和必要的镇惊措施。

2)由助手握持骨折近端,术者握持腕部,实施纵向牵引,直至患肢长度接近正常。

3)术者轻轻过伸肘关节,以使骨折解除锁定,然后向前压远端骨折块,纠正内外侧成角。同时,助手可对近端骨折块实施较缓和的后向压力,以利复位。

4)为完成复位,肘关节应屈曲以保持正常力线,并从后方对远端骨折块施加压力。肘关节可屈曲至动脉搏动减弱为止,然后再伸直 $5°\sim15°$,重新检查动脉搏动情况并记录。

复位后,应用长臂夹板外固定。关于前臂的位置,尚存有争论。在儿童,若远端骨折块向内侧移位,前臂应制动于旋前位;反之,骨折块向外移位者,前臂应旋后位。在成人,前臂应制动于中立位或轻度旋前位。术后患肢悬吊并可应用冰敷以减轻肿胀。复位术后常规拍片复查。患者应得到及时随诊,进一步观察神经血管的功能。

注意:反复的手法复位会造成邻近神经血管的损伤,应高度注意。

手术切开复位内固定指征如下。

(1)闭合复位失败者。

(2)合并前臂骨折者。

(3)闭合复位后不能保持骨折稳定者。

(4)神经血管损伤需手术修复者。

6.并发症

(1)神经血管损伤,可引起急性或迟发性症状。如怀疑血管损伤,可行血管造影检查。如发生骨筋膜室综合征,应行筋膜室切开减压。尺神经瘫痪为晚期并发症。

(2)在儿童,易并发肘内翻和外翻畸形,往往因远端骨折块对位不良引起。

(3)在成人,因长期制动而易并发肘关节屈伸功能受限和关节强直。因此,复位后,应在术后 $2\sim3$ d 就开始前臂旋前和旋后活动;$2\sim3$ 周,应去除夹板,实施肘关节的屈伸锻炼。

(三)屈曲型肱骨髁上骨折

屈曲型肱骨髁上骨折多为直接暴力引起:当肘关节屈曲时,直接暴力自后方造成肘关节损伤。间接暴力(坠落伤,上肢伸展位)偶尔也造成屈曲型骨折。

1.查体

患肢呈屈曲位,鹰嘴突消失。

2.影像学检查

常规正侧位 X 线片检查。后脂肪垫征对诊断具有重要意义。测量肱骨前线和提携角的变化提示隐匿性骨折的存在。

3.合并损伤

神经血管损伤较少见。在实施手法复位前,检查并记录血管搏动和神经功能情况。

4.治疗

移位性骨折应早期实施复位术,复位后钢针内固定是经常采用的方法。当发生血管危象并影响肢体血供时,更应尽早复位。复位时,肘关节屈曲位,实施纵向牵引和对抗牵引。术者向后推挤远端骨折块。骨折对位后,肘关节伸直并保持伸直位,应用长臂后侧夹板固定。我们选择肘关节不全伸直位固定(35°),以防止远期的肘关节强直等并发症。但有的学者主张肘关节应保持在完全伸直位。术后抬高患肢,局部冰敷并应用止痛处理。对闭合复位失败和不稳定型骨折应采用手术切开复位内固定术。

5.并发症

屈曲型肱骨髁上骨折可出现严重的并发症。

(1)肘关节强直和肘关节屈伸障碍,尤见于肘关节完全伸直位固定者。

(2)少见神经血管损伤,包括迟发型尺神经瘫痪。

(3)骨筋膜室综合征,导致 Volkmann 缺血性肌挛缩。

(4)若复位不良,会出现畸形和肘关节功能障碍。

(四)肱骨经髁骨折

此类骨折横切肱骨内外髁,骨折线位于关节内,常见于 50 岁以上骨质减少者,骨折远端骨折块可向前移位(屈曲型)或向后移位(伸直型),无移位骨折多见。其损伤机制、X 线表现和治疗方法类似于肱骨髁上骨折,但经常发生鹰嘴窝和冠状窝的骨痂沉积,导致肘关节屈伸范围减少。患者应及时就诊。

其中屈曲型经髁骨折为 Posadas 骨折,多有直接暴力作用于屈曲的肘关节,远端髁骨折块向前移位。受伤后,患处肿胀、疼痛,鹰嘴突消失,肘前窝饱满。Posadas 骨折多伴有桡骨和尺骨的后脱位。急诊处理不必强求复位,以免引发血管危象,可应用长臂后侧夹板外固定,尽早就诊于专业医生。若发生血管危象,鹰嘴骨牵引是较好的选择。Posadas 骨折可出现急性或迟发性神经血管损伤。由于复位欠佳和骨痂形成而造成的肘关节屈伸活动障碍也是常见的并发症。

(五)肱骨髁间骨折

肱骨髁间骨折多发于 50 岁以上患者,实际为肱骨髁上骨折伴有垂直骨折线,根据骨折线的形状,有"T"形和"Y"形骨折线等。"T"形骨折有单一的横行骨折线,"Y"形骨折则有两条通过肱骨髁上骨折线。依据骨折块分离的程度,将骨折分为两类:①无移位骨折。②移位性、旋转型或粉碎性骨折。无移位骨折指肱骨头和肱骨滑车间没有移位,如果肱骨头和肱骨滑车间存在移位,但在冠状面上没有旋转,为移位性骨折。移位性和无移位骨折均不伴有囊韧带的损伤,因此,骨折块可维持在原位。骨折移位合并旋转是指肱骨头和肱骨滑车分离并旋转,其中旋转主要由于附着于肱骨上髁的肌肉牵拉所致。另外,累及关节面的重度粉碎性骨折和肱骨髁的严重分离也可发生。

1.损伤机制

最常见的损伤机制为直接暴力,致使尺骨鹰嘴在滑车部位进入远端肱骨。此时,肘关节的位置决定着骨折为屈曲型还是伸直型移位。骨折块伸直型或是向后移位型更为常见。由于附着于上髁肌肉的牵拉,骨折块旋转也较多见。肱骨髁可造成分离,或是与肱骨干分离,分离程度与暴力的大小和方向,以及肌肉的紧张度相关。总之,较大的暴力往往造成程度较重的骨折移位。

2.查体

常见前臂缩短。对伸直型骨折,可触及肘后空虚和鹰嘴突出。

3.影像学检查

常规行正侧位 X 线片检查,对显示不清的粉碎性骨折,还可行 CT 检查,并对手术有所帮助。

4.合并损伤

常常合并神经血管损伤。

5.治疗

肱骨髁间骨折患者应及时就诊,以便确定治疗方案。

(1)无移位骨折。此类骨折为稳定型骨折,可应用长臂后侧夹板外固定,前臂保持在中立位,患肢悬吊并抬高,冰敷还可减轻水肿。2~3周开始主动活动练习。

(2)无移位性、旋转型或粉碎性骨折。此类骨折虽然较少见,但治疗却较困难,应及早就诊,可先应用夹板固定和冰敷。

过去认为手术治疗的风险性较大,现在的观点认为手术是有效的方法。对存在手术禁忌证的患者,可应用鹰嘴牵引等方法。总之,对治疗方式的选择,取决于骨折的类型、患者的运动强度以及医生的建议。手术切开复位内固定和骨牵引是最常用的两种方法。对老年重度粉碎性骨折,可实施肘关节置换。

6.并发症

(1)肘关节功能障碍,最为常见。

(2)创伤性关节炎。

(3)神经血管并发症,少见。

(4)畸形愈合和骨折不愈合,少见。

(六)肱骨髁骨折

肱骨髁包括关节面部分和非关节面的上髁部分。因此,所谓肱骨髁骨折,既可累及关节面部分,也累及非关节面的部分,共同形成了骨折块。骨折可包含内髁(肱骨滑车和肱骨内上髁)和外髁(肱骨头和肱骨外上髁)。骨折块可累及外侧滑车嵴,否则此结构依然附着于近侧。这个特征十分重要,因为外侧滑车嵴向远侧移位,揭示肘关节内外侧和尺桡骨的不稳定。

(七)肱骨外髁骨折

肱骨外髁的位置较为突出,很容易造成骨折。

1.损伤机制

常见有两种损伤机制。一是当肘关节屈曲时,直接暴力从后方作用造成骨折;二是肘关节伸直位时,造成肘关节内收和过伸的暴力导致骨折。在儿童,由于伸肌的牵拉,骨折易于旋转。在成人骨折旋转很少见。

2.查体

常见患处局部肿胀和触痛。

3.影像学检查

正侧位 X 线片可清晰显示髁间距离。肱骨外髁骨折后骨折块可向前方移位,但是通常向后方和下方移位。当外侧滑车嵴未受累及时,可发生尺骨移位。在儿童,因成骨尚未完成,应实施双侧拍片对比。

4.合并损伤

无明显的合并损伤。

5.治疗

由于并发症发生率较高,对外髁骨折应进行严密评估和随访。

(1)骨折未包含外侧滑车嵴。

1)无移位骨折:以长臂后侧夹板外固定,肘关节保持屈曲位,前臂旋后位,腕关节伸直位,以减轻伸肌的牵拉作用,患肢悬吊,2 d后查 X 线片。当肿胀减轻后,可改用石膏外固定。

2)移位性骨折:患者应及时就诊,临时应用长臂后侧夹板外固定,择期实施手术切开复位内固定术为首选。

(2)骨折包含外侧滑车嵴。

1)无移位骨折:由于此类骨折多为非稳定性骨折,初期可应用长臂前侧和后侧夹板外固定,保持肘关节>90°屈曲位,前臂旋后和腕关节伸直位。2～3 d拍X线片复查,可应用石膏外固定。

2)移位性骨折:患者应及时转诊到骨科就诊。此类骨折是手术切开复位内固定术的指征。闭合复位术常导致肘外翻畸形。

6.并发症

肱骨外髁骨折可导致以下并发症:①肘外翻畸形。②前臂外侧转位。③关节囊和软骨损伤导致的关节炎。④迟发型尺神经麻痹。⑤儿童骨骼过度生长和由此导致的肘内翻畸形。

(八)肱骨内髁骨折

此类骨折较肱骨外髁骨折少见。

1.损伤机制

有两种损伤机制。一是直接暴力通过尺骨鹰嘴向内侧作用导致内髁骨折;二是前臂伸直位,肘关节外翻导致内髁骨折。

2.查体

肱骨内髁压痛,腕关节在抵抗阻力屈曲时患处疼痛常见。

3.影像学检查

基本同肱骨外髁骨折的影像学表现,只是由于屈肌的牵拉作用,骨折远端骨块向前方和下方移位。

4.合并损伤

无明显的合并损伤。

5.治疗

(1)骨折未包含外侧滑车嵴。

1)无移位骨折:应用长臂后侧夹板外固定,保持肘关节屈曲位,前臂旋前和腕关节屈曲位。注意拍X线片复查,防止后期骨折的移位。

2)移位性骨折:早期的急诊处理包括制动、冰敷、患肢抬高,以及手术内固定等。

(2)骨折包含外侧滑车嵴。

1)无移位骨折:由于此类骨折多为非稳定性骨折,初期可应用长臂前侧和后侧夹板外固定,保持肘关节>90°屈曲位,前臂旋前和腕关节屈曲位。2～3 d拍片复查,可应用石膏外固定。

2)移位性骨折:早期的急诊处理包括制动、冰敷、患肢抬高及手术内固定等。

6.并发症

(1)创伤性关节炎。

(2)骨折对位不良导致的肘内翻畸形。

(3)迟发型尺神经麻痹。

(九)关节面骨折

此类骨折限于肱骨小头和肱骨滑车,很少为单独的损伤,常合并肘关节后脱位。肱骨滑车骨折更为少见,但需及时诊治。

(十)肱骨小头骨折

此类骨折仅占整个肘外伤的 0.5%～1%,占肱骨远端骨折的 6%。

1.损伤机制

多为手伸展位,暴力作用于手部,通过桡骨传导至肱骨头导致骨折。由于肱骨头无肌肉附着,因而骨折块往往无移位。移位往往因为肘关节的活动。

2.查体

骨折早期,可能没有明显的症状和体征。后期,由于血肿等因素,可有肿胀、疼痛等出现。若骨折向前移位进入桡窝,肘关节则不能完全屈曲且伴屈曲疼痛;若骨折向后移位,肘关节活动障碍,且随肘关节屈曲疼痛加重。

3.影像学检查

侧位 X 线片可显示肱骨头相对于原位置,向前或近端移位。

4.合并损伤

常合并桡骨小头骨折。70%的骨折合并尺侧副韧带损伤。

5.治疗

对小的肱骨头骨折块(关节软骨和软骨下骨)可实施切除。但随着手术技术的改进,手术内固定是最常用的措施。早期急诊处理包括应用后侧夹板外固定、冰敷、患肢抬高和止痛等。若骨折块较大,或是骨折包括部分滑车,是手术指征。但无论是闭合复位和切开复位,准确地复位是肱桡关节良好功能的保证。

6.并发症

(1)创伤性关节炎。

(2)骨折块的缺血性坏死。

(3)关节功能障碍。

(十二)肱骨上髁骨折

多见于儿童,其中肱骨内上髁骨折多于肱骨外上髁骨折。

肱骨内上髁骨化中心在 5～7 岁出现,大约到 20 岁时与肱骨远端融合。肱骨内上髁撕脱骨折常合并于肘关节后脱位,且可被触及,单纯的内上髁骨折移位较少见。

(十三)肱骨内上髁骨折

1.损伤机制

有三种常见的损伤机制。

(1)较常见的肱骨内上髁撕脱骨折好伴发于儿童和青少年的肘关节后脱位。但年龄超过 20 岁时则较少见。

(2)前臂屈肌旋前肌肌腱止点位于肱骨内上髁骨化中心。反复的肘关节外翻应力可导致骨折,且骨折向远端移位,常见于青少年棒球运动员,有所谓"小队员肘"之称。

(3)单纯成人肱骨内上髁骨折多为直接暴力导致。

2.查体

若肱骨内上髁骨折合并于肘关节后脱位,肘关节常处于屈曲位,鹰嘴突出。若为单纯骨折,则局部压痛明显。疼痛随肘关节屈曲、以及前臂和腕关节的旋前而加重。查体时还要注意尺神经的功能情况。

3.影像学检查

在儿童和青少年,应双侧对比。注意当骨折块移位至关节线时,有进入关节内的可能。注意对骨化中心出现和融合时的表现。肱骨内髁骨化中心在 5～7 岁时出现,在 18～20 岁时融合。而肱骨外上髁骨化中心在 9～13 岁时出现,在 14～16 岁时融合。

4.治疗

若骨折移位<4 mm(通过测量骨折块和肱骨之间的间隙),可应用长臂后侧夹板外固定,保持肘关节和腕关节屈曲位,且前臂旋前。若骨折伴发于肘关节脱位,先实施脱位复位,然后再观察骨折,若骨折块进入关节内,应实施切开复位术。

5.合并损伤

常伴发肘关节后脱位。

6.并发症

如果持续骨折移位会造成尺神经骨性卡压。另外,还有肘关节后脱位的并发症。

(十四)肱骨外上髁骨折

此类骨折很少见,常由直接暴力导致,而且往往多为髁骨折而非外上髁骨折。大多数骨折为无移位骨折,治疗方法相应也较简单。

第四节　髋关节脱位

髋关节由髋臼和股骨头构成,是典型的杵臼关节,髋臼周围有纤维软骨构成髋臼盂唇,增加髋臼深度,股骨头软骨面约占球形的 2/3。髋关节周围有坚强的韧带和强壮的肌群,有很好的稳定性以适应其支持体重和行走功能,因此,髋关节脱位多为高能量损伤造成。按照股骨头脱位后的方向可以把髋关节脱位分为前脱位、后脱位和中心性脱位,以后脱位最常见,中心性脱位实际是髋臼骨折后的脱位。

一、髋关节后脱位

(一)概述

后脱位占髋关节脱位的 85%～90%,多由间接暴力引起,当髋关节屈曲 90°时,内收内旋股骨干,使股骨颈前缘与髋臼前缘形成杠杆支点,当股骨干继续内收内旋时,股骨头受杠杆作用离开髋臼,造成后脱位,或外力作用于膝部沿股骨干方向向后,或外力作用于骨盆由后向前,亦可使股骨头向后脱位,有时合并髋臼后缘或股骨头骨折。

(二)诊断

1.病史

患者往往有明显的外伤史,如高空坠落、车祸等,有些患者能够回忆受伤时髋关节处于屈曲位,受伤后患者感髋部疼痛,不能活动。

2.查体

(1)髋关节处于屈曲、内收、内旋弹性固定位,下肢有短缩畸形,大粗隆向后上脱位可达

Nelaton 线之上,患侧臀部可以触及股骨头。

(2)注意检查坐骨神经功能。

3.影像学检查

(1)常规检查。拍摄受伤侧髋关节的正侧位 X 线片,明确髋关节脱位的类型和有无髋臼后壁或股骨头骨折。

(2)特殊检查。术前对怀疑有髋臼或股骨头骨折的患者行 CT 检查可以对骨折情况明确诊断,判断是否需要手术固定骨折,复位后关节不匹配者,CT 检查可以发现是否有碎骨片残留于关节内。

4.分类

常用的是 Thompson 和 Epstein 分类。

Ⅰ型:脱位伴有或不伴有微小骨折。

Ⅱ型:脱位伴有髋臼后缘的单个大骨块。

Ⅲ型:脱位伴有髋臼后缘的粉碎骨折,有或没有大碎片。

Ⅳ型:脱位伴有髋臼底骨折。

Ⅴ型:脱位伴有股骨头骨折。

对于Ⅴ型骨折脱位,Pipkin 又分为 4 个亚型。

Ⅰ型:髋关节后脱位伴股骨头中央凹尾端的骨折。

Ⅱ型:髋关节后脱位伴股骨头中央凹头端的骨折。

Ⅲ型:Ⅰ型或Ⅱ型后脱位伴股骨颈骨折。

Ⅳ型:Ⅰ型或Ⅱ型后脱位伴有髋臼骨折。

5.诊断标准

(1)患者多有明显外伤史,髋关节多在屈曲位受伤。

(2)查体髋关节处于屈曲、内收、内旋弹性固定位,下肢有短缩畸形。

(3)X 线显示股骨头脱出于髋关节后方,CT 可以明确有无合并骨折及骨折的详细情况。

(三)治疗

1.保守治疗

所有类型的新鲜髋关节后脱位患者不论是否合并骨折,均应麻醉下急诊手法复位,脱位时间越长,发生股骨头缺血坏死和创伤性关节炎的可能性越大。复位方法有 Allis 法、Stimson 法和 Bigelow 法,下文以 Thompson 和 Epstein 分类介绍治疗方法。

(1)Ⅰ型脱位。复位后再拍摄 X 线片,观察髋关节间隙是否与正常侧一致,若关节间隙变宽,提示翻转的髋臼缘或骨软骨块残留于关节内,行 CT 检查明确诊断后手术清除关节内血块。

许多结构阻碍复位,如梨状肌、闭孔内肌、上下孖肌、股骨头脱出后关节囊的"纽孔柱"嵌顿等,若复位不成功避免反复复位,应及时切开复位。

复位之前,应检查患者有无坐骨神经损伤,复位后亦应对坐骨神经的功能进行记录。复位成功后患者皮肤牵引 3～4 周后,扶拐杖下地,2～3 个月不负重,以免缺血的股骨头塌陷,1 年内定期复查注意有无股骨头坏死。

(2)Ⅱ～Ⅳ型脱位。应争取在 12 h 内复位,若复位成功,临时骨牵引,伴有的骨折可延迟5～10 d 再行手术治疗,对于手法复位不成功的患者要及时切开复位。

（3）Ⅴ型脱位。PipkinⅠ型或Ⅱ型损伤闭合复位往往成功,复位后复查X线片和CT证实为同心圆复位,股骨头骨折解剖复位,继续骨牵引6周。无法闭合复位或非同心圆复位,应行手术治疗,PipkinⅢ型或Ⅳ型损伤往往需要手术治疗。

2.手术治疗

（1）Ⅰ型脱位。手法复位不成功或非同心圆复位需切开复位,通常采用髋关节后方入路,通过关节囊的撕裂处显露髋臼,清理里面的血块和碎片,清除所有阻挡物后复位关节,术中注意保护坐骨神经。

（2）Ⅱ～Ⅳ型患者。手法复位不成功的患者要及时切开复位。手法复位成功者,骨折可延迟5～10 d再行手术治疗,期间摄X线片和CT检查,进一步明确骨折情况,对于Ⅱ型脱位后壁骨折大于1/2和Ⅲ型、Ⅳ型脱位的骨折参照髋臼骨折的手术方法。

（3）Ⅴ型脱位。PipkinⅠ型或Ⅱ型损伤无法闭合复位、复位后大的股骨头骨块位于关节外或不是同心圆复位,应行手术治疗。术中清除小骨折块,大的骨折块采用拉力螺钉或可吸收螺钉固定,再复位骨折。PipkinⅢ型脱位的治疗尚有争议,年轻患者多采用切开复位、股骨颈骨折内固定、带血管骨移植,老年人建议行人工髋关节置换,PipkinⅣ型脱位年轻患者多采用切开复位髋臼复位内固定和股骨头骨折复位内固定,老年人行人工髋关节置换。

（四）预后评价

髋关节后脱位后,如果没有发生股骨头缺血坏死和创伤性关节炎,预后通常良好。

早期轻柔的复位以缩短股骨头血供受损的时间,是防止股骨头缺血坏死的重要措施,髋关节脱位后股骨头缺血坏死率在10%～20%,创伤性关节炎的发生率约在25%。髋关节脱位后可发生异位骨化,特别是必须实行手术复位时,发生率约在3%,幸运的是,异位骨化通常不会致残。

（五）最新进展

目前,随着人工全髋关节置换术的大量开展,全髋关节置换术后的髋关节脱位也日益增多,如何治疗这类特殊的髋关节脱位是摆在骨科医生面前的难题。Forsythe等比较了初次置换的人工全髋关节脱位闭合复位成功后与没有脱位的人工全髋的功能,虽然在WOMAC或SF-12功能评价中没有明显差别,但未脱位组的生活评分和满意度高于脱位组。人工全髋关节初次脱位后大多数学者主张非手术治疗,在良好的麻醉肌松下轻柔地复位,需要注意的是经历了全髋关节置换的患者大多有骨质疏松,牵引复位时特别要防止股骨骨折。如果全髋关节经历了2～3次或以上的脱位,很可能存在关节不稳定的因素,要通过详细体检、X线片、CT等检查仔细分析原因,这时多需要手术治疗。

Khan等试图通过分析以往文献选择是手术复位还是闭合复位治疗全髋关节置换术后的髋关节脱位,但发现这些文献中的研究缺乏随机对照原则,作者提倡一个多中心的随机对照研究以保证大样本量,获得可信的研究结果。

二、髋关节前脱位

（一）概述

前脱位不常见,占创伤性髋关节脱位的10%～12%。髋关节前脱位的原因以外力杠杆作用为主,当患髋因外力强力外展时,大粗隆顶端与髋臼上缘相接触,患肢再继续外旋,迫使股骨头从前下方薄弱的关节囊脱出,造成股骨头向前下方脱出。

(二)诊断

1.病史

患者髋关节受伤时多处于外展、外旋位,当受到外伤后髋部疼痛,呈外展外旋屈曲位弹性固定,不能活动。

2.查体

(1)髋关节处于外展外旋屈曲弹性固定位,在闭孔或腹股沟附近可以触及股骨头,髋关节功能丧失,被动活动引起肌肉痉挛和疼痛。

(2)注意检查股神经功能和股动脉搏动。

3.影像学检查

(1)常规检查。拍摄受伤侧髋关节的正侧位 X 线片,明确髋关节脱位的类型。

(2)特殊检查。对怀疑有髋臼前壁或股骨头骨折的患者应行 CT 检查。

4.分类

Epstein 根据股骨头脱位后的位置分为闭孔型和耻骨型。

5.诊断标准

(1)患者多有明显外伤史,髋关节多在外展、外旋位受伤。

(2)查体髋关节处于屈曲、外展、外旋弹性固定位。

(3)X 线显示股骨头脱出于髋关节前下方,CT 可以明确有无合并骨折及骨折的详细情况。

(三)治疗

1.保守治疗

前脱位多可以通过手法复位成功,适当地纵向牵引大腿,用帆布吊带向侧前方牵拉大腿近端,同时向髋臼推股骨头即可复位。

2.手术治疗

当有股直肌、髂腰肌、关节囊嵌入阻碍复位时,可以通过 Smith-Peterson 入路行切开复位。

(四)预后评价

髋关节前脱位合并骨折较少,故预后较好。

第五节 髋关节骨折

髋关节骨折包括囊内骨折和囊外骨折。对于髋关节囊内骨折,临床治疗方式主要包括内固定术,半髋置换和全髋置换,具体进行手术时还要面临内固定钉的选择、手术入路的选择等,这些都是近年来讨论的热点内容。对于髋关节囊外骨折,手术方式主要包括髓内内固定和髓外内固定,手术时需要注意选择内固定植入物、是否使用外固定支架、植入物置入方式等,这也是近年来讨论的主要内容。

根据我们所统计的大部分结果表明,对于高龄髋关节囊内骨折的患者,全髋置换在术后功能恢复、疼痛程度、二次手术率等方面相比于内固定术具有明显的优势。但是并没有足够证据表明全髋置换和半髋置换,半髋置换和内固定术的手术效果具有明显差异,需要进一步做高质量的研究进行比较。

对于囊外骨折的患者,并没有足够的证据显示各种髓内植入物(Gamma 钉,IMHS 以及其他髓内钉)和滑动髋螺钉具有明显的手术效果差异,但是对于转子间骨折,滑动髋螺钉治疗更优于其他方式。髁部至股骨头的髓内钉置入在术后功能和疼痛等方面劣于髓外植入物固定术。对于是否在植入髓内钉的同时进行外固定支架固定,仍需进一步的研究。

一、髋关节囊内骨折

(一)内固定术与关节置换术治疗髋关节囊内骨折的效果比较

股骨近端骨折,或者称为"髋部骨折",可分为囊内骨折和囊外骨折两种,囊内骨折可进一步分为移位型和无移位型。移位型骨折包括压缩型或者内收、外展型骨折。移位型髋关节囊内骨折若不及时有效治疗可导致骨不连,进而引起髋关节持久性疼痛以及负重障碍。该类型骨折通常需要手术治疗,通过内固定术保留股骨头或者进行假体置换以恢复关节功能,但该类型的骨折仍被学术界称为"未解决的骨折",因为内固定保留股骨头治疗和假体置换术的优劣性仍存在极大争议。

该类骨折的内固定治疗是指先在 C 臂机 X 线引导下进行骨折有效复位,然后以螺钉或者克氏针进行临时固定后再选择不同种类内固定器进行进一步固定。

髋关节囊内骨折的关节置换术治疗是指以人工假体替换股骨头,可分为半髋关节置换和全髋关节置换术(total hip replacement,THR)。半髋关节置换指置换股骨头,保留原髋臼结构。半髋关节置换的种类主要可分为单极和双极两种。全髋关节置换同时涉及股骨头及髋臼结构的替换。人工髋臼的成分主要是高密度的聚乙烯。假体的股骨柄部分通常运用骨水泥固定或者以"压配"方式进行插入。

内固定方式治疗髋关节囊内骨折的主要并发症是骨折愈合障碍,这可导致骨折固定后移位或者骨不连,有研究统计显示有 20%～35% 的移位性髋关节囊内骨折可发生骨不连,另外一种主要的并发症是股骨头缺血性坏死,发生率约为 5%～30%。内固定治疗其他的并发症还有内固定退出,植入物周围骨折以及内固定断裂等。

关节置换术的主要并发症包括伤口周围皮肤坏死,假体植入后感染,关节脱位,假体柄松动,人工髋臼部松动、磨损,假体断裂,假体周围骨折以及骨水泥不良反应等。

(二)内固定术不同手术入路及辅助技术治疗髋关节囊内骨折效果比较

股骨近端骨折,或称为髋部骨折,可分为髋关节囊内骨折和囊外骨折两大类,囊内骨折可进一步分为移位型骨折和无移位型骨折。无移位型骨折包括嵌插型骨折和内收型骨折,关于囊内骨折有很多分型方式,但是很多都缺乏临床可靠性和实用性,此类骨折大多需要手术治疗,手术方式主要有内固定或者进行股骨头置换。

髋部囊内骨折内固定治疗的目的是通过有效的骨折固定减少骨折移位的程度同时维持复位,通常可通过打入单根螺钉或者多根螺钉穿过骨折线进行固定。对于移位明显的囊内骨折,首先必须通过闭合/切开复位方式进行有效复位,内固定方法的选择有多种,可在 X 线引导下进行植入。

内固定方法治疗髋关节囊内骨折的并发症主要是内固定失败或者骨折愈合失败。当股骨头血运在骨折时受损较严重时,可发生股骨头坏死,通常会在受伤后 2 年左右发生,而其他并发症发生的时间可能稍晚。

内固定手术技巧已经被广泛报道,学术界认为复位情况,骨折固定稳定性对囊内骨折术后并发症的发生会产生影响,而且随着新型内固定物的研究发展,相应的新的辅助手术技术也随着被报道,包括骨折复位、内固定物的放置方法、骨折端的加压等。

二、髋关节囊外骨折

(一)成人髋关节囊外骨折中 Gamma 钉、其他髓内钉固定与髓外固定治疗比较

髋部骨折指发生于股骨近端的骨折。这种骨折可以分为囊内骨折(发生于髋关节囊与股骨连接处近端或以内的骨折)和囊外骨折(发生于髋关节囊外的骨折)。髋关节囊外骨折具体指发生于髋关节股骨近端的骨折,具体范围在关节囊下沿与小转子下缘之下 5 cm 之间的范围。这类骨折根据骨折距大转子和小转子的距离远近,还有以下一些命名方式:股骨转子骨折,转子下骨折,经大转子骨折,以及转子间骨折。此类骨折有多种分类方法,本文所采取的也是最实用的分类方式,将此类骨折分为 4 种类型:稳定性转子骨折(AO 分型 A_1),不稳定转子骨折(AO 分型 A_2),小转子水平骨折(经转子骨折或 AO 分型 A_3)。以及转子下骨折。

髋关节囊外骨折手术治疗是从 20 世纪 50 年代才开始进行的,包括多种植入物的使用。植入物种类包括髓内植入物与髓外植入物。最常使用的髓外植入物是滑动髋部螺钉(SHS,sliding hip screw),这是一种类似于髋部压力螺钉的器械,包括多种分类:动态(Dynamic),Richard 钉,以及 Ambi 髋部螺钉。Medoff 板是一种 SHS 的改进版本,与 SHS 的主要差别在于它配备一套内外滑动套,可以使其在小转子水平与后防护套之间进行滑动。除滑动髋部螺钉外,还有静态的固定钉板植入物,如 Jewett 钉板与 McLaughlin 钉板。90°或 95°片状钢板也是最近设计的一种静态植入物。除髓外植入物固定外,髓内钉置入是另一种固定方式。髓内钉可以由股骨髁向股骨头插入,也可以由股骨头向股骨髁插入。由股骨头向股骨髁的髓内钉经过股骨大转子,由从股骨颈打入股骨头的十字插销或螺钉固定。

(二)从髁部至股骨头的髓内钉置入与髓外植入物固定术在髋关节囊外骨折中的比较

股骨髁至股骨头钉由膝上方股骨髁突置入,穿过骨折处进入股骨头。有两类股骨髁至股骨头钉。Ender 钉是预弯的可弯曲棒。手术中将合适长度的三至五枚 Ender 钉置入股骨管。由此,股骨管与髓内钉牢固结合,同时它们的头端应穿出以保证股骨头的牢固定。Harris 钉是一类使用单根髓内钉的较大的螺钉。这类髓内钉将会在以下研究中详述。股骨头至股骨髁钉通过大转子置入股骨,再使用穿过股骨颈进入股骨头的十字插销或螺钉固定。这种钉子包括 Gamma 钉,髋髓内钉和 Kuntscher-Y 钉。已经有 Cochrane 的综述研究对比了 Gamma 钉以及其他髁部至股骨头髓内钉与滑动髋部螺钉(一种髓外固定装置)对关节囊外骨折的治疗效果,以及不同种类髓内钉(包括股骨头至股骨髁钉和股骨髁至股骨头钉)对股骨囊外骨折的治疗效果。髓外置入物或是动态或是静态。髋部滑动螺钉(SHS),也叫髋部压力螺钉或与之相同的动态 Richard 或 Ambi 髋部螺钉,是最常使用的动态螺钉。它们之所以被叫做动态置入物是因为它们考虑到骨折部位可能发生坍塌,所以能够在板/螺丝连接之间滑动。类似的还有其他种类的钉子(非保护螺钉)植入物,如 Pugh 钉和 Massie 钉。Jewett 钉,Thornton 钉和

McLaughlin 钉接钢板同样也是髓外固定,但无法滑动,因此被称作静态或是固定置入物。

(三)成人髋关节囊外骨折中髓外内固定植入物与外固定支架使用的作用比较

近端股骨骨折,通常指的是"髋骨骨折",可以被分为囊内骨折(发生于髋关节囊到股骨的附着点)以及囊外骨折(发生在髋关节囊远外侧)。这类骨折的大多数情况发生在平均年龄大于 80 岁的老年人群。女性高发,是男性的 4 倍左右。髋骨骨折在老年人群中的发病率持续性增高,是与老年人口的增加以及一些国家的年龄特异相关疾病的发病率持续增高两个因素有关。在 1990 年大约有 126 万髋骨骨折患者,预测这个数字将由 730 万增加到 2050 年的 2 130 万。大约一半的骨折是囊外骨折。一种是使用钢板连接,借助螺钉将钢板固定于股骨之上。另一种是外固定装置,固定物位于大腿的外面,利用打入股骨的钢针或螺钉固定。滑动髋部螺钉和加压髓部螺钉是一样的模具,也称作 Richards 钉或是双髓螺钉。它是由一个附着于股骨头和股骨颈的大螺钉连接一个股骨侧的平板构成。所谓的"动态"植入物指的是它们具有在板与钉的连接处滑动的能力。这种髓内钉目前是最为普遍运用的手术治疗植入物,并且被大多数骨科医生誉为囊外骨折的标准治疗方法。固定钉板包括一个连接股骨头和股骨颈的钉子连接一个在股骨上的平板组成。这些植入物没有之前所谓的"动态""滑动"的能力。例如 Jewett 钉,在制造的时候,就是与平板连在一起。其他的例如 Thornton 钉或是 McLaughlin 钉,钉子在手术时用锁定螺栓固定。抗性增强平板与 Jewett 型类似,但是另外有一个倾斜杆连接螺钉和平板。这个倾斜杆可以提高植入物的强度同时防止在骨折处发生坍塌。

第六节 膝关节脱位

一、概述

膝关节脱位被视为骨科急症,因为其中 1/3 伴有腘动脉损伤。膝关节脱位发生率估计 $<0.02\%$,但这个数字低估了真实情况,因为它没有考虑到脱位后自行复位的情况。因此,这一诊断只能依靠查体医师是否具备高准确率的判断。

根据胫骨相对于股骨的位置,膝关节脱位分类为:①前(40%);②后(33%);③外侧(18%);④内侧(4%);⑤旋转(罕见)。也会有复合型脱位。最常见的复合型脱位是后外侧脱位。

无放射学检查确诊的双十字韧带损伤也认为是膝关节脱位,因为这种损伤有同样高的相关神经血管损伤发生率。在这系列损伤中,超过一半的腘动脉损伤与患者发生自行复位的双十字韧带损伤有关。

损伤机制:膝关节脱位可由高能量(车祸、高处坠落)和低能量(低处坠落、竞技活动)创伤造成。车祸占 2/3 的病例。低能量损伤的病例占 20%。高能量损伤所致的开放脱位占 16%。

典型前脱位是由于膝过伸造成后关节囊撕裂,伴随 ACL 和部分 PCL 断裂。后脱位通常是由于膝关节略屈曲时,胫骨前方遭受暴力,胫骨后移同时伴有后关节囊、后交叉韧带撕裂。

作用于胫骨的外展暴力可以导致膝关节外侧脱位,作用于胫骨的内收暴力可以导致膝关节内侧脱位,后外侧旋转脱位被认为一个前内侧力作用在胫前,导致了伴有旋转后脱位的结果。后内侧脱位的原因是由于前外侧力作用在胫骨前方。

二、诊断

(一)查体

在高度怀疑膝关节脱位的基础上,准确的诊断是必要的。

规则:外伤后膝关节严重不稳定应认为是脱位后自行复位。

疑诊膝关节脱位的初步评估包括望诊、触诊及远端神经血管检查。关节囊损伤使血液弥散进入周围组织,因此可有或没有关节积液。所有患者都必须早期进行彻底的远端神经血管评估。远端脉搏减弱或消失,末端缺血,动脉指数<0.8,扩大性或搏动性血肿是血管损伤的强有力证据和手术探查的明确适应证。然而,尽管足部温暖或末梢脉搏存在,也可能存在严重动脉损伤。脉搏用来检查腘部血管损伤灵敏度约为80%。

由于继发疼痛,很难进行韧带结构的检查。Lachman 试验和后抽屉试验用来评估 ACL 和 PCL 损伤。屈膝 30°做侧副韧带应力试验。避免过伸,因为过伸会对腓总神经和腘动脉造成不必要牵拉。

用小腿前外侧感觉迟钝或背伸脚功能丧失进行腓总神经损伤的评估。如果小腿显著肿胀、张力高就应怀疑骨筋膜室综合征。

(二)影像学检查

前后位和侧位片就足以明确任何相关骨折。在末梢循环减弱的患者,行动脉造影检查不应拖延手术探查。

(三)合并损伤

膝关节脱位相关损伤主要分为三种:血管损伤、韧带损伤和周围神经损伤。除了发生血管和神经直接损伤,膝关节脱位后,因严重软组织肿胀和出血,骨筋膜室综合征也可能会出现。由于脱位是高能量的损伤,伴随骨折和其他损伤尤其普遍。

(1)血管损伤。解剖上,腘动脉近端由大收肌、远端由腓肠肌和比目鱼肌锚固。这些附着使动脉易受影响,在膝关节脱位后血管损伤的发生率在30%~40%。血管损伤更常见的是膝关节前、后脱位以及高能量的机械损伤。血管损伤后必须紧急修复,如果推迟超过 8 h,高达86%的患者将需行截肢术。

(2)韧带损伤。目前所有膝关节脱位病例(极少有的例外)存在交叉韧带的断裂。其次是内侧副韧带的损伤,发生率占50%,而后外侧复合伤占28%。脱位的方向与韧带损伤并不相关。肌肉损伤(腓肠肌)、半月板损伤、软骨骨折也可能存在。

(3)神经损伤。与膝关节脱位相关神经损伤占16%~40%。胫神经和腓总神经不像腘动脉一样被安全锚固,并不经常损伤。损伤的程度从简单的神经失用到神经元成分彻底破坏(罕见)。神经损伤的机制通常是牵拉伤。腓总神经和胫神经牵拉伤经常在关节前脱位中见到。这些损伤的治疗尚有争议,应请专家会诊。

三、治疗

这些损伤的急症处理包括复位、制动、血管损伤评估和紧急治疗计划。复位应该充足地镇痛镇静。

后脱位复位时一名助手施加纵向牵引,向前提拉胫骨近端使其复位。前脱位复位用类似的方法,向前方提拉股骨远端使其复位。应避免过度压迫腘窝。后外侧脱位时如果股骨内侧髁把内侧关节囊拖入到关节内,脱位是不能复位的。

复位后,应用长腿夹板于屈曲15°位固定膝关节,以避免腘动脉受应力牵拉。迅速处理血管损伤对于良好的预后是非常重要的。约10%病例膝关节复位后脉搏恢复。如果缺血迹象存在,无论是否使用血管造影术,都要进行手术探查。如果是肢体仍然有灌注,可先行动脉造影术。如果脉搏是正常的,虽然住院观察并做一系列检查也是一种选择,但血管造影术是评价隐匿性血管损伤(内膜损伤)的最好方法。

一旦解决血管供血问题,严重肿胀已经消退,患者通常需进行韧带修复术以达到最佳的功能预后。此过程通常在受伤10~14 d,但不应该拖延超过3周,因为过量的瘢痕会使手术过程更复杂。

第七节 膝关节常见运动创伤

一、膝关节半月板损伤

(一)病因病机

1.半月板创伤性撕裂的创伤机制

半月板创伤性撕裂多见于参加体育运动的青年人,篮球、足球、体操、武术、举重和滑雪等是常见的损伤项目。约一半以上的半月板创伤性撕裂年轻患者合并有膝前或后交叉韧带损伤。

2.退变性撕裂的损伤机制

退变性撕裂多发生在两种情况:一是退行性改变的半月板在反复致伤力的作用下发生撕裂,即先退行性改变后撕裂。另一种则为半月板损伤的同时,伴发严重的韧带损伤导致膝关节不稳。如果未得到及时处理,久而久之,损伤的半月板在异常生物力学环境下逐渐发生退行性改变,即先损伤后退行性改变。

(二)急救与预防

1.急救

膝关节扭伤后应立即用氯乙烷或冰袋局部加压冷敷,之后用膝关节支具或棉花夹板包扎固定,或用海绵、棉花和绷带做加压包扎,并抬高伤肢以减少出血、肿胀。关节血肿明显者,可在无菌条件下用粗针头穿刺抽出积液后冷敷加压包扎。

2.预防

(1)训练前热身活动一定要充分。

(2)选择合适的运动鞋、运动器械和场地、护具。

(3)掌握正确的运动动作,根据专项特点发展膝关节的肌力、柔韧性和灵活性。

(4)合理安排训练,避免下肢肌肉过度疲劳。

(5)加强膝关节周围肌群的牵伸训练。

(三)诊断

1.症状和体征

(1)有外伤史,伤膝功能受限,伤后关节疼痛、肿胀,部分患者有弹响和交锁现象。

(2)膝关节内外关节间隙压痛及突出。

(3)慢性期股四头肌萎缩,以股四头肌内侧尤为明显。

(4)麦氏征和膝关节研磨试验阳性。

(5)积液诱发试验和(或)浮髌试验阳性;麦氏征、摇摆试验、KS征阳性,鸭步试验阳性。

2.辅助检查

(1)X线检查:行膝关节标准前后位、侧位及轴位投照,确定 Kellgren-Lawrence 分级,排除骨折、关节内游离体。

(2)MRI 检查:主要通过冠状位、矢状位 MRI 扫描,撕裂或退行性改变表现为半月板内信号增强,还可见半月板形态异常,如碎裂、正常结构部分或全部消失、半月板尖部变钝或后角缩小,并可排除结核和肿瘤等疾病。

(3)关节镜检查:关节镜检查是诊断半月板损伤切实可靠的依据。

3.鉴别诊断

(1)滑膜皱襞综合征:可通过临床体格检查和 MRI 检查鉴别。

(2)髌下脂肪垫嵌顿:可通过临床体格检查和 MRI 检查鉴别。

(3)关节内游离体:可通 X 线检查和有无交锁现象鉴别。

(4)软骨损伤及髌股关节失稳:可通过临床体格检查和 MRI 检查鉴别。

(5)关节内引起机械性内紊乱的其他占位性病变(如滑膜血管瘤、局限性色素沉着绒毛结节样滑膜炎等):可通过临床体格检查和 MRI 检查鉴别。

(四)证候诊断

1.气滞血瘀证

膝关节疼痛、肿胀明显,关节交锁不易解脱,局部压痛明显,动则痛甚。舌质暗红或有淤斑、舌苔薄白,脉弦或弦涩。

2.痰湿阻滞证

损伤日久或手术后膝关节肿胀明显,酸痛乏力,屈伸受限。舌质淡胖、苔腻,脉滑濡。

3.肝肾亏损证

无明显的外伤史,或轻微扭伤,肿痛较轻,静时反痛,或损伤日久,肌萎缩,膝软无力,弹响交锁频繁发作。舌质红或淡、苔少,脉细或细数。

(五)中医治疗

1.中医治疗适应证

(1)不合并交叉韧带、侧副韧带断裂等其他病理损伤,为创伤性撕裂且边缘稳定,撕裂类型为长度小于 5~8 mm 的纵裂。

(2)单一股骨面或胫骨面的不完全性半月板纵裂。

(3)无频繁交锁、关节打软症状的半月板退行性改变撕裂。

(4)半月板损伤有关节镜手术指证,但不同意手术治疗者。

(5)半月板退行性改变伴膝关节退行性改变KL分型Ⅲ度的患者。

(6)半月板损伤关节镜术后。

2.POLICE原则

患肢长腿钢托或护膝保护下,伸直位限制膝关节屈曲活动,行力所能及的踝泵训练以及上肢和腰腹训练。局部冷疗,肿胀甚者,可1d多次。加压包扎。卧位抬起患肢高于心脏。

3.关节穿刺

浮髌试验阳性,髌上囊张力升高明显者,可行关节穿刺术后加压包扎。可根据胃肠情况选择口服芬必得或塞来昔布,减轻肿痛,尽早进入康复训练。

4.消肿止痛中药

推荐方药:七味三七口服液(院内制剂)或桃红四物汤加味。外敷药:二黄新伤止痛软膏(院内制剂)外用。

5.中药热疗

缓解期和康复期肿胀不明显者可选择活血化瘀、行气止痛类中药熏洗,中药热奄包,中药塌渍等,但局部温度不宜过高。

6.推拿

急性期视局部肿胀减轻情况采用抚摸、向心性推压轻手法加快静脉回流,促进肿胀消退。缓解期和康复期视局部肿胀减轻情况采用抚摸、推揉、揉捏等轻手法放松膝关节局部及股四头肌、腘绳肌、阔筋膜张肌和腓肠肌等。

7.电针

选取血海、梁丘、膝眼、阴陵泉、阳陵泉、足三里等穴,20～30 min/次,每天1次,疏密波,刺激强度以耐受、不加重肿痛为度。

(六)物理治疗

(1)高频:可酌情选择无热量或温热量治疗,微波(10～16 W,15～20 min)或短波(100 Hz,30 W,15～20 min)。

(2)超声波:0.6～0.8 W/cm²,5～8 min,每天1次。

(3)冷疗:急性期冰水囊加压包扎,恢复期、康复期功能训练后可采用冰袋冷敷15 min,或冰按摩。

(4)蜡疗:恢复期、康复期可以采用蜡饼法治疗,以减轻水肿和疼痛。

(5)水疗。

1)冷热交替浴:先将受伤的膝关节浸于温水(36 ℃～40 ℃)中4 min,然后做膝关节的全范围活动数下,再放入冷水(约10 ℃)浸泡1 min。反复约3次,于冷水结束。若浸泡期间发生肿胀,可延长冷水浸泡的时间。

2)漩涡浴:适合于膝关节反复肿胀。温水(36 ℃～38 ℃)漩涡浴,利用温度的刺激作用,使血管扩张、充血,血流速度加快,促进血液循环和新陈代谢,降低神经的兴奋性,缓解痉挛,减轻疼痛,且将膝关节浸泡在温水中,增大了治疗面积,最大限度地发挥热疗的作用。

二、膝关节前交叉韧带创伤

膝关节前交叉韧带(ACL)断裂的主要原因是运动创伤,约占70%,常见项目是篮球和足球,此外,在从事柔道、摔跤和田径的专业运动员,以及滑雪、羽毛球、排球爱好者也比较多见。

非运动创伤包括交通伤、生产生活意外伤,约占 30%。

(一)病因病机

常见的受伤机制包括屈膝外翻伤、外旋伤、过伸伤等。例如,足球运动中与对方球员对足发生外翻伤,篮球运动中带球过人时支撑腿膝关节急速扭转发生外旋伤,投篮后单腿落地扭伤,滑雪运动中高速下滑时滑板插入积雪,运动员被绊倒发生过伸伤,都容易导致 ACL 损伤。高能量的交通事故,如骑电动自行车跌倒或是一些体质弱的人不慎跌倒,也可能导致 ACL损伤。

(二)急救与预防

1.急救

膝关节扭伤后应立即用氯乙烷或冰袋局部加压冷敷,用海绵垫或棉垫加压包扎,支具或托板固定,并抬高伤肢以减少出血、肿胀。关节血肿明显者,可在无菌条件下用粗针头穿刺抽出积液后冷敷加压包扎。

2.预防

(1)规范技术动作,培养良好的体育道德,不采用犯规动作。

(2)训练前热身活动一定要充分,加强膝关节周围肌群的牵伸。增加下肢肌力训练和协调性训练。

(3)选择合适的运动鞋、运动器械和场地、护具。保持场地灯光、地面无安全隐患。

(4)掌握正确的运动动作,根据专项特点发展膝关节的肌力、柔韧性和灵活性。

(5)合理安排训练,避免下肢肌肉过度疲劳。防止疲劳训练和比赛。

(三)诊断

1.症状和体征

(1)有膝部急性外伤史,伤后关节可迅速肿痛、功能障碍。

(2)急性期伤膝关节肿胀明显,多能抽出积血。

(3)慢性期患者多主诉日常生活或运动时伤膝关节不稳,打软腿,以下坡或加速变向、减速制动时明显。

(4)特殊检查:前抽屉试验阳性、Lachman 试验阳性、轴移试验阳性。以上三种检查方法每种都需要和健侧膝关节对比进行。但在膝交叉韧带急性期,前抽屉试验阳性率较低,Lachman 试验对膝关节前交叉韧带损伤的诊断具有特异性,而轴移试验阳性的前提是膝关节前交叉韧带必定有损伤松弛。

2.辅助检查

(1)X 线检查:对判断是否有膝关节前交叉韧带附着处的撕脱性骨折及骨软骨骨折有重要意义。X 线检查可显示胫骨髁间隆凸撕裂骨折,偶尔可见 Segond 骨折。

(2)MRI 检查:膝关节前交叉韧带部分撕裂 MRI 表现,韧带局限性或弥散性增粗,边界不清,信号增高;T_2WI 及 GRE 边缘模糊欠光滑,韧带内出现不均匀高信号,但仍可见连续完整的交叉韧带。完全性撕裂 MRI 表现,T_1WI 显示韧带连续性中断、肿胀变短,T_2WI 及 GRE 显示断端间充满高信号。

(3)膝关节韧带检查仪(KT-2000)检查:用于测量膝关节前后向松弛度,检查时双侧对照,一般来说,患侧与健侧相比,向前松弛度差异大于 3 mm,可初步诊断为膝关节前交叉韧带损伤。

3.鉴别诊断

(1)后十字韧带断裂:往往也有明确的外伤史及伤后膝关节不稳的症状,但后十字韧带断裂主要表现为膝关节后向不稳。

(2)复发性髌骨脱位:多数有膝关节外旋外翻扭伤史,与前十字韧带断裂类似,急性期关节肿胀、疼痛,运动时有患膝不稳感。

(四)证候诊断

1.筋断筋伤证

伤后膝关节肿胀严重,剧烈疼痛,皮下淤斑,膝关节松弛,屈伸障碍。舌质暗、有淤斑,脉弦或涩。

2.筋脉失养证

伤后迁延,肿胀未消,钝痛酸痛,喜揉喜按,肌萎缩,膝软无力,上下台阶有错落感。舌质淡、苔少,脉细。

3.湿阻筋络证

伤后日久,反复肿胀,时轻时重,重时坠胀痛,屈伸不利。舌淡胖,苔白滑,脉沉弦或滑。

(五)中医治疗

1.辨证用药

(1)气滞血瘀证:治以活血化瘀,去瘀生新。推荐方药,桃红四物汤加味:桃仁、红花、川芎、当归、赤芍、生地、泽兰、香附、延胡索、三七等。中成药可用七厘散。

(2)筋脉失养证:治以通经活络,续筋养筋。推荐方药,八珍汤:当归、川芎、白芍、熟地黄(酒拌)、人参、白术(炒)、茯苓、炙甘草。中成药可用强筋片,牛杞地黄丸。

(3)湿阻筋络证:治以行气通络,运脾利湿。推荐方药,羌活胜湿汤:羌活、独活、藁本、防风、甘草、川芎、蔓荆子、生姜。中成药可用活络丸。

2.外用中药

早期外敷二黄新伤止痛膏,中期可用红花、延胡索、白芷、海桐皮、川芎、牛膝、土鳖虫。后期采用旧伤药,如局部发硬可用软坚药散。隐痛不适者可用丁桂活络膏。

3.中药热疗

术后中后期肿胀不严重者,用活血散瘀熏洗药。中后期有关节痹痛者,用祛风寒湿熏洗药,有硬结粘连者可用软筋散结熏洗药。一般每天两次为宜。急性期后关节僵硬可采用中药热奄包、中药塌渍等中药热疗法,但是要注意温度适宜,不可高温治疗,以免引起肿胀加重。

4.手法

(1)损伤初期:局部瘀肿较甚者不宜用重手法,可在膝部或小腿做表面抚摩、推压。可使用指针,选足血海、梁丘、阳陵泉、阴陵泉、足三里等穴。

(2)恢复期:膝部、小腿三头肌、胫骨前肌、腓骨肌进行向心性抚摩、轻手法推压以宣气血,消肿散瘀,每个部位做3次,每个部位治疗时间约1 min。然后从肿胀中心向心性推理,同时于损伤周围循经取穴,穴位上以逆经方向施行按、压手法,每个方向做两次,每个方向治疗时间约1 min。手法宜轻,时间宜短,这样既不加重组织损伤,又能疏通经络,达到消肿止痛的目的。最后对膝部、大腿、小腿三头肌、胫骨前肌、腓骨肌进行抚摩,约2 min。

(3)中后期:首先以揉、揉捏手法对膝关节前后部、小腿三头肌、胫骨前肌、腓骨肌进行中度手法的接摩,以行气活血、疏通经络,每个部位做3次,每个部位治疗时间约1 min。然后应用按、揉手法对血海、梁丘、阳陵泉、阴陵泉、足三里、三阴交等穴位进行治疗,每个穴位按揉 6 s,治疗 4 次,以疏通经络、调和气血,治疗时间约 4 min。最后对膝部、大腿、小腿三头肌、胫骨前肌、腓骨肌进行抚摩,约 2 min。

5.针灸疗法

选取血海、梁丘、膝眼、阴陵泉、阳陵泉、足三里等穴,每次 20～30 min,每天 1 次,疏密波,刺激强度以患者能耐受、不引起疼痛为度。

(六)物理治疗

根据局部肿胀、疼痛、粘连程度和设备来源选择使用。

(1)冷疗:在术后用碎冰加压包扎 20 min,减轻出血肿胀、疼痛。肿痛严重者可每小时使用 15 min,每隔 1 h 1 次。也可使用冷空气治疗仪(冷风机)。

(2)超声波、短波、微波,有金属内固定者禁用。氦氖激光痛点照射,早期采用 8～10 J。中频电疗强度以患者耐受为宜,每次 20 min,可每天 1 或 2 次。蜡疗,每天 20 min。

(3)水疗。

1)冷热交替浴:中后期肿胀缠绵,膝关节血管功能紊乱。先将受伤的膝部浸于温水(36 ℃～40 ℃)中 4 min,然后做膝关节的全范围活动数下,再放入冷水(约 10 ℃)中浸泡 1 min。反复约 3 次,于冷水结束。若浸泡期间发生肿胀,可延长冷水浸泡的时间。

2)漩涡浴:适合于膝部反复肿胀。温水(36 ℃～38 ℃)漩涡浴,利用温度的刺激作用,使血管扩张、充血,血流速度加快,促进血液循环和新陈代谢,降低神经的兴奋性,缓解痉挛,减轻疼痛,且将膝关节浸泡在温水中增大了治疗面积,最大限度地发挥热疗的作用。

三、膝前痛

运动员所呈现出的与运动相关的膝前痛(anterior knee pain)也称髌骨膝前疼痛综合征(patellofemoral pain syndrome),描述发生在髌骨前面或者髌腱周围疼痛的综合征,长久地保持坐位会加重症状(剧院征),下蹲及下坡、下楼梯都会感到疼痛,尤其是下坡跑。近年来,国际奥林匹克委员会运动医学委员会的《运动创伤诊疗手册》也使用这种描述。

(一)病因病机

膝前痛实质上是一个"症状诊断",包含了一些临床表现相似的独立综合征,其可以包括髌骨软化症、髌股关节病、髌尖末端病(跳跃者膝)、关节滑膜皱襞综合征、髌前滑囊炎、脂肪垫综合征、胫骨结节骨软骨炎、半月板损伤等相关的疼痛。

1.髌骨软化症

直接暴力破坏了髌骨正常运动轨迹,出现不合槽的运动,产生髌骨软骨软化,可以由一次或多次的急性损伤或微细损伤积累而成。

2.髌股关节病

该类疾病主要包括髌骨软化症、髌股关节骨关节炎、髌骨半脱位、髌骨急性或复发性脱位、髌骨倾斜挤压综合征等。

3.髌尖末端病(跳跃者膝)

经常跑跳的运动员,在髌腱部位和髌腱髌骨附丽部位造成反复微细损伤。

4.关节滑膜皱襞综合征

反复运动造成髌下滑膜皱襞损伤,尤其是髌周内侧条索样改变,引起膝前疼痛的有症状的滑膜皱襞。

5.髌前滑囊炎

患者通常有跪地伤或长期保持跪姿的病史,反复刺激髌前滑囊,导致滑囊发炎水肿。

6.脂肪垫综合征

脂肪垫综合征,由于慢性劳损等原因,造成脂肪垫水肿发炎,使膝关节在伸直时,肥厚的脂肪垫与髁间滑膜皱襞接触摩擦而出现疼痛。

7.胫骨结节骨软骨炎

运动训练中股四头肌反复强力收缩,髌韧带及骨骺被强烈牵拉或长期劳损,造成髌韧带止点处出血、水肿及血肿机化,从而形成在胫骨结节骨骺处的无菌性炎症。

8.半月板损伤

半月板前角的损伤常常出现膝前痛。

(二)急救与预防

1.急救

采取 POLICE 原则,膝关节急性扭伤后应立即冰袋局部加压冷敷,之后用膝关节支具或棉花夹板包扎固定,或用海绵、棉花和绷带做加压包扎,并抬高伤肢以减少出血、肿胀。关节血肿明显者,可在无菌条件下用粗针头穿刺抽出积液后冷敷加压包扎。同时鼓励除膝关节以外的肢体尽早活动,开始踝泵训练和股四头肌等长训练,减少本体感觉的丢失。

2.预防

(1)训练前热身活动一定要充分。

(2)选择合适的运动鞋、运动器械和场地、护具。

(3)掌握正确的运动动作,根据专项特点发展膝关节的肌力、柔韧性和灵活性。

(4)合理安排训练量,避免下肢肌肉过度疲劳。

(5)加强膝关节周围肌群的牵伸。

(三)诊断

1.髌骨软化症

(1)典型表现:多有关节劳损或外伤史,常见于运动员、体育爱好者及体力劳动者。主症为膝前痛和关节酸软乏力。半蹲、起跳、落地、急停或上下楼痛,多在屈膝 $30°\sim90°$ 发生,常突然出现"膝打软"症状。部分患者有膝冷痛,与天气变化有关,或有髌股关节假性交锁等症状和体征。

(2)检查:推压、磨髌痛,多数有髌股关节摩擦音或粗糙感。髌骨周缘有指压痛,局部可触及滑膜肿胀或增厚组织。久病患者有股四头肌萎缩及关节积液。

(3)辅助检查:X 线检查(侧位、髌骨轴位)、MRI 检查早期髌骨多正常,中、晚期可见髌骨软骨缘唇样增生,关节软骨面粗糙、缺损,软骨下骨质硬化、囊性变等改变。

2.髌股关节病

(1)典型表现:有髌骨软化症或髌骨半脱位、髌骨关节反复过度负荷史。患者自觉膝痛,软而无力,跑、蹲、跳等动作时均痛,多有膝内翻畸形,剧院征阳性,重者走路、上下楼梯甚至休息时亦痛。

(2)检查:髌骨活动度减小,伸膝受限,跟臀试验明显受限。

(3)辅助检查:X 线侧位和轴位片可见髌骨骨赘及髌骨面软化,关节隙变窄。CT 检查可明确诊断髌股排列错乱及股骨髁发育不良。MRI检查可观察髌骨软骨软化、小囊状等改变的程度。

3.髌尖末端病

(1)典型表现:有急性损伤或慢性损伤史;自觉半蹲、上下楼梯、跑、跳发力痛,伴有关节酸软、乏力,剧院征阳性。

(2)检查:髌骨4～8点或12点压痛,各种伸膝装置抗阻试验阳性。

(3)辅助检查:中或重度患者X线检查侧位可见髌骨下极延长,脱钙、絮状钙化或骨化,晚期可形成骨化。MRI检查可见髌尖下滑囊和腱围水肿、肥厚等。

4.滑膜皱襞综合征

(1)典型表现:有明显外伤史或反复多次负荷史。患者自觉膝痛,软而无力,跑、蹲、跳等动作时均痛,膝关节肿胀、屈伸受限,行走困难,有假交锁。

(2)检查:髌骨内、外侧下缘深处压痛,极度屈膝位髌骨上缘压痛;内侧滑膜皱襞嵌夹征阳性(Shelf征,向内侧推髌的同时屈膝,髌骨内侧明显疼痛);封闭试验阳性:痛点1%利多卡因封闭,症状立即消失为阳性。

(3)辅助检查:MRI检查显示在关节液的衬托下呈带状等 T_1、等 T_2 信号,边缘清楚。巨大滑膜皱襞及滑膜皱襞炎性增生可引起膝前痛,其中内侧滑膜皱襞增生多可引起症状。

5.髌前滑囊炎

(1)典型表现:有一次性跪地伤或长期保持跪姿的病史,如摔跤、柔道,而且髌骨表面的皮肤通常都有增厚。急性病例中,髌前滑囊肿胀呈凹陷性,并且有压痛。

(2)检查:浮髌试验和积液诱发试验阴性,髌前局限性肿胀。

(3)辅助检查:通常彩超可以确诊。

6.脂肪垫损伤

(1)典型表现:有一次或反复过伸受伤史,膝关节伸膝疼痛,膝眼饱满,膝反张痛。

(2)检查:膝眼压痛,挤压痛,膝过伸痛。

(3)辅助检查:彩超显示水肿信号增强,MRI检查脂肪垫呈高信号,悬韧带纹理增加。

7.胫骨结节软骨炎

(1)典型表现:有剧烈运动史,胫骨结节处高突、酸痛、肿胀,跳跃或发力时疼痛加重,休息后症状减轻,上下楼梯时症状尤为明显。

(2)检查:胫骨结节增大,压痛明显,伸膝抗阻试验阳性。

(3)辅助检查:双膝X线对比检查,早期可见髌韧带附着点软组织及肌腱肿胀,胫骨结节骨骺致密度增高,晚期可出现钙化或骨化。

8.半月板前角损伤

半月板前角损伤见半月板损伤相关内容。

(四)证候诊断

1.气滞血瘀证

膝关节疼痛、肿胀明显,局部压痛明显,动则痛甚。舌质暗红或有淤斑、舌苔薄白,脉弦或弦涩。

2.风寒湿痹证

疼痛损伤日久,膝关节局部肿胀明显,酸痛乏力,屈伸受限。舌质淡胖、苔腻,脉滑濡。

3.肝肾亏虚证

无明显的外伤史,或轻微扭伤,肿痛较轻,静时反痛,或损伤日久,肌萎缩,膝软无力,弹响交锁频繁发作。舌质红或淡、苔少,脉细或细数。

(五)中医治疗

1.辨证用药

(1)风寒湿痹证:治以祛风散寒,除湿止痛。推荐方药,防己黄芪汤合防风汤加减:防风、防己、黄芪、羌活、独活、桂枝、秦艽、当归、川芎、木香、乳香、甘草。中成药:祛风活络丸。

(2)气滞血瘀证:治以活血化瘀,舒筋止痛。推荐方药,身痛逐瘀汤加减:桃仁、红花、当归、五灵脂、地龙、川芎、没药、香附、羌活、秦艽、牛膝、甘草。中成药:玄胡伤痛宁、七味三七口服液。

(3)肝肾亏虚证:治以滋补肝肾,强壮筋骨。推荐方药熟地、仙灵脾、骨碎补、土茯苓、川牛膝、炒莱菔子、秦艽、白芍、鸡血藤、鹿含草、全蝎粉(冲)、蜈蚣粉(冲)、土鳖虫粉(冲)。中成药:抗骨质增生片等。

2.外用药

(1)外敷药:急性期可用新伤软膏。中期可用红花、延胡索、白芷、海桐皮、川芎、牛膝、土鳖虫。中后期采用丁桂活络膏、温经止痛散等。

(2)熏洗药:中后期根据中医辨证可用四川省骨科医院验方1号熏洗药。3号熏洗药,髌前滑囊炎及滑膜炎禁用。

(3)外搽药:选用郑氏舒活酊、云南白药外搽。

(4)中药热奄包:中晚期使用,每次20 min。注意不宜过热,髌前滑囊炎及滑膜炎禁用。

(5)中药塌渍:软坚酊纱布浸湿,神灯(TDP)照射20 min。髌前滑囊炎及滑膜炎禁用。

3.手法

(1)膝部筋肉解痉手法:患者取仰卧位,膝下垫薄枕,抚摸膝上至大腿下份,下至小腿上份10~20遍,以揉法、揉捏、拿大腿股四头肌及小腿三头肌上份3~5 min,直至膝关节周围肌肉解痉为度。

(2)粘连松解手法:弹拨或提弹手法于大腿后侧、腘窝及小腿后侧约3 min,重点应在腘绳肌及腓肠肌的肌腱肌腹交界处。拇指指腹弹拨内侧副韧带、伸膝筋膜、髌骨内外侧关节囊止点数遍。

(3)手指点穴:取穴梁丘、血海、双膝眼、阴陵泉、阳陵泉、足三里、委中、承山、太溪、鹤顶、髌周部等。拇指指腹点揉每穴得气10 s。

(4)刮髌骨:对于髌尖末端病患者,术者一只手虎口按压髌骨上缘使髌骨下极上翘,另一只手拇指尖由轻到重刮髌尖10~20次至疼痛减轻。

(5)结束手法:在膝关节周围行抚摸2 min,镇静。

4.针灸疗法

(1)主穴取穴:膝髎(郑氏经验穴,定位:梁丘下1寸)、血海、犊鼻、阳陵泉、足三里、阴陵泉。

(2)辨证取穴。

1)气滞血瘀证:血海、委中。

2)风寒痹阻证:风市、外关、风池、大椎。

3)肝肾亏虚证:肾俞、肝俞、绝骨、太溪、三阴交。

4)温针灸:毫针刺入穴位得气后,在留针过程中,取约 2 cm 长的艾条一段,套在针柄之上,再从其下端点燃施灸。每穴艾条段 1 或 2 壮。

5)艾灸:采用温和灸,将艾条燃着的一端对准施灸部位,距 2～3 cm 进行熏灸,使患者局部产生温热感而无灼痛感。一般灸 20～30 min,至皮肤稍呈红晕为度。髌前滑囊炎及滑膜炎禁用。

6)围刺:采用 0.5～1.5 寸毫针,在病灶或穴区边缘皮区刺入,针尖可呈 15°～45°角斜向中心,每针距离宜依据症情相隔 0.5～3 cm。进针深度为 0.3～1 寸,以得气为佳。留针 15～30 min。在围刺的同时,亦可在病灶中心刺入 1～3 针,进针可略浅,留针时间相同。

(六)物理治疗

根据局部症状、体征选择使用。

(1)冷疗:在急救时可采用局部冷冻喷剂(氟甲烷)。用碎冰加压包扎 20 min,减轻出血肿胀、疼痛。肿痛严重者可每小时使用 15 min,每隔 1 h 1 次。也可使用冷空气治疗仪(冷风机)或冰按摩。

(2)超声波:急性期 0.6 W/cm²,5 min,每天 1 或 2 次,可采用新伤软膏作为耦合剂使用,或 0.1％地塞米松作为耦合剂。康复期可视局部情况增加剂量。

(3)短波:急性期峰值固定,40 W,15 min。康复期可视局部情况增加剂量。

(4)微波:急性期 8～10 W,15 min。康复期可视局部情况增加剂量。

(5)中频电疗:康复期使用,强度以患者耐受为宜,20 min,可每天 1 或 2 次。

(6)蜡疗:蜡饼法,每天 20 min。

(7)冲击波:髌尖末端病、韧带附丽激痛点、髌周痛点可用冲击波治疗,每周 1 次,治疗3～6 次。

(8)肌内效贴布:根据关节疼痛、肿胀以及肌萎缩和项目特点采取贴扎方式。

第八节 踝关节骨折

一、成人踝关节骨折手术治疗与保守治疗比较

踝关节由胫骨远端、腓骨远端以及距骨构成。包括内踝、外踝和后踝。胫腓骨远端之间的关节韧带连同许多踝周韧带,有助于在运动过程中保持踝关节的的稳定。

踝关节骨折即指踝关节的一个或多个部分的胫骨远端或腓骨远端骨折,常伴有软组织损伤,特别是踝关节周围韧带。大多数的踝关节骨折是闭合性损伤,且被覆皮肤往往保持完整。流行病学调查研究显示,踝关节骨折中大约 2％是开放性骨折。踝关节骨折年发病率达到0.122％,52％的踝关节骨折发生于男性,且男性与女性骨折的年龄分布存在差异。由单纯坠落或扭转损伤导致的踝关节骨折中 58％见于老年妇女。与此相反,年轻人的踝关节骨折通常主要来自于足球运动意外。同时有调查显示,在踝关节骨折中,70％为单踝骨折(主要是外踝),23％是双踝骨折(主要是内踝和外踝),7％是三踝骨折。三种常用的踝关节骨折分类系统

是 Lauge-Hausen 分型系统,Weber 分型系统以及 AO 分型系统。但是,临床决策往往不考虑这些正式的分型系统,而是更多地考虑其他方面,例如软组织损伤情况以及患者的一般身体状况。

对移位性骨折首选闭合手法复位。踝关节骨折保守治疗一般包括膝以下固定数周,主要目的是稳定骨折从而促进其愈合。固定方法除了石膏固定,还包括行走支具固定以及功能性支具固定。手术治疗包括应用内固定钢板、螺钉、张力带或外固定器复位和固定骨折部位。手术治疗旨在提供解剖复位和即时稳定,有利于早期活动。但是也伴随如伤口感染、并发肺栓塞风险、植入或固定失败、二次截肢手术等风险。

二、成人胫骨远端骨折的手术治疗

胫骨远端、腓骨远端以及距骨构成了踝关节。成人骨折的流行病学调查显示胫骨远端骨折占所有成人骨折的 0.7%,年发病率达到 7.9/10 000 人。胫骨远端骨折在年轻成年人中比较常见,通常是男性,但是该种骨折在老年妇女人群中变得越来越普遍。患者群中男女比例达到了 57:43。高能量创伤是年轻成年人胫骨远端骨折的最常见原因,例如交通事故或者运动损伤。

而老年人胫骨远端骨折往往是由低能量损伤造成,例如从高处坠落,这与老年人骨量减少以及骨质疏松密切相关。由于胫骨远端肌肉覆盖较少,故高能量创伤增加了胫骨远端开放性骨折的可能性。

根据 AO/OTA 分型,胫骨远端骨折属于 43—A 型。胫骨远端骨折的损伤机制与 Pilon 骨折不同,Pilon 骨折是累及远端的关节内骨折。此外,由于位于皮下而且位置相对暴露,所以甚至在低能量创伤造成骨折的情况下,胫骨远端干骺端骨折也常常合并有严重的软组织损伤表现。

一般来说,非移位骨折不需要手术治疗,但是大多数移位骨折或者不稳定骨折因为具有畸形或者不愈合风险而需要手术治疗。大多数医生认为骨折成角超过 5°,患侧肢体缩短 1 cm 以及骨折处旋转超过 10°时需要手术治疗。移位骨折的保守治疗一般包括闭合复位和石膏固定。手术治疗方法包括髓内钉固定和加压钢板固定。但是传统加压钢板固定常常需要暴露大量软组织以清除减少骨折碎片。

现在,经皮微创接骨术(MIPO)可用于治疗胫骨远端干骺端骨折。相比于传统加压钢板,MIPO 可以减少组织损伤,同时提供更有力的支持。外固定是另外一种可行的治疗方法,特别是在软组织损伤严重或者粉碎性骨折的时候。

第九节　运动性踝关节骨关节病

一、病因病机

运动性踝关节骨关节病又称为"足球踝"(footballer ankle),指因长期反复运动,踝关节由于反复过屈或过伸引起的距骨颈和胫骨前唇,或距骨的后缘和胫骨的后缘反复撞击,导致该部位的软骨磨损、微细损伤、甚至形成骨疣等。其多见于足球、体操、篮球、滑雪及举重等运动员。分析其发病机制,主要有以下三点。

1.踝关节过劳

踝关节反复过屈或过伸,胫距关节反复撞击引起关节软骨微细损伤,长期累积发病。

2.反复扭伤

踝关节扭伤后,过早恢复运动,因踝周肌力不足、韧带松弛,引起关节软骨某一部分反复撞击致伤。

3.一次损伤

一次比较严重的扭伤,引起韧带断裂,距骨因脱位的趋势而和胫骨关节撞击导致关节软骨损伤,甚至发生骨软骨切线骨折。

二、急救与预防

本病的急救主要针对一次剧烈外伤所致的韧带松弛或断裂,关节有脱位趋势,胫骨距骨关节面发生撞击,其急救参照踝关节韧带损伤一节,主要以 POLICE 原则进行。

本病的预防主要从以下三个方面入手。

(1)加强足踝部肌力训练以维持踝关节稳定性。

(2)加强运动医务监督,严格控制体操、滑雪及舞蹈的训练次数,每周检查一次运动员。方法为:让运动员全蹲,如有疼痛立即进一步检查。

(3)足球、体操及滑雪运动员训练时,必须规定以绷带或支具保护踝关节,维持关节稳定性,举重运动员的皮靴后跟应适当垫高。

三、诊断

(一)症状和体征

1.外伤史

患者多有踝关节反复扭伤、过度屈伸训练史或一次暴力扭伤史。

2.主诉

依次为训练前疼痛、训练过多痛、下蹲痛、足尖落地痛、跑跳痛、踢球痛、蹬地痛。

(二)临床检查

1.局部肿胀

以内外踝滑膜处肿胀明显,局部可触及滑膜肥厚。

2.压痛

踝关节间隙挤压痛,踝关节过伸、过屈时压痛明显。

3.被动活动痛

被动背伸、被动跖屈、被动内外翻时疼痛明显。

4.关节活动度受限

以背伸受限和跖屈受限为主。

(三)辅助检查

1.X 线检查

本病 X 线片早期无明显改变,后期可逐渐看到距骨颈有隆起的骨疣,其形状可呈丘状、菌状。严重者可发生骨疣骨折而形成"关节鼠"。

2.CT 检查

CT 检查对踝关节骨质有较好的显影,尤其对关节面处骨赘的增生情况有较好的显影。

3.MRI 检查

MRI 检查对评估软骨损伤的程度和诊断软组织撞击征有重要价值。

(四)损伤分度

根据 X 线片进行损伤分度,具体分类如下。

Ⅰ度:X 线片显示骨唇或骨疣轻微可见。

Ⅱ度:X 线片显示骨唇或骨疣明显可见。

Ⅲ度:X 线片显示骨唇或骨疣已骨折或合并有"关节鼠"。

(五)鉴别诊断

1.运动员踝关节软组织综合征

运动员踝关节软组织综合征又称为"运动性滑膜炎",主要指踝关节扭伤后,组织嵌顿于关节前外侧和前内侧沟内,并在踝关节活动时受到撞击,引起前外侧和前内侧慢性肿胀、疼痛。

2.运动性距骨骨软骨损伤

运动性距骨骨软骨损伤包括距骨剥脱性骨软骨炎和距骨骨软骨切线骨折。前者是指软骨下骨发生缺血性坏死,然后逐渐出现骨软骨片的分离;后者是指因外伤引起的距骨软骨切线骨折。患者多有踝关节扭伤史,伤后距骨关节疼痛、肿胀迁延不愈,经常伴有踝关节僵硬、无力,甚至发生交锁。

四、证候诊断

1.气滞血瘀证

损伤早期,踝关节疼痛,活动时加剧,局部明显肿胀及皮下淤斑,关节活动受限。舌质红、边有瘀点,脉弦。

2.筋脉失养证

损伤后期,关节持续隐痛,轻度肿胀,或可触及硬结,步行欠力。舌质淡、苔薄,脉弦细。

五、中医治疗

1.治疗方法选择

急性损伤的患者,视其韧带损伤的情况选择治疗方案,若Ⅱ度以上损伤,患者有特殊要求的,如运动员、舞蹈演员、户外运动爱好者,早期手术修复可使关节达到机械性稳定,从而获得好的临床疗效。若骨赘明显,影响踝关节活动度,可考虑踝关节镜手术清理。若 MRI 检查提示明显距骨、胫骨骨软骨剥脱,考虑踝关节镜手术清理。后期有明显的因软骨磨损导致的骨性结构改变、力线改变的患者,考虑截骨矫形。严重的软骨缺损、继发距骨坏死影响行走等,可考虑行踝关节融合术。

2.中药应用

可外搽郑氏舒活酊数遍,但禁止按摩。外敷新伤药粉或二黄新伤止痛软膏,注意观察皮肤是否过敏。口服桃红四物汤加减:桃仁、红花、生地、甘草、地龙,或玄胡伤痛宁。根据患者的疼痛情况,可给予非甾体类抗炎药,如布洛芬(芬必得)、双氯芬酸等。

3.针灸

常用穴位有丘墟、申脉、昆仑、悬钟、阳陵泉、商丘、照海、太溪、三阴交、阴陵泉、解溪、阿是穴等。可电针疏密波小到中等强度刺激。

4.推拿治疗

从足背开始，沿足、踝至小腿，先做轻手法抚摸，然后做向心性推挤，可分别做背侧及后侧，连续 3 次，包括足背、胫骨前肌、小腿三头肌及跟腱。避免滑膜刺激手法。

5.中药热疗

后期肿胀消退后可用中药热奄包，每天 1 次，每次 20 min；活血散瘀洗剂或软坚散结洗剂熏洗，每天 1 次；中药蜡疗，每天 1 次，每次 20 min；软坚药水中药塌渍疗法，每天 1 次，每次 20～30 min。中药热疗要避免温度过高，药水温度以不超过 50 ℃为宜。

6.中药外治

中后期外搽软坚药水、郑氏舒活酊，外敷软坚散、丁桂活络膏等。

第十节　慢性踝关节不稳

在足球、篮球、手球、排球等项目中，由于踝关节的旋后损伤机制，造成外侧距腓前韧带、跟腓韧带的扭伤、部分断裂和完全断裂。踝关节扭伤如果治疗不彻底，后期往往形成韧带及关节囊松弛，踝关节活动度增加形成关节不稳，牵扯局部滑膜反复充血、水肿，致使关节疼痛与肿胀。长期踝关节不稳将继发创伤性关节炎，造成踝关节畸形甚至残障，严重影响生活。

一、病因病机

1.踝关节旋后损伤

踝关节旋后损伤：踝内旋（胫骨外旋）、跟距舟关节内翻及前足内收联合动作致伤。当踝跖屈再旋后时距腓前韧带最易受伤，力量再大则跟腓韧带相继受伤。

2.踝关节稳定性差

踝关节不稳可分为功能性不稳和机械性不稳。功能性不稳是指关节活动不能随意控制，但没有超出正常运动范围，用以表示患者所说的"足打软"或不稳的感觉状态。功能性不稳是由踝关节本体感觉受到损害造成的。机械性不稳是指关节活动超出了正常的范围，用于指韧带松弛。大多数学者认为，功能性不稳与机械性不稳共同导致慢性踝关节不稳。造成踝关节不稳的可能原因大致有：①肌力下降；②踝关节韧带松弛度增加；③本体感受器损伤。

二、急救与预防

1.现场急救应采取 POLICE 原则

踝关节不稳再次扭伤后踝外侧出现疼痛、肿胀，严重者不能负重。

2.预防重点

踝关节不稳的预防重点在于运动前充分热身，踝关节各个方向牵伸，以及护具、黏膏支持带、肌内效贴布的应用。在平时训练过程中，注重踝关节周围肌群的肌力、肌耐力、本体感觉的训练,增加柔韧性、灵敏性训练。

三、诊断

1.症状和体征

(1)有明确的踝部外伤史,过去一年内单侧踝关节至少有一次明确的踝关节外侧韧带(内翻性)扭伤,导致此足无法承重或者需要使用拐杖。

(2)损伤后踝关节即出现疼痛,局部肿胀,皮下淤斑,伴跛行。后期反复出现疼痛、肿胀,关节内和关节周围的疼痛、酸胀感因活动而加重。

(3)局部压痛明显,内翻扭伤者将足做内翻动作时,外踝前下方剧痛。

(4)下肢并无重大伤害且踝关节不会有骨折的情形发生。

(5)患侧足持续至少一次重复性扭伤或者曾经有踝关节不稳定的感觉或是无力感(giving way)的情形。不平地面或穿高跟鞋行走时有恐惧感。

(6)受伤的足踝有接受过正式或非正式的康复治疗。

(7)前抽屉实验有不稳。

2.辅助检查

(1)X线检查:侧位应力位 X 线片可见距骨前移距离△ATT 大于 2 mm。排除外踝尖、跟骨远外侧缘、骰骨、足舟骨的撕脱性骨折。

(2)CT 检查:排除内、外踝撕脱性骨折,跟骨远外侧撕脱性骨折,骰骨和足舟骨、楔骨和距骨基底部撕脱性骨折。

(3)MRI 检查:可确定踝关节内外侧韧带和胫腓下韧带或关节囊的撕裂,排除距骨软骨骨折、坏死和距上关节骨关节病。

3.鉴别诊断

(1)足踝部撕脱性骨折。X线检查在诊断骨折中是最常用的手段。但是由于中后足跗骨在 X 线片上处于重叠状态,很多撕脱性骨折和隐匿性骨折容易发生漏诊。CT 检查对发现撕脱性骨折有决定意义。

(2)跗骨窦综合征。当踝关节有扭伤,合并距跟骨间韧带、距跟前韧带损伤,或跗骨窦内脂肪组织堆积增多、结缔组织增生、窦内水肿等,致使窦内的压力增加,跗骨窦三角处可有自感痛或压痛等。该病是一类跗骨窦部位疼痛的疾病的总称,主要表现为患者在行走时踝关节外踝前下方凹陷疼痛,可以伴有不平地面,甚至平地的踝关节不稳感。

(3)胫腓下联合损伤。胫腓下联合处明显肿胀、压痛,胫腓骨横向挤压试验、足外旋试验、腓骨位移试验阳性。踝正位 X 线检查或 CT 检查可见胫腓下联合处增宽。

四、证候诊断

1.气滞血瘀证

损伤早期,踝关节疼痛,活动时加剧,局部明显肿胀及皮下淤斑,关节活动受限。舌质红、边有瘀点,脉弦。

2.筋脉失养证

损伤后期,关节持续隐痛,轻度肿胀,或可触及硬结,步行欠力。舌质淡、苔薄,脉弦细。

五、中医治疗

1.治疗方法选择

首选非手术方案。经系统康复治疗仍不能满足运动员要求,严重影响运动员成绩时,可考虑手术重建。

2.中药应用

急性期可用外敷新伤药粉或二黄新伤止痛软膏,缓解期可用红花、延胡索、白芷、海桐皮、川芎、牛膝、土鳖虫。康复期采用旧伤药,如局部发硬可用软坚药散。隐痛不适可用丁桂活络膏。注意观察皮肤是否过敏。口服桃红四物汤加减:桃仁、红花、生地、甘草、地龙,或玄胡伤痛宁。

3.针灸

常用穴位有丘墟、申脉、昆仑、悬钟、阳陵泉、商丘、照海、太溪、三阴交、阴陵泉、解溪、阿是穴等。可电针疏密波小到中等强度刺激。

4.手法

(1)急性期:视局部肿胀情况采用抚摸、向心性推压轻手法加快静脉、淋巴回流,促进肿胀消退。

(2)缓解期:视局部肿胀减轻情况采用抚摸、推揉、揉捏等轻手法放松踝关节局部及足背部、小腿三头肌、胫骨前肌、腓骨肌等,每个部位做3次,每个部位治疗时间约1 min;同时,于损伤周围循经取穴,穴位上以逆经方向施行按、压手法,每个方向做2次,每个方向治疗时间约1 min。手法宜轻,时间宜短,这样既不加重组织损伤,又能疏通经络,达到消肿止痛的目的。最后对足背部、小腿三头肌、胫骨前肌、腓骨肌进行抚摩,约2 min。

5.中药热疗

康复期开始使用中药热奄包,每天1次,每次20 min;活血散瘀洗剂或软坚散结洗剂熏洗,每天1次;中药蜡疗,每天1次,每次20 min;软坚药水中药塌渍疗法,每天1次,每次20～30 min。以上中药热疗可根据患者实际情况选择。

第十一节　运动性跟痛症

运动性足跟痛泛指运动后足跟部滑囊、脂肪垫、神经分支、跟骨骨组织发生的一系列创伤反应的综合征。轻者感到足后跟底面疼痛;重者足部肿胀,不能行走和训练。其常见于跳伞、击剑、体操、长跑、跳高、跳远、跨栏及足球等运动的运动员。

一、病因病机

1.跟骨底脂肪垫和滑囊炎

当跑跳运动时,跟骨底的脂肪垫和滑囊起着吸收震荡和缓冲的作用。由于足跟和地面的撞击作用,或因跟骨底面受到筋膜和肌肉的牵扯不很协调,常常会出现足部脂肪垫充血肿胀,滑囊发炎,导致足后跟底面疼痛、肿胀。

2.跖腱膜炎

由于足底筋膜牵拉跟骨骨膜引起跟骨下区域的足跟痛,导致跖筋膜紧张的病变有平足及跟腱挛缩,在 X 线片上有或无骨刺表现。

3.跟骨骺炎

跟骨骺炎(Sever 病)是体操、武术、跳水和蹦床等的少年儿童运动员易于发生的疼痛性足跟疾病。跟骨由两个骨化中心发育而成,一个在出生时开始,另一个则通常于 8 岁以后才形成,在完全骨化前(通常至 16 岁),这两部分骨或肌腱附着骨骺的纤维由软骨联结在一起,剧烈活动可致软骨断裂而产生症状。

4.跟腱后滑囊炎

跟腱后滑囊炎(Haglund 畸形)为足跟后上方跟腱止点处的无菌性炎症、骨性增生肥大以及皮下或跟腱下滑囊炎,是一组临床综合征,通常将止点性跟腱炎、跟骨后上突增生与跟腱滑囊炎统称为 Haglund 综合征。

5.跟腱前囊炎

跟腱前囊炎(Albert 病)指跟腱附着跟骨处下方滑囊的炎症。与创伤和炎症性关节炎有关,任何增加跟腱劳损的情况都可为本病原因,如坚硬或高鞋帮也可成为致病因素。

6.胫后神经痛

胫后神经痛指疼痛沿着胫后神经分布扩展(神经痛)。胫后神经在踝的平面穿过伞状韧带内的纤维骨管,在出口处分为内侧与外侧足底神经。由足功能异常或炎性关节炎引起的踝部屈肌腱滑膜炎有时可引起胫后神经继发压迫性神经痛。研究结果表明,跟内、外侧皮神经支与足跟痛有密切关系,卡压、刺激足跟部皮神经支是产生足跟痛的主要原因。

二、急救与预防

1.急救

急性损伤时应立即冰敷,托板固定,避免负重。

2.预防

限于运动员职业的特殊性,在出现症状及治疗后均不能停止运动训练,足跟超负荷负重不能缓解,影响治疗效果。预防再伤及复发是重要的。

(1)改进训练方法,避免外伤的发生。

(2)跟骨下脂肪垫挫伤、跟骨下滑囊炎患者训练时应着硬的塑料后跟护具或特制的中空后跟护具、足跟海绵、足弓垫、弹性绷带等,以使跟部平均持重及减缓冲击力。

(3)跖腱膜牵拉伤者应同时使用足弓牵拉黏膏支持以防再伤。

(4)加强足跟部力量训练、稳定训练、提踵训练(垫足尖前、后、左、右走步及上下楼)。

三、诊断

1.症状和体征

(1)跟骨底脂肪垫和滑囊炎:足后跟底面疼痛、肿胀,扪之有凹陷或捻发音。

(2)跖腱膜炎:疼痛通常在足跟底内侧或足底筋膜后 1/3 处。

(3)跟骨骺炎:少年儿童运动员,有训练史,跟骨体轻度肿胀、压痛。

(4)跟腱后滑囊炎:足跟后上方跟腱止点高突、压痛或有捻发音。

(5)跟腱前囊炎:跟腱附着跟骨处两侧轻度肿胀、压痛,或有捻发音。

(6)胫后神经痛:内侧神经支压痛点为内踝尖连接跟骨结节后最突出处连线中点;外侧神经支压痛点为外踝尖至跟腱后缘水平线中点,有时 Tinels 征阳性。

2.辅助检查

X 线检查有助于排除骨质损害。临床上部分跟骨后滑囊炎、跖腱膜炎、跟腱炎与代谢性疾病如强直性脊柱炎、痛风有关,因此可根据情况检查 SR、CRP、ASO、UA、RA、CCP 或 HLA-B27。

3.鉴别诊断

(1)类风湿关节炎和痛风亦可伴有足跟痛,这些关节常有中度到重度的发热和肿胀,这一点可与局部原因所致的足跟痛相区别。

(2)尽管 X 线片上发现有骨刺可做出诊断,但早期跟骨骨刺的 X 线检查可呈阴性结果。不常见的是,跟骨骨刺在 X 线片上不典型,表现为绒毛状新骨形成影像,见到此变化应考虑血清阴性或 HLA-B27 关节病的可能。

四、证候诊断

1.气滞血瘀证

足跟痛如刺,痛处固定,拒按,动则更甚。舌质紫暗或有淤斑、苔薄白或薄黄,脉弦紧或涩。

2.湿热内蕴证

足跟局部疼痛,轻度红肿,有热感,压痛明显,伴口渴不欲饮。舌苔黄腻,脉濡数。

3.寒湿痹阻证

足跟冷痛重着,痛有定处,遇寒加重,得热减轻。舌质淡胖、苔白腻,脉细数。

4.肝肾亏虚证

足跟痛缠绵日久,反复发作,劳则更甚,休息减轻,腰膝酸软无力,可伴心烦失眠,口苦咽干,舌红少津,脉弦细而数;或伴四肢不温,形寒畏冷,筋脉拘挛,舌质淡胖、苔白腻,脉沉细无力。

五、中医治疗

中医治疗采取三期论治原则,早期活血化瘀、消肿止痛;中期疏通经络,后期补益肝肾。

1.辨证用药

(1)气滞血瘀证:治以理气活血,化瘀止痛。推荐方药:身痛逐瘀汤加减。

(2)湿热内蕴证:治以清热化湿,通络止痛。推荐方药:四妙丸加减。

(3)寒湿痹阻证:治以祛湿散寒,通络止痛。推荐方药:独活寄生汤加减。

(4)肝肾亏虚证:治以补益肝肾,通络止痛。推荐方药:左归丸或右归丸加减。

2.外用药

(1)软坚散外敷:软坚散痛点睡前外敷至次日早晨。

(2)中药热疗:如熏洗,用活血散瘀洗剂每天熏洗 2 次。中药塌渍或中药热奄包热敷局部,有通经活络、行气止痛的功效。

3.手法

跟骨底脂肪垫和滑囊炎慎用。

(1)手法:患者取俯卧位,点按承山、昆仑,每穴约 1 min。拨法:医者坐于床端,两手拇指一起合力弹拨患部痛点处,反复 5～7 次,常可听到"卡登"响声。摇晃:医者左手固定患侧足跟部,右手握住足跖部反复背伸、跖屈和顺逆时针方向摇动踝关节 5~7 次。然后两手环抱紧握踝关节拨伸 1~2 min。最后,医者一只手扶住患肢小腿后侧,另一只手手掌顶推跟前足底部,并嘱患者配合用力下蹬 5~7 次。

(2)叩击:健身小木槌,敲击面圆顿,适当力度敲击痛点每天约 1 000 次。敲击结束后局部冰敷 15 min。

(3)踩足疗法:每天坚持用患病足跟踩顿地面,力量由轻到重,频率由慢而快,以患者能忍受疼痛为度。循序渐进,随时随地进行治疗,最好采用坐位。踩顿力量要以足跟部稍感疼痛为宜,但要以忍受为度,每天 3 次,每次 10 min。

4.针灸

(1)体针:患者取仰卧位或坐位,针刺部位在内踝或外踝后缘直下 4 cm 处(相当于跟骨结节前方)、跟痛穴(三阴交后 1 寸)、太溪、照海、昆仑、承山、阿是穴等,隔天治疗 1 次。

(2)灸法:在足跟疼痛点下方,让艾灸燃烟熏灸痛点。每次 15~20 min,隔天 1 次。

六、物理治疗

(1)超声波:局部痛点,0.8~1 W/cm²,5~10 min,1 天 1 次。

(2)微波:局部痛点照射,14~20 W,15~20 min,1 天 1 次。

(3)激光:半导体激光,400~600 mW,15~20 min,1 天 1 次;氦氖激光,6~9 J,3~5 min,1 天 1 次。

(4)冲击波治疗:骨科弹道式冲击波治疗,治疗频率 5~10 Hz,治疗压力根据患者的耐受情况而定,一般在 160~400 kPa(1.6~4.0 bar),每次冲击 1 000 次,治疗部位为患者疼痛程度最严重的点,每周治疗 1 次,治疗次数根据患者疼痛的缓解程度而定,一般治疗 6 次。每次治疗后立即冰按摩 5 min。

(5)封闭:1%利多卡因加 5 mg 曲安奈德局部注射,仔细选择痛点,可每周 1 次,重复 3 次。对于胫后神经疼痛者,内侧神经支封闭点为内踝尖连接跟骨结节后最突出处连线中点;外侧神经支封闭点为外踝尖至跟腱后缘水平线中点。但是局部封闭的原则是不要超过 3 次,因为封闭会减少局部组织的血供,虽然开始使用时疼痛的减轻是很明显的,但是次数多了,反而会使局部脂肪组织萎缩,降低了脂肪垫的保护作用。

第九章 骨关节化脓性感染

第一节 化脓性骨髓炎

一、急性化脓性骨髓炎

化脓性骨髓炎并非单纯骨髓炎症,系骨、骨膜和骨髓整个骨组织炎症。好发于儿童,长管状骨,尤其是胫骨与股骨。

(一)病因与发病机制

1.病因

致病菌主要为金黄色葡萄球菌(占75%以上),次为乙型链球菌。

2.发病机制

(1)血源性为最常见,由疖肿、皮肤伤口、咽峡炎、中耳炎引起。

(2)细菌由伤口直接侵入骨骼,常见于开放性骨折或医源性者。后者见于骨科手术感染、骨髓穿刺不慎引起。

(3)软组织炎症直接蔓延到骨骼,如脓性指头炎、压疮、附近骨骼骨髓炎引起。

(二)诊断

(1)发病前有皮肤伤口、疖、咽峡炎、开放性骨折或骨科手术史。

(2)发病急,可有高热、寒战、全身不适,甚至谵妄、抽搐。

(3)患肢剧痛,不敢活动。多在患部(长骨干骺端处)有深压痛。

(4)数日后,当脓肿穿破骨膜时剧痛减轻,伴局部肿胀、红热、凹陷水肿和波动感,最后溃破,溢出黄色稠脓。

(5)白细胞总数达(15~30)×10^9/((1.5万~3.0万)/mm³),血培养常阳性。

(6)肢体压痛处做分层穿刺有脓液抽出。

(7)X线表现。发病2周内,X线检查常无发现,但阴性不能排除此病。发病7~14 d后X线片上可见骨虫蚀样破坏及骨膜反应。如结合体征,于干骺端处,在第4~7 d已可见轻微改变。

(三)治疗

1.抗生素早期应用

开始应用2~3联广谱抗生素,再依据药敏试验结果选择抗菌药规范用药。

2.患肢制动

可用皮肤牵引或石膏托以减轻疼痛、避免炎症扩散和预防病理骨折。控制2~3个月,无病理骨折时除去外固定。

3.切开引流并行骨开窗术

这是最主要的措施。

4.一般支持疗法

一般支持疗法为输血、输液、补充维生素及加强营养。高热时降温。

二、慢性化脓性骨髓炎

慢性化脓性骨髓炎多由急性骨髓炎处理不及时或治疗不当迁延。

（一）诊断

（1）有初发急性骨髓炎病史。起病急，有高热及患肢疼痛，不久破溃或切开流黄色稠脓。或有开放性骨折史及骨骼手术感染史。

（2）有时愈合或出现窦道，或从窦道溢出小死骨病史。

（3）病程长者，肢体可变粗、增长、短缩，或因病理骨折后成角愈合所致畸形。

（4）病变如临近关节，可有关节挛缩及活动受限。

（5）病程长达1～2年以上者，在创面边缘、窦道口或瘢痕可癌变，肉芽高出皮面，分泌物增多，恶臭。

（6）X线表现。X线片既有骨破坏，又有新生骨。前者可表现为空洞。有条状死骨或整个骨干坏死；后者为骨质硬化、骨髓腔消失，形成包壳、骨干变粗。

（二）治疗

彻底摘除死骨、消灭无效腔、切除硬化的窦道为原则。在死骨分界清楚，有足够坚强新生骨时方可手术。

1.病灶清除术

切除窦道、摘除死骨，刮除肉芽，伤口内留置凡士林纱布，隔日换药1次直至伤口愈合。

2.肌瓣填塞法

空洞内放置抗生素。于摘除死骨后，腔洞内置以有血运的肌瓣及抗生素后缝合伤口。较常用于股骨及肱骨。

3.骨部分切除术

在累及某些不影响功能的骨骼时，可切除病灶骨骼。适用于肋骨、腓骨及髂骨翼等。

4.截肢（指、趾）术

在有癌变时应做截肢（指、趾）术。对不重要的趾或指，为挽救其他指、趾功能，可做截指（趾）术。

三、硬化性骨髓炎

（一）病因

为毒力较低致病菌侵入所致骨感染。外伤常为局部发病诱因。

（二）诊断

（1）好发于胫骨、股骨。

（2）患处周期性发作性疼痛，可几年发作一次。

（3）发作时有跛行及压痛。在胫骨因部位浅表可出现红肿及凹陷水肿，但不形成脓肿。

（4）X线表现骨骼硬化、增粗，硬化范围与正常骨界线不清，一般不形成死骨。

（三）治疗

（1）休息、制动，敏感抗生素足量、适时应用。

(2)长期不愈者,可于病骨处做多个钻孔或手术切除部分硬化骨,使髓腔开放、改善血运,伤口一期缝合。

四、局限性骨脓肿

(一)病因

系低毒性致病菌化脓性感染所致,又称 Brodie 骨脓肿。

(二)诊断

(1)多发生于胫腓骨下端,股骨下端及肱骨上端干骺区。

(2)症状轻微,有阵发性疼痛,夜间加重。

(3)局部可有红、肿、压痛。

(4)X 线表现如下。

1)干骺部可见局限性骨髓腔破坏,中心骨质破坏呈透光区,直径 1~2 cm,四周有一硬化环,腔洞内偶尔可有小死骨。

2)破坏区如靠近骨皮质,则可见骨皮质增厚。

(三)治疗

全身应用敏感抗生素,手术切除骨脓肿,放置抗生素后一期缝合伤口。

五、髂骨骨髓炎

(一)病因和分类

致病菌多为金黄色葡萄球菌。可分为急性及慢性两类。

(二)诊断

1.分类

(1)急性髂骨骨髓炎。易被败血症或脓毒血症掩盖,不能及时获得明确诊断。

1)高热、寒战甚至谵妄,有多发性化脓灶等败血症、脓毒血症表现。

2)髋、臀部疼痛、肿胀及压痛。髂骨明显压痛。有时髂窝可扪及包块,穿刺有脓液。

3)髋关节活动受限。

(2)慢性髂骨骨髓炎。

1)有髂骨急性炎症病史。

2)髋、臀部有慢性窦道长期流脓,时愈时犯。窦道口污浊。

2.实验室及其他检查

X 线表现:急性期 X 线表现多无明显改变,偶可有骨小梁不清晰或骨质疏松;慢性期则多呈髂骨空洞,四周明显硬化,有时见死骨。

(三)治疗

(1)应用抗生素及支持疗法。

(2)切开引流。适用于急性骨髓炎并脓肿时。

(3)病灶清除术。适于慢性骨髓炎迁延不愈者。亦有主张在急性髂骨骨髓炎时,经 12~24 h抗生素滴注准备后行病灶清除术,将髂骨翼切除直到骨髓内无脓点处,再用盐水冲洗,置入青霉素、链霉素后缝合伤口。或于留置引流条,将伤口大部缝合。

六、化脓性脊柱炎

(一)病因

致病菌多为金黄色葡萄球菌,以血源感染为主。原发灶可为泌尿生殖系感染、疖肿等,少数患者可由椎间盘造影或椎间盘突出症等手术感染引起。

(二)诊断

1.诊断依据

(1)根据发病病程分为急性型、亚急性型及潜伏型。

(2)急性、亚急性型可有发热、谵妄等全身中毒症状。而潜伏型者不发热,亦少全身症状。

(3)腰椎发病最多,故表现为剧烈腰痛及持续腰肌痉挛。发生在颈、胸椎者,则引起颈痛、背痛和颈项强直。

(4)刺激神经根,可出现相应节段根性神经痛。如上、下肢放射痛,肋间神经痛。亦可压迫脊髓而引起截瘫。

(5)病椎有明显棘突叩击痛。腰椎患病时,在髂窝有时可扪及脓肿。

(6)血白细胞及多核白细胞比例增高,血沉快、C反应蛋白含量增高。若白细胞在正常范围,血沉、C反应蛋白指标改变更有参考意义。

(7)X线表现如下。

1)早期很难看出变化,发病数月后能看到骨骼有局限性疏松或破坏区。

2)椎间隙可略变窄。

3)有不同程度新生骨,有时可形成骨桥。

2.鉴别诊断

本病因有腰痛、腹胀等症状,易被误诊为肾周围脓肿、阑尾炎或胃肠功能紊乱等。

(三)治疗

(1)卧床休息和支持疗法。

(2)抗生素治疗早期应用,两种抗生素联合静脉滴注,并要求足量及足够长时间。

(3)保守治疗无效及出现脊髓压迫症状时,应及早切开引流。

第二节　化脓性脊柱炎

近年来发生在脊柱上的感染已较为少见,这除了与各种感染及时获得早期控制有关外,与当代抗生素的进展,尤其是第三代药物的出现也有着直接的关系。但本病病情较严重,易因败血症或其他严重并发症而发生意外,一旦转为慢性,则终身难愈(或不愈),因此应争取早期诊断,及时治疗。化脓性脊柱炎在临床上已很少见,发病率占全部骨髓炎的 2%～4%。多发生于青壮年,男性多于女性,儿童和老人也可发病,但甚少。发病部位以腰椎为最多,其次为胸椎、颈椎。

一、病因及发病机制

病原菌以金葡菌为主,其他如链球菌、白色葡萄球菌、绿脓杆菌等。大部分为血源性感染,因脊椎静脉系统有位于硬膜及脊椎周围无瓣膜的静脉丛,属腔静脉、门静脉、奇静脉外的独立系统,但又与上、下腔静脉有许多交通支直接联系。脊椎静脉系统内血流缓慢,可以停滞,甚至逆流。

因此任一静脉系统内有细菌栓子均可到达脊椎内。脊椎感染细菌到达椎体中心或边缘再向椎弓扩展,也可先有椎弓感染再向前扩展到椎管和椎体。到椎管内可产生神经根和脊髓受压症状,造成根性神经痛和截瘫。也可穿破硬脊膜产生脑膜炎。椎体感染形成脓肿,象脊椎结核一样向周围软组织扩散,在颈椎可产生咽后壁脓肿、颈部脓肿及上纵隔脓肿;在腰椎可产生腰大肌脓肿;在骶椎可产生盆腔、肛旁和坐骨直肠窝脓肿。少数可波及内脏如心包炎、肺脓肿和脓胸等。

少数为创伤如子弹贯通伤所造成的继发感染;或医源性的感染如腰穿、椎间盘吸引术、椎间盘手术后的感染等,近几年来较多见。

除了血源性感染与外伤或入侵式感染外,还可有局部蔓延,如椎旁化脓性炎症(椎旁脓肿等)由外向内侵蚀达椎管内,也可因盆腔内炎症或泌尿生殖系统炎症通过盆腔静脉而达脊椎上静脉(两者之间无瓣膜)或静脉窦形成感染。

二、诊断

(一)临床表现

血源性脊柱炎大多系败血症的合并症,或机体有其他感染病灶如疖、痈或扁桃体炎等。视起病缓急临床上一般分为三期。

1.急性期

以儿童和青少年为多见,起病急,有全身中毒症状和局部症状。主要表现为败血症中毒症状,如寒战、高热、神志不清、谵妄、昏迷、颈项强直,以及恶心、呕吐等。有酸中毒、失水、电解质平衡失调。

有全身炎症表现,白细胞数增高,可达数万以上,其中中性粒细胞多超过 85%,并可出现幼稚型,血培养阳性,继之贫血,血沉加快。有腰痛、肾区叩击痛、骶棘肌痉挛,神经根受压时有放射性疼痛至两侧腹股沟和下肢等。急性期 1 个月内 X 线片无明显变化,核素扫描可见局部浓聚现象,有助于早期诊断。

2.亚急性期

以青壮年为多见,细菌有一定活力,毒性不高。患者有抵抗力,全身中毒症状轻微,有低热。全身和局部体征不明显,但有腰痛、骶棘肌痉挛和脊椎僵硬,活动不便,甚至不能起床。白细胞和中性粒细胞轻度增高,血培养可阳性或阴性,血沉快。X 线片示椎体骨质增生,但轮廓无改变。

3.慢性期

病程长,可能由急性转化而来,也可由于全身抵抗力强,细菌毒力低所致。全身和局部症状轻微,体温大多正常,局部疼痛,脊柱活动受限,可能有小死骨,为脊椎慢性骨髓炎。早期脓肿在胸椎可引起瘫痪,在腰椎有神经压迫症状。有时因软组织脓肿穿破至皮肤外而形成瘘管、慢性窦道,久治不愈。

(二)相关检查

1.化验检查

急性期有白细胞数增高,可达数万以上,其中中性粒细胞多超过85%,并可出现幼稚型,血培养阳性,继之贫血,血沉加快。亚急性期白细胞和中性粒细胞轻度增高,血培养可阳性或阴性,血沉快。慢性期则无特殊变化。

2.X线片

征象视病情、感染途径及分型不同,其X线表现差异较大。

(1)初期。起病10～14 d,此时骨质多无异常所见。但应注意椎旁阴影有无增宽,以除外腹膜后炎症。

(2)早期。第2～3周时,可显示椎体边缘有骨质疏松,渐而破坏,并向椎体中部发展。椎旁阴影可增宽。

(3)中期。起病后1～2个月,多显示破坏区扩大,外观如虫蚀样或斑点样。当软骨板破坏后,则椎体边缘模糊,呈毛刷样。至第2个月末,骨质增生过程即逐渐开始。此时少数病例显示椎旁阴影可增宽。

(4)后期。第3个月开始以后,此时骨质增生更加明显,显示椎体密度增加,椎间隙变窄,椎旁可出现粗大的骨桥样骨赘,附件也出现相似改变。病变范围可累及一节或数节椎骨。

(5)慢性期。于晚期半年即转入慢性,椎节可完全骨性融合,一般多无死骨,但可有楔状及塌陷等变形。根据X线片上所显示影像特点不同又分为以下4型。

1)椎体型:多为单椎体发病,起病于椎体中心部,并向四周蔓延,易因破坏较多而引起病理性压缩骨折,形成密度增高之扁形椎体,因此易与嗜伊红细胞肉芽肿相混淆。

2)边缘型:由邻近软骨下病变发展而来,多从周边向中心发展,最后与原发椎节形成一个完整的骨块。

3)前型:又称骨膜下型,多系来自椎体前方的感染源,引起以前纵韧带和椎旁韧带骨化及前方骨皮质增厚或骨桥形成为特点的一型,椎间隙及松质骨多无改变。

4)附件型:病变起于附件,并引起骨质疏松、破坏,后期呈骨化增生样改变。临床上较少见。

3.鉴别诊断

(1)脊椎结核。为慢性进行性破坏性病变,病程长,慢性消耗体质,胸腰段多见,一般有肺结核史。椎体呈破坏性改变,椎间隙狭窄,椎体塌陷,并有椎旁脓肿等软组织阴影,也可见死骨,骨质增生不多。

(2)强直性脊椎炎。全身和局部症状没有化脓性脊椎炎那么剧烈,疼痛范围广,从腰骶椎开始,类风湿因子阳性,血清黏蛋白和抗"O"增高。

(3)类风湿性关节炎。有双侧对称性累及四肢手足关节,发病为隐袭痛,晨僵硬,腰部偶可伴发,但症状轻微。类风湿因子多为阳性,全身无明显炎症反应。X线片示软骨下骨质疏松细小囊变,关节间隙狭窄。

(4)风湿症。十分多见,且易伴有腰背部症状及发热,但有以下特点,如游走性关节痛;侵犯多关节,且较表浅;对阿司匹林类药物反应敏感;全身中毒症状较轻;血培养阴性,抗"O"试验多阳性。

三、治疗

急性期，全身使用抗生素，做血培养和药敏试验，以选择合适的抗生素，直到症状消失后再继续使用 2 周以上。对症治疗，增加营养，纠正水电解质失衡，卧硬板床，绝对休息。若有脓肿可进行引流，以尽早解除脊髓受压，防止供应脊髓的血管发生血栓而致脊髓软化，造成不可逆的瘫痪。若有瘘管和死骨形成，等病情稳定后再做彻底的处理。

第三节　化脓性关节炎

本病属中医关节流注和骨痈疽范畴，系关节内化脓性感染。临床多见于儿童和青少年，男多于女。好发部位为膝、髋关节，其他关节亦有发病。

一、诊断

（一）诊断依据

1.初期

起病急骤，恶寒发热，患关节疼痛、肿胀、灼热，功能受限。舌苔薄白，脉紧数。化验白细增高，关节穿刺为浆液性渗出液。

2.酿脓期

寒战高热，体温可达 40 ℃～41 ℃，苔黄脉数。关节微痛，拒按、肿胀，皮肤潮红。患肢肌肉痉挛，关节呈屈曲位畸形，功能障碍。血常规白细胞达 $20 \times 10^9/L$，血沉快，关节穿刺呈混浊絮状液。

3.脓溃期

全身中毒症状不减，局部红肿热痛更甚，关节刺为脓液，直到脓肿向外破溃，穿破皮肤形成窦道，见全身与局部症状方可缓解。但患者出现神疲乏力，气少懒言，面白无华，舌淡苔少，脉细数，一派虚弱体征。晚期关节可致纤维性或骨性强直。

X 线片检查，早期关节间隙增宽、脱位、半脱位或骨骺滑脱，关节囊肿胀，骨密度减低；晚期关节间隙变窄，骨质破坏。周围骨质增生硬化，关节边缘骨赘形成。最终关节间隙消失，呈纤维性或骨性强直。

（二）鉴别诊断

1.风湿性关节炎

常为多关节发病，疼痛呈对称性、游走性，关节积液中无脓细胞和细菌，抗"O"为阳性。

2.类风湿性关节炎

常为多关节对称性发病，无游走性。手足小关节常受累。关节肿胀但不红，晚期有关节畸形和功能障碍。类风湿因子多为阳性。MRI 可提供诊断依据。

3.关节结核

起病缓慢，常有午后潮热，夜间盗汗，两颧潮红等结核特有体征，关节肿而无红，皮温可稍高。

4.急性化脓性骨髓炎

全身症状与局部症状均相似,主要区别是病灶位置,一个在干骺端,一个在关节。

二、治疗

(一)初期

早期发现,早期治疗,是防止关节功能障碍的关键。

1.内治疗法

清热解毒,利湿化瘀。黄连解毒汤合五味消毒饮加减。

2.外治疗法

(1)局部用药。托毒生肌散、玉露膏或金黄膏等敷于患处。

(2)关节穿刺。当关节腔积液明显时,即可行关节穿刺,抽吸出积液后注入冰黄液或抗生素,每日或隔日1次。

(3)关节制动。为减轻疼痛和关节畸形,可选用牵引,夹板或石膏托等固定。

(二)酿脓期

1.内治疗法

清热解毒,凉血利湿。五味消毒饮合黄连解毒汤加减,酌情配服安宫牛黄丸或紫雪丹。

2.外治疗法

(1)局部外用药。同初期。

(2)关节腔穿刺。抽净关节腔内絮状混浊积液,用生理盐水反复灌注冲洗,最后注入抗生素。

(3)患肢制动。同初期。

(三)溃脓期

1.内治疗法

将溃未溃或初溃脓出不畅者,托里透脓,八珍汤或十全大补丸加减。

2.外治疗法

促进病灶局限或早日破溃。

(1)切开排脓。及时切开排脓冲洗并放置引流条。

(2)患肢制动。估计愈后关节强直不可避免时,应将患肢固定于功能位。

以上3期的西医西药治疗原则同急性化脓性骨髓炎。

(四)恢复期

全身症状好转,局部炎症消退后,应及时做关节功能锻炼,配合按摩、理疗等以促进关节功能的恢复。

(五)后遗症的治疗原则

(1)关节粘连、功能受限者,可采用体育疗法或按摩。逐渐松解粘连。必要时可在麻醉下做手法松解术,术后坚持功能锻炼。

(2)关节强直。①强直在功能位,坚固不痛,对工作影响不大者,不必做特殊治疗。②强直在非功能位,坚固不痛,但对工作生活影响大者,应做截骨矫形术。③关节强直不坚固而有疼痛者,可做关节成形术或关节融合术。

(3)陈旧性病理脱位。①关节活动尚好,功能障碍不大,无明显疼痛者,可对症治疗,无须手术与复位。②严重脱位,功能障碍明显或有疼痛,须做手术复位并关节融合。

(4)关节周围软组织挛缩。经恢复期的治疗无明显改善者,须做软组织松解术。以上所有手术必须在病变完全静止 3～6 个月,全身情况恢复后方可施行。

第十章　骨关节结核

第一节　肘关节结核

　　肘关节结核比较常见,在上肢三大关节中居首位。多见于青壮年。肘关节结核起病缓慢,症状轻微,局部症状主要是肿胀、疼痛和功能受限。症状一般在全关节结核才明显。脓肿和窦道通常出现在尺骨鹰嘴突附近。滑车上或腋窝淋巴结偶可以肿大。

　　滑膜切除术和早期全关节结核病灶清除术均可采用肘后方"S"形切口。由于上肢不负重,肘关节最适宜做切除术。手术宜做叉状切除术,可避免关节不稳的缺点。

第二节　腕关节结核

　　腕关节结核比较常见,在上肢三大关节中发病数居第二位,患者多为青壮年,儿童较少。

　　局部症状以肿胀、疼痛和功能受限为主。寒性脓肿和窦道通常见于腕背侧。关节破坏严重的可发生腕下垂或尺偏畸形。时有合并腕部腱鞘结核。

　　手术进路宜在腕背侧,一般取纵形、"S"形或横行切口。对于晚期全关节结核,腕骨破坏严重的可行远、近排腕骨或全腕关节切除或融合术。

第三节　髋关节结核

一、概述

　　髋关节结核占全身骨与关节结核发病率的第三位,患者以儿童为多见,单侧性居多。早期髋关节结核一般为单纯性滑膜结核或单纯性骨结核,以单纯性滑膜结核多见。单纯性骨结核好发于股骨头边缘部分或髋臼的髂骨部分。若不能及时控制病情,会发展为全关节结核,骨结核病灶进一步扩大,破坏关节软骨进入关节腔。后期产生寒性脓肿,可以穿过内前方髋关节囊的薄弱点流向腹股沟的内侧方,也可以流向后方,形成臀部寒性脓肿。

　　髋关节结核起始并局限于骨组织或滑膜组织(包括滑囊和腱鞘滑膜)。在此期间的病变为单纯骨结核或单纯滑膜结核,此时,关节功能完全无损或基本无损。结核病变如能在此期内获得早期治愈,关节功能可以完全保存或基本保存,因此,强调骨关节结核病必须早期诊断与治疗。当单纯骨结核扩散而侵入关节,或单纯滑膜结核穿透关节软骨面而侵入骨组织时,关节的全部主要组织,如滑膜、关节软骨和骨组织等均被侵犯,此期间的病变为全关节结核。此时病变获得治愈后,关节功能就不能完全保存,甚至完全丧失。如全关节结核,或单纯骨结核或单纯滑膜结核突破皮肤形成窦道,就有发生继发性感染的可能。局部病变除结核性关节炎、骨髓炎或滑膜炎外,还有化脓性感染,以致破溃加速、排脓增多,因大量蛋白质丢失,而体重迅速下降,全身症状因受双重感染的病变影响而加剧。所以,并发继发感染对骨关节结核的治疗是极不利的。

二、诊断

1.病史要点

(1)病多见于儿童和青少年,起病缓慢,多数患者有结核接触史、患病史或同时患有其他结核病。

(2)患者有午后低热、盗汗、乏力、食欲缺乏、消瘦及贫血等全身症状。

(3)最初症状为髋部轻痛,休息后好转,小儿表现为夜啼。由于髋关节与膝关节是由同一闭孔神经支配,在儿童常诉膝部疼痛,这种情况下如只检查膝关节而忽略髋关节的检查,就会延误诊断和治疗。

(4)随之出现的症状是跛行,单纯骨结核患者跛行较轻,单纯滑膜结核跛行稍重,全关节结核跛行最明显,以后可在髋关节周围出现脓肿或窦道。

2.查体

(1)步态。早期出现疼痛性跛行,髋关节有疼痛病变时,为减少负荷,行走时患者尽量设法缩短患肢负重的时间,显得健肢的跨步动作十分仓促,出现疼痛性跛行。

后期出现关节强直性跛行,正常跨步动作中,跨步一侧骨盆向前摆动必须以对侧髋关节为运动中心。一侧髋关节已经强直,则另一侧的跨步动作必然受到障碍,引起关节强直性跛行。

(2)局部肿胀及压痛。髋关节周围肌肉较丰富,轻微肿胀不易察觉。患者仰卧,双下肢伸直并拢,有时可见病侧轻度隆起,局部压痛。除股三角外,大粗隆、大腿根、大腿外上方和膝上方及膝关节也可见肿胀,合并病理性脱位时,患肢缩短、屈曲、内收。

(3)髋关节过伸试验。用于检查儿童早期髋关节结核。患儿俯卧位,检查者一手按住其骨盆,另一手握住其踝部把下肢提起,直到骨盆开始从床面升起为止。与对侧髋关节比较,可以发现患侧髋关节在后伸时有抗拒感,健侧一般可有 $10°$ 后伸。

(4)Thomas 试验。患者平卧于检查床上,健侧髋、膝关节完全屈曲,使其膝部贴住或尽可能贴近前胸,此时,其腰椎前凸完全消失而腰背平贴于床面。正常情况下对侧髋关节仍可自然伸直,若出现髋关节屈曲畸形,即能明确诊断。根据大腿与床面所成角度,确定屈曲度的范围。

3.辅助检查

(1)常规检查。

1)血常规:患者轻度贫血,白细胞计数可增高,多发病灶或继发感染时可有较严重的贫血及白细胞计数明显增高。

2)血沉:结核活动期血沉增快,病变静止或治愈时血沉逐渐下降至正常。

3)结核菌素实验:有助于髋关节结核活动期的诊断。

4)X线检查:骨盆正位片可以发现早期的轻微变化。单纯滑膜结核时,患侧髋臼与股骨头骨质疏松,骨小梁变细,骨皮质变薄;由于骨盆前倾,患侧闭孔变小;患侧滑膜与关节肿胀;患侧髋关节间隙变宽。单纯骨结核中心型破坏都在髋臼或股骨颈近髋区,有骨质破坏、死骨及空洞形成;但边缘型者死骨小或无死骨;全关节结核时,关节面破坏,关节间隙变窄。早期与晚期全关节结核的区别主要依据骨面破坏的程度而定,若股骨头无明显破坏,但软骨下骨板完全模糊,表示软骨面已游离,属晚期全关节结核,否则,为早期全关节结核。关节破坏严重者,可见病理性脱位或关节强直。晚期脓肿可见钙化,长期混合感染可见骨质硬化。

5)CT:CT扫描可以发现早期骨质改变,对死骨可以定位及发现死骨周围骨质改变。早期关节或滑膜囊内有少量积液和股骨头局限性骨质疏松,后期关节周围均有不同程度的寒性脓肿,髋骨的髋臼部和股骨头的边缘部可有骨质破坏。

6)MRI:MRI对病变周围的软组织、滑膜的改变显示较明显,还能显示骨内炎性浸润,有助于早期诊断。

(2)特殊检查。

1)分子生物学检查:DNA探针、PCR和DNA序列测定技术等。

2)穿刺活检:CT导引下穿刺,获取病变组织做病理学检查,明确诊断。

4.诊断标准

(1)全身症状。午后低热、盗汗、乏力、食欲缺乏、消瘦及贫血等全身症状。

(2)局部症状。髋部疼痛及跛行等局部症状。

(3)体征。局部肿胀及压痛、髋关节过伸试验、Thomas试验等阳性。

(4)实验室检查。血沉增快、PPD实验阳性、血常规感染中毒征象等。

(5)影像学检查。X线、CT和MRI等骨结核表现。

(6)病理活检。诊断有疑问时,可做穿刺、滑膜切取活检,明确诊断。

5.鉴别诊断

(1)暂时性滑膜炎。7岁以下儿童多见,多为一过性,有过度活动的病史,表现为髋部疼痛和跛行。X线片未见异常,做皮牵引卧床休息2周一般可痊愈。

(2)儿童股骨头骨软骨病。本病X线初期关节间隙增宽,进一步发展骨化中心变为扁平或破碎,以及发生囊性改变,血沉正常。

(3)类风湿关节炎。髋关节类风湿关节炎患髋疼痛,X线片与髋关节结核完全类似,有关节囊肿胀、闭孔缩小和局部骨质疏松,初发为单关节性时很难区别。但本病特征为多发性和对称性,经过短期观察一般不难区别。

(4)化脓性关节炎。一般急性发病,患者高热、寒战、白细胞增多,局部有红、肿、热、痛等急性炎症表现。X线表现破坏迅速,并有增生性改变,后期会产生骨性强直。鉴别困难者可做穿刺、脓液细菌培养或滑膜活检等确诊。

(5)成年股骨头坏死。多见于外伤性髋关节脱位或股骨颈骨折后,也见于大量使用激素之后。X线片示股骨头上部致密、变扁、塌陷等表现。

(6)骨关节炎。多见于老年人,临床上患髋疼痛、活动受限,但血沉不快。X线片示髋臼及股骨头明显增生、边缘硬化,关节间隙狭窄,髋臼或股骨头内常有囊性变。

三、治疗

治疗原则是早期诊断,早期有效地控制或消灭病变,缩短疗程,争取保留关节功能。

1. 全身治疗

(1)抗结核药物治疗。抗结核药物一般两种同时使用，一般主张异烟肼＋利福平，或异烟肼＋乙胺丁醇，严重者可三种药物同时应用。异烟肼成人剂量为每日 300 mg，分 3 次口服，或早晨一次顿服，一般主张口服异烟肼 2 年。利福平的成人剂量为 450 mg，早晨一次顿服，用药 3 个月后应检查肝功能，视肝功能的情况决定是否继续使用。乙胺丁醇成人剂量为 750 mg，一次顿服。

(2)充分休息，加强营养，每日摄入足够的蛋白质和维生素，贫血者可给予补血药，严重者可间断输给少量新鲜血。

2. 局部治疗

(1)单纯滑膜结核的治疗。

1)非手术治疗：局部制动、注射治疗。年龄较小的儿童或成年人按髋关节穿刺方法关节内注入链霉素，每周 1 次，每次儿童 0.5 g，成人每次 1 g。也可使用异烟肼关节内注射，儿童每次 100 mg，成人每次 200 mg。治疗过程密切观察病情变化，如经 1～3 个月上述治疗无效，病情未见好转或反而加重，应及时转为手术治疗。保守治疗过程一般不用石膏固定但必须卧床休息，如患者关节疼痛，可用皮肤牵引，牵引重量儿童 0.5～1.0 kg，成人 2 kg 左右。

2)滑膜切除术：适用于经非手术治疗不见好转的病例或未经治疗的单纯滑膜结核。由于髋关节的滑膜组织多在关节前方，滑膜切除术应尽量用髋前方入路，即用 Smith-Petersen 切口，术中彻底切除滑膜组织，同时注意保护股骨头血运。术后患肢处于外展内旋位，2～3 kg 皮牵引，3～4 周后开始锻炼患髋。对不能配合治疗的儿童可用单髋人字石膏固定患肢 4 周，然后再锻炼患髋。

(2)单纯骨结核的治疗。在髋关节单纯骨结核中，以髋臼和股骨头病变最容易侵犯关节，因此，应尽早手术治疗。股骨颈基底病变侵入关节的机会较少，如病变范围较小且无明显死骨，可先采用非手术治疗，病情不见好转再手术治疗。髋臼前缘结核、股骨头或股骨颈结核，可采用前方入路；髋臼后缘结核可采用后方入路。手术清除脓肿和骨病灶后，如骨病灶范围小可不需植骨；范围较大且无混合感染者，可取同侧髂骨松质骨进行植骨。术后卧床 3～4 周开始下地活动。植骨者术后卧床时间延长至 2～3 个月。

(3)早期全髋关节结核。为挽救关节的完整结构及功能，对于病变处于活动期的早期全关节结核患者，如无手术禁忌证，应及时进行病灶清除术。对尚无明显肿胀或脓肿位于髋关节前方者，可采用前方入路；脓肿位于髋关节后方，可采用后方入路。为彻底清除病灶，手术中必须将股骨头脱位，才能清除关节前方和后方的病灶。病灶清除范围包括：清除寒性脓肿，切除全部肥厚水肿的滑膜组织，切除残留的圆韧带，刮除一切骨病灶，切除游离坏死的软骨面。病灶清除是否彻底是手术成功的关键。

(4)晚期全髋关节结核。晚期全关节结核需要继续治疗的有两种情况。

1)髋关节仍有活动性病变，病变未曾治愈过，由单纯结核、早期全关节结核一直发展到晚期全关节结核。此种患者的病程一般在 1～2 年，或者病变曾一度停止或治愈，以后又复发。此种患者的病程较长，最长的可达 10 余年或 20 年以上。可采用非手术方法治疗，为了提高治愈率和缩短疗程，估计非手术疗法不易奏效的可采取病灶清除及髋关节融合术等手术治疗。

2)髋关节病变已痊愈，但因疼痛、畸形或关节强直而来就医的。可根据不同情况，采取不同的手术方法。

Ⅰ关节疼痛的治疗:关节疼痛多数是因为髋关节纤维强直,关节负重能力差,骨端摩擦所引起。这种疼痛是慢性的,长期的,劳累后加重,休息后减轻。患者血沉不快,体温不高,可先采取改变工种和对症疗法,如患者同意,且符合工作需要,也可行关节融合术。对于因疼痛严重影响工作、生活者,且静止已达 5 年可行全髋关节置换术。

Ⅱ髋关节屈曲、内收畸形的治疗:关节已呈骨性强直者可采取粗隆下截骨术治疗,截骨方法包括斜面插入截骨法和楔形截骨法两种;股骨头、颈已破坏消失,髋关节有屈曲、内收畸形,仍有相当的屈伸活动且疼痛不明显者,可按粗隆下截骨法手术治疗。对于静止期超过 5 年的髋关节结核患者,可以行全髋关节置换术。

(5)围术期注意事项。

1)术前准备:手术应尽量在结核静止期进行,对于活动期患者,术前应抗结核治疗 4～6 周,血红蛋白不低于 100 g/L;对营养不良者应纠正营养不良状态,必须纠正贫血和低蛋白血症;对混合感染体温升高者,应先引流控制感染。髋关节结核病灶清除手术创伤较大,应配血备用。

2)手术注意事项:根据病灶及死骨所在位置及畸形程度来决定手术入路。脓肿及死骨在关节的前方一般采用前方入路;脓肿及死骨在关节的后方,应采用后方入路;股骨头及颈均破坏消失,应采用外侧入路。无论何种入路,在关节病灶清除时,都应设法使股骨头脱出,充分暴露股骨头及髋臼,否则容易遗漏死骨或其他病变组织。手术清除病灶后,需同时做髋关节融合术或截骨成形术。缝合切口前切口内最好放置 1 g 链霉素。

全髋关节置换时应注意:①髋关节结核后期常因周围软组织瘢痕挛缩,关节破坏甚至纤维强直,造成患肢明显屈曲、内收、短缩畸形,术前牵引常不能奏效。术中彻底切除关节囊,松解内收肌、髂腰肌,必要时松解股直肌及臀中肌前 1/3,常能纠正屈曲挛缩。切除股骨头颈时,应注意保留髋臼部骨质,以使臼部成形,同时应保留股骨距,防止安装假体后出现股骨柄下沉的现象。②选择骨水泥型假体,由于结核病灶的存在及周围骨质疏松,清除时骨质丢失较严重,髋臼变形较明显,或局部深浅不一,所以髋臼成形要谨慎,不宜过大,必要时需用骨质填充缺损部。因此,假体选择以骨水泥型为主,可以依靠骨水泥做缺损部填充,加强臼部的稳定性。

3)术后处理:若病灶属静止期,术前血沉正常,而且术中也未见明显死骨、无效腔或炎性滑膜,则术后可不用抗结核药。对于活动性结核,术后坚持抗结核治疗 9～12 个月。术后2～3 d即开始下肢关节康复器(CPM)训练,对短缩严重者在皮牵引的同时仍进行 CPM 训练,可使功能更快恢复,但不宜强求恢复正常,否则过度牵拉软组织可造成神经损伤和术后大腿痛。

四、预后评价

单纯性滑膜结核、单纯性骨结核、早期全关节结核经抗结核及手术治疗后效果良好,可以保留大部分关节功能。晚期全关节结核采用髋关节融合或截骨成形术后,关节功能受限,无禁忌证下采用全髋置换术预后良好。

五、最新进展

以往治疗髋关节结核的传统方法是病灶清除髋关节融合术,但治疗后患者的生活质量不高,或多或少留下伤残。近年来随着全髋关节置换技术的提高,全髋关节置换术可以作为治疗晚期髋关节结核的有效手段。全髋置换术可以较广泛地切除关节内骨性组织和滑膜组织,达到彻底清除病灶的目的,且现代抗结核药物的长期使用,可杀灭残留的结核微小病灶。对全髋关节置换术治疗晚期髋关节结核的手术时机,目前,大部分作者认为对于静止期大于5年的晚期结核患者施行全髋关节置换术较为安全可行,疗效也肯定。当然也有人认为静止期无需5年也可以行全髋关节置换术,甚至有学者认为在活动期也可以行全髋关节置换术,但是我们认为静止3～5年,且血沉连续3次正常,方可行全髋关节置换术。

第四节　膝关节结核

一、概述

膝关节结核占全身骨与关节结核发病率的第2位,仅次于脊柱结核,以儿童和青少年患者多见。发病时以滑膜结核为多见,病变发展缓慢,以炎性浸润和渗出为主,膝关节常表现为肿胀和积液。随病情发展,结核性病变侵犯至骨骼,产生边缘性腐蚀。骨质破坏沿着软骨下潜行,使大块关节软骨剥落形成全关节结核。至后期,脓液积聚形成寒性脓肿,穿破皮肤后成为慢性窦道。病变静止后膝关节纤维性强直,常伴有屈曲或内、外翻畸形。

膝关节结核病灶形成多继发于肺结核。肺部组织被结核杆菌侵入后,在有利的条件下开始生长繁殖,引起局部渗出性炎症,形成原发灶。通过原发灶进入血液循环的结核杆菌,形成细菌栓子,随血流可达膝关节组织中,形成小病灶。在机体抵抗力作用下,大部分病灶中的结核杆菌被消灭,少数病灶中的结核杆菌未被完全消灭,在局部潜伏下来。当机体的免疫力降低或有其他不利因素发生后,潜伏在小病灶中的结核杆菌重新活跃起来,迅速生长繁殖。膝关节结核的组织病理分为三期:第一期为渗出期,表现为巨噬细胞炎性变反应、纤维蛋白渗出炎性变反应和多核细胞炎性变反应三种类型;第二期为增生期,吞噬结核杆菌的巨噬细胞变为上皮样细胞,上皮样细胞经过分裂或融合变为朗汉斯细胞;第三期为干酪样变性期,成片组织失去原有的细胞结构,胶原纤维模糊坏死,坏死周围不发生组织反应,也无浸润细胞进入坏死区。

二、诊断

1.临床表现

发病缓慢,常为单发,非活动性结核的患者全身症状多比较轻微。结核活动期患者有低热、乏力、疲倦、食欲缺乏、消瘦、盗汗、贫血等全身症状。局部疼痛一般不剧烈,具有劳累加重、休息缓解的特点,可有跛行及膝关节功能障碍。儿童表现为夜啼、脾气变坏等特点。

2.查体

(1)跛行。单纯性骨结核跛行多不明显,单纯性滑膜结核有轻度破行。全关节结核时患者一般不能用患腿行走,必须架拐或用足尖着地。

(2)肿胀。膝关节前方位置表浅,肿胀容易检查,单纯骨结核肿胀多局限于关节一侧,滑膜或全关节结核肿胀范围普遍。

(3)压痛。单纯性骨结核时膝关节可有局限性压痛,单纯性滑膜结核转变为全关节结核时压痛普遍而不局限。

(4)关节功能障碍。功能受限程度和关节破坏程度一致,单纯骨结核功能受限较少,滑膜结核次之,全关节结核受限最多,检查时应与健侧对比。轻度的功能受限常表现为患膝不能完全伸直。

(5)脓肿或窦道。脓肿常见于腘窝、膝关节两侧、小腿周围等处。脓肿所在部位除软组织局限性膨隆外,还可触及波动感,但须与肌肉或脂肪瘤假性波动鉴别。

(6)畸形。常见的关节畸形为屈曲畸形,一侧骨质破坏较多时可产生内、外翻畸形。

3.辅助检查

(1)常规检查。

1)血常规:患者轻度贫血,白细胞计数可增高,多发病灶或继发感染时可有较严重的贫血及白细胞计数明显增高。

2)血沉:活动期患者血沉增快,但对诊断无特异性,血沉正常也不能排除活动性病变。

3)结核菌素实验:有助于膝关节结核活动期的诊断。

4)X线:滑膜结核时X线片上仅表现为髌上囊肿胀与局限性骨质疏松,随病情进展出现关节间隙变窄、边缘性骨腐蚀。后期骨质破坏加重,关节间隙消失,无混合感染时骨质疏松。

5)CT:可以发现骨质破坏,死骨的大小、存在的部位,关节间隙改变、周围软组织肿胀及关节脱位。

6)MRI:可以发现以下病变。①滑膜病变。滑膜增生在 T_1 加权像上表现为较为均一的中等偏低信号;在质子密度加权像上表现为中低信号混杂图像;在 T_2 加权像上表现为中高低混杂信号,并可见不规则的低信号条状、突起状结节或团块影;在矢状位及横断位可见增生的滑膜充填于髌上囊,髌上囊容积较正常膝关节减小。②关节腔积液。在 T_2 加权像上积液表现为高信号影。③关节软骨病变。表现为关节软骨表面毛糙不平、软骨局部缺损、变薄或软骨全层缺失及大面积剥脱。④骨质异常。表现为骨皮质中断,正常骨髓高信号为异常的骨髓水肿及骨质破坏信号所取代。⑤还可以见到半月板及韧带异常。

(2)特殊检查。

1)膝关节穿刺活检,关节液生化检查。

2)关节镜检查:对于滑膜结核具有诊断价值,同时可以取活检及行镜下滑膜切除术。

3)分子生物学检查:DNA探针、PCR和DNA序列测定技术等。

4.诊断标准

(1)起病缓慢,午后低热、盗汗、乏力、食欲缺乏、消瘦及贫血等全身症状。

(2)关节疼痛及跛行等局部症状。

(3)局部肿胀及压痛、畸形、关节功能障碍、脓肿或窦道等阳性体征。

(4)血沉增快、PPD实验阳性、血常规感染中毒征象等。

(5)影像学检查。X线、CT和MRI等骨结核表现。

(6)病理活检。穿刺活检或关节镜切取滑膜活检,明确诊断。

5.鉴别诊断

(1)类风湿关节炎。类风湿关节炎患病年龄、体征、血沉及X线表现与早期单纯滑膜结核相类似,不易鉴别,关节液结核菌培养阳性率低,滑膜活检病理诊断可靠性较高,基因诊断可以视为较为理想的早期诊断方法。

(2)化脓性关节炎。急性化脓性关节炎诊断比较容易,而慢性化脓性膝关节炎常发生在体内有疖肿、皮肤感染、扁桃体炎等之后,关节液细菌学检查可确诊。

（3）创伤性滑膜炎。多见于青壮年，常有明确外伤史，X线片软组织肿胀而骨质正常，患者无全身症状，血沉正常。

（4）色素沉着性绒毛结节性滑膜炎。好发于膝关节和踝关节，患者膝关节明显肿胀但血沉不快，关节穿刺可见血性或咖啡色液体。病史长的X线片上可见股骨和胫骨内外髁边缘有溶骨性破坏，病理可确诊。

（5）关节附近的肿瘤。股骨下端和胫骨上端的骨巨细胞瘤、骨肉瘤、纤维肉瘤、尤文肉瘤等在X线片上有时误诊，需依靠病理确诊。

三、治疗

1. 全身治疗

（1）抗结核药物治疗。可以异烟肼＋利福平，或异烟肼＋乙胺丁醇联合应用，严重者可三种药物同时应用。异烟肼成人剂量为每日 300 mg，分 3 次口服，或早晨一次顿服，一般主张口服异烟肼 2 年。利福平的成人剂量为 450 mg，早晨一次顿服，定期检查肝功能。乙胺丁醇成人剂量为 750 mg，一次顿服。

（2）充分休息，加强营养，每日摄入足够的蛋白质和维生素。贫血者可给予补血药，严重者可间断输给少量新鲜血。

2. 局部治疗

（1）单纯滑膜结核。

1）非手术治疗：适于病期短、肿胀较轻、滑膜肿胀不甚肥厚、关节内积液较少、关节功能良好的患者，采取休息、增强营养、局部制动、抗结核治疗等方法。局部使用抗结核药物是非手术治疗的关键步骤，关节内注射的抗结核药物以异烟肼为主，效果不佳时加用链霉素。成人异烟肼每次可用 200 mg，儿童减半；链霉素每次 1 g，儿童减半。经非手术治疗病情未见好转或反而加重者，应尽早实施膝关节滑膜切除术。

2）膝关节滑膜切除术：手术适应证为单纯滑膜结核非手术治疗无效或加重的病例，15 岁以下儿童早期全关节结核。选用膝前内侧切口，将髌骨向外侧翻转，显露髌上囊，切开关节囊，于滑膜囊外分离，将滑膜的壁层及脏层整块切除。然后切除股骨髁间窝及前交叉韧带周围的滑膜，再切除内、外侧副韧带和股骨内外髁之间的滑膜组织，膝关节后方的滑膜可用刮匙刮除。术后皮牵引固定 2 周后开始膝关节功能锻炼，术后继续向关节腔内注入抗结核药物及全身抗结核治疗 3～6 个月。

（2）单纯骨结核。单纯骨结核病灶距离关节较远，估计近期内不致侵犯关节且局部没有明显死骨或脓肿的病例，可采用非手术治疗。经抗结核治疗无效或病变逐渐扩大者，应施行病灶清除术。对病灶位于关节附近，容易侵犯关节的病灶或具有明显死骨或脓肿的病例应及时做病灶清除术，清除后大的骨缺损可取自体髂骨充填。

（3）早期全关节结核。如无手术禁忌证，应及时采用病灶清除术，以免病变进一步发展为晚期全关节结核。手术切口根据病灶位置而定，术中切除大部分滑膜，刮除一切骨病灶。术后应用皮牵引，关节内药物灌注，早期股四头肌收缩锻炼及定时 CPM 被动关节活动。髌骨切除的患者股四头肌收缩锻炼的时间应推迟到 6 周以后，防止肌腱吻合处裂开。

（4）晚期全关节结核。需要治疗的全关节结核适应证：病变持续发展，局部有脓肿、死骨、窦道和混合感染；病变虽已治愈，但关节不稳或严重畸形，生活及工作不便。

1)病变尚处活动期的晚期全关节结核:因不存在抢救关节功能的问题,对于年老、体弱的患者应尽量采用非手术疗法。但因病变广泛而严重,单纯采用非手术疗法常不易在短期内奏效,因此,对于适合手术治疗的患者仍应及时手术,以便缩短疗程和提高治愈率。手术治疗的目的除彻底清除病灶外,还要使膝关节强直于功能位以最大限度地保留关节功能。手术可采用:①膝关节切除加压固定术,将股骨下端和胫骨上端切除,再将骨端新创面对合。截去骨质应尽量少,一般股骨 1.5 cm 内,胫骨 1 cm 内为宜。股骨下端必须切到髁间凹以上,形成一个完整的骨创面以利融合。胫骨面后侧截除的骨质稍多,使加压融合后膝关节屈曲 $10°\sim15°$。术后 4~5 周除去加压器,换长腿石膏,下地负重行走,8~12 周后拆去石膏。②膝关节切除交叉钢针内固定,适用于屈曲畸形比较严重又无混合感染的患者。按膝关节切除加压固定术的方法将骨端切除和病灶清除后,再将膝关节伸直,由于腘部软组织的紧张而使骨创面紧密对合并在骨面间产生一定的压力。为了避免术后骨端移位,可用两根骨圆针交叉固定,骨圆针可由股骨穿向胫骨,也可出胫骨穿向股骨,视局部情况而定。术后用前后两个长腿石膏托固定,两周后拆线,三周后拔针。③膝关节切除钢板内固定术,本法适用于无混合感染且骨质不甚疏松的成年患者,骨端切除和病灶清除的操作方法与加压固定术相同,切除骨端和刮除病灶后将两骨端对合,用 1~2 块弯成适当弧度的 6 孔不锈钢板固定。使用单钢板时将钢板放在前方正中线上,用 6 个螺钉拧紧固定。

2)病变已静止的晚期全关节结核:①屈曲畸形严重的病例可按上法做骨端切除加压固定或交叉钢针固定,较大无效腔形成不能切除者可加用纳米羟基磷灰石/胶原骨修复材料药物缓释体系植入。②对于结核静止 10 年以上、膝关节疼痛明显及严重畸形者,也可以考虑全膝关节置换术。遗留病灶是结核复发的重要因素,因此,在关节置换时应彻底切除病灶。

(5)围术期处理。

1)进行必要的检查:术前应仔细体检并进行胸部透视,以便发现体内有无其他结核病灶。对病期长、窦道分泌物多的患者,应检查肝、肾功能。病变局部应做 X 线片检查了解病变情况,以便进行手术设计。

2)改善全身情况:入院后应立即卧床休息,并进行卧床排便训练,以免术后由于不习惯而造成排便困难。一般来讲,结核患者的食欲较差,术前应设法增进患者食欲,尽可能加强营养,改善全身情况。

3)药物治疗:抗结核药物的应用是术前准备的重要环节,主要是防止病变的扩散。诊断一经确定,应开始应用抗结核药物。抗结核药物一般应用 1 周以后,结核中毒症状即可开始改善,2 周左右时多数患者症状好转,可以手术。有窦道的患者,术前还需用青霉素或其他抗生素,以控制化脓性感染,预防术后切口感染。

4)局部制动:因严重疼痛或肌肉痉挛而致膝关节畸形者,应做外固定或牵引,以减轻疼痛、痉挛,患者可得充分休息,并可预防病理性脱位或逐渐矫正畸形,减少手术操作困难。

(6)术后处理。术后继续抗结核治疗 6~9 个月。

四、预后评价

膝关节滑膜结核经全身及关节内注射治疗后约 80% 的患者可以获得治愈,膝关节功能多正常或接近正常。单纯骨结核及早期全关节结核手术治疗效果较好,一般能保留大部分关节功能。晚期全关节结核行骨端切除加压固定后疗效肯定但遗留关节功能障碍,全膝关节置换术可保留关节功能。

五、最新进展

传统观点认为,单纯滑膜结核可行保守治疗,但是滑膜结核的术前诊断率低。随着 MRI 和关节镜技术的发展,利用关节镜诊断及治疗膝关节结核逐渐发展起来。其优点除了提高诊断率利于早期诊断外,还能同时进行滑膜切除,且镜下手术对关节损伤小,术后患者康复快。对于膝关节滑膜结核,早期全膝关节结核,疑诊膝关节结核病例,诊断不明的膝关节滑膜病变,均可积极行关节镜手术诊断与治疗。

对于静止期膝关节结核,采用关节置换术进行治疗,术后保存或恢复关节的大部分功能,近年来,临床上也取得了较为满意的疗效。一般认为结核静止 5 年以上,才可行全膝关节置换,但也有学者认为对中青年患者充分抗结核准备后,做一期置换或分期置换是可行的,尽力挽救关节功能,即使失败还允许做关节融合补救。但我们认为结核静止期 3～5 年,血沉连续 3 次正常,方可考虑全膝关节置换。另外,对于病程不长,但经有效病灶清除及正规抗结核治疗后病情稳定,停药 1 年以上无复发,因继发骨关节炎、关节疼痛影响生活质量者,也可考虑关节置换术。

第十一章　骨肿瘤

第一节　骨肿瘤总论

一、概述

骨肿瘤是发生在骨骼系统的肿瘤，包括骨、软骨、纤维组织、脂肪组织、造血组织、神经组织等与骨骼系统相关的组织的原发性良恶性肿瘤或继发性肿瘤。除此之外，还包括了部分骨组织或其附属组织内的瘤样病损，如纤维结构不良、骨囊肿、动脉瘤样骨囊肿、嗜酸性肉芽肿等。这些病损中的一部分在一定情况下也会转化为真正的肿瘤，可发生复发或恶变，加上这些瘤样病损在临床、影像和病理上有时会和一些骨肿瘤相混淆，故常合并在一起讨论。

二、骨骼肌肉系统肿瘤发病率

1. 一般发病率

恶性肿瘤中骨肉瘤最常见，其次为软骨肉瘤、纤维肉瘤、骨髓瘤、Ewing 肉瘤、恶性骨巨细胞瘤、脊索瘤、恶性淋巴瘤、恶性纤维组织细胞瘤。良性肿瘤中骨软骨瘤最多，其次为骨巨细胞瘤、内生软骨瘤等。肿瘤样病变中骨纤维异常增殖症占首位。

2. 性别与年龄

统计发现男女发病率之比为 1.85∶1。

三、病种分布

骨肿瘤以总发病率排列，最常见的骨肿瘤依次为骨软骨瘤、骨肉瘤、骨巨细胞瘤、软骨瘤、骨瘤、软骨肉瘤等。

四、骨肿瘤之外科分期

1977 年 Ennieking 提出的肌肉骨骼的外科分期系统是目前较为全面的评价骨肿瘤的治疗系统，他认为对肿瘤的手术选择应考虑到肿瘤的解剖学部位，因为解剖学间室是对微小肿瘤扩散的良好天然屏障，在长骨，这些屏障是皮质骨、关节软骨；在关节，是关节囊和关节软骨；在软组织，是大的筋膜间隔和肌腱的起止点。这个外科分期系统是将外科病理分级（G），外科区域即肿瘤与解剖间室的关系（T）以及有无区域性或远处转移（M）结合起来，设计出 G-T-M 外科分级系统，并以此制订手术方案。此分期系统现已在临床上广泛使用，使术前制订治疗措施和术后疗效的判断标准有了科学依据。所谓外科病理分级，是指肿瘤的良恶性程度，用 G 表示，G_0 属良性，G_1 属低度恶性，G_2 属高度恶性；外科区域是指肿瘤的侵袭范围，以肿瘤囊和间室为分界，用 T 表示。T_0 为囊内；T_1 为囊外但仍在间室内；T_2 为囊外和间室外。转移是指有无区域转移或远处转移，用 M 表示。M_0 为无转移，M_1 为转移。

分期是根据恶性肿瘤分级和转移，再根据其所在间室部位而组成。良性肿瘤用阿拉伯数字 1、2、3 表示,分别代表潜隐性、活动性和侵袭性。恶性肿瘤用罗马数字Ⅰ、Ⅱ、Ⅲ表示,Ⅰ为低度恶性,Ⅱ为高度恶性,Ⅲ表示存在区域性和转移性病损。肿瘤侵袭范围以 A、B 表示,A 为肿瘤在间室内,B 为在间室外。解剖范围有助于计划切除和重建范围。

第二节 常见的良性骨与软组织肿瘤

一、骨瘤

(一)概述

骨瘤也称内生骨疣,是发生于骨松质的良性病变,指在骨组织上长出的新生骨。可发生于全身各部位,主要发生于颅骨、鼻骨和鼻旁窦。具体病因不明,有胚胎学、创伤、感染等假说。

(二)临床表现

通常没有症状,偶尔可有局部疼痛,颅面骨较大的病灶常可引起面部疼痛或头痛。

(三)诊断要点

1.临床表现

常无明显症状,偶有局部疼痛。X 线表现为骨松质内有密度均匀增高的小圆形或椭圆形区域。病理学检查与影像学表现一致。

2.影像学检查

(1)X 线是最常用的检查方法,典型表现为骨松质内有密度均匀增高的小圆形或椭圆形区域,骨瘤边缘的放射状针样骨质与正常骨质融合形成毛刷样边缘,没有骨质破坏和骨膜反应。

(2)CT:CT 显示增厚的骨小梁与周围骨相融合。

(3)MRI:MRI 显示为边界清楚的病变,在 T_1 及 T_2 加权像为低信号。

(4)病理学检查骨性结构上覆盖透明软骨样组织。

(四)治疗原则

一般情况下 X 线随访检查即可,无症状者可不予手术,但需密切观察,有下列情况者,需做彻底切除:①出现疼痛。②持续生长。③位于中轴部位,如脊柱、肩胛骨、骨盆等处,较大肿瘤合并压迫症状或伴有滑囊炎。④有恶变先兆。⑤影响关节功能,肢体功能障碍者。

二、骨样骨瘤

(一)概述

骨样骨瘤是常见的良性骨肿瘤,无转移及恶变。多发生于长管状骨,肿瘤直径一般不超过1.5 cm。特征是呈类圆形,边界清晰,中心血运丰富(巢)、周围有反应性硬化带。骨样骨瘤占良性骨肿瘤的 10%~20%。

(二)诊断要点

1.临床表现

发病高峰为 11~20 岁,男女比例约为 2:1。多见于胫骨和股骨,肱骨、手足、脊椎次之。

主要表现为逐渐加剧的局部疼痛,夜间疼痛加重。服用水杨酸类或非甾体类镇痛药能缓解。有固定压痛及局部肿胀。

2.影像学检查

(1)X线:在长骨骨干皮质上可见圆形或卵圆形透亮区,称为"瘤巢",直径多在 1 cm 以内,周围有广泛的硬化骨围绕。瘤巢中心可有钙化,形成典型的"鸡眼征"。肿瘤在骨松质内者,周围的致密反应轻。

(2)CT:为低密度的中央瘤巢,周围有硬化的高密度区。瘤巢内有时见钙化影。

(3)MRI:骨样骨瘤的硬化与钙化部分在 T_1、T_2 加权像上都显示为低信号,瘤巢在 T_2 加权像上显示高信号。

(4)病理学检查:瘤核由不同成熟期的骨质如骨样组织、新生骨小梁和有丰富血管的结缔组织组成。

(三)治疗原则

1.手术治疗为主

原则是准确定位、彻底切除。以清除瘤巢为主,同时包括周围部分硬化骨。

2.经皮穿刺行射频消融术

通过细导针射频产热杀伤肿瘤细胞,是现在较常用的微创治疗方法。深部组织病灶可通过 CT 或 B 超引导穿刺能大幅提高射频的准确率与有效率。

3.冷冻治疗

利用氩氦气冷循环制冷导针穿刺病灶,予以 -200 ℃持续极低温和短时复温循环达到使肿瘤组织消融的目的。

4.药物

服用非甾体类解热镇痛药可缓解症状。

三、内生软骨瘤

(一)概述

本病是发生于骨内的一类良性肿瘤。一般只发生于软骨成骨的骨骼内,因软骨不能通过软骨内化骨的正常程序转化为骨组织,为错构性软骨增生。

(二)诊断要点

1.临床表现

好发于青少年,以手足短管状骨的髓内多见,多在掌、指骨骨端。一般无明显症状,以无痛性质硬膨胀肿块为主要临床表现。合并病理性骨折时可出现剧痛和较明显的肿胀。

2.影像学检查

(1)X线表现:为骨干内一个局限、边缘整齐、呈分叶状的椭圆形透明区,呈中心性生长,骨皮质变薄。肿瘤周围有薄层增生硬化现象,透明区内可见到散在的砂粒样致密点。

(2)CT:发生于短骨的内生软骨瘤 CT 上多呈膨胀性骨质破坏,密度略低于肌肉,骨皮质变薄,边缘光整锐利,其内可见斑点状环形或半环形高密度钙化。

(3)MRI:显示为混杂信号。

(三)治疗原则

一旦确诊,应行病灶刮除和自体骨或异体骨植骨术。已恶变者应行截除术。禁忌放射治疗,可引起恶变。

四、骨软骨瘤

(一)概述

骨软骨瘤也称外生骨疣,是发生于骨表面的具有软骨帽的骨性突起,实质上是生长方向的异常和长骨干骺区再塑形的错误,是最常见的良性骨肿瘤,约占所有良性骨肿瘤的40%。分为单发和多发两种类型,约有1%的单发性骨软骨瘤可发生恶变。多发性骨软骨瘤发生恶变的发生率高于单发病变。

(二)诊断要点

1.临床表现

好发于20岁以下者。肿瘤常见于四肢长管状骨干骺端,尤以股骨下端和胫骨上端最为多见。主要症状是缓慢生长的局部肿块,骨性硬度,突出于皮肤表面。部位不同可压迫神经、血管等产生相应的症状。

2.影像学检查

(1)X线:长骨干骺端向皮质外突起一骨性隆起,基底部与皮质相连,其生长方向常沿肌肉牵拉方向远离骨骺指向骨干。瘤体表面可见点状或环状钙化。

(2)CT:与骨质相连的骨性突出,顶端有软骨帽覆盖,并能清楚显示肿瘤的附着部位。

(3)MRI:可清楚区分骨、软骨和骨髓的各种成分。在 T_1 加权像上显示病变内的骨髓与患骨相连,T_2 加权像上可以确定高信号的软骨帽的厚度。如果软骨帽在儿童超过 3 cm,成人超过 1 cm,则有恶性变的可能。

(三)治疗原则

无症状者可不予手术,但需密切观察,有下列情况者,需做彻底切除。①出现疼痛。②成年后持续生长。③位于中轴部位,如脊柱、肩胛骨、骨盆等处,较大肿瘤合并压迫症状或伴有滑囊炎。④有恶变先兆。⑤影响关节功能,肢体功能障碍者。手术范围包括骨膜、软骨帽盖、骨皮质及基底周围正常骨质,术中避免伤及邻近组织和骨骺板。

五、骨母细胞瘤

(一)概述

骨母细胞瘤又名成骨性纤维瘤、成骨细胞瘤或巨型骨样骨瘤。是一种特殊类型的骨肿瘤,内含丰富的成骨细胞、骨样组织和新生骨。具体病因尚不明确。

(二)诊断要点

1.临床表现

骨母细胞瘤多发生于10~25岁男性。大多数患者以渐进性疼痛为主诉,多为隐痛。局部有肿胀及压痛。多发于脊椎骨附件,其次为四肢长骨骨干、肋骨、肩胛骨、髂骨等处。表浅者可触及膨大隆起的骨块。个别病例红细胞沉降率增快,若肿瘤发生恶变,碱性磷酸酶可升高。

2.影像学检查

在X线片上多见于长骨干骺端或骨干上,一般不侵犯骨骺,根据发病部位可分为4种类型:中心型、皮质型、骨膜下型及松骨型。其中中心型最多见,典型的表现为边缘清晰的球型囊状骨质破坏区,皮质膨胀变薄,可呈光滑的薄壳状,如皮质破裂可以形成软组织肿块。在肿瘤内常有不同程度的成骨或钙化阴影。肿瘤也可以是多囊性的,在主要病变区域的附近可能有散在的病灶。

肿瘤呈溶骨性变化,骨质扩张,边界清楚。瘤体大小不等,多为 2～12 cm。肿瘤附近的骨质常有轻度增生硬化,一般无骨膜反应。

3.鉴别诊断

骨样骨瘤患部疼痛、压痛明显,X 线片可见"瘤巢",直径 1～2 cm。病理见成骨细胞及骨样组织,以后者最多。位于手足的软骨瘤有时与成骨细胞瘤难以区别,软骨瘤有斑点状钙化为其特征。镜下较易区别。

(三)治疗原则

肿瘤切除或刮除术同时植骨,位于脊椎者或瘤体范围特别大的需减压结合放疗。

(四)预后

骨母细胞瘤有一定复发率,恶变率不高。

六、软骨黏液样纤维瘤

(一)概述

软骨黏液样纤维瘤又称纤维黏液性软骨瘤,是一种特殊分化的软骨源性良性肿瘤,但病理过程有时似恶性肿瘤。

肿瘤以软骨、纤维和黏液样为主要特点,曾被误认为是软骨瘤或黏液瘤,甚至是软骨肉瘤。发病率较低,约占骨肿瘤的 0.5%,良性骨肿瘤的 2%。

(二)诊断要点

1.临床表现

男性多于女性,好发年龄为 20～30 岁。多发于四肢长骨,尤以胫骨、股骨最为常见。临床症状较轻微,主要表现为局部疼痛、肿胀和压痛,表浅部位偶可触及肿块,有时无症状,病程较长。

2.X 线表现

X 线表现具有典型特征,长骨干骺端可见呈偏心性与骨长轴平行的椭圆形骨质溶解区,长椭圆形的溶骨性破坏,多房且有钙化点,边缘稍有硬化。骨皮质变薄并膨胀。无明显骨膜反应。

(三)治疗原则

首选手术刮除病灶并植骨术。本病复发率较高约 25%,如肿瘤内黏液成分较高可增高复发率,复发性肿瘤易发生恶变。广泛浸润者可行大块切除术可降低复发率。对无法手术切除的病灶可予以放疗。

(四)预后

骨母细胞瘤复发率为 10%～25%,极罕见存在恶变。

七、软骨母细胞瘤

(一)概述

软骨母细胞瘤(chondroblastoma)是一类比较罕见的肿瘤,好发于 5～25 岁,男女比为3∶2。可发病于全身任何部位骨骼,好发于未发育成熟关节的骨骺,膝关节周围是最常见的发病部位,其次是髋、肩关节。对于其组织来源于成软骨细胞或成骨细胞尚存争议。

(二)诊断要点

1.临床表现

占原发性骨肿瘤的 1%～3%。好发于股骨和胫骨两端,可穿透骺板至干骺端,肱骨、距骨和跟骨次之,脊椎少见。大多数有疼痛肿胀和运动受限,肌肉萎缩,附近关节可出现类似关节炎征象,局部皮肤有温度升高。部位浅表者可触及肿块及压痛。多按一般关节痛治疗,病程较长,近 25%患者有关节积液。

2.X 线表现

在长骨者,X 线表现在骨骺区呈圆形或卵圆形的溶骨性破坏,体积大小不等,初发时位于中心,增大后偏向一侧,使骨皮质膨出变薄向外扩张,清晰的边缘是其特征。偶可见膨胀性病灶穿透软骨进入关节或穿透骺板侵及干骺端。无骨膜反应,病灶周围有一圈轻度致密骨阴影。肿瘤中多呈肥皂泡沫状,可合并病理性骨折。CT 和 MRI 检查可明确病变范围和软组织肿块范围。

3.鉴别诊断

患者多为青少年,病程长,症状轻。X 线片示于骨骺区内溶骨性破坏,界限清楚,常呈肥皂泡沫样,有时可见钙化。镜下肿瘤组织主要为成软骨细胞。需要鉴别的疾病有骨巨细胞瘤,骨髓炎及骨结核。

(三)治疗原则

手术刮除及植骨术为首要治疗。对巨型者有时需用截除术加大块植骨。绝大部分可以治愈,复发率约 10%。

(四)预后

病变广泛者由于手术切除不够彻底,有较高的复发率。原发恶变者罕见。

第三节　骨巨细胞瘤

一、概述

原发于骨的巨细胞瘤(GCT)是一种较常见的骨原发肿瘤,占原发性骨肿瘤的 3%～5%,占原发性骨良性肿瘤的 20%,在亚洲人群中发病率更高。巨细胞瘤是一种含两种独特细胞群的肿瘤,其一为成骨细胞来源的基质细胞群,其二为很可能为单核细胞来源的独特的破骨细胞样细胞群,其特征是具有丰富血管性组织,这两种细胞群的相互影响是其发病机制的关键。该肿瘤具有侵袭性,如治疗不当,复发率可高达 50%;有 1%～3%病例可自发恶性变为高度恶性肿瘤,恶性变也可因为不恰当的局部放疗所致,约 5%病例出现肺转移,肺转移灶也具有巨细胞瘤的特征性表现,通常预后好于其他恶性肿瘤;在很罕见的情况下,有原发即为恶性巨细胞瘤者,预后差。

二、分级

典型骨巨细胞瘤分别属于 Enneking 良性 1 期、2 期、3 期病变,以 2 期、3 期为主。根据放射学特点,Campanacci 提出可把巨细胞瘤分为 3 级。

1. Ⅰ级

静止型,少见,几乎无临床症状。放射学表现为骨溶解区域边界完整,骨皮质受侵犯轻微,骨皮质变薄但完整,肿瘤周围轻度骨肥厚;肿瘤较小,一般不扩展到关节软骨;经长时间临床观察可发现肿瘤扩展缓慢。

2. Ⅱ级

活动型,最常见,症状明显。放射学表现为骨溶解区边界欠清晰,骨皮质受侵犯严重,非常薄,有时可几乎全部被侵蚀;肿瘤扩展明显,常很接近甚至累及关节软骨。但是,即使肿瘤扩展严重,骨轮廓仍存在,外形仍保持其连续性,肿瘤与骨膜间尚有比较清楚的界限。经临床动态观察可发现肿瘤生长活跃。

3. Ⅲ级

侵袭型,也较少见。放射学表现为骨皮质完全受侵蚀,肿瘤呈球状,肿块穿破骨皮质,穿入软组织,无骨膜包围,而是外覆假包膜;病灶扩展严重,常累及大部甚至全部骨骺,并侵犯关节软骨;动态观察可发现肿瘤发展迅速,呈侵蚀状扩展;病理性骨折常见。

三、诊断要点

1. 临床表现

巨细胞瘤好发于青壮年,最多见于 20～40 岁,很少发生在青春期前和 50 岁以后,女性略多于男性。约有 5% 的巨细胞瘤为恶性。约 90% 的巨细胞瘤发生在长骨,起源于干骺端,因为几乎所有的巨细胞瘤都在骨骺闭合后发生,病变通常同时侵犯干骺端和骨骺。最好发的部位是膝关节周围,即股骨远端和胫骨近端,其次是股骨远端、肱骨远端、肱骨近端、腓骨近端等。也可发生在手、足的短管状骨,在这种情况下肿瘤可侵犯骨干的大部。另外,脊柱、骨盆(包括髂骨、耻骨、坐骨和骶骨)也是好发部位,其他扁骨和短骨则罕见。

主要症状是疼痛,通常为关节周围疼痛,因肿瘤靠近关节,常出现关节功能受限和关节肿胀。病变进展可出现明显肿胀,甚至畸形。在下肢病理性骨折或微细骨折常见,有统计约 1/3 病例发现时有病理性骨折,可出现突然疼痛加剧伴功能障碍。当肿瘤穿破骨皮质进入软组织时可出现软组织肿块,局部肿胀,并有皮温升高和浅静脉充盈。GCT 罕有全身症状,偶有肺转移,肺转移多表现良性,预后好于其他恶性肿瘤。

2. 影像学检查

(1)X 线检查:典型表现为长骨干骺端偏心性、膨胀性的溶骨性病灶,常累及骨骺,骨溶解一般较均匀,病灶内无骨化和钙化,但是可因肿瘤在扩展时有某些壁层骨嵴保留下来而呈皂泡样表现;破坏区可达关节软骨下骨,病变周围骨皮质变薄,可出现程度不一的骨皮质连续性中断;病灶的边缘可不规则;当肿瘤生长缓慢时,周围骨质被膨胀生长的病灶压迫可形成不规则的硬化缘,但不连续,且从不出现完整的包壳;病变本身无骨膜反应,当病变表现为侵袭性时肿瘤生长迅速,可迅速扩展到整个骨骺和干骺部,边缘模糊,呈虫噬状改变,大片骨皮质被侵犯而出现中断,形成软组织肿块,肿瘤也可穿越关节面累及邻近的骨质。

(2)CT:典型的 CT 表现与 X 线表现相似,病灶边界大多比较清楚;骨皮质变薄,多有连续性中断；周围正常的骨质可有程度不等、断续的硬化；很少出现骨膜反应；除非侵袭性高的病变，一般很少有突出骨外的软组织肿块；大部分情况下病灶达关节面下的软骨下骨；因病灶内常有出血或坏死液化，故 CT 图像可出现液性区域。侵袭性程度高的病变可有恶性肿瘤的表现，出现大片状的骨皮质连续性中断和较大的软组织肿块。增强扫描可以帮助进一步了解肿瘤的骨外侵犯和周围神经、大血管的关系以及更精确显示肿瘤内的坏死区。

（3）MRI：典型的巨细胞瘤 MRI 表现为长骨干骺端、偏心性、达关节软骨下骨的异常信号区，病灶的实质成分在 MRI 图像表现为 T_1WI 低到中等信号，T_2WI 中、高混杂信号，形成"卵石征"，相当于 X 线片的"皂泡征"。大部分病例的病灶边缘有较规则的、由于周围骨质硬化引起的低信号线状影；病灶内有出血者可出现 T_2WI 高信号改变，T_1WI 出现液平。MRI 还可以更确切了解关节软骨是否有破坏、关节内是否有累及、骨髓腔内扩展情况以及皮质破溃和软组织内侵犯情况。

四、治疗原则

1.手术治疗

手术治疗是目前最主要最常用的治疗方法，包括肿瘤刮除和整块切除两种方式。对于临床 Campanacci Ⅰ 和 Ⅱ 级的病变，可进行病灶扩大刮除加局部辅助治疗，如骨缺损处填塞骨水泥、内固定等。刮除时开窗充分，使用高速球磨钻磨去骨嵴，用石炭酸处理骨壁，并用无水乙醇浸泡，然后用大量生理盐水加压冲洗等方法都有助于彻底刮除肿瘤组织，减少肿瘤残留。也可选用自体骨植骨或同种异体骨植骨，硫酸钙、磷酸钙等人工骨植骨代替骨水泥填充瘤腔。

对于 Campanacci Ⅲ 级的骨巨细胞瘤倾向于采用更积极的手术方法，如广泛切除界面、切除肿瘤，后用人工关节假体重建缺损。以获得阴性切除界面，这样虽然获得了较好的肿瘤控制，但是缺损的重建和关节功能的维持有困难，所以，目前 En-bloc 切除一般仅适用于部分侵袭性骨巨细胞瘤（Campanacci Ⅲ 级）患者。切除后重建手段包括瘤骨灭活再植、自体骨移植关节融合、同种异体骨移植内固定及肿瘤型假体置换重建等。如果肿瘤已存在广泛软组织侵犯，发生病理性骨折并累及神经、血管主干时，截肢术也是选择之一。

2.放射治疗

骨巨细胞对放射治疗并不十分敏感，放疗常用于因存在手术禁忌或手术切缘不够充分的病例，如发生在颅面部或脊柱的病变。局部控制率可达 80%。在放射剂量超过 60 Gy 时要注意继发性恶性肿瘤发生可能。植骨患者接受放射治疗可能会影响骨愈合。

3.药物治疗

无论有无手术治疗，二磷酸盐都可以被用于肿瘤控制。体外研究显示二磷酸盐可有效杀灭 GCT 基质细胞和破骨细胞样细胞。针对 RANKL 的人类单克隆抗体的药物——地诺单抗治疗 GCT 的效果在多项临床试验中得到了肯定。

4.其他治疗

局部辅助治疗手段还包括液氮冷冻、射频热疗、氧化锌烧灼等。

四、预后

肿瘤刮除＋骨水泥填充术合并药物辅助治疗后的局部复发率在 10% 左右，对于复发病例，行扩大刮除术后再次复发率可上升至 30%。发生病理性骨折，反复多次复发病例复发率更高。总体预后好于肉瘤。

第四节　骨原发性恶性肿瘤

一、骨肉瘤

（一）概述

骨肉瘤是最常见的原发恶性骨肿瘤,起源于间叶组织,特征为梭形肿瘤细胞直接产生骨样组织。骨肉瘤发病率为(1~3)/100万,男性略多于女性,好发于青少年,15~25岁居多。部位好发于长骨干骺端,以股骨下端和胫骨上端最常见,占68%~80%以上甚或更多,其次为肱骨和股骨近端。扁骨和不规则骨中以髂骨最多,其次为骶骨、胸骨、肋骨、脊椎和颅骨。

（二）病因

尚未完全弄清骨肉瘤的病因和发病机制,可能与下列因素有关。

1.遗传因素

视网膜母细胞瘤患者有发生骨肉瘤的高危风险,与Rb基因的失活突变有关。Li-Fraumeni综合征具有骨肉瘤的发病高危风险,与TP53的失活突变相关。

2.放射性因素

临床发现其他肿瘤经放射治疗后,少数患者多年以后会发生继发性骨肉瘤。

3.病毒感染

实验发现动物的骨肉瘤与病毒感染有关,但人类骨肉瘤的发生未发现与病毒感染有关的证据。

4.其他

某些骨良性肿瘤如多发性骨软骨瘤病、骨巨细胞瘤、骨纤维结构不良等可恶变而发生骨肉瘤。

（三）诊断要点

1.病史特点

患者多为10~20岁青少年,常无外伤病史,突发肢体肿胀疼痛起病。进展较快,偶可发生病理性骨折。

2.症状特点

局部症状特征是疼痛、肿胀和运动障碍,其中疼痛最为常见。起初为间歇性隐痛,后疼痛逐渐频发并变为持续性剧痛,以夜间疼痛为主。患部出现包块,局部皮温稍增高,瘤体较大时表面可见曲张的静脉及充血毛细血管,并可出现邻近关节的反应性积液和关节活动受限,约5%患者发生病理性骨折后就诊。出现肺转移的患者最初肺部可无任何症状,晚期出现咯血、胸闷甚至呼吸困难等。

3.实验室检查

(1)血沉:骨肉瘤早期、硬化型骨肉瘤、分化较好骨肉瘤血沉可在正常范围内。瘤体过大、分化差、有转移者血沉升高。血沉可作为骨肉瘤发展过程中动态观察指标,但并不十分敏感。

(2)成骨细胞产生碱性磷酸酶(AKP),大部分骨肉瘤患者可发现血清AKP升高,骨肉瘤瘤体较大,或多发骨转移时AKP可以高达2 000 U/L以上。大剂量化疗及手术后,大部分患者的AKP下降,当肿瘤复发或转移则AKP可再度升高,因此AKP可作为常规监测的一个参考指标,但 AKP 升高的特异性不高,所以只能作为辅助参考指标。

(3)部分患者可出现乳酸脱氢酶(LDH)的升高。

4.影像学检查

(1)X 线:骨肉瘤的 X 线片表现一般以溶骨及成骨两种病变为典型表现。在长管骨骨肉瘤常常位于干骺端、髓腔内,分界不清楚,病变内既有溶骨破坏,也有成骨再现,其溶骨及硬化交错分布。病变侵及骨皮质可以变薄,呈穿凿样改变。

病变破坏骨皮质后可在软组织中产生不同大小的软组织肿块。骨膜反应可呈 Codman 三角或是日光放射状表现。

(2)CT 图像中的特征性表现与 X 线片相似,包括溶骨性破坏、肿瘤骨、骨膜反应和软组织肿块等。比较 X 线片的优势在于能在横断面上辨别肿瘤边界和血供情况。增强 CT 还可显示血供丰富的明显强化区和缺乏血供的坏死及出血无强化区。

(3)MRI 能更清晰细致地显示肿瘤的软组织侵犯区域范围。大多骨肉瘤在 T_1 加权像上呈不均匀低信号或混杂信号。T_2 高信号,边缘清,外形不规则。

(4)ECT:需常规检查,评估是否存在跳跃病灶和远处骨转移。

(5)血管造影:目前血管造影的主要作用是指导介入化疗以及监测肿瘤对化疗的反应。此外,血管造影可以提供骨外的肿瘤部分的轮廓,以及肿瘤周围血管受压情况。术前行介入栓塞可减少术中出血。

5.病理诊断

(1)病理特点:病理诊断的要点为肿瘤由产生类骨质的梭形肉瘤细胞组成。肿瘤细胞可向成骨、成软骨、成纤维细胞分化,核分裂相常见,肿瘤中心可见坏死。

(2)病理亚型:根据肿瘤细胞分化和恶性程度的不同,骨肉瘤可分为骨母细胞型骨肉瘤、软骨母细胞型骨肉瘤、成纤维母细胞型骨肉瘤、毛细血管扩张型骨肉瘤、小细胞型骨肉瘤、富巨细胞型骨肉瘤等亚型,各亚型预后可有不同。

(四)治疗原则

骨肉瘤的治疗原则为新辅助化疗联合手术治疗。

1.外科治疗

骨肉瘤的外科治疗目前主要有保肢手术和截肢。目前 90%~95% 的骨肉瘤经规范化化疗后得以保肢。保肢术的适应证主要有:①Ⅱa 期肿瘤或对化疗敏感的Ⅱb 期肿瘤;②血管神经束未受累,肿瘤能够完整切除;③术后局部复发率和转移率不高于截肢;④术后肢体功能优于假肢。术后重建的方法主要有:人工关节假体置换、同种异体骨关节移植术、瘤段灭活再植等。对于无法保肢的患者,可采取截肢术。

2.化疗

以往认为骨肉瘤对化疗不敏感,随着以甲氨蝶呤、多柔比星等药物被证实对骨肉瘤有效,奠定了化疗在骨肉瘤的治疗中的重要地位,目前采取的治疗方案为术前新辅助化疗＋手术＋辅助化疗,采用的药物以顺铂、多柔比星、甲氨蝶呤和异环磷酰胺为主要一线方案。随着化疗的应用,骨肉瘤的生存率提高至 65%~75%。

3.放疗

骨肉瘤对放疗敏感性不高,放疗主要用于无法手术切除的晚期患者姑息性治疗,或者肺转移灶、骨转移灶的治疗。

4.介入

骨肉瘤术前行介入栓塞可减少术中出血,尤其对于骨盆脊柱部位,术前栓塞十分必要。此外对于保肢困难的病例,也可尝试行动脉介入化疗提高局部药物浓度,缩小肿瘤体积后创造保肢条件。

(五)预后与随访

骨肉瘤 5 年生存率在 65%～75%,有转移的患者预后较差,5 年生存率低于 20%。化疗后肿瘤坏死率是重要的预后指标,99% 以上者预后较好。大部分的肺转移出现于治疗后 1～2 年内,少部分患者也可发生较晚出现的肺转移。因此,对于患者要求 3 年内每3～4 个月随访一次复查肺部 CT,4～5 年内每半年随访一次。

二、软骨肉瘤

(一)概述

软骨肉瘤是起源于软骨细胞的恶性骨肿瘤,肿瘤细胞产生软骨而不生成骨基质,可分为原发性软骨肉瘤和继发性软骨肉瘤(继发于骨软骨瘤或内生软骨瘤等良性软骨性肿瘤),也按部位可分为中央型(源自骨内)、周围型(源自骨外的骨软骨瘤前期组织)和骨膜型(或骨旁型);按细胞分化程度从高到低可分为Ⅰ、Ⅱ级、Ⅲ级及去分化软骨肉瘤;按细胞组织学特点可分为普通型(经典型)软骨肉瘤以及特殊类型软骨肉瘤,包括透明细胞软骨肉瘤、间质细胞软骨肉瘤等。

(二)诊断要点

1.临床表现

(1)年龄与性别:中央型软骨肉瘤好发于 30～70 岁,好发于男性,男女发病率比为 (1.5～2):1。

(2)发病部位:长管状骨是软骨肉瘤的好发部位,约占全部病例的 45%,其中股骨又是常见的部位,约占软骨肉瘤的 25%,上肢发病则为 14%。其余常见部位是髂骨(25%)和肋骨 (8%)。发病较少的部位是脊椎(7%)、肩胛骨(5%)、胸骨(2%)。在长管状骨中的软骨肉瘤,大多数位于干骺端,且近侧端发病多于远侧端。

(3)症状与体征:软骨肉瘤一般发病缓慢,最常见的症状是疼痛,开始为钝痛、间歇性,逐渐加重,其后是慢慢增长的包块。检测可发现一个有压痛的包块,关节活动受限,肿块局部可触及发热。

2.辅助检查

(1)X 线检查:软骨肉瘤 X 线表现为一密度减低的阴影,病灶中有斑点状或钙化点。由于肿瘤生长缓慢,往往引起病变周围骨皮质膨胀、变薄,但很少穿破皮质。一旦肿瘤穿破骨皮质或并发病理性骨折时,肿瘤可侵入周围软组织。

(2)其他影像学检查 CT、MRI 和 ECT:CT 可判断肿瘤破坏骨质范围,行 3D 重建可直观反映肿瘤大小,帮助判断手术范围。MRI 可帮助判断软组织侵犯情况,确定外科边界。ECT 帮助判断有无跳跃病灶和远处骨骼转移。

3.鉴别诊断

(1)软骨瘤内常有散在沙砾钙化点,但较软骨肉瘤少而小,骨皮质多保持完整,无肿瘤性软组织肿块。

（2）骨软骨瘤为附着于干骺端的骨性突起，形态多样，软骨帽盖厚者亦可见肿瘤端部有菜花样钙化阴影。而继发于骨软骨瘤的软骨肉瘤，软骨帽增厚更明显，并形成软组织肿块，其内可见多量不规则絮状钙化点。

（3）骨肉瘤易与中央型软骨肉瘤混淆，特别当软骨肉瘤内并无钙化时颇与溶骨性骨肉瘤相似，从发病年龄上，软骨肉瘤少见于青少年及儿童，此外，病理活检有助于鉴别诊断。

（三）治疗原则

1.手术治疗

软骨肉瘤的治疗以手术切除为主，对于位于肢体骨骼，病变较小，且局限于骨内，组织学为Ⅰ级的软骨肉瘤可行病灶刮除＋瘤腔处理（化学、物理）；对于Ⅱ级以上的软骨肉瘤，可行局部整块切除及大块植骨术；若侵犯关节，也可行人工关节置换术。对于病变广泛且侵及周围软组织多，与病变周围的重要神经血管粘连，组织学表现恶性程度高，可考虑截肢术或关节离断术。对于骨盆部位的软骨肉瘤，常体积较大，总是侵及部分骨盆，可采用肿瘤切除＋半骨盆置换术治疗。

2.化学治疗

Ⅰ～Ⅲ级软骨肉瘤对化学治疗不敏感，目前无公认有效化学治疗方案。去分化软骨肉瘤可按照骨肉瘤化学治疗进行，然而预后差。

3.放射治疗

软骨肉瘤一直被认为对放射治疗不敏感，但近年来有少量报道认为一部分软骨肉瘤仍对放射治疗有一定的敏感性。

（四）随访及预后

软骨肉瘤预后与组织学分级密切相关，Ⅰ～Ⅱ级软骨肉瘤预后较好，Ⅲ级和去分化软骨肉瘤有较高的转移率，预后差。此外，手术彻底切除病灶是治疗的关键，术后复发是不利的预后因素，多次复发往往导致病理分级提高，预后不良。

三、尤文肉瘤

（一）概述

尤文肉瘤家族肿瘤（ESFT）是一组低分化且高度恶性的小圆细胞肿瘤，包括尤文肉瘤（ES）和原始神经外胚层肿瘤（PNET），其组织学起源尚未肯定。

（二）诊断要点

1.临床表现

（1）一般特点：尤文肉瘤多发于男性，男女之比约为 1.5∶1，好发年龄为 5～30 岁，以10～20 岁发病率最高，西方国家发病率较东方略高。

（2）好发部位：好发于红骨髓活动部位，管状骨多见，如股骨、胫骨、肱骨、腓骨的干骺端及骨干；扁骨中最容易侵犯髂骨，其次为肩胛骨、肋骨及颌骨。其中 67％以上的尤文肉瘤发生在下肢或骨盆。

（3）症状与体征：疼痛和局部肿胀为尤文肉瘤的主要症状。疼痛开始时不剧烈，呈间歇性，活动时加剧，逐渐加重持续性疼痛。局部可发现包块，有压痛及皮温升高，局部血管怒张，肢体活动受限。严重时全身状况较差，常伴有发热、贫血、白细胞升高、血沉加快、体重下降等。发生在骨盆的尤文肉瘤可有腹股沟、腰骶部疼痛和神经源性膀胱症状。尤文肉瘤发展快，早期即可发生广泛转移,累计全身骨骼、内脏、淋巴结等。

2.辅助检查

(1)X线检查:主要表现为广泛的溶骨性浸润性破坏。如果发生在长骨干骺端,早期可表现为骨松质中有小斑点状密度减低区,骨小梁不清晰,骨皮质的髓腔面模糊,成虫蚀状或筛孔状破坏,继之骨皮质出现边缘模糊不清,不同程度变薄,骨膜增生,多呈葱皮样改变,有时病变段呈"纺锤样",其范围可达长骨的 1/3 以上。有时可见 Codman 三角,并出现梭形软组织肿胀。有时表现为刺状骨膜反应或在骨干有相当范围的细小纤长互相平行、与骨干呈放射状排列、密度较均匀、形态一致的骨针。位于椎体的病变,表现为椎体广泛骨质破坏,邻椎可受累,多无骨膜反应,椎旁可见软组织阴影。

(2)CT 检查:可见髓腔或骨松质内灶性骨破坏伴有软组织肿瘤形成,髓腔内脂肪密度被肿瘤取代,造影成中等密度,无钙化。

(3)MRI 检查:在 X 线出现皮质破坏、骨膜反应之前 MRI 即可出现异常。尤文肉瘤在 T_1 加权、T_2 加权、STIR 均呈混杂信号,T_1 以低信号为主,T_2 及 STIR 显示大范围高信号。

(4)血管造影(DSA):尤文肉瘤血管丰富,血管造影可见大量肿瘤血管围绕形成肿瘤染色,可区分肿瘤的滋养动脉和引流静脉,有助于肿瘤的灌注和栓塞治疗。

(5)骨扫描(ECT):骨膜反应区可显示核素浓集,反应性成骨和病理骨折一般显示出中等轻度不规则浓集,病骨周围的软组织无核素浓集,并可筛查有无骨转移。

3.鉴别诊断

(1)急性化脓性骨髓炎:发病急,多伴有高热、疼痛,X线在骨破坏的同时很快出现骨质增生,多有坏死骨出现。穿刺出血性液体或脓性液体,细菌培养阳性,抗生素治疗有效。

(2)淋巴瘤:病程较长,全身状况好,临床症状不重。X线表现为不规则的溶骨性破坏,有时呈融冰状,很少伴有软组织肿块,无骨膜反应。

(3)转移性神经母细胞瘤:多见于 5 岁以下的幼儿,60% 来源于腹膜后,25% 来源于纵隔,常无明显原发病症状,转移处有疼痛、肿胀,多合并病理性骨折,尿液检查儿茶酚胺升高。CT 显示腹膜后有时出现过多的钙化阴影;病理上成神经细胞瘤的细胞呈梨形,形成真性菊花样;电镜下瘤细胞内有分泌颗粒,而尤文肉瘤的胞质则仅有糖原。

(4)骨肉瘤:临床表现发热较轻微,主要为疼痛,夜间加重,肿瘤穿破皮质骨进入软组织,形成的肿块多偏于骨旁,内有骨化影,骨膜反应的大小、形态常不一致,常见 Codman 三角及放射状骨针改变。

(三)治疗原则

1.化学治疗

尤文肉瘤是一种高度恶性肿瘤,易发生早期转移。常采用新辅助化疗的方式,多柔比星、环磷酰胺/异环磷酰胺、放线菌素 D、长春新碱、依托泊苷等是尤文肉瘤化疗的主要药物。

2.手术治疗

经术前新辅助化疗后,对于能完全切除的肿瘤应当采取手术治疗,手术目标是完全切除肿瘤且边缘阴性,如有可能,切除肿瘤应包括 2～3 cm 正常组织。手术后继续行辅助化疗以提高患者预后。

3.放射治疗

尤文肉瘤对放疗较敏感,经小剂量照射后,能使肿瘤迅速缩小,局部疼痛明显减轻或消失,但单独应用远期疗效差,且易引起局部的不良反应及并发症,一般用于无法手术切除的肿瘤或者转移灶。放疗剂量为 40～60 Gy/4～5 周。

(四)随访及预后

尤文肉瘤预后与以下因素有关:①化疗敏感性不高,预后较差;②肿瘤位于躯干者比位于肢体者预后差;③发热、失血性贫血等全身状况越差,预后越差;④软组织肿块越明显,血沉越快,白细胞计数越高,预后越差。

四、浆细胞瘤/多发性骨髓瘤

(一)概述

浆细胞瘤/多发性骨髓瘤是来自造血系统的肿瘤,单一骨骼病灶称之为浆细胞瘤,累及多处骨骼称之为多发性骨髓瘤,好发于老年人(60～70 岁),男女发病比例没有明显差异。成人任何具有红骨髓的地方均有可能发生浆细胞瘤/多发性骨髓瘤,因此,全身骨骼均可受累。其中最常受累部位是脊柱、肋骨、骨盆和颅骨,其次为中轴骨和四肢,极少累及手足骨。

(二)诊断要点

1.临床表现

浆细胞瘤/多发性骨髓瘤主要临床表现有局部疼痛、高钙血症、贫血、反复感染,以及病理性骨折等。其中局部疼痛是最主要症状,多与既往损伤无关,白昼疼痛明显,负重活动后疼痛加重。晚期往往达到难以忍受的程度。病理性骨折最常发生于胸腰椎。

2.辅助检查

X 线多呈现广泛性骨皮质变薄,骨小梁变细和多发性点片状骨密度减低区等骨质疏松征象。部分患者出现溶骨性破坏,无骨膜反应,典型表现是单发或多发的边缘清楚而无硬化的圆形或类圆形骨缺损(穿凿样骨破坏)。部分患者变现为局限性骨质膨胀。CT 表现与 X 线大致相同。但是 MRI 可以清楚地观察到骨髓的累及情况,肿瘤细胞富集的部位骨髓浸润和骨质破坏在 T_1 加权像上呈现低信号,在 T_2 加权像以及 STIR 上呈现高信号。WHO 诊断标准包括主要指标和次要指标。主要指标:①骨髓中浆细胞明显增多(>30%);②组织活检证实为骨髓瘤;③单克隆免疫球蛋白(M 蛋白)出现,IgG>35 g/L,IgA>20 g/L,24 h 尿中出现大量单一轻链蛋白(本周蛋白)>1.0 g。次要指标:①骨髓中浆细胞增多(10%～30%);②血清中有单克隆免疫球蛋白(M 蛋白)出现,但低于上述标准;③出现溶骨性改变;④免疫球蛋白水平降低(<50%正常值),IgG<6 g/L,IgA<1 g/L,IgM<0.15 g/L。要确诊需要满足 1 项主要指标和 1 项次要指标,或者至少包括 3 项次要指标。

3.鉴别诊断

由于浆细胞瘤/多发性骨髓瘤疼痛多见于脊柱和骨盆部位,因此需要与腰椎间盘突出症、坐骨神经痛和关节炎等疾病进行区别。另外,需要与转移性癌,急性恶性淋巴瘤鉴别诊断。浆细胞瘤/多发性骨髓瘤多伴有高钙血症和全身性骨质疏松,在 X 线上呈现多发性溶骨样改变,若累及脊柱常累及椎旁组织。而转移癌常累及椎弓,较少累及椎旁软组织,也较少伴有明显的骨质疏松症。骨髓穿刺术和组织病理学可以协助进行检查。浆细胞性骨髓瘤不累及淋巴结,而恶性淋巴瘤多累及淋巴结。

免疫组织化学法可以协助进行鉴别诊断:浆细胞性骨髓瘤 CD38、CD56、CD58、CD138、Vs38c 均为阳性,而恶性淋巴瘤的 LCA 和 L26 多呈阳性。

(三)治疗原则

治疗方法以化疗为主。发展期患者首选常规剂量的化疗和双磷酸盐作为主要治疗方案。大剂量化疗联合自体造血干细胞移植适用于65岁以下,或者大于65岁但全身情况适合的患者。放疗指征:①孤立性浆细胞瘤伴有脊髓压迫症状;②病灶广泛者;③有明显症状的溶骨性病变。手术治疗主要用于治疗病理性骨折。并发症的处理按照对症处理原则进行。

(四)随访及预后

大多数患者疾病呈现进行性加重表现。患者应定期随访,每3个月一次,复查血清和尿中病变蛋白含量。必要时复查骨髓象和骨骼X线。虽然放化疗可以提高患者的生存率和改善生活质量,但是浆细胞性骨髓瘤仍然是难以治愈的疾病。在我国患者中位生存率为27个月左右。年轻患者预后相对较好,年龄大于65患者预后不佳。其中13号染色体缺失,高CRP,高β_2微球蛋白,低白蛋白血症是浆细胞骨髓瘤的独立不良预后因素。

五、恶性淋巴瘤

(一)概述

发生于骨的恶性淋巴瘤十分罕见,约占恶性骨肿瘤的7%。恶性淋巴瘤可发生于各个年龄段,最常见于老年人,男性发病率略高于女性,但单发恶性淋巴瘤中女性患者多于男性。该疾病可见于多个部位骨骼,四肢骨与中轴骨的发病率约为2:1。

(二)诊断要点

1.临床表现

恶性淋巴瘤临床表现缺乏特异性,患者一般情况大多良好,局部表现为钝痛,药物治疗效果不明显,部分患者因可扪及肿块或者软组织肿胀前来就诊。虽然患者中骨质破坏较为常见,但是病理性骨折的发生率比较低。骨折严重受损的患者表现为高钙血症和贫血等症状。该病最大临床特点是广泛严重骨质破坏与轻微的全身症状不一致。

2.辅助检查

X线示进展迅速的骨质破坏,病灶周围伴有相对较大的软组织肿块,骨质破坏区无瘤骨和钙化,可见轻度骨膜反应。CT表现为骨皮质和骨松质内可见边缘模糊的骨质破坏或程度不一的骨质硬化。MRI可见骨质破坏和骨髓内肿瘤细胞浸润。T_1WI信号低于脂肪高于肌肉,T_2WI信号类似脂肪高于肌肉,增强扫描程序中等程度强化或强化不明显。

3.鉴别诊断

骨恶性淋巴瘤需要与慢性骨髓炎、尤文肉瘤和浆细胞骨髓瘤进行鉴别。慢性骨髓炎往往存在急性发作病史,而且发作时局部伴有红肿热痛等炎性反应,组织病理学和免疫组化有利于对慢性骨髓炎和骨恶性淋巴瘤进行最终确诊。尤文肉瘤发病年龄小但病程进展迅速,骨膜反应明显,这与骨恶性淋巴瘤有明显差异。

(三)治疗原则

骨原发性恶性淋巴瘤目前主要治疗方法是根据肿瘤原发部位、临床分期、组织病理学分型及临床上肿瘤发展情况等采用化学治疗和放射治疗为主的综合治疗。手术治疗的主要目的是诊断性活检和复位固定病理学骨折。

恶性淋巴瘤对放疗比较敏感,因此局部治疗主要采用放疗。但是单纯放疗的治疗效果不佳,而且存在放疗相关性病理学骨折的发生风险。

(四)随访及预后

本疾病的预后较其他恶性骨肿瘤好。文献报道称单纯骨受累的患者 5 年、10 年生存率分别为 58% 和 53%,伴有远处淋巴结或软组织受累者为 22% 和 12.5%。也有文献报道称总的 5 年生存率为 88%。其中单发还是多发、肿瘤原发位置以及诊断时患者的功能状态是影响患者预后的主要因素。年龄和组织类型也是影响预后的重要指标。

六、骨纤维肉瘤

(一)概述

骨纤维肉瘤起源于非成骨性纤维结缔组织,细胞仅分化为成纤维细胞,并产生胶原纤维。骨纤维肉瘤发病率低,发病缓慢,男女发病率无明显差异,发病大多集中在中年人。骨纤维肉瘤常发生于四肢长骨。

(二)诊断要点

1.临床表现

中心型纤维肉瘤的主要临床症状是疼痛,肢体肿胀,关节活动受限,纤维肉瘤易并发病理性骨折。患者预后与肿瘤生长速度相关,生长迅速者往往容易发生远处转移,预后较差。反之,生长缓慢者病程长,预后较好。

2.辅助检查

中心型纤维肉瘤 X 线表现为溶骨性膨胀性骨质破坏,骨皮质变薄,一般无典型骨膜反应。周围型纤维肉瘤常位于软组织内并侵蚀破坏骨皮质,表现为软组织肿块内密度不均匀的高密度钙化点。CT 表现与 X 线相似。MRI 中骨纤维肉瘤在 T_2WI 上是低信号,在 T_2WI 上信号高低与肿瘤分化程度相关。分化良好呈短 T_2 信号,分化不佳呈长 T_2 信号。

3.鉴别诊断

骨纤维肉瘤需要与骨髓瘤和骨巨细胞瘤进行鉴别诊断。多发性骨纤维肉瘤与骨髓瘤的鉴别诊断主要靠组织病理学。典型骨巨细胞瘤生长的偏心性有利于其与骨纤维肉瘤进行鉴别诊断。骨巨细胞瘤可恶化成为骨纤维肉瘤,因此恶变的骨巨细胞瘤与骨纤维肉瘤的鉴别十分困难,主要靠病理组织学进行诊断。

(三)治疗原则

骨纤维肉瘤对化疗和放疗不敏感,主要采用根治性切除或截肢术进行治疗。手术切除是骨纤维肉瘤唯一可能治愈的手段。手术方式的选择取决于外科分期和手术部位。根治性切除术要求获得广泛的外科切除边界。对于大块切除后复发或者大块切除无法达到广泛切缘的病例可采用截肢手术。骨纤维肉瘤对放疗不敏感,放疗仅适用于中轴骨的间室外高度恶性纤维肉瘤和手术切缘不充分的患者作为一种非手术性的治疗手段降低局部复发。

(四)随访及预后

骨纤维肉瘤的预后明显差于软组织纤维肉瘤。患者预后与组织学分级相关,高分化骨纤维肉瘤 5 年无瘤生存率为 51%,低分化骨纤维肉瘤 5 年无瘤生存率为 22%。

七、脊索瘤

(一)概述

脊索瘤是起源于脊索胚胎残留的脊索组织,因此均发生于躯干中线部位,好发于颅底和骶尾部。该肿瘤约占原发性恶性骨肿瘤的 4%,男性发病率略高于女性。该疾病可发生于任何年龄段,最常见患者群是中年人,该疾病发病缓慢,转移少。

(二)诊断要点

1.临床表现

脊索瘤多发生于脊柱两端,因此发生不同部位的临床表现也不同。发生于蝶枕部脊索瘤常见临床症状是头痛和复视,发生于骶尾部时早期无明显症状,直到肿瘤较大时出现局部肿块、压迫盆腔脏器、疼痛和累及神经导致大小便功能障碍、下肢感觉及肌力的改变。

2.辅助检查

X线:发病位于中线部位的脊索瘤多位于颅底和骶尾部。多表现为斜坡或骶尾部膨胀性、溶骨性骨质破坏。骨质破坏区域边界清楚,可出现硬化。病变区内可见残留的点状钙化,骶尾部病灶向前生长可形成软组织肿块,边缘可见完整或不完整的骨壳形成。CT可清楚显示病变范围,在显示骨质破坏和钙化情况上优于 MRI。其余征象与 X线相似。MRI呈现不规则的实质性肿块,在 T_1WI 呈现低信号,T_2WI 呈现不均匀高信号。

3.鉴别诊断

脊索瘤需要与骶骨转移瘤、骨巨细胞瘤和神经纤维瘤进行鉴别诊断。骶骨转移瘤患者往往存在乳腺癌、肺癌等原发癌症病史,而且肿瘤多位于上位骶骨,极易累及骶髂关节。骨巨细胞瘤多见于青年女性,呈偏心性和膨胀性生长。神经纤维瘤发病年龄小,骨质破坏围绕骶神经孔,周围有肿瘤压迫骨的硬化痕迹。

(三)治疗原则

目前普遍认为治疗脊索瘤最佳的治疗方法是广泛整块切除术并获得阴性切缘。脊索瘤易复发与手术切除不彻底相关,复发患者仍首选手术治疗。脊索瘤对传统的放化疗不敏感,放疗主要用于因手术切缘不足,切缘污染的患者。巨大复发脊索瘤和难以切除的脊索瘤往往采用放疗来减轻疼痛,改善生活质量。目前,质子放疗和重离子放疗因其治疗范围精准,对周围组织损伤小而被推荐用于颅底脊索瘤和毗邻重要脏器的骶尾部脊索瘤的治疗。

(四)随访及预后

骶尾部脊索瘤经手术切除辅助放疗后预后最佳。多数报道称 5 年生存率达 67.7%,20 年生存率却仅为 13.1%。软骨样脊索瘤预后较好,去分化型则很差。位于活动节段的脊椎的脊索瘤容易发生转移,转移部位有淋巴结、皮肤、肺脏和肝脏。患者死亡往往因为局部治疗失败后的并发症,而不是转移引起。

第五节　转移性骨肿瘤

一、概述

(一)定义

随着肿瘤患者生存期的延长,远处转移的发生概率显著增加。骨骼是恶性肿瘤第三常见的转移部位,仅次于肺和肝。骨转移癌是指原发于某器官的恶性肿瘤,大部分为癌,少数为肉瘤,通过血液循环或淋巴系统,转移到骨骼所产生的继发肿瘤。尸检结果显示,总体发病率为32.5%,90%以上的骨转移肿瘤来源于乳腺癌、前列腺癌、肺癌、甲状腺癌和肾癌5种肿瘤类型。骨转移性肿瘤的发病率为原发恶性骨肿瘤的35~40倍,因此骨肿瘤医师面临着艰巨的诊治任务。

(二)诊断要点

1.临床表现

骨转移的人群发病率非常高,但仅一半左右患者在临床上出现症状。常见临床表现包括:疼痛(50%~90%)、病理性骨折(5%~40%)、高钙血症(10%~20%)、脊柱不稳和脊髓神经根压迫症状(<10%)、骨髓抑制(<10%),以及晚期出现精神不振、消瘦、乏力、贫血和低热等恶病质表现。

2.X线表现

转移性骨肿瘤的影像学表现可分为溶骨性、成骨性及混合性3种。前者最多,形成虫蛀样或地图状骨质缺损,界限不清楚,边缘不规则,周围无硬化。溶骨区内可见残留骨小梁、残留骨皮质,无骨膜反应。少数病例有皮质膨胀。骨转移癌多数没有软组织阴影。成骨性破坏影像学可见斑点状、片状致密影,甚至为象牙质样,骨小梁紊乱、增厚、粗糙、受累骨体积可增大。混合性骨转移兼有成骨和溶骨两种阴影。

(三)治疗原则

骨转移性肿瘤的治疗以延长生命,缓解症状,提高生存质量,预防和处理病理骨折,解除神经压迫为目的。治疗为综合治疗,包括:①系统治疗(全身化疗和分子靶向治疗);②手术治疗;③放射治疗;④双膦酸盐类药物治疗;⑤核素治疗;⑥疼痛治疗;⑦免疫治疗;⑧营养支持治疗。手术治疗的原则是:防止病理性骨折发生,或恢复病理性骨折的连续性;尽力减少对骨周围软组织的损伤;选择最有效的固定方式,使患者术后最短时间内恢复肢体功能;皮质破坏不严重者,可用闭合性髓内针技术;破坏广泛者应切开清除肿瘤,填充骨水泥和应用内固定;保护神经功能,维持或重建脊柱稳定性;肿瘤应尽可能切除彻底;血运丰富者术前可行动脉栓塞治疗;尽可能减少手术创伤和手术相关病死率;病变周围的骨和软组织条件适宜手术,可以获得坚强的固定。

二、脊柱转移瘤的外科治疗

(一)概述

在恶性肿瘤最常见的转移部位中骨骼系统继肺脏、肝脏,排在第3位。脊柱是骨骼系统中最易为转移瘤侵犯的部位。癌症患者尸检中,有90%有脊柱转移。有5%~14%的癌症患者出现转移癌造成的脊髓压迫(在美国每年诊断的新发病例超过20 000例)。常发生脊柱转移的原发肿瘤包括:肺癌、乳腺癌、肾癌、前列腺癌和甲状腺癌等。其中肺癌是亚裔男性最常见的骨转移癌,而女性最常见的骨转移癌为乳腺癌。胸椎是脊柱转移癌最好发的部位。硬膜外脊髓压迫(MESCC)可造成感觉运动功能障碍。患者可有脊髓症状(长传导束受压)或神经根症状或两者同时发生。另外,还可能伴有大小便功能障碍和性功能障碍。已经证实,就诊时患者的神经功能情况,尤其是运动功能的受损情况与脊髓受压患者的预后相关。因此在运动功能受损之前就确立诊断,并采取相应的预防措施就显得非常重要。多数学者认为,预计生存期超过 12 周的患者可以接受姑息性的手术治疗。目前,Tomita 评分系统是评估脊柱转移癌患者预后、指导制订治疗方案较为公认的手段。

(二)治疗原则和手术指征

1.治疗原则

主要是姑息性治疗,因此治疗主要围绕着减轻疼痛,保护神经功能,维持或重建脊柱稳定性。同时有少数肿瘤可能通过广泛切除而治愈,患者的一般情况也差别很大,因此要根据具体情况选择治疗方法。

2.手术指征

①存在神经受压,神经功能进行性减退。②存在脊柱不稳定。③存在经非手术治疗无效的严重的顽固性疼痛。④肿瘤经放射治疗后仍进行性增大。⑤难以忍受的疼痛。⑥即将发生脊柱不稳定。⑦需要明确病理诊断。⑧预期寿命大于 12 周。

三、四肢长骨转移瘤的外科治疗

(一)概述

四肢长骨是转移性肿瘤的好发部位之一。股骨近段最为常见,其次为肱骨近段,膝关节和肘关节以远骨转移癌发病率较低。50% 以上的肢端骨转移癌来自肺癌。

病理性骨折是长骨转移癌的严重并发症。与普通骨折不同,病理性骨折是指由于骨强度降低而发生于正常活动或轻微外伤后的骨折。病理性骨折是导致骨转移癌患者死亡的重要相关事件,在治疗转移性骨病(MBD)时,骨科医师应积极采取各种措施,预防病理性骨折的发生,因为一旦出现病理性骨折,患者的生存期明显缩短,生活质量显著下降,同时手术难度和治疗成本大幅上升。因此骨科医师必须为四肢骨转移癌患者做出长期治疗计划,综合考虑病理性骨折风险和患者预期生存时间,继而选择最为优化的治疗措施。

为了确定哪些患者需要预防性固定以防止病理性骨折的发生,应进行准确和可靠的风险评估。许多临床特点已被建议作为重要的骨折风险因素,其中包括癌症的类型;已接受的治疗;患病时间;肿瘤大小;病灶的位置;病变为溶骨性或成骨性;病变是否引起症状等。

四肢骨转移癌治疗的最终目的是在患者的生存期内,尽快减轻患者痛苦,提供坚强的固定,尽可能改善患者的生活质量,恢复自理能力。

(二)治疗原则和手术指征

1.治疗原则

①手术操作的目的是防止病理性骨折发生,或恢复病理骨折的连续性。②尽力减少对骨周围软组织的损伤。③选择最有效的固定方式,使患者术后最短时间内恢复肢体功能。④皮质破坏不严重者,可用闭合性髓内针技术。破坏广泛者应切开清除肿瘤,填充骨水泥和应用内固定。⑤肿瘤应尽可能切除彻底。⑥血运丰富者术前可行动脉栓塞治疗。⑦尽可能减少手术创伤和手术相关病死率。⑧病变周围的骨和软组织条件适宜手术,可以获得坚强的固定。

2.手术指征

①患者一般情况良好,预期生存期大于 12 周。②术前评估确定手术治疗可以使患者获益(术后患者可以早期开始活动或便于护理)。③孤立转移灶,原发灶已经彻底切除或可治愈。④发生降低患者生活质量的病理性骨折。⑤从事日常活动时发生病理性骨折的风险很大,Mirels 评分大于 9 分,X 线片 50% 骨皮质被破坏,病变直径超过 2.5 cm,股骨小粗隆存在破

坏,上肢病变骨折概率低于下肢,预防性固定指征应更为严格。⑥放疗失败。⑦持续性疼痛无法缓解者。

(三)Mirels 评分

1989 年,Mirels 回顾性研究了 38 例患者的 78 处长骨骨转移癌病变后制订了 Mirels 评分系统,以量化病理性骨折的风险。与以往的研究不同,Mirels 归纳了骨转移癌病变的 4 个不同特点,从而建立一个更可靠的风险评估体系。评分中的 4 个变量分别是:病灶的位置(上肢、下肢、转子周围);疼痛程度(轻度、中度、重度);病变类型(溶骨型、成骨型、混合型);皮质破坏程度($<1/3$、$1/3\sim2/3$、$>2/3$)。Mirels 评分合计 12 分,$\leqslant7$ 分表明病理性骨折风险较低;8 分时骨折风险为 15%;而 9 分时骨折风险达到 33%;当评分 >9 分时应进行预防性内固定。

四、骨盆转移瘤的外科治疗

(一)概述

恶性肿瘤的综合治疗的进展使肿瘤患者的生存时间明显延长,相应地出现肿瘤骨转移的患者比例也表现出增加的趋势。骨骼系统是恶性肿瘤比较常见的转移部位,仅次于肺脏转移和肝转移。

美国恶性肿瘤的发病数约为 120 万/年,其中约有 50% 的患者出现或可能出现骨转移。常发生骨转移的原发肿瘤主要为肺癌、乳腺癌、前列腺癌,这 3 种肿瘤发生骨转移占所有骨转移患者的 80% 左右。

其中发生于骨盆的转移癌占所有骨转移癌的 10%～15%。骨盆周围解剖结构复杂,患者就诊时肿瘤范围常常比较广泛,出现疼痛或者功能障碍。骨盆是人体重力线传递中重要的一环,尤其是髋臼周围的骨质在重力传导中起重要作用。骨盆转移癌中,相当一部分患者为髋臼周围转移,导致患者活动受限,严重影响患者的生活质量。

癌症骨转移患者的评估和治疗中常常涉及骨盆转移癌的治疗。和其他部位的转移癌治疗一样,骨盆转移癌的治疗包括多种治疗手段。骨盆转移癌治疗的目的主要包括:缓解疼痛、预防以及治疗病理性骨折(尤其是承重骨的骨折)、恢复功能,使患者恢复生活自理能力等。积极的治疗可以降低骨转移癌的相关并发症,解除患者的疼痛,使患者恢复行动能力,达到生活自理,甚至可以延长患者的生存时间。

(二)骨盆转移癌的分类

根据 Enneking 和 Dunham 对骨盆原发肿瘤的分类方法,骨盆病变根据肿瘤累及的部位可以分为 4 种类型,即Ⅰ区病变(髂骨)、Ⅱ区病变(髋臼周围肿瘤)、Ⅲ区病变(耻骨、坐骨病变)和Ⅳ区病变(髂骨病变累及骶骨)。骨盆转移癌的治疗除了要考虑肿瘤的部位外,患者的一般情况、原发肿瘤的性质、患者的症状以及肿瘤对功能的影响、肿瘤的大小等因素在治疗方案的选择上具有重要作用。Ⅰ区、Ⅲ区、Ⅳ区的转移癌可以采用放疗或化疗控制,但是髋臼周围骨质具有复杂的生物力学结构,在承重方面有重要功能,一旦发生骨质破坏,常常导致严重的疼痛和功能障碍,因此手术的适应证可以相应放宽。

(三)治疗原则和手术指征

1.治疗原则

骨盆转移癌外科治疗目的包括以下几个方面。①最大可能的切除肿瘤,采用适当的方法重建骨盆的缺损,防止病理性骨折发生。②通过清除肿瘤病灶缓解疼痛,减少疼痛药物的使用。③改善患者功能,恢复一定的生活、工作,提高生活质量。④通过手术取材明确诊断,以便采用合适的放化疗等辅助性治疗。

2.骨盆Ⅱ区转移癌的外科治疗指征

累及骨盆Ⅱ区的转移病灶,通常引起髋关节不稳定,导致患者活动后疼痛加重,影响患者活动,对该类患者一般采用手术治疗。手术干预可以明显缓解患者症状,改善功能,维持骨盆的稳定性。手术的主要目的是切除肿瘤,填充肿瘤切除后造成的骨缺损以及重建髋关节的功能。

单纯的放疗可以引起股骨头以及髋关节周围软骨的变性坏死,导致患者活动后出现疼痛,放疗后骨质脆性增加,可能增加髋关节中心性脱位的危险。

下列3种情况根据患者的病情建议手术治疗。①患者症状较重并且对制动、镇痛药物治疗、抗肿瘤治疗效果不佳。②放疗后患者疼痛症状不缓解或者患肢功能恢复不理想。③同侧股骨出现或者邻近出现病理性骨折需同时处理。

3.骨盆Ⅰ区和Ⅳ区转移癌的外科治疗

髂骨的后内部分(担负髋臼、骶骨间的应力传导功能)被肿瘤累及是外科手术的指征之一。该部分如果被肿瘤累及,通常会导致患者行走困难、活动后疼痛加重等。肿瘤切除后不进行重建,患者术后很可能会出现双下肢不等长、耻骨联合分离等并发症。因此,最好选择恰当的方法重建骨盆环的完整性。最常用的重建方法是应用斯氏针重建髋臼上方残余骨质与骶骨之间的连接,并应用骨水泥加强。当病灶累及相邻骶骨翼时,肿瘤切除后骶骨骨质缺损明显,可应用椎弓根内固定系统连接腰椎与髋臼上方残余骨质,并应用骨水泥加强。对于骨转移瘤一般不实施生物重建。当软组织受累明显,神经血管束严重受累,可选择半盆截肢术。

骶髂关节转移瘤,破坏轻者无症状,不必做内固定治疗;破坏严重者有移位、不稳定和疼痛,应行内固定治疗。通过骶髂关节钻入斯氏针,也可采用经皮空心钉内固定的方法来加强骶髂关节,手术创伤小。

4.骨盆Ⅲ区转移癌的外科治疗

耻坐骨转移癌对负重影响不大,一般采用非手术治疗。

手术治疗一般限于孤立性耻坐骨转移病灶。由于股骨、骶骨间的力学传导机制依然存在,多数作者认为单纯Ⅲ区切除术后无须行骨重建,手术后基本上不影响下肢的功能。由于盆底结构受到了破坏,盆腔内的脏器可能会向大腿上部移位,因此手术中要仔细行软组织重建。

对骨盆转移癌患者进行外科治疗前首先要观察患者的全身状况,其次考虑肿瘤的性质、患者可能的生存期、转移灶的数量、病损的范围以及患者的生活期望等。预期患者生存期在6个月以上,孤立性骨转移或重要部位的骨转移只有1处,全身状况良好者应考虑手术治疗。肿瘤出现广泛、多发转移以及一般情况不良、预计生存时间小于3个月的患者不建议采取手术治疗。累及耻骨、坐骨的肿瘤以及髂骨的肿瘤,如果对治疗效果明显,预计患者生存时间较长,并且出现明显症状的患者可以手术治疗改善患者的功能。

第六节　软组织肉瘤

一、软组织肉瘤

软组织肉瘤是从间质干细胞来源的不均一的肿瘤群体,软骨原发的肉瘤常见。软组织肉瘤包括:横纹肌肉瘤、脂肪肉瘤、滑膜肉瘤、纤维肉瘤、上皮样肉瘤、隆凸性皮肤纤维肉瘤、恶性周围神经鞘瘤、骨外骨肉瘤、骨外尤文肉瘤和骨外软骨肉瘤等。大多数恶性软组织肿瘤患者疼痛轻微,多以肿块就诊,所以疼痛症状的出现与否,无助于肿瘤良恶性的鉴别,此点与骨肿瘤不同。对肿块、发病部位及引流区的淋巴结进行仔细的体格检查非常必要。常规 X 线检查可以发现静脉石(血管瘤)、钙化(滑膜肉瘤)、脂肪密度的透光区(脂肪瘤)。治疗低度恶性软组织肉瘤通常采用单纯广泛性切除。如果边缘靠近瘤体,则应手术切除结合放疗。治疗高度恶性软组织肉瘤通常采用手术切除与放疗相结合的方法。其他治疗方法,如分子靶向治疗、射频消融治疗软组织肿瘤疼痛等都是有益的补充。

二、脂肪肉瘤

(一)概述

脂肪肉瘤多见于 50 岁以上的成人,患者主诉为四肢近端大的、无痛性、位置深在的肿块。常规 X 线片通常正常。分化良好的肿瘤在 MRI 图像上显示为脂肪信号。组织学分型包括高分化型脂肪肉瘤、黏液样型脂肪肉瘤、圆细胞型脂肪肉瘤和多形性脂肪肉瘤。

(二)诊断要点

1.临床表现

脂肪肉瘤通常体积比较大。临床一般表现为深在的、无痛的、进行性增大的肿块。最常累及部位是下肢(如膝后方和大腿内侧部)、腹膜后、肾周、肠系膜区,偶尔累及肩关节附近。

2.辅助检查

脂肪肉瘤在 CT 上显示为实性软组织肿块,可密度不均,呈混合密度,含有脂肪密度、水和软组织密度;有的呈囊肿样;也有的呈单一的脂肪密度。当肿瘤生长迅速时,可侵犯邻近组织结构。脂肪肉瘤主要依赖于组织病理诊断。S100 蛋白和波形蛋白常可见表达,CD34 呈散在灶状阳性。

(三)治疗原则

高分化型脂肪肉瘤采用单纯手术切除即可。其他类型的治疗方法与恶性纤维组织细胞瘤相似。转移灶常见于肺部,如有可能应手术切除。黏液样型脂肪肉瘤有发生于腹膜后间隙的倾向,为其特点。该型脂肪肉瘤患者应进行分期,并行胸、腹和骨盆 CT 检查进行随访。高分化型脂肪肉瘤有局部复发的危险,但少见转移,而且长期生存率极高。高度恶性肿瘤患者的 5 年生存率为 60%。预后较差的指标包括高度恶性、肿瘤体积大、位于肢体近端、位置深在和发生转移。

(四)随访及预后

影响脂肪肉瘤预后的最重要的因素是肿瘤部位。发生于深部组织的脂肪肉瘤有多次复发倾向。导致死亡原因往往是因为肿瘤无法达到局部控制呈现侵袭性增长,去分化型脂肪肉瘤或远处转移。

三、横纹肌肉瘤

(一)概述

横纹肌肉瘤是具有骨骼肌表型和生物学特征的软组织恶性肿瘤,是发生自胚胎间叶组织的恶性肿瘤。横纹肌肉瘤占儿童实体肿瘤的15%,软组织肉瘤的50%,因此是儿童和青少年软组织肉瘤最常见类型。临床表现的多样性、病理改变的多重性以及发病部位的不同,使横纹肌肉瘤成为小儿肿瘤中最复杂的一种。儿童、青年多见胚胎型、腺泡型;中年以上多见多形细胞型。男多于女。病变部位多为头颈部、四肢及泌尿生殖器。

(二)诊断要点

1.临床表现

不同部位的横纹肌肉瘤各有其临床特点。

(1)头颈部:头颈部肿瘤根据发生的部位可分为眼眶、脑膜周围和非脑膜周围3种。眼眶内横纹肌肉瘤可导致眼球凸出、球结膜水肿或眼睑和结膜肿块。晚期可能失明、眼肌麻痹,或者两者都有。脑膜周围肿瘤经常侵蚀颅骨,引起脑神经瘫痪和脑膜刺激症状。鼻咽部肿瘤可引起声音改变、气道梗阻、窒息和鼻出血。鼻旁窦肿瘤有疼痛、鼻腔分泌物增多、鼻出血症状。中耳及乳突部位肿瘤可呈息肉样从耳突出,可有中耳炎、面神经瘫痪表现。根据原发部位不同,5%～20%的病例有颈部淋巴结转移。眼眶肿瘤预后最好,而脑膜周围肿瘤预后最差。头颈部横纹肌肉瘤的组织类型大多数为胚胎型。鼻咽癌和鼻咽部横纹肌肉瘤发病情况很相似,但鼻咽癌好发大龄儿童,颈部淋巴结转移率较高,预后较差。

(2)泌尿生殖系:泌尿生殖系肿瘤可表现为尿路梗阻、血尿或两者兼有,而盆腔肿物可引起腹痛或肠梗阻。阴道、宫颈、子宫肿瘤可有阴道分泌物。睾丸旁肿瘤通常是单侧的、无痛性阴囊内肿块,偶伴腹膜后肿块,多继发于淋巴扩散,占27%。

(3)四肢和躯干:肢体和躯干部肿瘤表现为肿块,一些患者则先出现淋巴结转移的症状(占12%)。胸部肿瘤可压迫呼吸。脊柱旁肿瘤可有脊髓压迫和神经症状。

(4)其他部位:腹膜后横纹肌肉瘤可非常大,导致腹痛、消化道或尿路梗阻症状。消化道和胆道肿瘤少见,但如发生,则表现为消化道或胆道梗阻。心脏肿瘤一般有充血性心力衰竭或心律不齐。另一个少见的发病部位是气管和肺。

2.辅助检查

血常规,肝、肾功能,尿液分析,骨髓穿刺等化验检查。头颈部病变要做脑脊液化验。儿童横纹肌肉瘤尚无特异性血浆或尿标记物。

免疫组织化学可利用针对骨骼肌以及生肌蛋白的抗体来显示肿瘤中横纹肌成分。anti-desmin、多特异性肌动蛋白(multispecific actin)、肌红蛋白D(myoglobin D,MyoD)都是最敏感的标记物。vimentin、肌红蛋白、dystrophin、cytokeratin、肌酸激酶(creatine kinase)M和B、S100和神经特异性烯醇化酶可用来做进一步的鉴别诊断之用。

3.鉴别诊断

(1)横纹肌肉瘤主要应与某些分化不良的圆形或梭形细胞肉瘤鉴别,包括神经母细胞瘤、神经上皮瘤、Ewing肉瘤、分化不良的血管肉瘤、滑膜肉瘤、恶性黑色素瘤、颗粒细胞肉瘤及恶性淋巴瘤等。

(2)胚胎型横纹肌肉瘤要与淋巴肉瘤、Ewing 肉瘤鉴别。

(3)多形细胞型横纹肌肉瘤要与恶性纤维组织细胞瘤、多形性脂肪肉瘤鉴别。

(三)治疗原则

横纹肌肉瘤的治疗强调在手术治疗的基础上,或以争取手术性根治切除为目的的化疗、放疗等综合性治疗。最大限度争取手术机会或者 2 期手术切除机会。制订治疗方案前要根据患者的肿瘤部位、分期、年龄、分型等因素决定。

(四)随访和预后

化疗前随访血常规、生化常规等。术后 3 个月复查 CT。横纹肌肉瘤预后与肿瘤部位、分期、分型、治疗及有无复发转移有关。眼眶及泌尿生殖系肿瘤预后较好,而发生在头颈部、脑脊膜旁、膀胱后、会阴、四肢预后较差。腺泡型预后最差,而胚胎型与多形型相似。

远处转移常发生在肺、肝、骨髓,腺泡型横纹肌肉瘤转移率最高,其次为胚胎型、多形型。而葡萄簇状肉瘤则病程较长,局部浸润生长,远处较少发生转移,预后较好。20%病例在诊断时已发生转移,这些病例常伴淋巴结转移,从而影响预后。

四、滑膜肉瘤

(一)发病特点

滑膜肉瘤是一种常见的起源于滑膜的软组织肉瘤,由 Knox 命名。90%滑膜肉瘤有 X 和 18 号染色体相互易位,由此产生 X 染色体的 SSX 基因重排,这是滑膜肉瘤发生的遗传学证据。滑膜肉瘤多发生在关节周围,以髋关节周围最常见。很少发生在关节内,有绒毛结节性滑膜炎恶变为滑膜肉瘤的报道。本病也可以发生在无滑膜部位,如肌肉、前腹壁、腹膜后、头颈部等。多见于 15～40 岁,男性发病率高于女性,但任何年龄均有发病。

(二)诊断要点

1.临床表现

肿瘤早期为深层组织的无痛性包块,早期难以发现。经常偶然间发现,发现时直径多已大于 5 cm,没有重要结构受压时无临床症状。较小肿瘤和位于手足部肿瘤易于被误诊为良性肿瘤行边缘切除。多数肿瘤有假包膜形成,但对于周围组织有浸润性特点,邻近骨骼时有骨浸润,无明确外科边界。CTA、MRA 及血管造影对于本肿瘤特别是直径大于 5 cm 肿瘤有很好的诊断意义。滑膜肉瘤淋巴结转移率大于 20%,明显高于全身其他软组织恶性肿瘤。远处转移以肺及淋巴结转移为主。PET-CT 扫描对于发现肿瘤代谢活跃度、周围浸润情况、淋巴结转移及远处转移情况以判断临床分期十分有意义。

2.影像学检查

X 线片对于滑膜肉瘤诊断意义不大,但是当侵犯骨骼时会有相应骨侵犯表现,易于出现虫蚀样、筛孔状骨密度减低区。常提示肿瘤具有高度恶性表现。如对骨形成压迫,表现为局限性浅弧形压迹,此为恶性度低、进展缓慢肿瘤,但实际上也同时存在直接对骨的浸润。肿瘤可见钙化或骨化,位于肿瘤边缘或中央,病程越长钙化骨化越明显。钙化呈斑点或斑片状,有时形成不连续骨壳。约 50%病例出现钙化,虽无特殊性,但却是重要的诊断依据。CT 对于发现组织间隙占位情况有一定意义,MRI 则更能全面地反映肿瘤浸润情况、与周围重要结构关系、周围组织反应情况,以及肿瘤内部的坏死、囊性变等改变。CTA、MRA 及血管造影成像对于了解肿瘤与周围重要血管关系、肿瘤血供特点等均对手术及治疗措施的选择有指导意义。

（三）治疗原则

对于疑似的病灶应常规行病理活检确定诊断。外科手术为滑膜肉瘤最主要的治疗手段，要求行病灶广泛切除。本病对化疗中度敏感，常用方案为多柔比星、异环磷酰胺单药或联合。术前还可选择放疗以帮助获得更好的手术边界。此外，滑膜肉瘤具有较高的淋巴结转移率，应该在手术前了解区域淋巴结是否存在转移，如果存在应该行区域淋巴结清扫术。

（四）预后

滑膜肉瘤恶性程度较高，易发生肺转移。5 年生存率在 60%～65%，术后应每 3 个月按期随访，检查局部与肺转移情况，早期发现肺转移可行转移灶切除术，仍能获得 10%～20% 的 5 年生存率。

第七节　软组织良性肿瘤

一、概述

软组织良性肿瘤起源于间叶组织，位于软组织的一类良性肿瘤，主要为运动系统的软组织（如肌肉、韧带、骨膜、脂肪等）肿瘤。

二、诊断要点

1. 软组织肿瘤

软组织肿瘤可以发生在任何年龄段，全身含有结缔组织的各个部位均可以发生，多涉及肢体及躯干。良性肿瘤发生率远远大于恶性肿瘤。体表良性肿瘤如脂肪瘤、纤维瘤是最常见的良性肿瘤，在正常人群中的发病率可达 0.3%。表浅的良性肿瘤多由于发现包块而得到诊断，深部良性软组织肿瘤多因占位或造成邻近重要结构受压导致临床症状才得到诊断。

2. 良性软组织肿瘤

临床变化较多，有静态的病损（如皮下脂肪瘤），也有危及肢体和生命的高度侵袭性肿瘤如硬纤维瘤（侵袭性纤维瘤病）。脂肪瘤是最常见的良性结缔组织肿瘤，成人多见，多发生于皮下组织，也可侵及深层组织，有时可侵犯滑膜，极少数病变可侵及骨膜。肌内脂肪瘤是深部肿瘤，临床上有一定侵袭性，常进行性增大，组织学表现不典型，切除后易复发。脂肪瘤 MR 影像有特征性的脂肪信号，能明显区别于高度恶性的脂肪肉瘤，但不易与分化好的脂肪肉瘤区分。

3. 血管瘤

常发生在肌肉。肿瘤临床变化多样，有静止的，也有高度侵袭的，有些血管瘤随患者年龄的增长而同步生长。血管瘤常有疼痛和患肢肿胀。但由于这些肿瘤复发率较高，扩散的肿瘤常以弹力长筒袜治疗来改善症状。

4. 侵袭性纤维瘤病（硬纤维瘤）

最具侵袭力的良性结缔组织肿瘤，有明显复发倾向。该肿瘤包囊较差并侵入周围正常肌肉。

三、治疗原则

无症状良性肿瘤无须处理；良性软组织肿瘤短时间内增大，压迫重要血管神经，或引起临床症状者进行软组织切除术。

四、预后

良性软组织肿瘤一半预后良好，极少复发。

第十二章 气管插管

气管内插管是指通过口腔或鼻孔经喉把特制的气管导管插入气管内。气管内插管是麻醉管理中的主要手段之一,也是临床急救复苏、呼吸困难治疗中的常用技术。

一、插管前准备

(一)术前检查和估计

术前检查主要估计插管经路有否阻碍或困难,气管导管对手术有否妨碍,以便选择适当的导管型号、插管经路及适于插管的麻醉方法。临床中往往因对插管困难估计不足、麻醉不当而发生意外,应引起重视。

1. 头颈活动度

检查寰枕关节及颈椎的活动度是否直接影响头颈前屈后伸,对插管时所需要的口、咽、喉三轴线接近重叠的操作至关重要。正常头颈伸屈范围在 165°～90°,如头后伸不足 80°即可使插管操作困难,常见于类风湿性关节炎、颈椎结核、颈椎骨折脱位等;个别肥胖患者颈粗短或颈部脂肪过厚会影响头后伸。烧伤后或接受放射治疗的患者可导致颏胸粘连使头颈活动受限。

2. 口齿情况

经口插管首先了解张口情况,正常张口度可达 4～5 cm,如张口小于 2.5 cm 常可妨碍喉镜置入。上切牙前突、牙齿排列不齐、口周瘢痕挛缩及巨舌症等均可妨碍窥喉。

有活动义齿者,麻醉前应取下,以防止误入食管和气道。还应检查固定义齿和松动牙齿情况,特别是上切牙松动或缺损时,应在插管前用牙托或绷带卷进行保护。

3. 鼻腔、咽喉

拟行经鼻腔插管的患者应询问鼻腔通畅情况,并分别堵塞单侧鼻孔试行呼吸。还应询问既往有无鼻损伤、鼻衄史及咽部手术史等。咽部检查有无炎性肿块,如扁桃体肿大、咽后壁脓肿或咽炎等。

4. 气管

术前应充分了解有否气管狭窄,颈部巨大肿块、巨大甲状腺肿、主动脉瘤等长期压迫气管,使气管软骨环软化、管腔变窄,气管外伤或既往有气管造口史也可有狭窄,均应参考 X 线片测量气管内径,宜按内径缩小 25%准备导管。

(二)气管插管用具及准备

1. 气管导管

临床上常用的气管导管都由质地坚韧、无毒性,对咽、喉、气管等组织无刺激,也不会引起过敏反应的塑料或橡胶制成,目前多采用一次性无菌塑料导管,不但使用方便,而且杜绝交叉感染。经硅化的塑料导管,可在气管内保留 1 周左右。通常气管导管前端呈斜坡状,面向左有开口,近端接衔接管,以便与麻醉装置或呼吸机连接。

气管导管型号通常以导管内直径(ID)标号,每号相差 0.5 mm,成年男性多用 ID8.0～8.5,成年女性多用 ID7.5～8.0,经鼻腔插管多选用 ID7.0～7.5,小儿导管的选择可参考公式：ID(mm)＝年龄÷4＋4.5，经口导管插入长度(cm)＝年龄÷2＋12。因小儿个体差异较大，插管时应准备大一号及小一号导管。另外，因小儿声门下呈漏斗状，插管后不易漏气，5岁以下儿童可不用带套囊导管。

2.套囊

套囊是气管导管的防漏装置，既可防止呕吐物、血液或口咽分泌物流入气管，也可防止控制呼吸时漏气。成人气管导管都有附带充气管的冲气套囊，套囊下缘位于导管斜口上缘1cm处，充气后封闭气管腔。目前临床上采用的导管套囊称为"高容低压套囊"，用较低压力充气4～8 mL则可均衡地完全封闭管周而不漏气，气管黏膜受损缺血的发生率降低，但在长期接受正压通气治疗时仍要每2～3 h放松套囊1次为宜。

3.麻醉喉镜

喉镜是直接窥喉，协助气管内插管的重要工具，通常由喉镜柄及不同类型的喉镜片组成。喉镜柄内装两节2号电池，是喉镜的电源。根据喉镜片形状及大小，可分为直喉镜片、弯喉镜片和大、中、小等型号。现在临床上还有McCoy3喉镜，其镜片前段可弯起，使会厌跷起，适合于插管困难的患者。

纤维光导支气管(喉)镜(fiberscope)，即由光导纤维制成的细长能任意弯曲的支气管(喉)镜，配有冷光源，同时附有吸引管。当气管插管困难时，可引导气管导管在明视下插入气管。

二、插管前麻醉

1.全麻诱导

最常用的方法为应用静脉麻醉药和肌松药，快速诱导完成气管插管。静脉麻醉药物有硫喷妥钠、依托咪酯、咪唑安定、羟丁酸钠、丙泊酚、或氧胺酮等。肌松药有琥珀胆碱、阿曲库铵或维库溴铵。插管前先用面罩加压供氧1～2 min，依次用完静脉麻醉药和肌松药后，2～3 min即可完成气管插管。

2.局部麻醉

清醒插管时均应行局部麻醉，多用于术前估计有插管困难、气道梗阻、有反流误吸倾向的患者，需要保持清醒状态或自主呼吸而完成插管。

表面麻醉：用枪式喷雾器把局麻药分次间断喷雾至口腔或鼻腔黏膜，注意总用量以免局麻药中毒。常用局麻药有0.5%～1%丁卡因或5%利多卡因。鼻腔黏膜麻醉也可用浸透局麻药的棉片分次填塞，药物中可加用3%麻黄碱以收缩黏膜血管。

喉上神经阻滞：用注射器穿刺甲状舌骨膜，靠近舌骨尾端注射2%利多卡因2～3 mL至舌骨大角下方，即可阻滞喉上神经。

气管内注药：用带有局麻药的注射器穿刺环甲膜，出现落空感后让患者屏气并回抽注射器，有气体存时，在患者呼气末快速注入0.5%～1%丁卡因2～3 mL。

3.局部麻醉加静脉辅助麻醉

对插管非常困难的患者，单用局部麻醉患者常难以忍受，可在局部麻醉下静脉辅助氟芬合剂或羟丁酸钠，使患者意识消失，但保持自主呼吸，有助于完成气管盲探插管。

参 考 文 献

［1］杨述华.实用脊柱外科学［M］.北京:人民军医出版社,2004.

［2］Barber F A,Fischer S P.肩肘外科微创技术［M］.季爱玉,译.北京:人民卫生出版社,2006.

［3］范卫民.骨科疾病诊断流程与治疗策略［M］.北京:科学出版社,2008.

［4］林建华,杨迪生,杨建业,等.骨病与骨肿瘤［M］.上海:第二军医大学出版社,2009.

［5］张铁良,刘兴炎,李继云.创伤骨科学［M］.上海:第二军医大学出版社,2009.

［6］邱贵兴,戴尅戎.骨科手术学［M］.第3版.北京:人民卫生出版社,2005.

［7］吴阶平,裘法祖,黄家骊.外科学［M］.第6版.北京:人民卫生出版社,2000.

［8］胥少汀.骨科手术并发症预防与处理［M］.北京:人民军医出版社,2006.

［9］毛宾尧.肘关节外科学［M］.上海:上海科学技术出版社,2002.

［10］王亦璁.创伤早期处理［M］.北京:人民卫生出版社,1999.

［11］陈中伟.周围神经损伤基础与临床研究［M］.济南:山东科学技术出版社,2000.

［12］赵定麟.现代创伤外科学［M］.北京:科学出版社,1999.

［13］陈孝平.外科学［M］.北京:人民卫生出版社,2002.

［14］胥少汀,葛宝丰,徐印坎.实用骨科学［M］.北京:人民军医出版社,2004.

［15］马信龙.骨科临床诊断学［M］.北京:中国医药科技出版社,2004.